Claudia Kotter
Entdeckungsgeschichte frühkindlicher Reflexe

Neuere Medizin- und Wissenschaftsgeschichte.
Quellen und Studien

herausgegeben von Prof. Dr. Wolfgang U. Eckart

Band 25

Claudia Kotter

Entdeckungsgeschichte frühkindlicher Reflexe

Unter Betrachtung der historischen Entwicklung der Reflexlehre

Centaurus Verlag & Media UG

Bibliografische Informationen der Deutschen Nationalbibliothek
Die Deutsche Nationalbibliothek verzeichnet diese Publikation in der
Deutschen Nationalbibliografie; detaillierte bibliografische Daten sind
im Internet über http://dnb.d-nb.de abrufbar.

Gedruckt auf säurefreiem und chlorfrei gebleichtem Papier.

ISBN 978-3-86226-073-7   ISBN 978-3-86226-951-8 (eBook)
DOI 10.1007/978-3-86226-951-8

ISSN 0949-2739

Umschlaggestaltung: Jasmin Morgenthaler

Satz: Vorlage der Autorin

« Dans le monde, où nous vivons,
les tout petits sont la meilleure école
de communication, de compréhension,
de relation et, plus que tout, d'amour. »

Alexandre Minkowski (1915-2003)
französischer Kinderarzt

Widmung

Allen Frauen und Männern, die auf dem Gebiet der allgemeinen und frühkindlichen Reflexe geforscht haben, in tiefem Respekt und in Dankbarkeit für ihren Beitrag zum Wohl der Menschheit, besonders der Kinder

Inhaltsverzeichnis

1   Die Entwicklung der Erkenntnisse über Reflexe

Einleitung: Kurzdarstellung der Geschichte der neurologischen Forschung von ihren Ursprüngen bis Descartes – Die antike Pneuma- oder Spirituslehre

Ausgangspunkt einer wissenschaftlichen Medizin im alten Griechenland ist die altionische Naturphilosophie, über die wir in Fragmenten der sog. Vorsokratiker, der Philosophen, die vor Sokrates (470-399 v. Chr.) philosophierten und deren Theorien wir nur durch spätere Überlieferung kennen, Informationen haben.[1]

Bereits im 5. Jahrhundert v. Chr. begann die Erforschung des Nervensystems und seiner Funktionen mit Alkmaion von Kroton (5./6.Jahrhundert v. Chr.), dem ersten urkundlich erwähnten Neurophysiologen, der schon klar zwischen motorischen und sensiblen Nerven unterschied. Später befassten sich dann noch eine Reihe anderer Forscher im Mittelmeerraum mit der Funktion der Nerven.[2]

Der geschichtliche Werdegang der Vorstellungen von der Funktion der Nerven ist reich an Umwegen, Verwicklungen und Irrtümern, wobei Hypothesen und Theorien eine wesentliche Rolle spielen. Die Theorie bestimmt selbst Tatsachen, und Erfahrungen werden danach gewertet, inwieweit sie innerhalb einer Theorie eine bedeutende oder unbedeutende Stellung einnehmen. Bekannte Phänomene müssen theoretisch gedeutet werden, was in der Nervenlehre schon bei den Vorsokratikern zu der Fragestellung führte, warum der Wille den Muskel bewegt, und wieso eine Nervenverletzung die Wirkung des Wollens nicht mehr zum Muskel gelangen lässt. Weiter stellte sich auch die Frage, auf welche Weise Sinnesorgane und Sinnesnerven mit der Empfindung und Wahrnehmung zu tun haben. Solange der Nerv noch nicht als eigenes anatomisches Gebilde abgegrenzt wurde, und solange die Rolle des Nervs als verbindendes Glied in der „Sympathie" der Teile noch nicht richtig erfasst wurde, bevor nicht die Kontinuität von Gehirn, Rückenmark und Nervensystem erkannt wurde, und die Rolle des Gehirns als Zentralapparat des Nervensystems erahnt wurde, konnte keine sinnvolle Theorie der vermittelnden Funktion des Nervs entworfen werden.[3]

---

[1] Eckart WU (2009) Geschichte der Medizin, Springer Verlag, Heidelberg, S. 25.
[2] Fulton JF (1970) Charles Scott Sherrington, 245-253 In: Kolle K (Hrsg.): Große Nervenärzte 1, Georg Thieme Verlag, Stuttgart, S. 245.
[3] Rothschuh KE (1969) Physiologie im Werden In: Rothschuh KE (Hrsg.): Medizin in Geschichte und Kultur 9, Gustav Fischer Verlag, Stuttgart, S. 111.

Eine erste heraus ragende Persönlichkeit der neurologischen Forschung ist Aristoteles (384-322 v. Chr.), über den Fabricius ab Aquapendente (1537-1619) in seiner Abhandlung "De musculi fabrica" (1614)[4] bemerkte, dass er in seinen Werken über den Gang und die Bewegung der Tiere niemals den Ausdruck Muskel verwendet. Aristoteles bezeichnet nur die Knochen, die Sehnen und die Nerven als Bewegungsorgane des Tierkörpers, und wenn er die plastischen Elemente, die Gewebe, voneinander unterscheidet, spielen das Blut, die Knochen und das Fleisch eine Rolle. Bei seinen Experimenten führte Aristoteles keine Dissektionen und Vivisektionen durch. Da er die Bewegung des Körpers als ein Ganzes von der Bewegung durch Teile unterscheidet, befasst er sich in seiner Abhandlung "Über die Bewegung der Lebewesen" damit, die Erklärung der Bewegung der Glieder in den allgemeinen Rahmen seiner physikalischen und metaphysischen Theorien der Bewegung einzupassen, so dass sich an jeder Bewegung das, was bewegt, von dem, was bewegt wird, also ein aktives Unbewegtes von einem passiven Bewegten unterscheidet. Es bleibt demnach zu untersuchen, wie die Seele den Körper bewegt, und was das aktiv unbewegte Prinzip der Bewegung des Körpers ist. Das Bewegungsorgan ist das gelenkige Körperglied, die Bewegungsinstrumente sind die Knochen und Nerven, wobei die Nerven die Knochen ziehen. Der absolute Sitz der Bewegung, das „primum movens" ist das Herz als zentrales Gelenk, als der körperliche Punkt, von dem aus die Seele dem Organismus das Leben, die Bewegung und die Wahrnehmung mitteilt. Das Herz ist der Ursprung aller Adern, in die es das Blut strömen lässt, und es ist der Ursprung der Nerven, die die Bewegung verteilen.[5] Die Nerven, die von den Sinnesorganen und der Haut kommen, führen zum Herz.[6]

Das Herz hat einen heraus gehobenen Stellenwert im Organismus, da nach der metaphysischen Theorie von Aristoteles jede Bewegung einen ersten unbewegten Beweger, ein unvordenkliches Bewegungsprinzip, ein Bewegungsprinzip, in dem die Natur Vorrang vor dem Geist hat, erfordert, das dem bewegten Objekt gegenüber transzendent ist. Aristoteles sieht das Herz als ein Tier im Tier und definiert es als „primum movens, ultimum moriens". Durch seine Funktion als erster Beweger wird das Herz laut Aristoteles nie von schwerer Krankheit befallen. Es ist in dreifacher Hinsicht das Prinzip des Lebens und der Bewegung, in chronologischer, logi-

[4] Fabricius Ab Aquapendente (1738), De Musculis: I. De Musculi Fabrica, Vicenza, 1614 In: Opera omnia Anatomica et Physiologica, van Kerckhem, Leyden erwähnt in: Canguilhem G (2008) Die Herausbildung des Reflexbegriffs im 17. und 18. Jahrhundert, Wilhelm Fink Verlag, München, S. 15.
[5] Canguilhem G (2008) Die Herausbildung des Reflexbegriffs im 17. und 18. Jahrhundert, Wilhelm Fink Verlag, München, S. 15-16.
[6] Rothschuh KE (1969) Physiologie im Werden, S. 111.

scher und ontologischer Hinsicht. Die Bewegung des Herzens ist also gegenüber der Bewegung der vom Herz abhängenden Glieder transzendent. Diese so genannte unwillkürliche Bewegung hängt nicht von der Tätigkeit des Willens ab und unterscheidet sich von der nicht willentlichen Bewegung, die nur in bestimmten Fällen, wie bei Schlaf, Erwachen und Atmung, durch den Willen gesteuert werden kann. Das Herz ist der Herd der tierischen Wärme, und sein Feuer zeigt sich durch dauernde Bewegung in dreifacher Form, durch Klopfen, Puls und Atmung. Das Klopfen ist der Schlag des Herzens gegen die Wände des Brustkorbs, im Unterschied dazu ist der Puls die ständige Bewegung der Ausweitung und des Zurückziehens. Diese Bewegung erfolgt unter der Einwirkung der Herzwärme durch Ausdehnung des Saftes, der durch die Verdauung entsteht, und der im Herz in Blut verwandelt wird. Der Puls ist also die Wirkung einer Gärung, eine Theorie, die sich später bei Descartes wieder findet. Das Herz ist bei allen Tieren nicht nur die Quelle der Bewegung, sondern auch die Quelle des Atems. Das Herz ist „sensorium commune" und somit Sitz aller Sinnesempfindungen und Sitz der Seele, deren wichtigstes Instrument der Atem ist.

Aristoteles fügt hierbei zwei Auffassungen der Belebung des Lebewesens durch Wärme zusammen, einerseits die Theorie der ionischen Physiologen, in der die tierische Wärme vom universalen Feuer, einem Zwischenglied zwischen Luft und Äther, abgeleitet wird, und für die die Atmung das grundlegende vitale Phänomen darstellt, und andererseits die von Diokles von Karyslos (418-345 v. Chr.), einem Schüler von Aristoteles, systematisierte Theorie der Mediziner der sizilianischen Schule[7], die hauptsächlich die Phänomene der Ernährung und der Verdauung in den Mittelpunkt stellt und das Herz für den Hauptverteiler der von der Leber ausgehenden inneren Wärme hält. Wie bei den sizilianischen Medizinern spielt auch bei Aristoteles die Atmung die Rolle einer Regulation durch Kühlung. Lunge und auch Gehirn spielen bei Aristoteles eine untergeordnete Rolle.[8]

Der griechische Arzt Herophilus (330-255 v. Chr.) hatte schon eine bessere Kenntnis der Nerven als Aristoteles, doch erst der griechische Arzt Erasistratos (305-250 v. Chr.) kam zu der Erkenntnis, dass Gehirn, Rückenmark und Nervensystem anatomisch ein zusammenhängendes Ganzes bilden. Die Nerven besitzen ein Lumen und sind mit Pneuma oder mit poröser Marksubstanz gefüllte kleine Kanäle. Die Frage nach dem Bau der Nervenfaser wurde offensichtlich vor dem Hintergrund der Hypothese von der Pneumaleitung diskutiert. Dieses Pneuma wird mit der Luft eingeatmet, gelangt von der Lunge ins Herz und vom Herz weiter in

---

[7] Anm.: Medizinische Schule der Antike.
[8] Canguilhem G (2008) Die Herausbildung des Reflexbegriffs im 17. und 18. Jahrhundert, S. 16-20.

die Arterien, die somit mit Pneuma gefüllt sind. Über die Arterien gelangt das Pneuma zum Gehirn, von wo es via Nerven zu den Muskeln geleitet wird. Die Vorstellung, dass die Nerven mehr oder minder hohle Kanäle sind, beruht vermutlich auf der Beobachtung, dass der Sehnerv eine Art Kanal besitzt. Dieses scheinbare Lumen sind die Kanäle der Arteria und Vena centralis retinae. Am Sehnerv, der ein Seelenvermögen vermittelt, ist ein Gang zu beobachten, den Erasistratos als Kanal zur Bewegung eines vermittelnden, pneumaartigen Agens zwischen Auge und Sensorium interpretiert.[9]

Im Gegensatz zu Erasistratos waren die Hippokratiker[10] und die Anhänger der Stoa[11] der Auffassung, dass auch direkt durch das Nasendach ein Luftanteil ins Gehirn gelangen könne und zur Empfindung und Bewegung der Glieder beitrage. Erasistratos Theorie und die Lehre der Hippokratiker finden sich bei Galenos von Pergamon (um 130-201 n. Chr.) wieder. Der Mediziner Galenos, oder auch Galen genannt, verwendet die Metaphysiken Platons (427-347 v. Chr.), Aristoteles und gelegentlich auch der Stoiker. Galen beobachtete Rückenmarksverletzungen bei Gladiatoren und führte Experimente am Rückenmark junger Schweine durch.[12] Er führte auch Sektionen bei Affen und Hunden, möglicherweise sogar bei einem Krokodil und einem Elefanten durch.[13] Dabei identifiziert er den Muskel als Organ der willkürlichen Bewegung und lokalisiert den funktionalen Ursprung dieser Bewegung im Gehirn, wo die Nerven ihren anatomischen Ursprung haben. Bereits Herophilos und Erasistratos unterscheiden, ohne die Nerven von den Sehnen und Bändern wirklich schon klar abzugrenzen, die motorischen von den sensiblen Nerven, deren Ursprungsorte Gehirn und Rückenmark sind. Galen sieht in diesen Entdeckungen von Herophilos und Erasistratos eine Bestätigung der Lehren von Platon und Hippokrates (460-375 v. Chr.) über den zerebralen Sitz der vernünftigen und willkürlichen Seele. Galen trägt zu dieser Lehre noch seine Erfahrung als Neurochirurg bei. Er beobachtete, dass, wenn das Gehirn im Verlaufe einer Trepanation durch die zwischen Schädel und harter Hirnhaut liegende Klappe zusammengedrückt wird, um die Klappe vor einer Verletzung durch die Schere zu schützen, dem Patienten das Gefühl und die willkürliche Bewegung weggenommen wird. Bei Sektion des Rückenmarks stellte Galen fest, dass die Zerstörung der Empfindungs- und Bewegungsfähigkeit in den Teilen des Körpers stattfindet, die unterhalb der

---

9   Rothschuh KE (1969) Physiologie im Werden, S. 112.
10 Anm.: 5./4. Jahrhundert v. Chr., um Hippokrates von Kos.
11 Anm.: stoische Philosophie, gegründet von Zenon von Kition (333-264 v. Chr.).
12 Fulton JF (1970) Charles Scott Sherrington, S. 245.
13 Eckart WU (2009) Geschichte der Medizin, S. 49.

Sektionsstelle liegen. Galen unterschied zum ersten Mal Nerven, Sehnen und Bänder.

In Galens Werk "De motu musculorum", Buch I, wird der Muskel als das Organ der willkürlichen Bewegung anerkannt.[14] Die Nerven, die in den Muskeln eingepflanzt sind, entspringen dem Gehirn und dem Rückenmark. Ohne Unversehrtheit des Nervs ist für Galen keine Bewegung im Muskel möglich. Ein durchgeschnittener, zusammengedrückter oder abgebundener Nerv nimmt dem Muskel Gefühl und Bewegung. Folglich muss laut Galen der Nerv die Struktur und die Funktion eines Rohrs haben, das eine Flüssigkeit zum Muskel leitet, dessen Abbindung die Nervenwirkung aber unterbricht. Die in den Nerven ruhende Kraft kommt von ihrem Ursprung, dem übergeordneten Prinzip, dem Gehirn, und wird in die Muskeln geleitet. Außerdem führen auch eine Arterie vom Herz kommend und eine Vene von der Leber kommend zum Muskel. Die Bewegungen von Arterie und Vene, z. B. der Puls, sind natürlich und unwillkürlich, die Bewegungen des Muskels hingegen sind animalisch und psychisch, d. h. willkürlich. Die Muskeln haben nur eine aktive Bewegung, die Kontraktion, die entgegen gesetzte Bewegung ist die aktive Bewegung des antagonistischen Muskels.

In Buch II beschäftigt sich Galen mit den willkürlichen motorischen Tätigkeiten. Die nicht veränderbare Bewegung des Herzens oder der Arterien jedoch geht nicht von der Seele, sondern von der Natur aus. Die Bewegung der Beine, die beschleunigt, verzögert, angehalten und wieder aufgenommen werden kann, wird insgesamt durch die Vernunft gesteuert. So wie Aristoteles stößt auch Galen auf das Problem der nicht willentlichen Bewegung, denn es ist klar, dass bestimmte scheinbar unwillkürliche Bewegungen, wie die Atmung, durch den Willen beherrscht werden. Es ist aber unklar, warum der Geist nicht immer auf die Mehrzahl der willkürlichen Handlungen angewandt wird. Die Seele kann sich nur erinnern, wenn sie in klarer Weise beeindruckt wurde, wenn sie beteiligt war. Dies trifft auf die Atmung, eine vom Willen beherrschte Bewegung, während des Schlafs zu, an die keine Erinnerung mehr beim Aufwachen besteht.[15]

Galen verschiebt das Prinzip aller Bewegung vom Herz zum Gehirn, sieht im Muskel das Organ, das der Bewegung eigen ist, und bindet seine Funktionen an das zentrale Nervensystem. Wie Aristoteles nimmt Galen an, dass jede Muskelbewegung ausgehend von einem inneren motorischen Zentrum, dem Sitz eines psychischen Vermögens, erregt wird, wobei dieses Zentrum bei Aristoteles das Herz, bei

---

[14] Galen (1821-1833) De motu musculorum In: Kühn CG (Hrsg.): Opera Omnia IV, Cnobloch, Leipzig erwähnt in: Canguilhem G (2008) Die Herausbildung des Reflexbegriffs im 17. und 18. Jahrhundert, S. 21.

[15] Canguilhem G (2008) Die Herausbildung des Reflexbegriffs im 17. und 18. Jahrhundert, S. 20-23.

Galen das Gehirn ist. Der große Unterschied zwischen Galen und Aristoteles ist die Funktion der Bewegung. Bei Aristoteles hängt jede Bewegung an einem ersten unbewegten Beweger. Vom Zentrum, dem Herz, dem Sitz der Seele, geht die Muskelbewegung aus. Nach Galen ist die Bewegung Ausdruck einer inneren Spontaneität, einer Dynamik. Die Bewegung des Lebewesens ist die Wirkung einer Kraft, eines Impetus, die dem Organismus immanent ist.

In Kapitel VI von "De foetum formatione libellus" geht Galen auf die Bewegung des Körpers durch die Seele, die die Organe und ihre Funktionen genau kennt, ein. Galen geht von einer Identität zwischen der Seele als Prinzip der Körperorganisation und als Prinzip der willkürlichen Bewegung, anders ausgedrückt, zwischen der bildnerischen und der vernünftigen Seele, aus.

> *„In bezug auf die bildende Ursache der Tiere kann ich also nur behaupten, dass Kunst und Weisheit in ihr am höchsten ausgeprägt sind, und dass der Körper, da er vollständig gebildet wurde, während seines ganzen Lebens durch drei Bewegungsprinzipien gesteuert wird: vom Gehirn aus mittels der Nerven und der Muskeln, vom Herzen aus durch die Arterien und von der Leber aus durch die Venen."* [16]

Die Seele bewegt den Körper durch die „spiritus animales", die „Lebensgeister", die für den neuromuskulären Mechanismus der Kontraktion und der Bewegung verantwortlich sind. Galen geht von der Existenz eines dreifachen Pneumas aus, des psychischen im Gehirn und in den Nerven, des vitalen im Herz und in den Arterien, und des physischen in der Leber und in den Venen. Das psychische Pneuma resultiert aus der in den Arterien der Gehirnbasis und in den zerebralen Gefäßen bestehenden Mischung aus Luft, die direkt durch die Nasenlöcher eingeatmet wird, und dem „spiritus vitalis", der seinerseits eine Mischung aus Blut und Lungenluft in der linken Herzkammer darstellt. Das psychische Pneuma ist nicht die Seele, sondern das wichtigste Instrument der Seele. Die Seele verwendet das psychische Pneuma für die sinnliche Erkenntnis und die willkürliche Bewegung. Das Gehirn ist mit einer doppelten Bewegung begabt, der diastolischen, mit der es die Luft und das vitale Pneuma anzieht, und der systolischen, mit der es das psychische Pneuma in die Nerven treibt. Transportmittel des psychischen Pneumas sind die Nerven, die weichen, sensiblen Nerven, die das Gehirn mit den empfindenden Teilen des Körpers verbinden, und die harten, motorischen Nerven, die das Kleinhirn und das

---

[16] Galen (1822) De foetum formatione libellus, 652-702 In: Kühn CG (Hrsg.): Claudii Galeni Opera omnia IV, Cnobloch, Leipzig, S. 701 erwähnt in: Canguilhem G (2008) Die Herausbildung des Reflexbegriffs im 17. und 18. Jahrhundert, S. 25.

Rückenmark mit den beweglichen Teilen verbinden. Die zugleich beweglichen und empfindenden Teile wie Augen und Zunge besitzen beide Nervenarten, weiche und harte Nerven. Über die Einzelheiten des Mechanismus der Muskelkontraktion äußert sich Galen nicht, aber er unterscheidet zwischen Nerven und Sehnen, wobei er die Nerven mit Schnüren vergleicht, und er entdeckt die tonische Funktion des Muskels. In "De motu musculorum" beschreibt Galen vier Arten von Muskelbewegungen, die Kontraktion, Extension, passive Zurückziehbewegung und die tonische Wahrung der Haltung. Der Begriff tonisch beschreibt die besondere Eigenschaft dieser Bewegung, den besonderen Fall dieser motorischen Bewegung, obwohl Galen keinerlei Kenntnis über den Mechanismus der Reflexhandlung hatte. Der physiologische Begriff Tonus hat seinen Ursprung in der stoizistischen Philosophie, die das Leben der Seele und die Belebung des Organismus als eine Anstrengung, ein andauerndes Wollen begreift. Diese philosophische Auffassung fügte Galen in seine Theorie der Muskelkontraktion ein, denn die Haltung sah er als eine Bewegung, womit Bewegungslosigkeit keine Untätigkeit ist. Der von Galen neugeprägte Begriff Muskeltonus umfasst Physiologie und Philosophie. Der „tonos" ist die Wirkung des Pneuma, was für Galen experimentell durch die Schlaffheit des Muskels, bei dem der Nerv durchtrennt ist, übersetzt wird. Es ist die Seele, die durch ihr unaufhörliches Wirken, vom Zentrum zur Peripherie und umgekehrt, den Organismus zusammenhält und ihm Spannung verleiht.

Erst im 16. Jahrhundert, laut Fulton zwischen 1509 und 1520, verfasste Nicolo Leoniceno (1428-1524), ein Arzt aus Ferrara, die erste lateinische Übersetzung von Galens Abhandlung über die Muskelbewegung, die 1522 von Thomas Linacre (1460-1524), einem Schüler Leonicenos, in London veröffentlicht wurde. Diese Übersetzung war für die weitere Entwicklung der Muskelphysiologie Weg weisend. Bereits 1528 wurde durch Guenther von Andernach (1487-1574) die zweite Auflage in Paris veröffentlicht. 1541 veröffentlichte Jean Canappe (1495-1552) eine französische Übersetzung von Galens Abhandlung, gedruckt in der Druckerei von Etienne Dolet (1509-1546). 1549 erschien eine überarbeitete Auflage in Lyon, die von Jacob Sylvius (1478-1555) nach einem neuen griechischen Manuskript vorgelegt wurde. 1562 publizierte dann Conrad Gesner (1516-1565) in Basel eine lateinische Ausgabe aller Werke Galens.[17]

Schon Aristoteles und Galen stimmten in der Annahme überein, dass die motorische Kraft von den Nerven zu den Muskeln fließe, weshalb bei den Forschern des 16. Jahrhunderts der Versuch unternommen wird, eine erklärende Theorie des Mechanismus der Muskelkontraktion unter dem Einfluss der Nervenwirkung zu ge-

---

[17] Canguilhem G (2008) Die Herausbildung des Reflexbegriffs im 17. und 18. Jahrhundert, S. 23-29.

ben. Von der Wirkungsweise eines Magneten oder Zitterrochens ausgehend wird die Fortpflanzung der Nervenwirkung im Muskel an diese Wirkungsweise des Magneten oder Zitterrochens assimiliert. Vergleichbar einem Magnet, der Eisen anzieht, oder einem Zitterrochen, der die ihn berührende Hand betäubt, wirkt die durch den Nerv beförderte motorische Kraft auf den Muskel ein, ohne dass dabei eine Ausbreitung des Nervs im gesamten Muskel erforderlich ist.

Fabricius ab Aquapendente ging dann in "De musculis"[18] noch weiter und behauptete, dass die motorische Kraft sich im Muskel wie das Licht ausbreite, dass sich die Nervenwirkung an das Licht assimiliere. Der Beweis für diese Theorie wurde in fantastischen Geschichten gefunden, wo von Tierkadavern, von denen Licht ausging, die Rede ist. Diese Assimilation der Spiritus animales an das Licht erwähnt Descartes nicht, bei Willis erlangt sie jedoch Bedeutung. Durch diese Erklärung der Muskelkontraktion durch ein Phänomen der Anziehung wie beim magnetisierten Eisen konnte Fabricius seine physiologischen Theorien im scholastischen Rahmen[19] der aristotelischen Dynamik beibehalten. Er nahm an, dass der kontrahierte Muskel insgesamt zum Gehirn gezogen werde, von diesem gleichsam angezogen werde. Vergleichbar dem unbeweglichen Magnet, der das Eisen bewegt, bewegt das unbewegliche Gehirn mittels der Nerven Arme oder Beine, womit die Bewegung immer von einem Prinzip des unbewegten Bewegers abhängt. Es ist davon auszugehen, dass Descartes Fabricius Theorien über die Muskelbewegung kannte.[20]

Descartes kannte wohl auch Johannes Fernels (1497-1558) physiologische und medizinische Theorien über die Bewegung des Herzens und die Spiritus. In seiner Schrift "Physiologia"[21] entwickelte Fernel Galens Theorien weiter. Galen ging davon aus, dass die Leber aus dem Verdauungssaft, der der Leber aus dem Darm zugeführt wird, „spiritus naturales" produziere, die anschließend in die rechte Herzkammer gelangen. Von dort gelangen sie zusammen mit venösem Blut durch das Herzseptum in die linke Herzkammer, wo sie auf „spiritus exteriores" treffen und in Spiritus vitales umgewandelt werden. Diese Spiritus vitales werden dann im arteriellen Blut zum Gehirn geleitet, wo aus ihnen Spiritus animales entstehen, die dann durch die Nerven zu allen Teilen des Körpers gelangen.[22]

---

[18] Fabricius Ab Aquapendente (1738) De Musculis erwähnt in: Canguilhem G (2008) Die Herausbildung des Reflexbegriffs im 17. und 18. Jahrhundert, S. 15.
[19] scholastische Medizin Mitte des 12. bis Anfang des 16. Jahrhunderts.
[20] Canguilhem G (2008) Die Herausbildung des Reflexbegriffs im 17. und 18. Jahrhundert, S. 30-31.
[21] Fernel (1554) Physiologia Paris, Buch I Kap VIII erwähnt in: Canguilhem G (2008) Die Herausbildung des Reflexbegriffs im 17. und 18. Jahrhundert, S. 32.
[22] Liddell EGT (1960) The Discovery of Reflexes, Clarendon Press, Oxford, S. 31.

Ausgehend von dieser Theorie unterscheidet Fernel drei Vermögen oder „Vital-funktionen", das natürliche Vermögen mit Sitz in der Leber, das durch die Spiritus naturales entlang der Venen ausgeübt wird, das vitale Vermögen mit Sitz im Herz, das durch die Spiritus vitales entlang der Arterien ausgeübt wird, und das animalische Vermögen mit Sitz im Gehirn, das durch die Spiritus animales entlang der Nerven ausgeübt wird. Das natürliche Vermögen steuert die Ernährungsfunktionen, nicht aber die Bewegungen. Das animalische Vermögen steuert die willkürlichen Bewegungen, deren normale Wirkung die Ermüdung ist. Das vitale Vermögen steuert die unwillkürlichen Bewegungen, deren Wirkung nicht die Ermüdung ist, sondern deren Wirkung konstant ist, wie die Herzbewegungen. Das Herz ist bei Fernel also kein Muskel, seine Funktion ist die Hervorbringung von Wärme und Bewegung. Die Ursache für das Pulsieren des Herzens ist nicht die Gärung des Blutes wie bei Aristoteles, sondern das Herz ist mit einem pulsierenden Vermögen („vis pulsifica") begabt, das sich auf die Arterien erstreckt und ihren Puls erklärt. Dieses pulsierende Vermögen ist vom vitalen Vermögen, der Ursache für die Wärme des Bluts und der Spiritus animales, zu trennen. Trotz dieser Unterscheidung in drei Vermögen sind die notwendigen Zwischenglieder zwischen Seele und Körper bei Fernel die Spiritus. Fernel geht wie Galen auch davon aus, dass die Organe und Nerven der Bewegung von den Organen und Nerven der Empfindungs-fähigkeit verschieden sind. Er stellt fest, dass bei Lähmung die Bewegung unter-bunden ist, aber die Empfindungsfähigkeit weiter besteht, dass beim Wahnsinn die Empfindungsfähigkeit aufgehoben ist, aber die Bewegung bis zum Paroxysmus gesteigert ist. Fernel versucht auch bei den unwillkürlichen und unabsichtlichen Bewegungen, wie der Bewegung der Augenlider und dem Atmen während des Schlafes, den Anteil und die Rolle der Seele bei der Erklärung dieser Bewegungen zu verringern.

Wie gesehen war für Fernel das Herz kein Muskel, obwohl bereits Hippokrates und vor Fernel Leonardo da Vinci (1452-1519) von einem Muskel ausgingen. Für Fernel war das Herz mit einem pulsierenden Vermögen begabt, das sich auf die Arterien erstreckt und ihren Puls erklärt. Auch für Harvey[23] war das Herz ein Mus-kel, aber es war erst Harvey, der die Systole als die aktive Phase der Herzfunktion erkannte, wobei er noch den Begriff „vis pulsifica" beibehielt. Dies erklärt, dass Descartes (1596-1650) zwar wie Harvey von einer Zirkulation des Bluts ausging, zugleich aber Harveys Theorie, die sich auf die Bewegung des Herzens bezog, zu-rückwies. Descartes folgte hierbei der Theorie der Scholastiker und nahm an, dass das Herz der Sitz einer Wärme ist, die im Herz größer als in jedem anderen Teil des

---

[23] Anm.: William Harvey (1578-1657), engl. Arzt und Anatom.

Organismus ist, nahm also nicht die Existenz einer pulsierenden Kraft des Herzens an, wie Fernel und auch noch Harvey sie vermutete. So ist Descartes Opposition zu Harveys Herzbewegungstheorie und seine Übernahme der aristotelischen Theorie der Herzwärme zu verstehen. Im "Traité de l'homme"[24] von 1632 übernahm Descartes Harveys Theorie von der Blutzirkulation, nach offensichtlich intensiverer Beschäftigung mit Harveys kompletter Blutzirkulationstheorie kritisierte er Teile dieser Theorie in seinem "Discours de la méthode"[25] von 1637.[26]

Leonardo da Vinci (1452-1519) erklärte nicht nur das Herz als Muskel, sondern interessierte sich, ebenso wie Andreas Vesalius (1514-1564), für den Aufbau und die Tätigkeit der Muskeln. Von da Vinci gibt es geometrische Schemata der Muskelkontraktion, Vesalius berichtete in seiner Schrift "De humani corporis fabrica"[27] (1543) über die Experimente der Abbindung von Nerven und die anschließende Schlaffheit der Muskeln. Darin verteidigt Vesalius die Galensche Theorie des zerebralen Ursprungs der Nerven und der Fortpflanzung des Spiritus animalis entlang der Nerven gegen die Aristoteliker, geht jedoch von zylindrischen Nerven, aber auch harten und weichen Nerven aus, ohne wahrnehmbare Aushöhlung.

Auch Fabricius ab Aquapendente, ein Lehrer Harveys, beschäftigte sich mit der Tätigkeit des Muskels in seinem bereits mehrfach erwähnten dreiteiligen Werk "De musculis"[28]. Fabricius behandelt nur die Bewegungen zentralen Ursprungs, die beim Mensch willentlich und beim Tier spontan sind. Das „primum movens" ist das Gehirn, die Knochen werden bewegt, ohne zu bewegen, die Muskeln werden zugleich bewegt und sind beweglich, die Nerven sind Kanäle, die die Spiritus animales vom Gehirn kommend zu den Muskeln hinleiten. Er schließt sich also der Galenschen Physiologie an, die er in den logischen und metaphysischen Rahmen des Aristotelismus einfügt. Die Theorie des Strömens der Spiritus in den Nerven untermauert er wie Galen durch Experimente, bei denen Nerven abgebunden werden.[29]

---

[24] Descartes R (1897-1910) Oeuvres complètes, Adam C, Tannery P (Hrsg.), Cerf, Paris erwähnt in: Canguilhem G (2008) Die Herausbildung des Reflexbegriffs im 17. und 18. Jahrhundert, S. 240.

[25] Descartes R (1897-1910) Oeuvres complètes erwähnt in: Canguilhem G (2008) Die Herausbildung des Reflexbegriffs im 17. und 18. Jahrhundert, S. 240.

[26] Canguilhem G (2008) Die Herausbildung des Reflexbegriffs im 17. und 18. Jahrhundert, S. 31-34.

[27] Singer C, Rabin C (1946) A Prelude to Modern Science: Discussion of the History, Sources and Circumstances of the Tabulae anatomicae sex of Vesalius, Kap.II,2 und IV, Cambridge University Press, Cambridge erwähnt in: Canguilhem G (2008) Die Herausbildung des Reflexbegriffs im 17. und 18. Jahrhundert, S. 29.

[28] Fabricius Ab Aquapendente (1738) De Musculis erwähnt in: Canguilhem G (2008) Die Herausbildung des Reflexbegriffs im 17. und 18. Jahrhundert, S. 15.

[29] Canguilhem G (2008) Die Herausbildung des Reflexbegriffs im 17. und 18. Jahrhundert, S. 29-30.

Zusammenfassend kann man feststellen, dass in den vor-kartesianischen Theorien eine Reihe von Begriffen erscheinen, die in der weiteren Forschung, beginnend mit Descartes, eine große Rolle spielen. Dies sind bei Descartes die Galensche Unterscheidung in willkürliche und natürliche Bewegung, der Begriff des Muskels als Organ der Bewegung, die Beziehung der Nerven zu den Muskeln, der enzephalische Ursprung der Nerven, die Unterscheidung in Bahnen der Empfindungs- und Bewegungsfähigkeit, die Unterscheidung in Spiritus animales und Spiritus vitales, ergänzt durch Fernels Begriff einer gewissen Unabhängigkeit der Fortbewegungsfunktion in Bezug auf den Willen, womit Descartes die Muskelbewegungen auf rein mechanische Wirkungen zurückführt. Auf Aristoteles geht Descartes zurück, indem er dem Herz eine innere Wärme als Quelle des anfänglichen Anstoßens aller Muskelbewegungen zuschreibt, von Harvey übernimmt er lediglich die Annahme der Zirkulation des Bluts[30], denn Harveys Kreislauftheorie ließ sich gut in die kartesianische Lebensmechanik integrieren.[31]

---

[30] Canguilhem G (2008) Die Herausbildung des Reflexbegriffs im 17. und 18. Jahrhundert, S. 34-35.
[31] Eckart WU (2009) Geschichte der Medizin, S. 144.

1.1 René Descartes (1596-1650): Erstmalige Formulierung des Begriffs „Reflex" und dessen Beschreibung

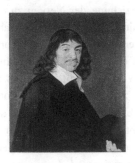

Abb.1 René Descartes[32]

1596 wurde Descartes in La Haye/Touraine als Sohn eines bretonischen Ratsherrn geboren. Er machte eine klassische Schulausbildung bei den Jesuiten von La Flèche, anschließend studierte er Rechtswissenschaften in Poitiers, wo er 1616 sein Examen ablegte. Von 1616 bis 1619 war er Offizier in Holland, anschließend diente er dem bayerischen Herzog und quittierte 1620 den Militärdienst, um eine Reihe europäischer Länder zu bereisen. 1625 ließ er sich dann in Paris nieder, das er 1629 wieder verließ, um für den Rest seines Lebens im damals freiheitlicheren Holland zu leben.[33] Hier beschäftigte er sich auch intensiv mit dem menschlichen Organismus, pflegte Kontakt zu diversen Ärzten und nahm sogar an Präparationen teil.[34]

Die Verurteilung Galileo Galileis (1564-1642) durch die Inquisition 1633 bewog ihn dazu, seinen "Traité de Métaphysique" und auch "Une physique ou Traité de la lumière" nicht zu veröffentlichen. 1637 veröffentlichte er dann aber den "Discours de la Méthode", eine Einleitung in seine Metaphysik und 1641 seine "Méditations sur la philosophie première" in lateinischer Sprache. Seine Philosophie brachte die Autorität von Aristoteles ins Wanken, weshalb er Schwierigkeiten mit den Universitäten von Utrecht und Leyden bekam, die ihn der Blasphemie, ja sogar des

---

[32] Abb. 1 René Descartes (1596-1650), Gemälde von Frans Hals, Bildquelle: [Online im Internet:] URL: http://de.academic.ru/pictures/dewiki/102/frans_hals_-_portret_van_rene_descartes.jpg [Stand: 07.01.2011, 15:15].

[33] Lagarde A, Michard L (1967) XVIIe Siècle, Les grands auteurs français du programme III, Les Editions Bordas, Paris, S. 83.

[34] Rothschuh KE (1969) Physiologie im Werden, S. 97.

Atheismus bezichtigten. 1644 beendete er die "Principes de la Philosophie" in lateinischer Sprache, 1649 den "Traité des Passions de l'âme". Sehr viele seiner Schriften anatomisch-physiologischen Inhalts erschienen erst nach seinem Tod. 1649 reiste Descartes auf Einladung der schwedischen Königin nach Stockholm, wo er einige Monate später starb. Seine sterblichen Überreste wurden 1667 nach Frankreich überführt.[35]

Der Begriff „Reflex" und „Reflexbewegung" tauchte in der wissenschaftlichen Behandlung der Lebenserscheinungen zum ersten Mal im 17. Jahrhundert bei Descartes auf. Ein erster Hinweis auf den Begriff „Reflex" findet sich im Artikel 36 seines "Traité des Passions"[36] (1649), wo Descartes den Ausdruck „esprits réfléchis" verwendet. Es war der deutsche Physiologe Conrad Eckhard[37] (1822-1905), der 1881 erstmalig auf den Begriff im Artikel 36 Bezug nahm.[38]

In seinem Werk "De l'Homme" ("De homine")[39] (1664) machte René Descartes als Erster den Versuch, alle Vorgänge im menschlichen Körper nach rein mechanischen Gesichtspunkten zu erklären, da der Rationalismus im 17. Jahrhundert insgesamt versuchte, die Bewegungen tierischer und menschlicher Wesen auch unter die Gesetze der Mechanik zu stellen. In beiden Werken beschrieb Descartes den Fußsohlenreflex, den Pupillenreflex und den Lidreflex.

Im Einzelnen untersuchte Descartes die verschiedenen Organfunktionen auf ihren „Mechanismus", wobei auch nervöse Erscheinungen behandelt und mit physikalischen Reflexerscheinungen verglichen wurden. Descartes wandte also zum ersten Mal den physikalischen Begriff des Reflexes auf einen physiologischen Vorgang an.[40]

Obwohl Descartes Philosoph war, befasste er sich eingehend mit anatomischen und physiologischen Detailstudien, allerdings ohne richtige Experimente durchzuführen, denn im 17. Jahrhundert gab es die Trennung von Philosophie und Erfahrungswissenschaften noch nicht. Jede damalige Philosophie musste sich in aristotelischer Tradition mit den Erscheinungen der Physik, der Natur und der Metaphysik

---

[35] Lagarde A, Michard L (1967) XVIIe Siècle, S. 83.

[36] Descartes R (1897-1910) Oeuvres complètes erwähnt in: Canguilhem G (2008) Die Herausbildung des Reflexbegriffs im 17. und 18. Jahrhundert, S. 240.

[37] Eckard C (1881) "Geschichte der Entwickelung der Lehre von den Reflexerscheinungen" Beiträge zur Anatomie und Physiologie 9: 29-192 erwähnt in: Canguilhem G (2008) Die Herausbildung des Reflexbegriffs im 17. und 18. Jahrhundert, S. 50.

[38] Canguilhem G (2008) Die Herausbildung des Reflexbegriffs im 17. und 18. Jahrhundert, S. 50, 55.

[39] Descartes R (1897-1910) Oeuvres complètes erwähnt in: Canguilhem G (2008) Die Herausbildung des Reflexbegriffs im 17. und 18. Jahrhundert, S. 240.

[40] Blasius W (1965) "Zur Geschichte der Reflexlehre unter besonderer Würdigung des Beitrages von Paul Hoffmann" Deutsche Zeitschrift für Nervenheilkunde 186: 475-495, S. 476-477.

auseinandersetzen. Zur Physik oder zur Natur gehörten auch jeweils Darstellungen über die Natur der Pflanzen, der Tiere und über den menschlichen Körper.[41]

Descartes Philosophie sieht den Mensch als „maître et possesseur de la nature" und bewertet damit die Natur neu. Für Descartes ist Ausgangspunkt und Richtlinie des Philosophierens die methodische Skepsis, die den Grundsatz: „de omnibus dubitandum est" beinhaltet. Eine denkende Substanz („res cogitans") existiert („cogito ergo sum"). Sie sieht und erklärt die ausschließlich mechanistisch determinierte Außenwelt („res extensa").[42]

Die Unterscheidung zwischen der immateriellen „res cogitans", der Seele, und der materiellen „res extensa" ist Descartes philosophischer Ansatz. Folgen alle Körpervorgänge bestimmten Bewegungsgesetzen materieller Teilchen, muss auch der menschliche Körper, der zur „res extensa" gehört, den gleichen Gesetzen folgen. Diese psychophysischen Zusammenhänge führten Descartes zu einer Physiologie, die sozusagen deduktiv von den Grundaxiomen seiner eigenen Philosophie abgeleitet wurde, indem er den Organismus des Menschen und der Tiere als einen den mechanischen Gesetzen unterworfenen Automaten interpretierte. Im Rahmen seiner Philosophie entstanden zwei Hauptprobleme, auf die eine Physiologie Antwort geben muss: Welches sind die bewegenden Kräfte für diese Maschine Mensch, und wie kann diese Maschine trotzdem dem menschlichen Geist unterworfen sein.

Der menschliche Organismus, das System mechanisch bewegter Teilchen, bedarf zu seiner Betätigung einer Antriebskraft. Descartes verlegt sie in die Kammern des Herzens, wo ein lichtloses Feuer brennt, das durch eine Art Fermentationsprozess beständig Wärme entwickelt. Diese Auffassung vom Sitz der Wärme im Herz ist schon sehr alt, neu bei Descartes ist, dass diese Wärmequelle Herz die ganze Körpermaschine antreibt, die Herzbewegung, den Umlauf des Bluts und die Gehirn-, Nerven- und Muskeltätigkeit. Das Herz arbeitet wie ein thermodynamisches Aggregat. Das umlaufende Blut gelangt tropfenweise in die Herzkammern, wird dort durch das Feuer erhitzt, in Aufwallung gebracht und ausgedehnt. Die in erhöhte Bewegung versetzten Blutteilchen sprengen dann die Klappen zu den beiden großen Arterien der Lunge und der Aorta. Das Blut strömt in die Arterien und kehrt über die Peripherie und die Venen abgekühlt und verdichtet zum Herz zurück, immer im Kreis. Zur Unterhaltung der Energiequelle Feuer im Herz bedarf es der Nahrung, der Luft und der Abkühlung. Der Brennstoff gelangt aus dem Verdauungsapparat mit dem Blut zum Herz, die Lungen besorgen die Luftzufuhr und die

---

[41] Rothschuh KE (1969) Physiologie im Werden, S. 96, 100.
[42] Eckart WU (2009) Geschichte der Medizin, S. 153.

Abkühlung. Durch die Beschleunigung der materiellen Blutteilchen wird die Ausführung von Bewegungen mechanisch möglich gemacht. Die im linken Herz stark beschleunigten Teilchen werden zugleich über die Halsschlagadern in das Gehirn hinauf getrieben. Die feinsten Teilchen gelangen dabei zu der Zirbeldrüse, die mitten im Gehirn schwebt und an feinsten Gefäßverästelungen aufgehängt ist. Diese heftig bewegten Teilchen – die Spritus animales der Galenischen Physiologie – verlassen die Zirbeldrüse durch feinste Öffnungen, durchqueren die Hohlräume des Gehirns und strömen wie aus einer Düse in die Öffnungen der dort beginnenden Muskelnerven. Die Spiritus gelangen in die Muskeln, blähen diese Muskeln auf, verkürzen sie und rufen Kontraktionen an den Eingeweide- und Skelettmuskeln hervor. Der Wechsel von Kontraktion und Erschlaffung erfolgt, indem die Spiritus durch ein sinnvoll angeordnetes Klappensystem in den Nerven aus dem kontrahierten Muskel in den erschlafften Muskel umgelenkt werden. Die Bewegungen der Körpermaschine, die ohne Willkür und meist ohne Bewusstsein ausgeführt werden, z. B. die Atmung, die Blickbewegungen, die Abwehr- und Fluchtbewegungen, werden auf diese Weise erklärt. Diese Erklärungen schrieb Descartes bereits 1632 in seinem Traktat "De l'Homme"[43], das aber erst posthum veröffentlicht wurde. Nur eine kurze Zusammenfassung dieses Traktats am Schluss des 1637 herausgegebenen "Discours de la Méthode"[44] erschien.

Welche Muskeln allerdings bewegt werden, hängt aber von der Art der Sinnesreize, den erworbenen Dispositionen des Gehirns, der Bewegungsenergie und Qualität der Spiritus ab.

Eine wichtige Rolle in Descartes Philosophie spielt die Zirbeldrüse, die nicht nur Ausströmungsventil für die vom Herzen aufsteigenden Spiritus, sondern auch Sitz der Seele ist. Sie ist das einzige unpaare Organ im Gehirn – unpaar, damit die Eindrücke der beiden Augen und Ohren sich hier vereinigen können – und hat eine zentrale Lage am Durchgang zwischen dem mittleren und hinteren Gehirnventrikel und genau gegenüber den Endigungen der Sinnesnervenröhrchen einerseits und der Bewegungsnervenröhrchen andererseits. Auf diese Weise steuert die Zirbeldrüse den Fluss der Spiritus, ist Austrittsort der vom Herz kommenden Spiritusteilchen und ist leicht beweglich, damit sie von allen Impressionen getroffen werden kann. Die aus den Sinnesorganen kommenden Spiritus treffen auf die Drüse in einer bestimmten räumlichen Verteilung, die von der Seele als Abbild der Gegenstände direkt wahrgenommen werden kann. Die Seele kann die Neigung der Drüse verän-

---

[43] Descartes R (1897-1910) Oeuvres complètes erwähnt in: Canguilhem G (2008) Die Herausbildung des Reflexbegriffs im 17. und 18. Jahrhundert, S. 240.

[44] Descartes R (1897-1910) Oeuvres complètes erwähnt in: Canguilhem G (2008) Die Herausbildung des Reflexbegriffs im 17. und 18. Jahrhundert, S. 240.

15

dern und den Fluss der Spiritus auf die richtigen Muskeln verteilen. Die Affekte der Freude, Trauer etc. entstehen in der Zirbeldrüse unter Beteiligung des Herzens. Je nach der Art der wahrgenommenen Situation veranlassen die vom Gehirn zum Herz führenden Herznerven eine Erweiterung oder Verengung der Zugänge zum Herz. Diese veränderte Herztätigkeit empfindet der Mensch in der Seele. Die Seele ist aber auch in der Lage, die Zirbeldrüse so zu neigen, dass ihre Spiritus ohne äußeren sinnlichen Anreiz auf die zurückgehenden Spuren früherer Eindrücke treffen. Die Zirbeldrüse bildet somit die Brücke zwischen der „res extensa" des Körpers und der in ihr wohnenden Seele, der „res cogitans". Die Seele in der Zirbeldrüse wird, durch die Spiritus bewirkt, zum Empfänger der Sinneswahrnehmung und zur Quelle der Vorstellung und Erinnerung.[45]

Descartes vertrat seine mechanische bzw. thermodynamische Auffassung von der Spiritusverteilung im Nervensystem mit den Spiritus als Vermittlern der Nervenleitung noch kurz vor seinem Tod im Februar 1650, als bereits Zweifel an der Existenz, Natur und Wirkungsweise der Spiritus in Forschungsarbeiten spürbar wurden.[46]

Weiterhin sind die wesentlichen Grundgedanken seiner Physiologie Modifikationen oft recht hypothetischer Art der traditionellen Physiologie seiner Zeit. Wie oben dargelegt wurde, übernahm Descartes ungeprüft die aristotelische Lehre vom Feuer, dem „Calor innatus" im Herz, von der abkühlenden Funktion der Atemluft und von der Entstehung und Rolle der Spiritus.[47]

Im Folgenden soll nun die kartesianische Theorie der unwillkürlichen Bewegung dargelegt werden, in der der Begriff „Reflex" von Descartes eingeführt wird. Dazu werden zunächst zwei wichtige Descartes-Texte zitiert.

> *„(Es) scheint mir vor allem das hervorgehoben werden zu müssen, dass weder in den Körpern der Tiere noch in unseren irgendwelche Bewegungen zustande kommen können, ohne dass alle Organe oder Instrumente vorhanden sind, mit deren Hilfe auch in einer Maschine dieselben Bewegungen vollführt werden könnten, und dass somit nicht einmal in uns selbst der Geist unmittelbar die äußeren Gliedmaßen bewegt, sondern nur die vom Herzen durch das Gehirn in die Muskeln gehenden Ströme lenkt und sie zu gewissen Bewegungen bestimmt, während jene Ströme von sich aus auf verschiedene Wirkungen sich gleich leicht einstellen. Aber die große Mehrzahl der Bewegungen, die in uns statt-*

---

[45] Rothschuh KE (1969) Physiologie im Werden, S. 100-103.
[46] Rothschuh KE (1969) Physiologie im Werden, S. 117.
[47] Rothschuh KE (1969) Physiologie im Werden, S. 105.

finden, hängt überhaupt nicht vom Geiste ab, z. B. der Pulsschlag, die Verdauung, Ernährung, der Atem der Schlafenden, ja auch bei Wachenden das Gehen, Singen und ähnliches, was ohne geistige Aufmerksamkeit geschieht. Und wenn die, die einen tiefen Sturz machen, die Hände nach der Erde vorstrecken, um den Kopf zu schützen, so tun sie das fürwahr nicht auf Grund eines vernunftmäßigen Planes, sondern nur, weil der Anblick des drohenden Sturzes, der bis zum Gehirn dringt, Lebensströme (spiritus animales) in die Nerven sendet in eben der Weise, die erforderlich ist, um eine solche Bewegung auch gegen den Willen des Geistes und wie in einer Maschine hervorzubringen."[48]

„Wir können ferner bei der Verletzung von Körperteilen, z. B. wenn ein Nerv gestochen wird, sehen, dass diese dadurch nicht mehr unserem Willen wie gewöhnlich gehorchen und dass sie sogar oft krampfartige Bewegungen machen, die wider den Willen erfolgen. Das zeigt, dass die Seele keinerlei Bewegung im Körper hervorrufen kann, außer unter der Voraussetzung, dass alle dazu erforderlichen körperlichen Organe in guter Verfassung sind. Aber wenn er (der Körper) umgekehrt über alle jene Organe verfügt, die er zu einer Bewegung benötigt, dann braucht er die Seele nicht, um sie zu vollziehen. Und folglich dürfen all die Bewegungen, die nach unserer Erfahrung nicht von unserer Seele abhängen, auch nicht der Seele, sondern nur der Verfassung der Organe zugeschrieben werden. Und selbst die Bewegungen, die man willentliche nennt, gehen im Prinzip von dieser Verfassung der Organe aus, da jene ja nicht ohne diese hervorgerufen werden können, wie sehr wir das auch wollen, obwohl die Seele die Bewegungen bestimmt."[49]

Laut Descartes zeigen also die Erscheinungen des muskulären Automatismus, dass die Seele nicht die Verantwortung für alle Bewegungen des menschlichen Körpers hat. Die von Descartes angeführten Erscheinungen sind Erscheinungen, die die

---

[48] Descartes R "Antwort des Verfassers auf die vierten Einwände" In: ders., Meditationen über die Grundlagen der Philosophie mit den sämtlichen Einwänden und Erwiderungen, übers. und hrsg. von Buchenau A(1972), Hamburg: 199-231, S.208 A.-T., IX, S. 178 Bridoux, 2. Aufl., S. 447-448 erwähnt in: Canguilhem G (2008) Die Herausbildung des Reflexbegriffs im 17. und 18. Jahrhundert, S. 38.

[49] Descartes R "Beschreibung des menschlichen Körpers" In: ders., Über den Menschen (1632) sowie Beschreibung des menschlichen Körpers (1648) nach der ersten französ. Ausg. von 1664 übers. u. mit einer Einleitung u. Anmerkungen versehen von Rothschuh KE (1969), Schneider, Heidelberg: 137-190, S. 140 A.-T., XI, S.225 erwähnt in: Canguilhem G (2008) Die Herausbildung des Reflexbegriffs im 17. und 18. Jahrhundert, S. 38-39.

Ärzte schon sehr lange beschäftigten, aber Jahrhunderte lang wurde die Lösung des Problems dieser Erscheinungen durch die Lehre von den hippokratischen Sympathien, d. h. durch die Lehre von den immateriellen Verbindungen zwischen den verschiedenen Teilen des Organismus, geliefert. Descartes ersetzt jetzt den Begriff Sympathie durch klare Begriffe von der Anordnung und dem Mechanismus der Organe. Wie bereits oben dargelegt, sind die Spiritus, der feinste Teil des Blutes, die Ursache der Bewegung der Glieder, weil sich ihre eigene Bewegung „gemäß den Gesetzen der Natur"[50] vollzieht.

Descartes unterschied drei Arten von Bedingungen für den Lauf der Spiritus: äußerliche und zufällige (die sinnlichen Erregungen), erworbene und individuelle (das Gedächtnis), natürliche und spezifische (die Instinkte).

Die Muskeln bewegen durch ihre Verkürzung in der Länge und ihr seitliches Anschwellen die gegliederten Knochen oder Organe, die an sie angefügt sind. Jeder Nerv ist ein Bündel von Fasern im Inneren einer Röhre, er ist ein Mark, das aus dünnen Fasern besteht, die das Gehirnmark verlängern und von einer röhrenförmigen Haut in Form einer Arterie ummantelt sind. Jeder Nerv ist aufgrund der unterschiedlichen Aspekte seiner Struktur und gemäß der unterschiedlichen Mechanismen zugleich sensibel und motorisch. Die Spiritus bahnen sich ihren Weg zwischen den enthaltenen Fasern und den Rohrbehältern. Wenn sie gedrückt werden, drücken sie, wenn sie getrieben werden, treiben sie. So erklärt sich die Kontraktion des Muskels, indem Spiritus vom Gehirn durch die Nerven in alle Muskeln fließen. Sie befähigen diese Nerven dazu, als Organe für die äußeren Sinne zu dienen und, indem sie die Muskeln verschieden aufblähen, vermitteln sie allen Gliedern die Bewegung.

Was nun die Reflexe angeht, entwickelte Descartes eine Theorie der unwillkürlichen Bewegung und setzte sie mit Erscheinungen in Beziehung, die heute als Reflexe bezeichnet werden. Die beiden folgenden Abbildungen aus seinem "Traité de l'homme", die das Zurückziehen des Beins bzw. des Arms als noziceptiven Beugereflex in Antwort auf eine Verbrennung darstellen, tragen dazu bei, den kartesianischen Ursprung des Reflexbegriffs zu belegen.[51]

---

[50] Descartes R "Beschreibung des menschlichen Körpers" In: ders., Über den Menschen (1632) sowie Beschreibung des menschlichen Körpers (1648) Nach der ersten französ. Ausg. Von 1664 übers. u. mit einer Einleitung u. Anmerkungen versehen von Rothschuh KE (1969), Schneider, Heidelberg: 137-190, S. 63 A.-T., S.137 Bridoux, S. 820 erwähnt in: Canguilhem G (2008) Die Herausbildung des Reflexbegriffs im 17. und 18. Jahrhundert, S. 41.
[51] Canguilhem G (2008) Die Herausbildung des Reflexbegriffs im 17. und 18. Jahrhundert, S. 38-51.

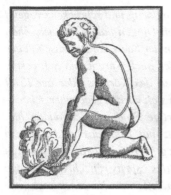 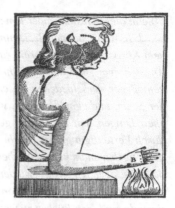

Abb. 2 „Nociceptiver Reflex" (Descartes)[52]

Abb. 3 „Nociceptiver Reflex" (Descartes)[53]

Der Begriff des Reflexes im Gegensatz zur willentlichen Handlung wurde von Descartes aus Erfahrungen abgeleitet. Er erklärt, dass, wenn sich z. B. bei Annäherung eines das Auge bedrohenden Gegenstandes das Lid ohne Zutun, also automatisch, schließt, als Folge des optischen Eindruckes eine Erregungswelle durch den Sehnerv in das Zentralnervensystem läuft, hier aus der zentripetalen in die zentrifugale Richtung zurückgebeugt wird, reflektiert, und dann die Muskelfasern, die das Augenlid schließen, erreicht (Lidschlussreflex).[54]

Canguilhem erläutert, dass das Bild eines Lichtstrahls, der durch einen Spiegel reflektiert wird, zu Descartes Erfindung des Wortes Reflex geführt hat, da Descartes wohl annahm, dass zwischen der einfallenden Bewegung und der reflektierten Bewegung eine Gleichartigkeit bestehe. Aber die Erregung des Sinns und die Kontraktion des Muskels sind zwei Bewegungen ohne jedes Analogieverhältnis. Descartes hat mit dem Begriff „Reflexbewegung" die Phänomene des neuromuskulären Automatismus im modernen Sinne beschrieben, ohne den Begriff im heutigen Sinn zu verstehen. Das Denken von Descartes befolgte die Logik des Wissens seiner Zeit.[55]

In der "Dioptrique", Teil V schreibt Descartes Folgendes:

[52] Abb. 2 Originalabbildung Nr. 7 aus Descartes "Traité de l'homme" entnommen aus: Canguilhem G (2008) Die Herausbildung des Reflexbegriffs im 17. und 18. Jahrhundert, S. 53.
[53] Abb. 3 Originalabbildung Nr. 37 aus Descartes "Traité de l'homme" entnommen aus: Canguilhem G (2008) Die Herausbildung des Reflexbegriffs im 17. und 18. Jahrhundert, S. 54.
[54] Eulenburg A (1899) Real-Encyclopédie der gesamten Heilkunde Reflexe 20, Verlag Urban und Schwarzenberg, Berlin Wien, S. 268.
[55] Canguilhem G (2008) Die Herausbildung des Reflexbegriffs im 17. und 18. Jahrhundert, S. 49-50, 52, 55-57, 62.

„Wenn diese Gestalt außerdem sehr fremdartig und schreckenerregend ist, d. h. wenn sie viel Beziehung zu den Dingen hat, die früher schon dem Körper schädlich waren, ruft das in der Seele die Leidenschaft der Angst hervor, und darauf Kühnheit oder auch Furcht und Schrecken, gemäß der verschiedenen Beschaffenheit des Körpers oder der Kraft der Seele, und gemäß der Art, wie man sich vorher gegenüber schädlichen Dingen, mit denen der gegenwärtige Eindruck Verwandtes hat, durch Verteidigung oder Flucht geschützt hat. Denn das hat das Gehirn derartig bei manchen Menschen geprägt, dass die Lebensgeister, die das Bild über der Drüse wiedergeben (les esprits réfléchis de l'image ainsi formée sur la glande), von da zum Teil in die Nerven strömen, die dazu da sind, den Rücken zu wenden und die Beine zur Flucht zu veranlassen, und zum anderen Teil in die Nerven strömen, welche die Herzklappen erweitern oder verengen und so derart die anderen Körperteile, von wo das Blut kommt, beeinflussen, dass dieses sparsamer verdünnt als gewöhnlich, Lebensgeister zum Gehirn schickt, die geeignet sind, die Leidenschaft der Furcht zu erhalten und zu verstärken. "[56]*

Die hier von Descartes beschriebenen Reaktionen zielen darauf ab, eine Situation zu vermeiden, in der es für den Organismus normalerweise eigentlich nur eine Reflexreaktion gibt: den Fluchtreflex oder nocizeptiven Reflex.[57]

Abschließend ist aber anzumerken, dass einige Historiker bezweifeln, dass Descartes wirklich als der „Erfinder" des Reflexbegriffs anzusehen ist.

So stellt Canguilhem in Frage, ob bei derzeitigem Stand der Forschung der kartesianischen Anatomie und Physiologie der Nerven und Muskeln Descartes das Wesentliche des Begriffs wirklich antizipierte. Auch Fearing (1892-1962) bemerkt, dass

„es wahrscheinlich genauer ist zu sagen, dass Descartes der erste war, der eine systematische Erörterung des Phänomens der unwillkürlichen Handlung veröffentlicht hat. "[58]

---

[56] Descartes R (1902) La Dioptrique In: Adam C, Tannery P (Hrsg.): Oeuvres de Descartes, VI: Discours de la méthode et Essais, Cerf, Paris, Discours cinquième, S. 120 Bridoux, S. 216 erwähnt in: Canguilhem G (2008) Die Herausbildung des Reflexbegriffs im 17. und 18. Jahrhundert, S. 56.

[57] Canguilhem G (2008) Die Herausbildung des Reflexbegriffs im 17. und 18. Jahrhundert, S. 57.

[58] Fearing Franklin (1930) Reflex Action: A Study in the History of Physiological Psychology Williams & Wilkins, Baltimore, S. 26, Anm. 12 erwähnt in: Canguilhem G (2008) Die Herausbildung des Reflexbegriffs im 17. und 18. Jahrhundert, S. 50.

Und Sherrington (1859-1952) räumt ein, dass zwar der Begriff der Reflexbewegung auf Descartes zurückgeht, nicht aber der Ausdruck.[59]
Weiterhin schreibt der Schweizer Neurologe M. Minkowski (1884-1972):

> *„Der Begriff des Reflexes ist von Descartes auf Grund der Beobachtung gebildet worden, dass auf rasche Annäherung eines Gegenstandes an das Auge ein unwillkürlicher Lidschluss erfolgt, der sich nicht unterdrücken lässt."*[60]

Zusammenfassend ist zu bemerken, dass die kartesianische Theorie, basierend auf dem wieder entdeckten Atomismus und seiner Elementen- und Partikellehre, alle Vorgänge des menschlichen Körpers vorrangig auf physikalisch-mechanistische Prinzipien zurückführte, wodurch ein physikalisch-mechanistisches Lebensprinzip entstand. Nur die Zirbeldrüse als Zentralsitz der wahrnehmenden und denkenden Seele bildete dabei eine Ausnahme.[61]

---

[59] Canguilhem G (2008) Die Herausbildung des Reflexbegriffs im 17. und 18. Jahrhundert, S. 50.
[60] Minkowski M (1924, 1925) "Zum gegenwärtigen Stand der Lehre von den Reflexen in entwicklungsgeschichtlicher und anatomisch- physiologischer Beziehung" Schweizer Archiv für Neurologie und Psychiatrie, 15/2 (1924): 239-259; 16/1 (1925): 133-152; 16/2 (1925): 266-284, S. 239 erwähnt in: Canguilhem G (2008) Die Herausbildung des Reflexbegriffs im 17. und 18. Jahrhundert, S. 52.
[61] Eckart WU (2009) Geschichte der Medizin, S. 143.

1.2 Thomas Willis (1621-1675): Herausbildung des Begriffs „Reflexbewegung"

Thomas Willis wurde am 27. Januar 1621 in Great Bedwin/Wiltshire geboren, lehrte in Oxford und später in London. Er war Vertreter der Iatrochemie, erforschte die Anatomie und Physiologie des Gehirns und beschrieb als Erster den 11. Gehirnnerv, den Nervus accessorius.[62] Der Circulus arteriosus Willisii ist nach ihm benannt.[63] Seine Krankheitsbeschreibungen förderten die klinische Symptomatologie, interessanterweise im Besonderen auch im Bereich der Kinderneurologie (vgl. Kap. 2). Willis starb am 11. November 1675 in London.[64]

Willis galt bei seinen Zeitgenossen als Chemiker, obwohl er in Oxford Naturphilosophie und in London Medizin unterrichtete. Er verstand es, die Lehren der Chemiker mit den Lehren Descartes zu verbinden.[65]

Descartes hatte zum ersten Mal den physikalischen Begriff „Reflex" auf einen physiologischen Vorgang angewandt, was Thomas Willis in seinen Forschungen weiter verfolgte und zu einem Konzept über die Reflexbewegung ausbaute.[66] Willis interessierte sich vor allem als Kliniker für den Mechanismus der Muskelbewegung, um Krankheiten wie die Starre des Tetanus, die hysterische Kontraktur, die Unruhe der Chorea und den epileptischen Anfall besser zu verstehen. Willis Physiologie ist auf die Pathogenie ausgerichtet, denn die pathologischen Muskelkontraktionen, wie Starre, Spasmen, Krämpfe und Kloni zeigen eine Stärke und Intensität, die sich bei den normalen Kontraktionen nicht finden.[67]

Im Gegensatz zu Descartes sah Willis, wie Harvey, das Herz als einen hohlen Muskel, der kein besonderes Wesen besitzt. Die Spiritus hingegen spielten auch bei Willis, ebenso wie bei Descartes, noch eine wichtige Rolle.[68] In seinem Werk „Cerebri Anatome"[69] (1664) erklärt er die Spiritus der Nerven zum einen Teil als lichtartige Materie, zum anderen Teil als flüssige Partikel. Die Spiritus werden im Cerebrum und im Cerebellum erzeugt, treten, von der Dura bewegt, in die Nerven

---

[62] Brockhaus FA (Hrsg.) (1957) Der Grosse Brockhaus 12, Wiesbaden, S. 525.
[63] Eckart WU (2009) Geschichte der Medizin, S. 141.
[64] Brockhaus FA (Hrsg.) (1957) Der Grosse Brockhaus 12, S. 525.
[65] Canguilhem G (2008) Die Herausbildung des Reflexbegriffs im 17. und 18. Jahrhundert, S. 73, 75.
[66] Blasius W (1965) "Zur Geschichte der Reflexlehre unter besonderer Würdigung des Beitrages von Paul Hoffmann", S. 477.
[67] Canguilhem G (2008) Die Herausbildung des Reflexbegriffs im 17. und 18. Jahrhundert, S. 75-76.
[68] Canguilhem G (2008) Die Herausbildung des Reflexbegriffs im 17. und 18. Jahrhundert, S. 78.
[69] Willis Th (1664) Cerebri Anatome, cui accessit nervorum descriptio et usus, London In: Opera omnia I. Amsterdam, 1682: 30 ff erwähnt in: Rothschuh KE (1969) Physiologie im Werden, S. 138.

ein und vermitteln Bewegung und Empfindung.[70] Willis erklärt ihre Wirkungsweise folgendermaßen:

> *„Oder man hält das Enzephalon, das den Hauptteil und die hauptsächliche Funktion der empfindenden Seele in sich schließt, für den Körper irgendeiner Lichtquelle, wie der Sonne oder eines Sterns, dann ist das Nervensystem wie eine strahlende Verhärtung, die ihn umgibt. In der Tat gehen die Spiritus animales von Hirn und Kleinhirn und ihrem Markanhang wie von einer doppelten Lichtquelle aus, strahlen in das Nervensystem und bilden so aus dessen unterschiedlichen Teilen die Organe der Bewegung und der Empfindungsfähigkeit, und zwar beides (wie bereits gesagt) zur gleichen Zeit."*[71]

Im Gehirn und im Kleinhirn werden die Spiritus animales vom Blut getrennt, dann vollziehen sie entlang der Nerven und Fasern funktionelle Bewegungen, Bewegungen in Wellenform, die vom Hirn zur Peripherie, den Membranen, Muskeln und Parenchymen, und umgekehrt verlaufen.[72] Willis erklärt das so:

> *„Jedes Mal, wenn eine sinnliche Art zum Sensorium commune befördert wird, wird von dort aus eine Welle von Spiritus in denselben Nerv oder in benachbarte Nerven auf einen anderen Punkt reflektiert, so dass sie örtliche Bewegungen auslöst."*[73]

Die Spiritus pflanzen sich vom Hirn zum Muskel wie Wärme oder Licht fort und werden durch einen flüssigen Saft befördert oder aufgehalten, der die Lücken in der Binnenstruktur des Nervs auffüllt. Diese Spiritus erhalten im arteriellen Blut, das die peripheren Organe tränkt, eine Verstärkung ihrer Lebhaftigkeit und motorischen Kraft durch die Hinzufügung nitro-sulphurischer Partikel zu den Spirituspartikeln aus Salz, die in ihre Zusammensetzung eingehen. Aufgrund dieser Tatsache entstehen eine Aufblähung und eine Explosion im Muskel, die die Kontraktion und die anschließende Bewegung hervorruft, analog zur Explosion von Kanonenpulver. Diese Plötzlichkeit der nervösen Entladung wird bei Willis an die Übermittlung des Lichts angeglichen. Lichtkörperchen müssen, um aufzuleuchten, ätherischen Partikeln in der Luft begegnen, und die Spiritus müssen, um die aufgeladene Kraft frei-

---

[70] Rothschuh KE (1969) Physiologie im Werden, S. 117.
[71] Canguilhem G (2008) Die Herausbildung des Reflexbegriffs im 17. und 18. Jahrhundert, S. 221.
[72] Canguilhem G (2008) Die Herausbildung des Reflexbegriffs im 17. und 18. Jahrhundert, S. 78.
[73] Canguilhem G (2008) Die Herausbildung des Reflexbegriffs im 17. und 18. Jahrhundert, S. 233.

zusetzen, den nitro-sulphurischen Partikeln im Blut des Bindegewebes begegnen. Die so entstehende Explosion im Muskel führt zur Kontraktion.[74] Willis schrieb dazu:

> *„Tatsächlich kann man sich denken, dass in dem Moment, in dem der Arteriensaft sich in reichlicherer Weise mit der Nervenflüssigkeit vermischt, die zwischen den blutigen Teilen auftaucht, er auch den dort versammelten Spiritus bestimmte, gewissermaßen nitro-sulphurische Partikel zusetzt und sich mit diesen auf innige Weise verbindet."*[75]

In Willis Physiologie sind somit die Nerven nicht mehr nur Stricke, sondern Pulverzündschnüre.[76]

Zusammenfassend kann man sagen, dass Willis sich die Muskelkontraktion als eine Explosion von Kanonenpulver vorstellte, das durch den Nerv, der als Lunte funktioniert, angezündet wird.[77] Seine Theorie ist sozusagen *„eine chemische Abwandlung der Cartesianischen Aufblähungstheorie"*[78], bei der Descartes die Rolle der Spiritus bei der Muskelkontraktion als Aufbläher sieht. So erklärt sich die Kontraktion des Muskels, indem Spiritus vom Gehirn durch die Nerven in alle Muskeln fließen. Sie befähigen diese Nerven dazu, als Organe für die äußeren Sinne zu dienen und, indem sie die Muskeln verschieden aufblähen, vermitteln sie allen Gliedern die Bewegung.[79]

Als Erster unterschied Willis klar den Sitz der willkürlichen und unwillkürlichen Bewegung, die Funktionen von Hirn und Kleinhirn, voneinander. Willis nahm den enzephalischen Ursprung ausnahmslos aller Bewegungen an.[80]

> *„Er unterscheidet zwischen der direkten Wirkung (impetus directus) der Spiritus auf das Gehirn und den Eindrücken, die dem Gehirn durch ein Zurückströmen (refluxus) jener Spiritus zugetragen werden, die von der Peripherie zum Zentrum und durch ihre Reflexion (reflexio) in den Fasern des Corpus callosum bewegt werden."*[81]

---

[74] Canguilhem G (2008) Die Herausbildung des Reflexbegriffs im 17. und 18. Jahrhundert, S. 80, 84.
[75] Canguilhem G (2008) Die Herausbildung des Reflexbegriffs im 17. und 18. Jahrhundert, S. 227.
[76] Canguilhem G (2008) Die Herausbildung des Reflexbegriffs im 17. und 18. Jahrhundert, S. 84.
[77] Canguilhem G (2008) Die Herausbildung des Reflexbegriffs im 17. und 18. Jahrhundert, S. 96.
[78] Rothschuh KE (1969) Physiologie im Werden, S. 117.
[79] Canguilhem G (2008) Die Herausbildung des Reflexbegriffs im 17. und 18. Jahrhundert, S. 48.
[80] Canguilhem G (2008) Die Herausbildung des Reflexbegriffs im 17. und 18. Jahrhundert, S. 90-91.
[81] Canguilhem G (2008) Die Herausbildung des Reflexbegriffs im 17. und 18. Jahrhundert, S. 122.

Willis verwendet in diesem Zusammenhang den Begriff Reflexbewegung zum ersten Mal in seinem Werk "De motu musculari" (1670):

„Bei jeder Bewegung muß man die drei folgenden Aspekte betrachten: erstens den Ursprung der Tätigkeit, d. h. das erste Anzeichen für die auszuführende Bewegung, das sich immer im Gehirn oder im Kleinhirn findet; zweitens die Reizung, d. h. die Übermittlung der begonnenen Bewegung zu den beweglichen Teilen, die durch die Bewegung der im Inneren der Nerven befindlichen Spiritus geschieht; und drittens die motorische Kraft selbst, d. h. die Betätigung der Spiritus, die in den motorischen Teilen enthalten sind, als Zusammenziehungs- oder Ausdehnungskraft. Aus dieser dreifachen Quelle, d. h. aufgrund der Tatsache, dass dies alles bei jeder einzelnen Bewegung auf unterschiedliche Weise gilt, leiten sich sehr viele Arten von Bewegungen und Unterschiede zwischen ihnen ab. In bezug auf den Ursprung der Bewegung oder ihren Ausgangspunkt bemerken wir, dass dasjenige, was mit einem bewussten und fröhlichen Appetit vom Gehirn ausgeht, spontan oder willkürlich genannt wird; das aber, was gewohnheitsmäßig vom Kleinhirn, wo das Gesetz der Natur regiert, aus erregt wird – eine Bewegungsart, zu der unter vielem anderen der Puls und die Atmung gehören –, nennt man bloß natürlich oder unwillkürlich. Bald sind diese Bewegungen direkt, wenn sie von sich aus und anfänglich von dem einen oder anderen Ursprung ausgehend erregt werden, wie z. B. jedes Mal, wenn ein Appetit sozusagen nach einer Beratung im Körperinneren diese oder jene Sache zu erreichen sucht und die entsprechenden Bewegungen hervorruft; oder aber, wenn man den gewöhnlichen Forderungen einer natürlichen und vitalen Funktion in Übereinstimmung mit der üblichen Art und Weise Folge leistet. Bald sind sie reflektiert, d. h. dass sie unmittelbarer von einer früheren Empfindung als einer offensichtlichen Ursache oder Gelegenheit abhängen, die sofort an ihren Ausgangspunkt zurückgegeben wird. Derart ruft ein leichtes Kitzeln der Haut das Kratzen hervor, und die Entzündung der Gegend vor dem Herzen regt zu schnellerem Puls und Atmung an."[82]

---

[82] Willis Th (1670) De Motu Musculari (Exercitatio Medico-PhysicalI) In: Opera Omnia, BD,I, Huguetan, Lyon, 1681, 673-694, S. 673 erwähnt in: Canguilhem G (2008) Die Herausbildung des Reflexbegriffs im 17. und 18. Jahrhundert, S. 85-86.

Willis beschreibt hier die Beobachtung eines kutanen Reflexes des zerebrospinalen Systems, also des Kratzreflexes, unter erstmaliger Verwendung des Begriffs „reflektiert".[83]

In späteren Veröffentlichungen verwendete Willis den Begriff Reflex immer wieder; im Folgenden wird ein Beispiel zitiert:

> *„Während nun einerseits ein sinnlicher Eindruck zum Sensorium commune gebracht wird, um dort die Wahrnehmung des empfundenen Gegenstands hervorzubringen, und eine seiner direkten Arten noch weiter fortschreitet, um die Einbildungskraft und das Gedächtnis entstehen zu lassen, ruft andererseits eine reflektierte Art desselben Gegenstands, insofern sie als passend erscheint, den Trieb und die örtlichen Bewegungen für seine Betätigung hervor. Mit anderen Worten, die Spiritus animales, die sich für den Akt der Empfindung auf das Zentrum hinbewegen, springen durch einen Rückschlag in der Gegend der gestreiften Körper wieder zu ihrem Ausgangspunkt zurück. Und da diese Spiritus dabei auch andere reizen, die sich an den Wurzeln der Nerven aufhalten, lassen sie den Wunsch nach der empfundenen Sache entstehen oder die Flucht vor dieser und gleichzeitig die Bewegung des entsprechenden Körperglieds oder –teils, zumindest wenn eine solche Art von Bewegung ein- oder zweimal auf irgendeine Empfindung gefolgt ist. Danach folgt eine jeweilige Bewegung zumeist auf die jeweilige Empfindung wie eine Wirkung auf ihre Ursache."*[84]

Willis Theorien sind medizinhistorisch sehr bedeutend, und Historiker wie Guyénot[85] stellen Verbindungen zwischen Willis und den Iatrochemikern her, direkte Verbindungen zu Sylvius (1614-1672) und indirekte zu van Helmont (1580-1644). Sylvius entwickelte eine Theorie der Bildung von Spiritus animales in Hirn und Kleinhirn, und van Helmont glich den die organischen Erscheinungen regierenden Archeus an eine leuchtende Substanz an, was Beides in Willis Theorien vorkommt.[86]

Eckart spricht von Willis empirisch iatrochemischem Ansatz, der bereits weit entfernt von der paracelsischen Iatrochemie anzusiedeln ist. Die paracelsische Iatrochemie ist ein gegen die Säftelehre Galens gerichtetes Gesundheits-, Krank-

---

[83] Canguilhem G (2008) Die Herausbildung des Reflexbegriffs im 17. und 18. Jahrhundert, S. 87.
[84] Canguilhem G (2008) Die Herausbildung des Reflexbegriffs im 17. und 18. Jahrhundert, S. 231.
[85] Anm.: Émile Gyénot (1885-1963), frz. Biologe und Medizinhistoriker.
[86] Canguilhem G (2008) Die Herausbildung des Reflexbegriffs im 17. und 18. Jahrhundert, S. 73-74.

heits- und Heilkonzept, das alle physiologischen und pathophysiologischen Phänomene als körperchemische Vorgänge deutet.[87]

1925 bezeichnete Jean Lhermitte[88] Willis Theorie der Fortpflanzung der Nervenwirkung sogar als „prophetisch".[89]

[87] Eckart WU (2009) Geschichte der Medizin, S. 137, 142.
[88] Anm.: Jean Lhermitte (1877-1959), frz. Neurologe; nach ihm ist das Lhermitte-Zeichen und das Lhermitte-Duclos-Syndrom benannt.
[89] Canguilhem G (2008) Die Herausbildung des Reflexbegriffs im 17. und 18. Jahrhundert, S. 74.

1.3   Stephen Hales (1677-1761): „Fundamentales Experiment"

Stephen Hales wurde am 7. September 1677 in Bekesbourne/Kent geboren, studier-te in Cambridge anglikanische Theologie, wurde nach Abschluss des Studiums zum Priester geweiht und trat eine Pfarrstelle in Teddington/Middlesex an. Dort starb er am 4. Januar 1761.[90]

Noch in Cambridge begann Hales, beeinflusst durch Isaac Newton (1643-1727), der am Trinity College wirkte, sich für Naturwissenschaften zu interessieren und auch noch Botanik und Chemie zu studieren. Er freundete sich dort mit einem jun-gen Medizinstudenten an, dem ein kleiner Raum im College für Experimente zur Verfügung stand, und führte mit ihm zusammen Tierversuche durch. In seiner Pfarrgemeinde führte er dann weitere Tierexperimente, vor allem zur Blutdruckbe-stimmung durch, beschäftigte sich aber auch mit sehr erfolgreichen pflanzenphy-siologischen Experimenten.[91]

Wie Thomas Willis war auch Stephen Hales interessiert an der Untersuchung der Muskelkontraktion und damit verbunden an der Nervenkunde. Jegliches Inte-resse an den Nerven war immer verbunden mit der Beziehung der Nerven zu den Erscheinungen der Bewegung. Für die Untersuchung der Bewegung wurden im 18. Jahrhundert mehr und mehr wechselblütige Wirbeltiere und sogar Wirbellose als Versuchsobjekte verwendet, der Mensch und die häuslichen Säugetiere traten in den Hintergrund. Besonders der Frosch war das Tier der Wahl beim Experimentie-ren im Bereich der Nerven- und Muskelfunktionen, denn Wechselblüter sind weni-ger empfindlich für ihre inneren Zustände, aber empfindlicher für die Erregungen von außen. Diese Eigenschaften sind für die Reflexforschung vorteilhaft.[92]

Auf diese Weise experimentierte Stephen Hales um 1730, also mehr als ein hal-bes Jahrhundert nach Willis erstmaliger Verwendung des Begriffs Reflexbewegung in "De motu musculari" (1670), mit einem Frosch und beobachtete dabei spinale Reflexe. In diesem Tierversuch stellte Hales fest, dass nach Dekapitation eines Froschs zunächst jegliche Bewegung aufhört, dass aber Stunden später die Beine dieses Froschs angezogen werden, wenn man sie zwickt. Diese Bewegung des An-ziehens unterbleibt jedoch, wenn sofort nach der Dekapitation des Froschs sein Rückenmark gleichzeitig auch zerstört wird. Diesen Versuch Hales kann man als

---

[90] Brockhaus FA (Hrsg.) (1954) Der Grosse Brockhaus 5, Wiesbaden, S. 201.
[91] Zur Biographie von Stephen Hales: http://de.wikipedia.org/wiki/Stephen_Hales
    [Stand: 07.01.2011, 11:31].
[92] Canguilhem G (2008) Die Herausbildung des Reflexbegriffs im 17. und 18. Jahrhundert, S. 111-112, 114.

einen weiteren Grundversuch der Reflexphysiologie bezeichnen[93] oder als das sog. „fundamentale Experiment", wie es 1755 Robert Whytt (1714-1766) nannte.[94] Bemerkenswert bei Hales ist auch sein Gedanke, dass das Nervenprinzip eventuell mit dem elektrischen Fluidum identisch sein könnte. Es war zu Hales Zeiten allgemein bekannt, dass Reibung Wärme erzeugt. Wärme und Elektrizität waren sich damals sehr ähnlich, weshalb sich Hales die Frage stellte, ob die Reibung des Blutes auch Elektrizität erzeugen könne. Er hatte nämlich bei Versuchen Anziehungs- und Abstoßungserscheinungen beobachtet.[95]

Diese Fragestellung findet sich 1744 in den Anmerkungen der französischen Übersetzung zu Hales Werk "Haemostaticks" (1733) von Boissier de Sauvages (1706-1767):

„Le fluide nerveux, n'est-ce pas poussé dans les nerfs avec une vitesse suffisante pour les échauffer et mettre en jeu l'électricité des fibres?"[96]

---

[93] Blasius W (1965) "Zur Geschichte der Reflexlehre unter besonderer Würdigung des Beitrages von Paul Hoffmann", S. 477.

[94] Förster H, Glees P (Hrsg.) (1952) Fulton JF. Physiologie des Nervensystems, Enke, Stuttgart, S. 52.

[95] Rothschuh KE (1969) Physiologie im Werden, S. 140, 142.

[96] Sauvages F Boissier de (1744) Haemastatique, Genève erwähnt in: Rothschuh KE (1969) Physiologie im Werden, S. 140, 150.

1.4 Albrecht von Haller (1708-1777): „Irritabilität" und „Sensibilität"

Albrecht von Haller wurde am 16. Oktober 1708 in Bern geboren. Er war als Arzt in London und Paris tätig und übernahm 1736 den Lehrstuhl für Anatomie, Chirurgie und Botanik in Göttingen. 1753 ging Haller wieder in die Schweiz zurück. Er starb am 12. Dezember 1777 in Bern. Neben bedeutenden naturwissenschaftlichen Schriften verfasste er auch eine Gedichtsammlung schweizerischer Gedichte.[97] Er löste damit eine Polemik zwischen Johann Christoph Gottsched (1700-1766) und Johann Jacob Bodmer (1698-1783) um die sog. „Schweizer Ästhetik" aus. Sein Gedicht "Die Alpen" von 1729, eine epische Naturschilderung und Charakteristik ländlicher Idylle und Glückseligkeit, beeinflusste sogar Klopstock und Schiller und nahm bereits naturistische Ideen Rousseaus vorweg. Weiter verfasste von Haller eine Reihe botanischer und zoologischer Abhandlungen, medizinische Fachbibliographien und zahlreiche Buchbesprechungen.[98]

Albrecht von Haller gab der Bearbeitung und Deutung der Nervenfunktionen einen neuen Impuls durch eine systematische Anwendung der mechanischen, chemischen und elektrischen Reizmethoden auf einzelne Organe und Gewebe. Er ging im Tierversuch sehr systematisch vor und zog daraus wichtige Schlussfolgerungen. Dem lebenden Gewebe schrieb er einerseits „Irritabilität", andererseits „Sensibilität" zu. „Irritabilität" ist ein Begriff, den er von Glisson[99] übernimmt.[100] Glisson integrierte den Begriff Irritabilität systematisch in ein physiologisches Lebenskonzept und verstand unter Irritabilität eine natürliche Erregbarkeit, die sich insbesondere an den Muskelfasern deutlich nachweisen lässt.[101] Haller führte also den Begriff nicht neu ein.

Neu bei Haller ist die Unterscheidung zwischen „Sensibilität" und „Irritabilität". Haller trennte die Muskelkraft von der Nervenkraft, und er ist der Erste, der in seinen Arbeiten ausschließlich dem Lebendigen eigentümliche Eigenschaften nachgewiesen und genauer untersucht hat.[102] [103]

Haller zitiert in seinen Arbeiten relativ häufig Willis, verwendet aber niemals den von Willis erfundenen Reflexbegriff. Haller beschreibt, wie Willis, ausführlich

[97] Brockhaus FA (Hrsg.) (1954) Der Grosse Brockhaus 5, S. 206.
[98] Eckart WU (2009) Geschichte der Medizin, S. 164.
[99] Anm: Francis Glisson (1596-1677), engl. Anatom und Physiologe.
[100] Rothschuh KE (1969) Physiologie im Werden, S. 123, 125.
[101] Eckart WU (2009) Geschichte der Medizin, S. 163.
[102] Rothschuh KE (1969) Physiologie im Werden, S. 123.
[103] Marx E (1938) Die Entwicklung der Reflexlehre seit Albrecht von Haller bis in die zweite Hälfte des 19. Jahrhunderts, Heidelberg, S. 47.

die muskulären Phänomene der Kontraktion, der Kontraktur und der Konvulsion, nennt beispielsweise den durch Zahnkaries hervorgerufenen Trismus, das Erbrechen bei einer Nierenkolik und durch Eingeweidewürmer verursachte Konvulsionen, hat aber eine eigene Auffassung der Muskelkontraktion. Für ihn sind periphere Anastomosen der Nerven, von denen Willis ausgeht, unwirksam. Haller verwendet lediglich den Begriff „actus reflexus", mit dem er jedoch das Gegenteil des Reflexes, nämlich das Bewusstsein, bezeichnet.[104]

Haller experimentierte sehr viel, um herauszufinden, ob die Bewegung des Menschen von der Empfindung abhängt, oder ob Bewegung und Empfindung auf ein gemeinsames Prinzip zurückzuführen sind. Seine Versuche waren bis auf wenige Ausnahmen Tierversuche, denn die untersuchten Muskeln und Nerven der Tiere unterscheiden sich in der Struktur ihrer Fasern nicht von denen des Menschen.[105]

1752 trug Haller die Ergebnisse seiner Tierversuche in der Göttingischen Gesellschaft der Wissenschaften unter dem Titel "De partibus corporis humani sensilibus et irritabilibus"[106] vor. Diese Ergebnisse wurden 1753 veröffentlicht und anschließend ins Schwedische, Deutsche, Englische, Italienische und Französische übersetzt. Hallers Theorien wurden dadurch bekannt und wissenschaftlich anerkannt.[107] Haller stellte fest, dass bestimmte Körperteile auf einen äußeren Reiz hin durch Zusammenziehen oder eine andere Bewegung reagieren, ohne jede Schmerzempfindung. Der Nerv ist bei einem Reiz dieser Körperteile nicht betroffen, weshalb Haller von der Irritabilität dieser Körperteile spricht. Andererseits gibt es Körperteile, die Sensibilität besitzen, denn das Versuchstier empfindet auf einen äußeren Reiz dieser Körperteile hin Schmerz, ersichtlich an seiner Schmerzäußerung.[108]

Haller gibt in der Abhandlung folgende Definition:

„Denjenigen Teil des menschlichen Körpers, welcher durch ein Berühren von außen kürzer wird, nenne ich reizbar; sehr reizbar ist er, wenn er durch ein leichtes Berühren, wenig aber reizbar, wenn er erst durch

---

[104] Canguilhem G (2008) Die Herausbildung des Reflexbegriffs im 17. und 18. Jahrhundert, S. 116, 121.

[105] Rudolph G (1964) Hallers Lehre von der Irritabilität und Sensibilität, 14-34 In: Rothschuh KE (Hrsg.): Von Boerhaave bis Berger. Die Entwicklung der kontinentalen Physiologie im 18. und 19. Jahrhundert mit besonderer Berücksichtigung der Neurophysiologie; Vorträge des internationalen Symposions zu Münster/Westf., 18.-20. September 1962 In: Herrlinger R, Rothschuh KE (Hrsg.): Medizin in Geschichte und Kultur 5, Gustav Fischer Verlag, Stuttgart, S. 20-21.

[106] Haller A von (1753) De partibus corporis humani sensilibus et irritabilibus Comment. Soc. Reg. Sci. Gottingensis ad Ann. 1752, II: 114-158 erwähnt in: Rothschuh KE (Hrsg.) (1964) Von Boerhaave bis Berger, S. 33.

[107] Rudolph G (1964) Hallers Lehre von der Irritabilität und Sensibilität, S. 21.

[108] Rothschuh KE (1969) Physiologie im Werden, S. 123.

eine starke Ursache sich zu verkürzen veranlasst wird. Empfindlich nenne ich einen solchen Teil des Körpers, dessen Berührung sich die Seele vorstellt; und bei den Tieren, von deren Seele wir nicht so viel erkennen können, nenne ich diejenigen Teile empfindlich, bei welchen, wenn sie gereizt werden, ein Tier offenbare Zeichen eines Schmerzes oder einer Unruhe zu erkennen gibt. Unempfindlich nenne ich hingegen diejenigen Teile, bei welchen, wenn sie gleich gebrannt, gestochen und bis zur Zerstörung zerschnitten werden, dennoch kein Zeichen eines Schmerzes, kein krampfichtes Zucken und keine Veränderung in der Lage des ganzen Körpers erregt wird. "[109]*

In Hallers Tierversuch wurden die Gewebe entweder mechanisch, durch Wärme oder chemisch (mit Alkohol oder ätzenden Substanzen) gereizt. Haller verweist auch auf die Möglichkeit der Anwendung eines elektrischen Reizes. In der Göttinger Abhandlung wird diese Anwendung des elektrischen Reizes bei Experimenten aber nur einmal kurz erwähnt.[110]

Bei Haller stehen Reizbarkeit (Irritabilität) und Empfindlichkeit (Sensibilität) des Muskels nebeneinander. Unter Irritabilität versteht Haller eine Eigenschaft, die nur in der Muskelfaser und in keinem anderen Bestandteil des Körpers zu finden ist und die Verkürzung dieser Faser bewirkt. Diese Kraft des Muskelgewebes reagiert nicht nur auf eine Erregung der Nerven, sondern auch auf unmittelbare Reizung. Andere Forscher kamen dadurch auf den Gedanken, dass diese Eigenschaft der Muskelfaser an sich eigen sein könnte, ohne Mitwirkung des Nervs. Für Haller war aber klar, dass bei dem Phänomen der Irritabilität in jedem Fall die Nerven mitwirken, d. h. dass die Muskelirritabilität nie ohne Reizempfang vom Nerv vor sich geht. Auch der am stärksten irritable Muskel, das Herz, wird beständig durch das Blut gereizt und bewegt sich sozusagen automatisch, ohne auf die Seele bezogene Sensibilität und ohne willentliche Entscheidung.[111] [112]

Die Prüfung der Sensibilität beschränkt sich bei Haller hauptsächlich auf den Nachweis der Schmerzempfindung, die je nach Grad der nervösen Versorgung stärker oder schwächer ist. Der Nerv, im Gegensatz zur Muskelfaser, reagiert auf Reizung nicht mit einer Verkürzung. Zu der Sensibilität der Nerven und der Irritabilität der Muskeln kommt noch die Elastizität der Gewebe. Im Gegensatz zu Sen-

---

[109] Rudolph G (1964) Hallers Lehre von der Irritabilität und Sensibilität, S. 22-23.
[110] Rudolph G (1964) Hallers Lehre von der Irritabilität und Sensibilität, S. 23-24.
[111] Marx E (1938) Die Entwicklung der Reflexlehre, S. 45-47.
[112] Canguilhem G (2008) Die Herausbildung des Reflexbegriffs im 17. und 18. Jahrhundert, S. 117.

sibilität und Irritabilität ist die Elastizität eine Eigenschaft, die nicht auf ein Lebewesen beschränkt ist.[113]

Interessanterweise merkte Haller in seinen Tierversuchbeschreibungen auch an, dass man den Nerv auf seiner ganzen Bahn durch Reize stimulieren kann. Nach der alten Nervensaftlehre ist der Nerv ja eigentlich völlig passiv. Haller erklärt dieses Phänomen dadurch, dass offensichtlich der Reiz den Nervensaft irgendwie vorwärts drückt.[114] So schrieb Haller in seinem kleinen "Grundriss der Physiologie"[115]:

> „ ...bleibt es als wahrscheinlich, dass es eine Flüssigkeit sey, die vom Gehirn kömmt, in die Nerven hinabsteigt, und bis an die äußersten Enden hinfließt, eine Flüssigkeit, deren Bewegung durch einen Reiz beschleunigt wird, und die bloß nach der Richtung ihres Stromes wirkt, die aufwärts keine Zuckungen zurückschicken kann, weil ihnen der neue Zufluß der Flüssigkeit vom Gehirn widersteht. "[116]

Haller kam also bei dem Problem der Nervenleitung trotz seiner eigentlich wichtigen Erkenntnis der Reizung der ganzen Nervenbahn in der Forschung nicht weiter.

Bemerkenswerterweise machte sich Haller in seinen "Elementa Physiologiae corporis humani"[117], einer zusammenfassenden Darstellung des Gebietes der Physiologie in 8 Bänden, auch schon Gedanken über die Größenordnung der Leitungsgeschwindigkeit, kam aber auch da nicht weiter. Sein Nervenprinzip läuft bei jeder Muskelkontraktion vom Gehirn zum Muskel und zurück, also pro Muskelaktion den doppelten Weg. Er überlegte also, dass, wenn z. B. die Zunge pro Minute 15000 Buchstaben bildet und ihren Muskel 30000-mal pro Minute bewegt, das Nervenprinzip via Hypoglossus-Gehirn herauf und herunter 9000 Fuß/min. = etwa 60 m/sec zurücklegt. Diese angenommene Geschwindigkeit stimmt im Endergebnis zufällig fast mit dem Messergebnis von Helmholtz überein.[118]

---

[113] Rudolph G (1964) Hallers Lehre von der Irritabilität und Sensibilität, S. 26-27.

[114] Rothschuh KE (1969) Physiologie im Werden, S. 123.

[115] Meckel Ph F (Hrsg.) (1788) Haller A von Grundriss der Physiologie für Vorlesungen Nach der 4. lat. Ausgabe, Berlin erwähnt in: Rothschuh KE (1969) Physiologie im Werden, S. 137.

[116] Rothschuh KE (1969) Physiologie im Werden, S. 123.

[117] Haller A von (1757-1766) Elementa Physiologiae corporis humani, Lausanne erwähnt in: Rothschuh KE (1969) Physiologie im Werden, S. 137.

[118] Rothschuh KE (1969) Physiologie im Werden, S. 134-135.

Es ist vor allem Hallers Bekanntheitsgrad durch seine Veröffentlichungen über die Irritabilität, dass die Enzyklopädisten[119] 1769 wegen eines entsprechenden Artikels an Haller persönlich herantraten, und 1771 wurden zwei klar und kurz formulierte Artikel über „irritabilité" und „sensibilité" mit den Initialen H.D.G. (Haller De Goumoens) veröffentlicht.[120]

Hallers historischer Verdienst ist die Unterscheidung von Sensibilität und Irritabilität. Er entdeckte die Irritabilität der Muskelfaser und die Sensibilität der Nervenfaser und sah die Verantwortlichkeit des kleinsten Formelements Faser. Haller trennte in seinen systematischen Versuchen die Fähigkeit zu empfinden, die Sensibilität, von der Fähigkeit sich zu bewegen, der Kontraktilität, belegte sie aber mit dem ganz allgemein gefassten Glissonschen Terminus „irritabilitas".

Diese Hallersche Grundidee ermöglichte in der Folgezeit eine Reihe verschiedener Fortentwicklungen in der Forschung. Einerseits wurden die von Haller verwendeten Begriffe Sensibilität und Irritabilität von der nachfolgenden Forschergeneration kritisch hinterfragt, andererseits gingen nach Haller weitgehend alle Forscher von der mechanischen Interpretation in Analogie zu Maschinen ab und beschäftigten sich vorrangig mit dem lebenden Organismus. Die meisten Forscher nach ihm arbeiteten mit seinen Erkenntnissen weiter, entwickelten seine Theorien weiter und setzten sich mit ihnen auseinander.

Kritisch hinterfragt wurde der Begriff Sensibilität, weil dieser Begriff bewusstes Empfindungsvermögen beinhaltet, also ein seelisches Erleben, das ohne die Mitwirkung des Gehirns undenkbar ist, und aber auch jeder reizbare Nerv Sensibilität besitzen muss, denn er muss den Reiz „empfinden", wenn er ihn aufnimmt und weiterleitet. Man stellte fest, dass Haller mit Sensibilität sowohl ein seelisches Erleben als auch eine physiologische Reizbarkeit des Nervs bezeichnet hatte.

Auch der Begriff Irritabilität wurde hinterfragt. Irritabilität bedeutet Reizbarkeit, also das Vermögen, Reize aufzunehmen und zu beantworten. Hallers Irritabilität, die „Irritabilitas Halleriana", wie sie oft genannt wird, bezeichnet aber nur die Fähigkeit, auf einen Reiz zu antworten, nämlich durch Kontraktion oder eine andere Bewegung. Es wurde klar, dass Haller eigentlich den Begriff Irritabilität mit dem Begriff Kontraktilität vermischte.[121] [122]

---

[119] Anm.: Die Enzyklopädisten Diderot (1713-1784) und d'Alembert (1717-1783) stehen exemplarisch für alle Mitarbeiter der Encyclopédie ou dictionnaire raisonné des sciences, des arts et des métiers (Paris/Amsterdam, 1751-1780), aus Eckart WU, Geschichte der Medizin, S.158.

[120] Rudolph G (1964) Hallers Lehre von der Irritabilität und Sensibilität, S. 16, 18.

[121] Rothschuh KE (1969) Physiologie im Werden, S. 124-125.

[122] Rudolph G (1964) Hallers Lehre von der Irritabilität und Sensibilität, S. 21.

Trotz aller kritischen Hinterfragung wird allgemein das Jahr 1752, mit Hallers Vortrag in Göttingen, als das Geburtsjahr der experimentellen Neurophysiologie angesehen.[123]

[123] Rudolph G (1964) Hallers Lehre von der Irritabilität und Sensibilität, S. 32.

1.5 Robert Whytt (1714-1766): „Reiz" und „Reizbeantwortung"

Nach Studien in St. Andrews, Edinburgh, London und Reims und Aufenthalten an Kliniken in London, Paris und Leyden wurde Robert Whytt Medizinprofessor in Edinburgh. 1761 wurde er zum Leibarzt König Georgs III. von Schottland ernannt. Seine Forschungsarbeiten konzentrierten sich außer auf die Reflexvorgänge auch auf Krankheiten des Nervensystems. Whytt starb 1766.[124] [125]

Robert Whytt war Zeitgenosse Albrecht von Hallers und beschäftigte sich ebenfalls in seinen Forschungen mit der Bedeutung des Zentralnervensystems bei Reflexvorgängen. Bemerkenswert ist, dass Whytt Stephen Hales Versuch mit einem dekapitierten Frosch als „fundamentales Experiment" bezeichnete, Hales Versuch wiederholte, ausarbeitete und dabei die Begriffe „Reiz" und „Reizbeantwortung" verwendete.[126]

Robert Whytt stellte keine theoretischen Mutmaßungen an, er experimentierte und beschrieb sehr genau die Beobachtungen seiner Froschexperimente in seinen 1764 herausgegebenen "Observations on the Nature, Causes, and the Cure Of Those disorders which have been commonly called Hypochondriac or Hysteric, To which are prefixed some Remarks on the Sympathy of the Nerves"[127]. In der deutschen Übersetzung schrieb er Folgendes:

„Wenn man gleich, nachdem man einem Frosche den Kopf abgeschnitten, eine Zehe am hintern Fuß desselben verwundet, so entstehet in den Muskeln des Fußes entweder gar keine oder nur eine sehr geringe Bewegung. Kneipt oder verwundet man aber die Zehen dieses Thieres zehn oder funfzehn Minuten, nachdem man ihm den Kopf abgeschnitten, so gerathen nicht allein die Muskeln der Beine und Schenkel, son-

---

[124] Zur Biographie von Robert Whytt 1: [Online im Internet:] URL: http://en.wikipedia.org/wiki/Robert_Whytt [Stand: 07.01.2011, 11:35].

[125] Zur Biographie von Robert Whytt 2: [Online im Internet:] URL: http://www.baillement.com/lettres/whytt_bio.html [Stand: 07.01.2011, 11:38].

[126] Förster H, Glees P (Hrsg.) (1952) Fulton JF. Physiologie des Nervensystems, S. 52-53.

[127] Whytt R (1764) Observations on the Nature, Causes, and the Cure Of Those disorders which have been commonly called Hypochondriac or Hysteric, To which are prefixed some Remarks on the Sympathy of the Nerves, London Edinburgh erwähnt in: Canguilhem G (2008) Die Herausbildung des Reflexbegriffs im 17. und 18. Jahrhundert, S. 125.

dern des ganzen Körpers in starke Zuckungen, und manchmal springt der Frosch gar fort. "[128]

Whytt untersuchte in seinen Tierversuchen Wesen, Struktur, Funktion und Sympathie der Nerven. Er kannte von Hallers Theorie der Irritabilität, lehnte diese jedoch ab, da für ihn die Seele, als empfindendes Prinzip („sentient principle"), jede Bewegung mitbewirkt.[129]

Whytt glaubte, dass die Seele überall im Körper gegenwärtig ist, nicht aber auf die Körperteile aufgeteilt ist:

> *"when M. de Haller represents me as holding the Soul to be divisible, so that it may be cut into as many pieces as the anatomist pleases, he inadvertently charges me with an opinion which I not only do not maintain, but which I have brought arguments to disprove."*[130]

Für Whytt setzt jede Sympathie das Empfinden, was gleichbedeutend mit Nerv ist, voraus. Die Existenz von sympathischen Bewegungen – Whytt verwendete den Begriff Reflexbewegung nicht – ist von der Übermittlung sinnlicher Eindrücke zum Sensorium commune abhängig, das sich für Whytt sowohl im Gehirn als auch im Rückenmark befindet.[131] *„(A)lle Sympathie (ist) dem Gehirne selbst und dem Rückenmark zuzuschreiben, von denen alle Nerven herkommen."*[132]

Weiter unterschied er drei Arten der Muskelbewegung, nämlich die natürliche Kontraktion, die von der Nervenkraft abhängt, wie beispielsweise die der Schließmuskeln, die willkürliche und als drittes die unwillkürliche, die von einem Reiz auf ein Organ abhängt. In seinem Werk "An Essay on the Vital and other Involuntary Motions of Animals"[133] von 1751 beschrieb er im siebten Abschnitt eine unwillkürliche Kontraktion, die Zusammenziehung der Iris. Dabei erkennt er, dass die Akko-

---

[128] Whytt R (1771) Beobachtungen über die Natur, Ursachen und Heilung der Krankheiten, die man gemeiniglich Nerven-hypochondrische und hysterische Zufälle nennet, Mit einigen vorausgesetzten Anmerkungen über die Sympathie der Nerven In: ders., Sämmtliche zur practischen Arzneykunst gehörige Schriften, Fritsch, Leipzig: 239-616, S. 267 erwähnt in: Canguilhem G (2008) Die Herausbildung des Reflexbegriffs im 17. und 18. Jahrhundert, S. 126.

[129] Canguilhem G (2008) Die Herausbildung des Reflexbegriffs im 17. und 18. Jahrhundert, S. 125.

[130] Liddell EGT (1960) The Discovery of Reflexes, S. 62.

[131] Canguilhem G (2008) Die Herausbildung des Reflexbegriffs im 17. und 18. Jahrhundert, S. 127.

[132] Whytt R (1771) Beobachtungen über die Natur, Ursachen und Heilung, S. 50-51 erwähnt in: Canguilhem G (2008) Die Herausbildung des Reflexbegriffs im 17. und 18. Jahrhundert, S. 126.

[133] Whytt R (1751) An Essay on the Vital and other Involuntary Motions of Animal, Edinburgh erwähnt in: Canguilhem G (2008) Die Herausbildung des Reflexbegriffs im 17. und 18. Jahrhundert, S. 127.

modationskontraktion beim Pupillenreflex nicht von der direkten Lichteinwirkung auf die Iris abhängt, sondern von der unangenehmen Empfindung der Blendung. Diese Erregung des optischen Nervs bewegt die Spiritus animales zum Schließmuskel der Pupille. Die Seele, als empfindendes Prinzip, wirkt bei der Hervorbringung von unwillkürlichen, also automatischen, Bewegungen immer mit und damit hängt die Sympathie, beziehungsweise die Reflexbewegung, für Whytt von einem nicht-mechanischen Prinzip ab.[134]

Die Wirkung dieses nicht-mechanischen Prinzips, des empfindenden Prinzips, also der Seele, sieht man an der Tätigkeit des Herzens, die Whytt in seinen "Observations" folgendermaßen beschreibt:

"How far the mind is really concerned in the motion of the heart, may easily appear from what has been already in the preceding Sections; where, if I mistake not, it has been shewn beyond doubt, that the contraction of the heart is owing to the returning venous blood acting as a stimulus upon it; and made highly probable, both from reason and analogy, that a stimulus excites our muscles into motion, only as they are animated by a sentient principle. Whence it must follow, that the alternate contractions of the heart are in no other sense owing to the irritation of the returning blood, than as the mind or sentient principle is, by this, excited to increase the action of the nerves upon its fibres.

This doctrine of the alternate motion of the heart as proceeding from the power of the mind, excited into action by the stimulus of the returning venous blood admitted into its cavities, is greatly strengthened by the account we have given of the alternate motions of respiration, of the contractions of the muscles of the internal ear and of the pupil. These we have clearly shewn to proceed from the mind, as affected by a stimulus, and to be altogether inexplicable upon principles merely mechanical.

The mind, therefore, in carrying on the vital and other involuntary motions, does not act as a rational, but as a sentient principle; which, without reasoning upon the matter, is as certainly determined by an ungrateful sensation or stimulus, affecting the organs, to exert its power, in bringing about these motions, as is a balance, while, from

---

[134] Canguilhem G (2008) Die Herausbildung des Reflexbegriffs im 17. und 18. Jahrhundert, S. 127-129.

mechanical laws, it preponderates on that side where the greatest weight prevails. "[135]

Whytts Darlegungen zeigen, dass er stark in der Gedankenwelt der Physiologen des 18. Jahrhunderts verhaftet ist, aber mit den Erkenntnissen seiner Forschungsarbeiten in eine neue Richtung der Nervenphysiologie weist.

---

[135] Whytt R (1767) Observations on the Nature, Causes, and Cure of Those Disorders Which Have Been Commonly Called Nervous, Hypochrondiac, or Hysteric, Balfour, Edinburgh [Online im Internet:] URL: http://www.baillement.com/lettres/whytt_bio.html [Stand: 07.01.2011, 11:42].

1.6 Johann August Unzer (1727-1799): Systematische Verwendung der Begriffe „Reflex", „afferent" und „efferent"

Johann August Unzer wurde 1727 in Halle geboren, ging auf die dortige Lateinschule und studierte ab 1742 an der Universität Halle Philosophie, Mathematik und Medizin. Ab 1750 praktizierte Unzer als Arzt in Hamburg, kurz darauf praktizierte er im damals dänischen Altona, wo er bis zu seinem Tod 1799 blieb. Berühmt wurde Unzer durch die Herausgabe der aufklärungsjournalistischen Wochenzeitschrift "Der Arzt" (1759-1764).[136]

Die systematische Verwendung des Begriffes „Reflex", um eine sensomotorische Reaktion zu beschreiben, und auch der Bezeichnungen „afferent" (aufleitend) und „efferent" (ableitend) für die Nervenleitungen bei den Reflexen, findet sich in Johann August Unzers 1771 erschienenem Werk "Erste Gründe einer Physiologie der eigentlichen thierischen Natur thierischer Körper".[137] [138] Der Begriff Reflex wird seit der Veröffentlichung dieses Werks zu einem gängigen Begriff in der Neurophysiologie.

Unzer entwickelte die Hallersche Theorie der Sensibilität und Irritabilität weiter, indem er versuchte, durch Experimente, Beobachtung und Begriffsarbeit das Rätsel des Nervenprinzips und der Irritabilität zu klären.

Im Gegensatz zu Haller besitzen bei Unzer die Nerven selbst eine eigene Reizbarkeit, die aber nicht identisch ist mit Hallers „Irritabilität" (eigentlich Kontraktilität), die nach Haller nur den Muskeln zukommt. Unzers Reizbarkeit ist aber auch von Hallers Sensibilität zu unterscheiden. Unzer trennt die Nervensensibilität von der Empfindung als einem Seelenvermögen. Bei ihm ist jeder einzelne Nerv reizempfindlich, was er auch als „Nervenkraft" oder „vis nervosa" bezeichnet.[139]

Unzer teilte die Tiere in beseelte Tiere, mit Seele und Gehirn, und unbeseelte, hirnlose Tiere ein und unterschied die Kräfte und Tätigkeiten der Seele und die rein tierischen Kräfte, die Nervenkräfte, voneinander. Hierbei kritisierte Unzer Whytt und sagte:

---

[136] Zur Biographie von Johann August Unzer: [Online im Internet:] URL: www.sanp.ch/pdf/2010/2010-03/2010-03-005.PDF [Stand: 07.01.2011, 11:46].

[137] Unzer JA (1771) Erste Gründe einer Physiologie der eigentlichen thierischen Natur thierischer Körper, Leipzig.

[138] Blasius W (1965) "Zur Geschichte der Reflexlehre unter besonderer Würdigung des Beitrages von Paul Hoffmann", S. 478.

[139] Rothschuh KE (1969) Physiologie im Werden, S. 126-127.

„ Endlich irren auch diejenigen, welche schließen: weil ein Thier thieri-
sche Handlungen verrichtet, die ohne Mitwirkung seiner Nervenkräfte,
blos durch die thierischen Seelenkräfte allein bewerkstelligt werden, so
sind alle seine thierischen Bewegungen Wirkungen der thierischen See-
lenkräfte. "[140]

Unzer aber ging davon aus, dass man das Leben und die Seele unterscheiden muss.
Bei seinen zahlreichen Tierversuchen beobachtete er, dass die Bewegungen dekapi-
tierter Tiere nicht auf rein mechanische und physikalische Gesetze zurückzuführen
sind.[141]

> *„Der äußere sinnliche Eindruck in die Nerven kann also, ob er gleich*
> *nicht bis zum Gehirn fortgeht, auch nicht empfunden wird, eben dieje-*
> *nigen thierischen Bewegungen im Körper hervorbringen, als wenn er*
> *empfunden würde.* "[142]

Aber auch Tiere, die von Natur aus weder Kopf noch Gehirn besitzen, besitzen
Nervenkräfte. Daraus folgerte Unzer, dass die Nerven nicht mit einem Gehirn in
Verbindung sind, wenn sie Reaktionen zeigen, sondern die Nervenkraft ist ursprüngliche Eigenschaft des Nervs. Somit kommt jedem Teil eines Nervs ein unbewusstes Reaktionsvermögen, eine Art unbewusster Sensibilität, modern gesagt,
eine Erregbarkeit, zu.[143]

Unzer differenziert aber die Wirkung der Nervenkraft bei hirnlosen Tieren und
bei Lebewesen mit Gehirn. Bei den Lebewesen mit Gehirn hält er es auch für möglich, dass zur Wirkung der Nervenkraft noch zusätzlich irgendein Seelenvermögen
wirkt. Er legt dar, dass bei diesen Lebewesen ein äußerer Eindruck, der dem Gehirn
übermittelt wird, im Gehirn eine materielle Idee hervorbringt und in der Seele eine
Vorstellung auslöst[144], die im Gehirn *„ umgewendet, oder gleichsam reflektiret*"[145]

---

[140] Unzer JA (1771) Erste Gründe einer Physiologie der eigentlichen thierischen Natur thierischer
Körper, Leipzig, §597 erwähnt in: Canguilhem G (2008) Die Herausbildung des Reflexbegriffs
im 17. und 18. Jahrhundert, S. 136.

[141] Canguilhem G (2008) Die Herausbildung des Reflexbegriffs im 17. und 18. Jahrhundert, S. 137.

[142] Unzer JA (1771) Erste Gründe einer Physiologie der eigentlichen thierischen Natur thierischer
Körper, Leipzig, §358 erwähnt in: Canguilhem G (2008) Die Herausbildung des Reflexbegriffs
im 17. und 18. Jahrhundert, S. 137.

[143] Rothschuh KE (1969) Physiologie im Werden, S. 127.

[144] Canguilhem G (2008) Die Herausbildung des Reflexbegriffs im 17. und 18. Jahrhundert, S. 138.

[145] Unzer JA (1771) Erste Gründe einer Physiologie der eigentlichen thierischen Natur thierischer
Körper, Leipzig, §366 erwähnt in: Canguilhem G (2008) Die Herausbildung des Reflexbegriffs
im 17. und 18. Jahrhundert, S. 138.

wird, um dann als innerer Eindruck zu den Nerven zurückzukehren und den Muskel zu bewegen. Zum Zeitpunkt dieser „Reflexion" gelangt der Gedanke in die Seele, die die Bewegung bewirkt. Mit dem Begriff „Reflexion" und „reflektierter" Eindruck erklärt Unzer den Grundsatz der tierischen Bewegung. Bislang wurde bei den Forschern das Gehirn und bei Whytt auch das Rückenmark als Sitz des Zusammenwirkens der tierischen Kräfte vermutet. Unzer dagegen sieht diesen Sitz in Nervenknoten und Verwicklungen, d. h. in den sympathischen Zentren.[146]

> *„Eine gewisse bestimmte äußere Berührung kann einen gewissen äußern sinnlichen Eindruck machen, der im Nerven auf eine sich unterscheidende Weise aufsteigt, wodurch er natürlich nothwendig in gewissen Knoten oder Scheidepunkten reflektiret werden, und in einer entfernten Maschine eine mittelbare Nervenwirkung hervorbringen muß.*"[147]

Unzer erklärte somit die afferenten und die efferenten, also in entgegen gesetzter Richtung geleiteten Nervenimpulse. Aufgrund dieser Erkenntnisse konnte Unzer Whytts und auch Hales bloße Beschreibung des Tierversuchs mit einem dekapitierten Frosch erklären.[148]

Bemerkenswerterweise kann man eine Zusammenfassung von Unzers Theorie in Johann Gottfried Herders (1744-1803) Schrift "Vom Erkennen und Empfinden der menschlichen Seele"[149] finden. Laut Herder unterschied Unzer klarer als von Haller zwischen zwei Arten von Nervenempfindlichkeiten, nämlich der einfachen, die reflexartige Abwehrbewegungen der Muskeln auslöst, und der komplexen, mit ihren Auswirkungen auf das Gehirn, wo der Schmerz bewusst und reflektiert erlebt wird.

Die Physiologie des Nervensystems prägte die kulturelle Entwicklung des 18. Jahrhunderts mit, indem sie Zugang zur Literatur fand. Abschließend sei noch darauf hingewiesen, dass selbst Schiller (1759-1805), der Medizin studiert hatte, sich in seiner Dissertation mit diesem Thema "Versuch über den Zusammenhang der tierischen Natur des Menschen und seiner geistigen" (1780) beschäftigt hatte.[150]

---

[146] Canguilhem G (2008) Die Herausbildung des Reflexbegriffs im 17. und 18. Jahrhundert, S. 138-139.

[147] Unzer JA (1771) Erste Gründe einer Physiologie der eigentlichen thierischen Natur thierischer Körper, Leipzig, §438 erwähnt in: Canguilhem G (2008) Die Herausbildung des Reflexbegriffs im 17. und 18. Jahrhundert, S. 139.

[148] Canguilhem G (2008) Die Herausbildung des Reflexbegriffs im 17. und 18. Jahrhundert, S. 139.

[149] Herder JG (1778) Vom Erkennen und Empfinden der menschlichen Seele.

[150] Murken AH: In P.A.I.N. Feuilleton, Initiative against Pain: [Online im Internet:] URL: http://www.painonline.ch/pi/de_CH/html/pi_04_08_feuilleton_6.jhtml?ElementId=2500003 [Stand: 07.01. 2011, 11:50].

1.7 Georg Prochaska (1749-1820): Verarbeitung der Reflexe in einem „Sensorium commune" im Zentralnervensystem

Der am 10. April 1749 in Mähren geborene Anatom, Histologe, Physiologe und Ophthalmologe Georg Prochaska studierte nach Besuch des Znaimer Jesuitengymnasiums in Olmütz Philosophie und anschließend in Wien Medizin. Schon als Student führte er anatomische und physiologische Versuche durch. Als Professor lehrte er Anatomie, Physiologie und Ophthalmologie an der Universität Prag, später an der Universität Wien. Er starb am 17. Juli 1820 in Wien.[151]

Prochaska führte eine kritische Analyse und systematische Neuordnung des zeitgenössischen Wissens durch und unterschied zwischen unwiderleglichen Tatsachen und unerwiesenen Mutmaßungen. Er versuchte, die bestehenden Tatsachen in ein zusammenhängendes und vernunftgemäßes System zu bringen. Beeinflusst von Newton befürwortete er die Anwendung der induktiven Methode bei den Untersuchungen der Nerventätigkeit. In seinem Konzept sind die „vis nervosa", die bereits bei Haller, Whytt und Unzer eine Rolle spielte, und das „sensorium commune", das bei Aristoteles das Herz war, die beiden Hauptbegriffe.[152]

Auch Prochaska führte Tierversuche mit Fröschen durch und folgerte daraus, dass koordinierte Bewegungen nur durch eine unbewusste Empfindung, die zu einem Sensorium commune im Zentralnervensystem geleitet wird, ausgelöst werden können. Vom Sensorium commune aus werden die motorischen Reaktionen in Gang gesetzt. Er beschrieb seine Beobachtungen in seiner 1784 erschienenen Schrift "Commentatio de functionibus systematis nervosi et observationes anatomicae et pathologicae"[153]. Er spricht in dieser Schrift von „motorischen und sensiblen Nervenbahnen" und geht davon aus, dass sich der Sitz des Sensorium commune

---

[151] Wyklicky H (2001) Prochaska, Georg In: Neue Deutsche Biographie 20: 736 f. [Online im Internet:] URL: http://www.deutsche-biographie.de/artikelNDB_pnd104211520.html [Stand: 07.01. 2011, 11:53].

[152] Kruta VG (1964) G. Prochaska's and J.E. Purkynè's Contributions to Neurophysiology, 134-156 In: Rothschuh KE (Hrsg.): Von Boerhaave bis Berger. Die Entwicklung der kontinentalen Physiologie im 18. und 19. Jahrhundert mit besonderer Berücksichtigung der Neurophysiologie; Vorträge des internationalen Symposions zu Münster/Westf., 18.-20. September 1962 In: Herrlinger R, Rothschuh KE (Hrsg.): Medizin in Geschichte und Kultur 5, Gustav Fischer Verlag, Stuttgart, S. 150.

[153] Prochaska G (1784) De functionibus systematis nervosi Commentatio In: Adnotationum academicorum fasciculus tertius, Wolfgang Gerle, Prag erwähnt in: Canguilhelm G (2008) Die Herausbildung des Reflexbegriffs im 17. und 18. Jahrhundert, S. 242.

in der Medulla, in den Crura cerebri et cerebelli, aber vor allem im Rückenmark befindet, also überall dort, wo die Nerven beginnen.[154]

Prochaska erklärt den Muskelreflex mit einer Nervenkraft, Vis nervosa, und einem gemeinsamen Sinneszentrum, Sensorium commune, als Koordinationsorgan. Die Nervenkraft ist ein latentes Vermögen zur Reaktion auf einen Reiz, kann sich also nur nach Reizen äußern; Empfindung und Bewegung sind Wirkungen der Nervenkraft und des Reizes zugleich. Prochaska übernahm den bereits bekannten Begriff Nervenkraft, knüpfte aber mit diesem Begriff an die Bezeichnung Newtons an, der die Ursache der physkalischen Massenanziehung „vis attractiva" nannte, nachdem er ihre Wirkungen beobachtet und geordnet hatte. Prochaska wollte beim Nervensystem ebenso verfahren. Die Vis nervosa ist bei Prochaska, ebenso wie das Sensorium commune selbst, teilbar, d. h. sie existiert auch in Nerven, die von ihren zentralen Verbindungen abgetrennt sind. Das Sensorium commune ist, auch wenn es geteilt ist, in seinen Teilen vollkommen aktions- und reaktionsfähig. Prochaska wendet sich aber entschieden gegen Hallers Annahme, dass die Muskelkraft, die Irritabilität, d. h. Kontraktilität des Muskels, von der Nervenkraft zu trennen sei. Nerven- und Muskelfunktion müssen zusammenbleiben. Für ihn ist diese Vis nervosa jeder Nervenfaser eigen und bei allen körperlichen Vorgängen beteiligt. Bei physischer oder psychischer Reizanwendung wirkt diese stets latent vorhandene Nervenkraft, die proportional zur Stärke eines externen oder internen Reizes je nach Alter, Geschlecht und Temperament des Subjekts, je nach Klima, pathologischem Zustand und beteiligtem Teil des Nervensystems in ihrer Intensität variieren kann. Für Prochaska kann nur das Sensorium commune, vor allem das verlängerte Mark (medulla oblongata) und das Rückenmark (medulla spinalis), die Nervenkraft verstärken.

Zu diesem Sensorium commune werden die Sinnesreize durch die sensiblen Nerven mit hoher Geschwindigkeit von außen nach innen geleitet, von wo aus dann das reflektorische System weiter mit hoher Geschwindigkeit willensunabhängig in umgekehrter Richtung wirkt, indem die Eindrücke, die die Empfindungsnerven erfahren haben, auf die Bewegungsnerven reflektiert werden, und so willkürliche und unwillkürliche Bewegungen hervorgerufen werden.[155] [156] Prochaska beschrieb

---

[154] Blasius W (1965) "Zur Geschichte der Reflexlehre unter besonderer Würdigung des Beitrages von Paul Hoffmann", S. 478-479.
[155] Canguilhem G (2008) Die Herausbildung des Reflexbegriffs im 17. und 18. Jahrhundert, S. 144-145, 149.
[156] Rothschuh KE (1969) Physiologie im Werden, S. 127.

die Funktionsweise folgendermaßen: „*Praecipua functio sensorii communis consistat in reflexione impressionum sensoriarum in motorias.*"[157]

Das Sensorium ist also für Prochaska der Ort des Nervensystems, wo alle äußeren Eindrücke zusammenkommen und in Empfindungen verwandelt werden, und von wo alle inneren Eindrücke in die Peripherie verbreitet werden und die zweckmäßigen Bewegungen veranlassen. Er spricht von Seelen-Sensorium mit Bewusstsein im Gehirn und von Körper-Sensorium ohne Bewusstsein im Gehirn, Rückenmark, in Nervengeflechten und -knoten.[158]

Prochaska stellte diese Theorie auf der Grundlage seiner Tierversuche fest, bei denen er beobachtete, dass der sensible, zentripetale Nerv keine Empfindung weiterleiten kann, wenn er von seiner Verbindung zum Gehirn abgetrennt ist, dass der motorische, zentrifugale Nerv keine Bewegung auslösen kann, wenn er von seiner Verbindung zum Muskel abgetrennt ist; dass aber der sensible, vom Gehirn abgeschnittene Nerv, und der motorische, in den Muskel eingefügte Nerv, durch ihre Verbindung im Sensorium commune einen Eindruck in eine Bewegung umwandeln können. Deshalb blieb folglich der Frosch, dem Prochaska das Rückenmark durchtrennt hatte, unterhalb der Sektionsstelle durch eine unbewusste Reflexreaktion erregbar und beweglich. Prochaska ging davon aus, dass Reflexreaktionen unbewusst und auch bewusst sein können, aber immer unabhängig vom Willen bleiben.

Durch das Vermögen des Sensorium commune, sinnliche Eindrücke in die motorischen Nerven zu reflektieren und so Muskelbewegungen auszulösen, können beim Menschen und bei den höheren Tieren automatische Bewegungen stattfinden, die hirnlosen Tiere hingegen werden dadurch zu Automaten. Dieses System wird bei den höheren Tieren durch das Gehirn und beim Mensch zusätzlich durch die unsterbliche Seele erweitert.

Prochaska bemerkte hier, dass der Automatismus der Reaktion nicht notwendigerweise ein Unbewusstes mit sich bringt.[159] Prochaska erklärte dies folgendermaßen:

> „*Da nun die vorzüglichste Funktion des Sensorium commune in der Reflexion der sensorischen Eindrücke auf die motorischen besteht, so ist daran zu erinnern, dass diese Reflexion entweder mit oder ohne Bewusstsein stattfindet (...). Dass die Reflexionen der sensorischen Eindrücke auf die motorischen im Gemeinsinn stattfinden und dabei durch*

---

[157] Kruta VG (1964) G. Prochaska's and J.E. Purkyně's Contributions to Neurophysiology, S. 162.
[158] Marx E (1938) Die Entwicklung der Reflexlehre, S. 21.
[159] Canguilhem G (2008) Die Herausbildung des Reflexbegriffs im 17. und 18. Jahrhundert, S. 145-146, 148-149.

die Seele überhaupt nicht bemerkt werden, zeigen gewisse Bewegun-
gen, die bei den Apoplektischen fortbestehen, bei denen das Bewusst-
sein völlig verschwunden ist; sie haben einen kräftigen Puls und atmen
deutlich, und sie erheben sogar ihre Hand und nähern sie dem affizier-
ten Körperteil, ohne davon zu wissen. Das Sensorium commune erfüllt
seine Funktion selbst ohne das Bewusstsein der Seele, wenn es die kon-
vulsivischen Bewegungen der Epileptiker wie auch jenes Zurückziehen
der Glieder hervorbringt, das man manchmal, wenn sie gestochen oder
leicht gerüttelt werden, bei Menschen beobachtet, die tief eingeschlafen
sind, und darüber hinaus die Bewegungen des Herzens und der At-
mung. (...) Die Bewegungen des tierischen Körpers, die mit Bewusst-
sein der Seele stattfinden, auf die die Seele aber durchaus keinen wil-
lentlichen Einfluß hat, da sie ausschließlich vom Sensorium commune
und insofern nicht von der Seele abhängen, sind: das Niesen von einem
am Nasenloch angebrachten Reiz, das Husten von einem in die Luft-
röhre eingedrungenen Reiz, das Erbrechen von einem Kitzeln im
Schlund oder einem genommenen Brechmittel, das Zittern und die
Konvulsionen im Veitstanz und im Paroxysmus des Wechselfiebers
usw. "[160]

Bei den Reizen spricht Prochaska von äußeren und inneren Reizen, ohne funktionelle Unterschiede im nervösen Ablauf. Die inneren Reize unterteilt er in Seelen- und Körperreize.

Der Körperreiz ist der Übergang des äußeren Reizes auf den inneren ohne Beteiligung der Seele, der Seelenreiz entsteht aus Vorstellungen, die entweder durch äußere Sinne oder durch eigene Seelenkraft erzeugt werden. Am äußeren Nervenende sind besondere Sinneswerkzeuge, die auf den Reiz Einfluss nehmen, am inneren Nervenende steht das Sensorium commune. Man spricht bei Prochaska auch von Sinnesphysiologie, was bedeutet, dass die Rezeption der äußeren Welt mit spezifischen Sinneswerkzeugen erfolgt, und dass die Äußerung des Menschen nach außen auch in für das tierische Lebewesen spezifischer Weise vor sich geht, nämlich durch die Muskelbewegung.[161]

Zusammenfassend kann man sagen, dass Prochaska die morphologischen Substrate des Reflexablaufes und der Reflexbahnen vorausnahm. Er sagte wörtlich,

---

[160] Prochaska G (1784) De functionibus systematis nervosi Commentatio In: Adnotationum academicorum fasciculus tertius, Wolfgang Gerle, Prag, S. 118-120 erwähnt in: Canguilhem Die Herausbildung des Reflexbegriffs im 17. und 18. Jahrhundert, S. 148.
[161] Marx E (1938) Die Entwicklung der Reflexlehre, S. 26-28.

dass die sensorischen Eindrücke vom Sensorium commune auf die motorischen Nervenwege „reflektiert" werden. Solche „reflektierten" Vorgänge haben in der Regel eine besondere biologische Bedeutung, wie das Niesen, das Husten, der Lidschluss, und verlaufen zugleich ohne Teilnahme des Bewusstseins. Sie sind nach Prochaska unbewusst, verlaufen automatisch und können in der Regel vom Willen nicht beeinflusst werden. In der theoretischen Interpretation der Reflexvorgänge legt er alles Wesentliche über diese Abläufe ohne jede Kenntnis der morphologischen Substrate dar.[162]

Interessanterweise machte Prochaska gegen Ende seines Lebens 1820 noch weit gehende Spekulationen über den Galvanismus als Grundlage des Lebendigen, indem er schrieb:

> *„Das Gesetz des Lebens muß aus den Gesetzen der galvanischen Elektrizität abgeleitet werden. Jedes Organ hat seinen eigenen galvanischen Lebensprozeß. Der Muskel ist eine aus unzähligen Plattenpaaren bestehende elektrische Säule."*[163]

Nach Canguilhem gelingt Prochaska die ausdrücklichste und systematischste Ausarbeitung des Reflexbegriffs im 18. Jahrhundert und, gemessen an den Erkenntnissen und Untersuchungsmitteln, die dieser Zeit zur Verfügung standen, die zukunftsträchtigste.[164]

---

[162] Blasius W (1965) "Zur Geschichte der Reflexlehre unter besonderer Würdigung des Beitrages von Paul Hoffmann", S. 478-479.
[163] Rothschuh KE (1969) Physiologie im Werden, S. 130.
[164] Canguilhem G (2008) Die Herausbildung des Reflexbegriffs im 17. und 18. Jahrhundert, S. 142.

1.8 Charles Bell (1774-1842) und François Magendie (1783-1855): Das Bell-Magendie-Gesetz: Sensible Funktion der hinteren und motorische Funktion der vorderen Wurzeln des Rückenmarks

Charles Bell wurde 1774 geboren, wuchs in Edinburgh auf, studierte dort Medizin und arbeitete anschließend als Arzt in der Royal Infirmary. Ab 1806 arbeitete er in London und unterrichtete Medizinstudenten, ab 1828 lehrte er als Professor für Anatomie und Physiologie an der neu gegründeten University of London. Er wurde von König William IV. geadelt und übernahm ab 1836 eine Professur in Edinburgh. Er starb 1842.[165]

François Magendie wurde am 6. Oktober 1783 in Bordeaux geboren. Er war Medizinprofessor am Collège de France in Paris. Magendie starb am 7. Oktober 1855 in Paris.[166]

Im Jahr 1811 gab Charles Bell 100 Exemplare einer privat gedruckten Schrift mit dem Titel "Idea of a new anatomy of the brain, submitted for the observations of his friends"[167] heraus, in der er die bisherige Meinung der Forscher, eine Nervenfaser habe eine doppelte Funktion, anzweifelte, indem er die motorische Funktion der vorderen Wurzeln aufzeigte und die sensible Funktion der hinteren Wurzeln erkannte. Die sensible Funktion konnte er allerdings nicht begründen.[168] Bell brachte in dieser Schrift zum Ausdruck, dass die Erregung der vorderen Wurzel eines Rückenmarknervs eine Muskelkontraktion im Rückenbereich verursacht, während die Sektion der hinteren Wurzel den Verlust der Sensibilität nach sich zieht, was François Magendie 1822 im "Journal de physiologie expérimentale et pathologique"[169] durch Sektionsexperimente an den vorderen und hinteren Wurzeln bestätigte.[170]

Bell erklärte in seinen "Observations":

---

[165] Zur Biographie von Charles Bell: [Online im Internet:] URL: http://psychology.jrank.org/pages/799/Sir-Charles-Bell.html [Stand: 07.01.2011, 11:57].

[166] Brockhaus FA (Hrsg.) (1955) Der Grosse Brockhaus 7, Wiesbaden, S. 435.

[167] Bell C (1811) Idea of a new anatomy of the brain, submitted for the observations of his friends (Abschrift für die Heidelberger Universitäts-Bibliothek 1880) erwähnt in Marx E (1938) Die Entwicklung der Reflexlehre, S. 125.

[168] Förster H, Glees P (Hrsg.) (1952) Fulton JF. Physiologie des Nervensystems, S. 18.

[169] Magendie F (1822) "Expériences sur les fonctions des racines des nerfs rachidiens" Journal de physiologie expérimentale et pathologique 2: 276-279, 366-371 erwähnt in: Canguilhem G (2008) Die Herausbildung des Reflexbegriffs im 17. und 18. Jahrhundert, S. 163.

[170] Canguilhem G (2008) Die Herausbildung des Reflexbegriffs im 17. und 18. Jahrhundert, S. 163.

„Während ich die Wurzeln des Spinalnerven freilegte, fand ich, dass ich das hintere Nervenbündel, das seinen Ursprung von der hinteren Portion des Rückenmarkes nimmt, durchschneiden konnte, ohne ein Zucken der Muskeln des Rückens hervorzurufen; dass diese Muskeln aber sofort zur Kontraktion gebracht wurden, wenn ich das vordere Bündel mit der Spitze eines Messers berührte."[171]

Die Entdeckung von Charles Bell, dass die ventralen Nervenwurzeln des Rückenmarks motorische, die dorsalen sensorische Funktionen haben, und die Bestätigung dieser funktionellen Trennung der Spinalwurzeln durch Magendie gehen in der Folgezeit unter dem Namen Bell-Magendie-Gesetz in die Geschichte der Nervenphysiologie ein. Bells weitere Arbeiten zu diesem Thema erschienen in den "Philosophical Transactions", von denen 1824 einige editiert wurden, 1830 wurde dann schließlich "The nervous System of the human body"[172] herausgegeben. Bell hatte seit seinen "Observations" von 1811 inzwischen fast 20 Jahre weiter geforscht und nahm zu Beginn seines Werks "The nervous System of the human body" zu den "Observations" von 1811 wie folgt Stellung:

„... Nachdem die Annahme sich bestätigt hatte, dass der vordere Strang des Rückenmarks und die vordere Wurzelreihe der Spinalnerven für die Bewegungskraft bestimmt sind, bot sich die Forderung von selbst dar, dass der hintere Strang und die hinteren Wurzeln die Sensibilität vermittelten. Allein in Widerspruch hiermit stand die so lange gültige Meinung, dass Ganglien die Bestimmung hätten, die Empfindung zu unterbrechen, und doch ist jeder einzelne unter diesen Nerven, welche ich als Werkzeuge der Sensibilität betrachte, mit einem Ganglion an seiner Wurzel versehen". Er führte den Nachweis, dass der Trigeminus, der ein Ganglion besitzt, der große Gefühlsnerv des Gesichts ist, und er schrieb weiter: *„Ganglien sind also für die Empfindung kein Hindernis, und so wurde meine Behauptung gerechtfertigt, dass die Ganglienwurzeln der Spinalnerven Träger der Sensibilität sind."*[173]

---

[171] Förster H, Glees P (Hrsg.) (1952) Fulton JF. Physiologie des Nervensystems, S. 18.
[172] Bell C (1830) The nervous System of the human body. In deutscher Übersetzung von Romberg MH (1832) Karl Bells physiologische und pathologische Untersuchungen des Nervensystems erwähnt in: Marx E (1938) Die Entwicklung der Reflexlehre, S. 56.
[173] Marx E (1938) Die Entwicklung der Reflexlehre, S. 56-57.

Bell ging davon aus, dass die vitalen Nerven aus den Nervenwurzeln mit Ganglien entspringen, denn die Ganglien, als Unterbrecher der Nervenleitung, schwächen den Zusammenhang zwischen den Nerven mit Ganglien und dem Gehirn, weshalb viele Vorgänge im Körper vom Willen unabhängig ablaufen können.[174]

Das Rückenmark, zu dem bei ihm auch die Medulla oblongata gehört, stellt sich für ihn einerseits in Beziehung zum Gehirn und andererseits selbständig dar. Zu dieser Auffassung gelangte er durch seine jahrelangen Untersuchungen an den Hirnnerven. Die Säulen des Rückenmarks sind Fortsetzungen des Gehirns und sind Vermittler zwischen Sensorium, d. h. Gehirn, Nerven und Extremitäten. Das Rückenmark ist auf jeder Seite in drei Stränge, einen vorderen für die willkürliche Bewegung, einen hinteren für die Empfindung und einen mittleren für die Atmung, eingeteilt. Für Empfinden und Bewegen sind die symmetrisch angelegten Nerven zuständig, für das vitale Atemholen wird das asymmetrische Nervensystem betätigt. Bell ging in "The nervous System of the human body" auch auf den „Nervenzirkel" ein, über den er bereits 1826 in der Royal Society einen Vortrag gehalten hatte.[175] Er erklärte,

„dass überall, wo sich Nerven verbreiten, die im Besitz verschiedener Potenzen einen gesonderten Ursprung haben und einen verschiedenen Verlauf nehmen, sich zwei Nerven in den Muskeln vereinigen müssen, um die Beziehungen zwischen dem Gehirn und diesen Muskeln zu vervollständigen."[176]

Aus klinischen Befunden schloss Bell:

„(Hieraus) geht zur Genüge hervor, dass der Muskel einen Nerven als Zugabe zum Bewegungsnerven besitzt, welcher, weil er ebenso notwendig zur Vollkommenheit seiner Funktion ist, mit gleichem Recht den Namen Muskelnerv verdient. Dieser Nerv übt jedoch keinen unmittelbaren Einfluß auf den Muskel aus, sondern nur mittels eines Umlaufs durch das Gehirn, und so gibt er als Leiter der angeregten Empfindung Anlaß zur Bewegung des Muskels. Zwischen Gehirn und Muskel besteht also ein Nervenzirkel: der eine Nerv überträgt den Einfluß des Gehirns auf den Muskel, der andere leitet die Empfindung vom Zustande des Muskels nach dem Gehirn. Wird der Zirkel durch die Trennung des

---

[174] Marx E (1938) Die Entwicklung der Reflexlehre, S. 52, 56-57.
[175] Marx E (1938) Die Entwicklung der Reflexlehre, S. 57-60.
[176] Marx E (1938) Die Entwicklung der Reflexlehre, S. 61.

Bewegungsnerven unterbrochen, so hört die Bewegung auf, geschieht es durch Trennung des anderen Nerven, so erlischt die Empfindung vom Zustande des Muskels und es findet keine Regulierung seiner Tätigkeit mehr statt."[177]

Bell entdeckte, dass die peripheren Nerven mit bestimmten Teilen des Gehirns in Verbindung stehen. Das Gehirn ist somit für Bell das Nervenzentrum der Bewegung und Empfindung, wobei er mutmaßte, dass die motorischen und sensiblen Funktionen in verschiedenen Teilen des Gehirns ausgelöst werden könnten. Die mittleren Säulen des Rückenmarks schienen für Bell auf besondere Weise mit der Atembewegung verbunden zu sein, die vorderen Säulen des Rückenmarks, die für die Übertragung des Willens zuständig sind, sind anatomisch verbunden mit den vorderen Wurzeln, die hinteren Säulen des Rückenmarks, die für die Empfindung zuständig sind, mit den hinteren Wurzeln.[178]

Der genaue Ursprung der vorderen Säulen des Rückenmarks ist für Bell unklar, er nimmt aber an, dass sie vom Cerebrum kommen, der hintere Teil ist offensichtlich mit dem Cerebellum verbunden. 1835 schrieb Bell:

"It appeared to me incomprehensible that motion could result from an organ like the cerebrum and sensation from the cerebellum, for there was no agreement between them. Sensation and volition are necessarily combined in every action of the frame."[179]

In Adolf Bickels (1875-1946) Schrift "Eine historische Studie über die Entdeckung des Magendie-Bell'schen Lehrsatzes"[180] erklärt Bickel Bells Vorgehensweise mit Bells Kenntnisstand der damaligen Forschung über die Rezeption durch Sinnesorgane und die Verarbeitung der Sinneseindrücke an verschiedenen Stellen des Gehirns. So sieht Bell die Rechts- und Links-Gleichheit des Gehirns und die Verschiedenheit seines vorderen und hinteren Teiles (Großhirn, Kleinhirn) in völliger Übereinstimmung im Rückenmark und damit auch in den Nerven wiederkehren. Der periphere Nerv ist nicht mehr einheitlich gebaut und für verschiedene Funktionen bestimmt, sondern der periphere Nerv hat drei voneinander getrennte, unter-

---

[177] Marx E (1938) Die Entwicklung der Reflexlehre, S. 61-62.

[178] Liddell EGT (1960) The Discovery of Reflexes, S. 75.

[179] Liddell EGT (1960) The Discovery of Reflexes, S. 49.

[180] Bickel A (1901) "Eine historische Studie über die Entdeckung des Magendie-Bell'schen Lehrsatzes" Pflüger's Archiv für die gesamte Physiologie 84 erwähnt in: Marx E (1938) Die Entwicklung der Reflexlehre, S. 125.

schiedliche Fasern mit unterschiedlicher Funktion, sensible, motorische und vitale Nervenfasern, die zu einem Bündel vereinigt sind. Die Nervenfasern treten nur an zwei Stellen aus dem Zentralorgan, dem Rückenmark, als Fortsetzung von Groß- und Kleinhirn, aus.[181]

Bell forschte jahrelang an den Nerven, aber als einziges positives Fazit aus seinen Experimenten stellte sich für weiterführende Forschungen die Erkenntnis heraus, dass durch Reiz der vorderen Säulen und Wurzeln Muskelkontraktionen ausgelöst werden. Denn das zweite Fazit ergibt sich dann automatisch aus dem ersten, nämlich, dass durch Reiz auf die hinteren Säulen und Wurzeln keine Muskelkontraktionen ausgelöst werden. Sein wesentlicher Forschungsbeitrag ist also die Entdeckung, dass die Funktion der Nerven unterschiedlich ist.[182]

Magendie beobachtete in seinen Versuchen die sensible Funktion der hinteren Wurzeln der Rückenmarksnerven und trennte ganz klar zwischen der Sensibilität und Motilität in den Nervenwurzeln. Damit setzte er die motorische Funktion in die vordere Wurzel. Er schrieb:

„Da bot sich mir ein vollständiges Bild der hinteren Wurzeln der lumbalen und sakralen Nervenpaare dar, und wie ich sie nacheinander mit der Spitze einer kleinen Schere anhob, konnte ich sie an einer Seite durchtrennen ... Nun beobachtete ich das Tier. Zuerst war ich der Meinung, dass das Glied, welches zu den durchtrennten Nerven gehörte, vollständig gelähmt sei; es war unempfindlich gegenüber stärksten Stich- und Druckeinwirkungen, und es schien mir auch unfähig, Bewegungen auszuführen; aber bald sah ich zu meinem größten Erstaunen, dass es sich in einer sehr augenfälligen Weise bewegte, obgleich doch die Sensibilität völlig ausgelöscht war. Ein zweites und drittes Experiment ergaben das gleiche Resultat. Ich fing an, es für wahrscheinlich zu halten, dass die hinteren Wurzeln der Spinalnerven andere Funktionen als die vorderen Wurzeln haben könnten, und dass sie besonders für das Gefühl bestimmt seien.“[183]

Allerdings war Magendie im Laufe der Zeit nicht mehr von der totalen Unterschiedlichkeit der beiden Wurzelarten überzeugt, denn er glaubte, in seinen Experimenten in den vorderen Wurzeln auch hin und wieder ganz winzige Empfindungsanzeichen bemerkt zu haben. In seinen "Vorlesungen über das Nervensys-

---

[181] Marx E (1938) Die Entwicklung der Reflexlehre, S. 50.
[182] Liddell EGT (1960) The Discovery of Reflexes, S. 51.
[183] Förster H, Glees P (Hrsg.) (1952) Fulton JF. Physiologie des Nervensystems, S. 18-19.

tem"[184] ging er dann sogar so weit, von der Sensibilität der vorderen Wurzeln und der vorderen Säulen, der „sensibilité récurrente", zu sprechen.[185] Aufgrund seiner zwischenzeitlichen Forschungsergebnisse beschrieb Magendie dann zwei Arten von insensiblen Nerven, von denen die einen mit einer spezifischen Sensibilität, der Sensibilité récurrente, ausgestattet sind, die anderen total unempfindlich sind, wie alle aus den vorderen Rückenmarksnervenwurzeln hervorgehenden Nerven. Die hinteren Rückenmarksnervenwurzeln und der Trigeminus zählen zu den sensiblen Nerven. Das wesentliche Organ aller Sympathien ist für Magendie das Gehirn. Die Muskelbewegung wird durch den Willen angestoßen, der Ablauf der Bewegung erfolgt instinktiv. Die Muskelkontraktion ist eine Funktion, die aus der aufeinander folgenden Aktion von Gehirn, Nerven, Muskeln hervorgeht. Wenn die Anastomosen eines motorischen Nervs mit dem sensiblen Nerv zerstört sind, findet keine Bewegung statt.[186]

Magendies Kritiker glaubten, dass die die insensiblen Nerven betreffende Meinungsänderung offensichtlich Magendies Experimentiermethoden, den Vivisektionen, geschuldet ist, die oft nur durchgeführt worden waren, um ein schon vorher bestimmtes Ergebnis zu beweisen, wobei andere Erscheinungen wie zum Beispiel diese winzigen Empfindungszeichen nicht beachtet worden waren. Diese Kritik ist durchaus nachvollziehbar. Heute ist klar, dass damals einfach aufgrund der großen Schmerzen der Versuchstiere bei den Vivisektionen zu ungenaue Ergebnisse erzielt wurden.

In der Folgezeit gab es unter den Forschern eine mehr oder weniger heftige Bell-Magendie Kontroverse vor allem über den Ursprung der vorderen Wurzeln und den Zielpunkt der hinteren Wurzeln.[187]

Zusammenfassend lässt sich aber sagen, dass Bell und Magendie durch die Unterscheidung in motorische und sensorische Nerven und durch die Erkenntnis der Bedeutung des Rückenmarks für die Nervenphysiologieforschung und speziell für die Reflexforschung eine Weg weisende Entdeckung machten, ob man diese Entdeckung allerdings als Gesetz bezeichnen sollte, sei dahingestellt.

---

[184] Magendie F (1841) Leçons sur les fonctions et les maladies du système nerveux, 2 volumes, Lecaplain, Paris erwähnt in: Förster H, Glees P (Hrsg.) (1952) Fulton JF. Physiologie des Nervensystems, S. 564.
[185] Liddell EGT (1960) The Discovery of Reflexes, S. 54.
[186] Marx E (1938) Die Entwicklung der Reflexlehre, S. 63-64.
[187] Liddell EGT (1960) The Discovery of Reflexes, S. 56-57.

1.9 Marshall Hall (1790-1857): Beschreibung segmentaler Reflexbögen

Marshall Hall wurde 1790 geboren und wuchs in Nottingham auf. Er studierte in Edinburgh Medizin, wurde Mitglied der Royal Society of Edinburgh, arbeitete anschließend in der Edinburgh Royal Infirmary, später in Nottingham und in London. Er veröffentlichte eine Reihe Schriften vor allem zur Nervenphysiologie.[188] Halls weiterer großer Verdienst ist die von ihm entwickelte "ready method" zur Wiederbelebung Ertrunkener, die vielen Menschen das Leben rettete.[189] Hall starb 1857.

In der bereits erwähnten Bell-Magendie Kontroverse bestätigte eine Reihe von Forschern den morphologischen Weg der nervösen Leitungen, und auch Marshall Hall arbeitete auf der Grundlage der Erkenntnisse über den Durchgang und die Übertragung der Reflexe durch das Rückenmark weiter an den Reflexbewegungen.[190]

Halls Untersuchungen über die Reflexbewegungen, für deren einziges Zentralorgan er das Rückenmark hielt, wurden für die Forschung von fundamentaler Bedeutung. Er beschrieb die durch Experimente bestimmten Merkmale dessen, was er „Reflexhandlung" nannte, nämlich einer Körperreaktion auf einen äußeren Einfluss, die man nicht kontrollieren kann.[191]

1833 wurde in den "Philosophical Transactions" Halls Schrift mit dem Titel "On the Reflex Function of the Medulla Oblongata and the Medulla Spinalis"[192] veröffentlicht, die 1837 durch eine zweite Abhandlung mit dem Titel "On the True Spinal Marrow and the Excito-motor System of Nerves"[193] ergänzt bzw. erweitert wurde.[194]

In der Schrift von 1833 unterschied Hall fünf Bewegungsarten, nämlich erstens willkürliche, direkt vom Gehirn ausgelöste und spontan ablaufende Bewegungen, zweitens respiratorische, vom verlängerten Mark abhängende Bewegungen, drittens unwillkürliche, durch einen Stimulus direkt auf die neuromuskuläre Faser wir-

---

[188] Zur Biographie von Marshall Hall 1: [Online im Internet:] URL: http://en.wikipedia.org/wiki/Marshall_Hall_(physiologist) [Stand: 07.01.2011, 12:01].

[189] Zur Biographie von Marshall Hall 2: [Online im Internet:] URL http://www.nndb.com/people/940/000101637 [Stand 07.01.2011, 12:04].

[190] Blasius W (1965) "Zur Geschichte der Reflexlehre unter besonderer Würdigung des Beitrages von Paul Hoffmann", S. 480.

[191] Canguilhem G (2008) Die Herausbildung des Reflexbegriffs im 17. und 18. Jahrhundert, S. 163.

[192] Hall M (1833) "On the Reflex Function of the Medulla Oblongata and the Medulla Spinalis" Philosophical Transactions 123, 635 erwähnt in: Liddell EGT (1960) The Discovery of Reflexes, S. 64.

[193] Hall M (1837) Memoirs of the Nervous System. I. The Reflex Function of the Medulla Oblongata and the Medulla Spinalis. II. The True Spinal Marrow and the Excito-motor System of Nerves, London erwähnt in: Liddell EGT (1960) The Discovery of Reflexes, S. 146.

[194] Liddell EGT (1960) The Discovery of Reflexes, S. 64.

kende Irritabilitätsbewegungen, viertens reflektierte, ohne Spontaneität ablaufende Bewegungen und fünftens sympathische, der Ernährung und Sekretion dienende Bewegungen. Die reflektierte Bewegung besteht auch nach Entfernung von Gehirn und Kleinhirn fort, da sie nur vom Rückenmark abhängt. Diese reflektierte Bewegung hat ihren Ursprung nicht in einem Zentralteil des Nervensystems, sondern wird durch Reiz auf die Peripherie des Organismus erregt. Die Erregung erfolgt durch Reize auf „membranöse Teile", nicht auf den Muskelnerv selbst. Von den in diesen Membranen liegenden Haut- und Schleimhautnerven geht der Reiz zum Rückenmark, von wo er in die motorischen Nerven zum Muskel reflektiert wird. Der Reiz geht also nicht direkt auf die Nerven, somit findet eine Reizaufnahme statt, die den Vorgängen, die zur Empfindung oder zur Sinnesempfindung führen, sehr ähnlich ist.[195] Hall erklärte diese Bewegung so:

> *„Von da aus wird der Eindruck der Medulla zugeführt und wieder reflectirt oder zurückgeführt zur Einwirkungsstelle oder einer von dieser entfernten, wo dann die Muskelcontraction hervortritt.* "[196]

Die Erregung bei den willkürlichen, respiratorischen und unwillkürlichen Bewegungen nannte Hall „centrisch" angefangen, bei den reflektierten und sympathischen Bewegungen „excentrisch" angefangen.[197]

Das Rückenmark ist nach Hall

> *„eine Kette von Segmenten, deren funktionelle Einheiten getrennte Reflexbögen sind, die miteinander und mit höheren Zentren des Nervensystems in Wechselwirkung stehen, um koordinierte Bewegungen zu gewährleisten.* "[198]

Hall betrachtete das Rückenmark also als eine Kette miteinander verbundener Ganglien, die aus segmentalen Reflexbögen aufgebaut ist, wodurch eine Wechselwirkung zwischen den Rückenmarksegmenten entsteht. Intersegmentale Reflexe sind sofort bei niedriger entwickelten Tieren zu beobachten, denn bei Tieren höherer Entwicklungsstufe löst eine Dekapitation eine sofortige minuten- oder stundenlange Lähmung der spinalen Reaktionen aus, danach aber sind die Reflextätigkeiten wieder vorhanden. Diese Reflexherabdrückung, gewöhnlich vorübergehenden

---

[195] Marx E (1938) Die Entwicklung der Reflexlehre, S. 72.
[196] Canguilhem G (2008) Die Herausbildung des Reflexbegriffs im 17. und 18. Jahrhundert, S. 165.
[197] Marx E (1938) Die Entwicklung der Reflexlehre, S. 72.
[198] Förster H, Glees P (Hrsg.) (1952) Fulton JF. Physiologie des Nervensystems, S. 53.

Charakters, bezeichnete Hall als „spinal shock". Dieser besagt, dass das segmentale Nervensystem von suprasegmentalen Abschnitten des Gehirns beeinflusst ist, von denen es nach Dekapitation abgeschnitten ist. Da nach einer gewissen Zeit die Reflexe wieder auftauchen, ging Hall davon aus, dass auch die kopfwärts gelegenen Segmente und suprasegmentalen Ebenen von den mehr abwärts gelegenen Segmenten gesteuert werden.[199]

In der Ergänzungsschrift von 1837 erklärte Hall, dass sich das Prinzip der Reflexfunktion von der Empfindung, bei der immer das Gehirn beteiligt ist, unterscheidet, und dass das Prinzip der Reflexfunktion, das Reflexionsvermögen, identisch ist mit Hallers Vis nervosa, die Hall „exzitomotorische" Kraft nannte. Diese exzitomotorische Kraft wirkt bei Hall zentrifugal in den Nerven, im Rückenmark in Richtung der Nervenfaser oder entgegen gesetzt, also zentripetal. Hall ging von zwei Nervensystemen, einem für Empfindung mit Willkürbewegung und einem für Exzitomotorik, aus.[200][201]

Das eine Nervensystem ist mit dem kortikalen und medullären Teil des Rückenmarks verbunden und endet im Cerebrum, das andere Nervensystem ist mit dem zentralen Teil des Rückenmarks verbunden und dient den Reflexbewegungen. Das Reflexnervensystem liegt direkt neben dem willkürlichen Nervensystem, wobei die Reflexnerven neben den Zerebralnerven liegen, aber nicht komplett vom zerebralen System getrennt sind. Die exzitomotorische Kraft agiert durch das „echte" Rückenmark, „true spinal marrow", im Unterschied zum Mark, „the spinal chord", durch das die innerspinalen Nerven zwischen Gehirn und Muskeln agieren. Das „echte" Rückenmark, das das Zentralorgan der Exzitomotorik ist, ist eine von Gehirn und „spinal chord" getrennte Einheit, in der sich kein Gefühl, kein Wille, kein Bewusstsein, nichts Psychisches befindet. Es besitzt ein System exzitomotorischer bzw. reflektomotorischer Nerven, wobei die exzitorischen Nerven nicht empfindlich sind und sich von den Nerven der Empfindung unterscheiden, und die motorischen Nerven nicht willkürlich sind und sich von den Nerven des Willens unterscheiden. Dies bedeutet, dass die Exzitomotorik vollkommen unabhängig von Empfindung und Wille ist, weder Empfindung noch Wille sind auslösendes Moment. In diesem exzitomotorischen System können die Nerven in der Medulla spinalis aufwärts, abwärts und quer verlaufen.

---

[199] Förster H, Glees P (Hrsg.) (1952) Fulton JF. Physiologie des Nervensystems, S. 129.
[200] Marx E (1938) Die Entwicklung der Reflexlehre, S. 73.
[201] Liddell EGT (1960) The Discovery of Reflexes, S. 64.

Hall beobachtete, dass nach Entfernung des Gehirns das Rückenmark und seine Nerven vorher willkürliche Bewegungen als Reflexbewegungen ausführen können.[202 203]

Die Exzitomotorik unterhält den Muskeltonus, reguliert die Sphinkteren, dirigiert die Augenlidbewegungen, spielt eine Rolle beim Niesen und Husten, also bei Aktionen, die *„in der tierischen Ökonomie nicht vorgesehen sind"*, deren Auftreten auf eine *„krankhafte Erregung"*[204] hindeutet. Die verschiedenen Teile des ganzen Nervensystems besitzen unterschiedliche Eigenschaften und Kräfte, wobei die Reflexbewegungen eine Sonderstellung mit ihrem exzitomotorischen Nervensystem und dem exzentrischen Ursprung der Bewegungen einnehmen.[205]

1850 erschien Halls Schrift mit dem Titel "Synopsis of the Diastaltic Nervous System or the System of the Spinal Marrow and its Reflex Arcs, as the Nervous Agent in All the Functions of Ingestion and of Egestion in the Animal Economy"[206]. Hier legte Hall noch einmal dar, dass das Rückenmark, durch das die Reflexbewegung ausgeführt wird, das Zentrum seines „diastaltischen" Nervensystems ist. Die spezielle Funktion des Rückenmarks nannte Hall diastaltisch. In diesem diastaltischen System stehen der anastaltische (sensible) Nerv, der von einem gereizten Punkt zum Rückenmark führt, das Rückenmark selbst und der katastaltische (motorische) Nerv, der aus dem Rückenmark führt, in wichtiger Verbindung untereinander. Diese drei bilden einen speziellen Nervenbogen im „speziellen Nervenzentrum" im Rückenmark. Die vorderen und hinteren Nervenwurzeln gehen in die graue Substanz des Marks durch Kanäle, die Hall „diastaltic pathway" nennt.[207]

Zusammenfassend kann man sagen, dass Hall mit seiner Definition des Reflexmechanismus die Theorie Prochaskas aufnahm und mit seinen Untersuchungen der segmentalen, intersegmentalen und suprasegmentalen Reflexe weiterentwickelte. Halls Reflexbegriff weist in die Richtung einer segmentären und ausdrücklich mechanistischen Auffassung der Funktionen des Nervensystems.[208]

---

[202] Liddell EGT (1960) The Discovery of Reflexes, S. 65, 69.
[203] Canguilhem G (1964) Le Concept de Réflexe au XIXe Siècle, 157-167 In: Rothschuh KE (Hrsg.): Von Boerhaave bis Berger. Die Entwicklung der kontinentalen Physiologie im 18. und 19. Jahrhundert mit besonderer Berücksichtigung der Neurophysiologie; Vorträge des internationalen Symposions zu Münster/Westf., 18. - 20. September 1962 In: Herrlinger R, Rothschuh KE (Hrsg.): Medizin in Geschichte und Kultur 5, Gustav Fischer Verlag, Stuttgart, S. 158-159.
[204] Marx E (1938) Die Entwicklung der Reflexlehre, S. 73.
[205] Marx E (1938) Die Entwicklung der Reflexlehre, S. 76.
[206] Hall M (1850) Synopsis of the Diastaltic Nervous System, London erwähnt in: Liddell EGT (1960) The Discovery of Reflexes, S. 72, 146.
[207] Liddell EGT (1960) The Discovery of Reflexes, S. 71-72.
[208] Canguilhem G (1964) Le Concept de Réflexe au XIXe Siècle, S. 161.

1.10 Johannes Peter Müller (1801-1858): Beschreibung des zentripetalen und des zentrifugalen Teiles des Reflexes

Johannes Peter Müller wurde am 14. Juli 1801 in Koblenz geboren, studierte Medizin und wurde 1826 Professor in Bonn. 1833 folgte er einem Ruf an die Universität Berlin. Er starb am 28. April 1858 in Berlin. Er war universaler Forscher auf dem anatomischen, embryologischen und physiologischen Gebiet.[209]

Zunächst war Müller interessiert an der romantischen Naturphilosophie, aber unter Einfluss seines Lehrers Carl Asmund Rudolphi (1771-1832) wandte er sich ab 1823/24 der naturwissenschaftlich orientierten Physiologie zu, der durch Müller der Durchbruch gelang. Sein enzyklopädisches "Handbuch der Physiologie des Menschen" wurde zwischen 1833/34 und 1837/40 herausgegeben. Zu seinem Berliner Schülerkreis zählten u. a. von Helmholtz (1821-1894), du Bois-Reymond (1818-1896) und Virchow (1821-1902).[210]

Johannes Müller war einer der ersten Unterstützer Marshall Halls im ausländischen Forscherkreis, der Halls Theorie, dass „das Rückenmark ein Reflektor" ist, bestätigte.[211] Auch Müller forschte an den Reflexerscheinungen. Hall und Müller erkannten gegenseitig die Gleichzeitigkeit ihrer Beobachtungen im Jahr 1833 an und brachten beide „Empfindung" und „Bewegung" miteinander in Kontakt. Bei Hall läuft die „exzitomotorische Kraft" von der Peripherie über den nervösen Zentralteil wieder in die Peripherie und löst dort einen „Effekt" aus, bei Johannes Müller hingegen läuft ein zentripetaler Impuls bis in den Zentralteil, von wo ein zentrifugaler Impuls ausgeht.[212]

Müller legte bei seinen Forschungen die Entdeckungen von Bell und Magendie, die er durch Versuche am Frosch bestätigte, zugrunde und bezeichnete die Bedeutung des Rückenmarks als *„das Bindeglied zwischen der sensoriellen-zentripetalen und der allgemeinen motorischen zentrifugalen Erregung."*[213] Er stellte bei Versuchen an dekapitierten Tieren fest, dass für Bewegungen nach Reizung sensibler Nerven nur das Rückenmark dieses Bindeglied sein kann, denn Bewegungen, die nach Dekapitation auftraten, hörten nach Zerstörung des Rückenmarks vollkommen auf. Bei Untersuchungen am Nervus sympathicus beobachtete Müller eine Art Unabhängigkeit aller sympathisch versorgten Teile vom Zentralnervensystem, denn

---

[209] Brockhaus FA (Hrsg.) (1955) Der Grosse Brockhaus 8, Wiesbaden, S. 182.
[210] Eckart WU (2009) Geschichte der Medizin, S. 199-200.
[211] Liddell EGT (1960) The Discovery of Reflexes, S. 70.
[212] Marx E (1938) Die Entwicklung der Reflexlehre, S. 80-81.
[213] Marx E (1938) Die Entwicklung der Reflexlehre, S. 82.

bei den somatischen Cerebrospinalnerven entspricht die Muskelkontraktion der Reizdauer, bei den sympathisch innervierten Muskeln ist die Reaktionsdauer länger als die Reizdauer. Das sympathische Nervensystem besitzt ebenso wie die Hirnnerven motorische und sensible Fasern. Zentripetal geleitete Empfindungen im Nervus sympathicus können unbewusst bleiben und trotzdem vom Rückenmark aus reflektorische Muskelkontraktionen bewirken. Bei all seinen Untersuchungen legte Müller großen Wert auf die saubere Trennung der Nervenfasern. Nur entblößte Muskeln brauchen bei direkter Reizung zur Kontraktion keine zentripetale und zentrifugale Reizleitung im Nerv, im Gegensatz dazu ziehen sich mit empfindlicher Haut überzogene Muskeln, auf deren Nervenenden ein Reiz einwirkt, erst nach nervenreflektorischer Tätigkeit zusammen.[214, 215]

Müller glaubte wie Hall, dass

„die nach Verlust des Gehirns stattfindenden reflektierten Bewegungen auf Hautreize keinen Beweis enthalten, dass die Hautreize noch wahre Empfindung im Rückenmark erregen können; es ist vielmehr die gewöhnlich auch bei den Empfindungen stattfindende zentripetale Leitung des Nervenprinzips, die aber hier nicht mehr Empfindung ist, weil sie nicht mehr zum Gehirn, dem Organ des Bewusstseins, gebracht wird."[216]

Bei den meisten reflektierten Bewegungen ist keinerlei Empfindung vorhanden, es gibt aber einige reflektierte Bewegungen, die durch Empfindungen entstehen können, wozu Müller die reflektierten Bewegungen des Niesens, Hustens und Augenlidschließens als Resultat von bewusster oder „bloßer" Empfindung zählt. Für Müller gibt es auch noch instinktive Reflexbewegungen und Nachahmungsbewegungen wie beispielsweise das Gähnen. Die Reflexion stellt für Müller im menschlichen Wesen keine Besonderheit für besondere Aufgaben dar, sondern die Reflexion ist ein Phänomen des Lebens. Eine sensible Aktion bedingt eine Reaktion, bei der die Zentralteile ausbalancierend, nicht nur mechanisch mitwirken.[217]

Müller erklärte dies folgendermaßen:

---

[214] Marx E (1938) Die Entwicklung der Reflexlehre, S. 82.
[215] Steudel J (1964) Johannes Müller und die Neurophysiologie, 62-70 In: Rothschuh KE (Hrsg.): Von Boerhaave bis Berger. Die Entwicklung der kontinentalen Physiologie im 18. und 19. Jahrhundert mit besonderer Berücksichtigung der Neurophysiologie; Vorträge des internationalen Symposions zu Münster/Westf., 18.-20. September 1962 In: Herrlinger R, Rothschuh KE (Hrsg.): Medizin in Geschichte und Kultur 5, Gustav Fischer Verlag, Stuttgart, S. 68.
[216] Marx E (1938) Die Entwicklung der Reflexlehre, S. 82.
[217] Marx E (1938) Die Entwicklung der Reflexlehre, S. 83, 85.

„Diejenigen Empfindungsnerven und motorischen Nerven, deren Wechselwirkung durch das Gehirn und Rückenmark erleichtert ist, zeigen mit jenen Zentralteilen eine Art Statik, eines verändert das andere, wie das Steigen einer Waagschale das Sinken der anderen bedingt, ... bis zur Herstellung des Gleichgewichts." [218]

In diesen Zentralteilen wird eine äußere Reizung reflektiert und setzt Empfindung und Motorik in Gang. Die einfachste Art einer solchen reflektierten Bewegung ist die Zuckung. Die Reizbarkeit der Nerven, die Müller auch „vis essentialis" nennt, ist direkt abhängig von den Zentralteilen, die Erhaltung der Reizbarkeit der Nerven ist also nur durch ihre Verbindung mit den Zentralteilen möglich. Die sensiblen, aber auch die motorischen Nerven antworten auf Reize unterschiedlicher Art nur in der ihnen eigenen Weise, mit der ihnen spezifischen Müllerschen „Energie", das Auge reagiert auf Druck mit einer Lichtempfindung („Sternchen sehen"), das Ohr mit einer Tonempfindung. Von dieser Energie wird die Reaktion bestimmt, nicht von der Eigenschaft des Reizes selbst. Daraus zog Müller den Schluss, dass wir nicht die Vorgänge der uns umgebenden realen Außenwelt wahrnehmen, sondern nur die durch diese Vorgänge ausgelösten Veränderungen in unseren Sinnessystemen. Die Nerven sind also nicht nur passive Leiter. Wir sprechen heute noch von den „spezifischen Sinnesenergien" nach Johannes Müller.[219] [220]

Müller sah reflektierte Bewegungen nach Empfindungen entstehen, sprach aber in seinem "Handbuch der Physiologie"[221] auch von reflektierten Bewegungen ohne Empfindungen im Kapitel "Von der Reflexion in den Bewegungen nach Empfindungen". Beispiele für unterschiedliche Reflexbewegungen sind erstens die Kontraktion der Pupille auf einen Lichtreiz, zweitens eine verschiedenartige und ihrer Art nach unerwartete Bewegung auf einen Affekt, drittens Niesen und Husten auf bewusste Empfindung und Schließung der Augenlider auf bloße Empfindung und viertens das Nachlassen der Wirkung des Sphincter ani auf den Reiz der Faeces. Bei der Pupillenkontraktion handelt es sich um einen bewusst werdenden Reiz und eine unbemerkt bleibende Reaktion, bei der Bewegung auf einen Affekt um einen unbemerkt bleibenden Reiz und eine bewusst werdende Reaktionsbewegung, beim Niesen, Husten und Augenlidschluss um bewusst werdenden Reiz und Reaktion,

---

[218] Marx E (1938) Die Entwicklung der Reflexlehre, S. 85-86.
[219] Marx E (1938) Die Entwicklung der Reflexlehre, S. 89-91.
[220] Steudel J (1964) Johannes Müller und die Neurophysiologie, S. 64.
[221] Müller J (1835) Handbuch der Physiologie des Menschen für Vorlesungen 1 erwähnt in: Marx E (1938) Die Entwicklung der Reflexlehre, S. 81, 126.

und beim Nachlassen der Wirkung des Sphincter ani um unbewusst bleibenden Reiz und Reaktion.

Die vereinte Tätigkeit aller Nervenfunktionen geht von den Zentralorganen des Nervensystems aus, die bei Müller Gehirn mit Medulla oblongata und Rückenmark mit grauer und weißer Substanz sind. Die Reflexion findet in der grauen Substanz des Rückenmarks statt. Die Nerven sind die Konduktoren des Nervenprinzips. Das Rückenmark ist nicht nur Reflektor, sondern es ist auch motorisch geladen, so dass auf einen Impuls hin motorische Energie tätig wird. Dies geschieht bei unwillkürlicher Bewegung, die ohne Beteiligung der Medulla oblongata und des Großhirns abläuft. Bei willkürlicher Bewegung spielt zusätzlich die Medulla oblongata für die Mitwirkung des Willenseinflusses bzw. das Großhirn für die Mitwirkung des Bewusstseins eine Rolle, denn die Medulla oblongata ist zuständig für die Atembewegungen, den Willenseinfluß, das Empfindungsvermögen und das Gefühl, und das Großhirn beherbergt die Zentralapparate aller Sinne (außer dem Gefühl), das Bewusstsein, die Geistes- und Seelenfunktionen. Für Müller ist also der Sitz der Seele im Gehirn.[222]

Das Phänomen der Reflexion hängt bei Müller aber nicht wie bei früheren Forschern von einem Sensorium commune ab, sondern vom Funktionieren der Zentralorgane. Dieses Funktionieren wird nur zum Teil vom Gehirn beeinflusst, nämlich bei den willkürlichen Bewegungen, zum anderen Teil, bei den unwillkürlichen Bewegungen, läuft es vollkommen unabhängig vom Gehirn ab. Das Rückenmark ist somit der besondere Sitz der reflektierten Bewegung, da seine Tätigkeit ausschlaggebend für die unwillkürlichen Bewegungen ist. Diese Erkenntnis der zentralen Funktion des Rückenmarks ist ein wesentliches Element für eine Reflexdefinition.[223]

Ein anderer interessanter Aspekt der reflektierten Bewegung ist auch die Zeit, die vom Reiz bis zur Reaktion benötigt wird, und Müller glaubte, dass diese Zeitspanne „unendlich klein und unmessbar" sei, da er davon ausging, dass ein nicht messbares Agens oder ein körperlich nicht fassbares Prinzip wie der Spiritus animalis auf die Nerven einwirke.[224]

Zusammenfassend kann man sagen, dass Müllers Reflexlehre mit den Phänomenen Empfinden und Bewegen und den spezifischen Energien vor allem der Sinnesnerven die Zuständigkeit der Zentralorgane für das psychische Prinzip und das Lebensprinzip des Menschen sieht. Marx spricht sogar von Johannes Müller als dem

---

[222] Marx E (1938) Die Entwicklung der Reflexlehre, S. 81, 83, 94-96.
[223] Liddell EGT (1960) The Discovery of Reflexes, S. 70.
[224] Blasius W (1965) "Zur Geschichte der Reflexlehre unter besonderer Würdigung des Beitrages von Paul Hoffmann", S. 481-482.

Begründer der physiologischen Psychologie, indem er vom Nervösen aus das Subjekt zu erreichen suchte.[225]

---

[225] Marx E (1938) Die Entwicklung der Reflexlehre, S. 97.

1.11   Eduard Pflüger (1829-1910): „Rückenmarksseele"

Eduard Pflüger wurde am 7. Juni 1829 in Hanau geboren. 1859 wurde Pflüger Ordinarius für Physiologie in Bonn. Dort gründete er 1868 die medizinische Fachzeitschrift "Archiv für die gesamte Physiologie". Er starb am 16. März 1910 in Bonn.[226]

Eduard Pflüger arbeitete mit seinen Forschungen daran, Reflexgesetze aufzustellen. Er war weder mit Johannes Müllers noch mit Marshall Halls Reflexbewegungstheorie einverstanden. Für Pflüger kann Immaterielles nicht in Verbindung mit Materie stehen, deshalb nimmt er die Existenz einer „Rückenmarksseele" an.

Außerdem ist das Zuckungsgesetz, das die galvanische Erregbarkeit der Muskeln beschreibt, nach seinem Entdecker Pflüger benannt.

Pflüger forschte an den Reflexbewegungen auf Grundlage von Versuchen an Tieren und hauptsächlich von Beobachtungen am Menschen. Er glaubte, dass die Reflexprozesse am besten am Menschen untersucht werden können, da der Mensch den Unterschied zwischen willenskontrollierter, willkürlicher Bewegung und spontaner Reflexbewegung realisiert.[227] [228]

Die Reflexhandlung war für Pflüger ein Phänomen, dessen Gesetzmäßigkeit er auf den Grund gehen wollte. Er beschäftigte sich deshalb mit den sensorischen Funktionen des Rückenmarks und veröffentlichte dazu 1853 eine Schrift mit dem Titel: "Die sensorischen Funktionen des Rückenmarks der Wirbeltiere nebst einer neuen Lehre über die Leitungsgesetze der Reflexionen"[229]. Pflüger kämpfte darin gegen den mechanischen Materialismus in der Reflexforschung, er kämpfte gegen die Annahme, dass ein Impuls im sensiblen Nerv über das Rückenmark in den motorischen Nerv überlaufe. Pflüger stellte dagegen das Bewusstsein als Bewegungsgeber in den Mittelpunkt, indem er das Sensorium commune, die Seele, dem Rückenmark zuordnete. Pflüger beobachtete nicht die wirkenden Kräfte und den Vorgang, sondern er legte die Prinzipien, nach denen die Abläufe vor sich gehen, dar.[230] Er erklärte das folgendermaßen:

---

[226] Brockhaus FA (Hrsg.) (1956) Der Grosse Brockhaus 9, Wiesbaden, S. 137.

[227] Marx E (1938) Die Entwicklung der Reflexlehre, S. 117.

[228] Liddell EGT (1960) The Discovery of Reflexes, S. 85.

[229] Pflüger E (1853) Die sensorischen Funktionen des Rückenmarks der Wirbeltiere nebst einer neuen Lehre über die Leitungsgesetze der Reflexionen erwähnt in: Marx E (1938) Die Entwicklung der Reflexlehre, S. 126.

[230] Marx E (1938) Die Entwicklung der Reflexlehre, S. 116-117.

„Das Bewusstsein ist Leben und Werden. Ihm kommt kein Sein zu. Leben ist Bewegung. ...Diese Bewegung, die Bewusstsein genannt wird, ist ein Teil des Ganzen, dieses Leben ein Teil des großen Lebens der Welt. ...Das im Raume ausgedehnte Bewusstsein findet sich nur da, wo zentrale Nervensubstanz in ihrer Integrität besteht, und hört auf zu sein, wenn diese Integrität bis zu einer gewissen Grenze aufgehoben ist. ...Wenn ein auf die Hemisphären, resp. das Cerebrospinalorgan wirkender Druck das Bewusstsein aufhebt und Beseitigung des Druckes dasselbe oft ebenso schnell wiederherstellt, so kann das Verschwinden des Bewusstseins durch den Druck nicht in einer Kompression des immateriellen Wesens gesucht werden, da dieses von Materie nicht gedrückt werden kann, sondern in der Kompression des Nervenmarks. ...Was bleibt aber noch an dieser ,Seele', wenn sie nach Zerstörung der Nervensubstanz nicht mehr empfinden, nicht denken, nicht wollen kann? ...Bis jetzt wissen wir bereits, dass die ,Seele' der niederen Tiere ein teilbares Individuum ist, das mit dem Schnitte in so viele Individuen zerfällt, als Körperstücke vorhanden sind. Ich werde zeigen, dass die Teilbarkeit des Sensoriums nicht allein für die niedersten Tiere, sondern für die ganze Tierwelt gilt. Ich werde zeigen, dass ein Kätzchen, dessen Dorsalmark zerschnitten ist, zwei ,Seelen' bekommen hat. Denn das vordere Stück äußert noch spontane Akte der Willkür: schreit, läuft, beißt, kratzt, das hintere empfindet, will und bewegt sich ebenso willkürlich. Obgleich beide Teile vollständig unabhängig voneinander ihre Nervenfunktionen ausüben, sind doch in beiden die Vernunftprinzipien speziell vorhanden, weil diese eben nichts anderes als Markfunktionen sind, und die Markteile die ihnen innewohnende Funktion fortsetzen. Die noch vorhandene sensorische Tätigkeit erscheint allerdings fast nur auf äußere Reize und bleibt sonst in Ruhe, wie ein aus dem Körper ausgeschnittener Muskel. Wirkt aber eine Bewegungsursache auf diesen oder jenen Mechanismus, so zuckt hier der Muskel, so entsteht dort sensorische Funktion. "[231] Und weiter: *„Indem das Bewusstsein den Bewegungen zuzuzählen ist, wird es den Gesetzen der Mechanik unterworfen. Hieraus folgt nun aber, dass die Ursache einer Bewegung, welche einen einfachen, nicht komplizierten Mechanismus trifft, eine einfache, nicht komplizierte Bewegung erzeugt, dass aber dieselbe*

---

[231] Pflüger E (1853) Die sensorischen Funktionen des Rückenmarks der Wirbeltiere, S. X-XIII erwähnt in: Marx E (1938) Die Entwicklung der Reflexlehre, S. 117-119.

Ursache, welche einen vielfach komplizierten Mechanismus trifft, auch eine vielfach komplizierte Bewegung erzeugt. Das Hirnbewußtsein, welches eine Reihe vielverknüpfter und durch die in ihnen ruhenden Erinnerungen durcharbeiteter Mechanismen durchläuft, verdeckt leichter die Ursache der speziellen Bewegungen. Das Rückenmarksbewußtsein verrät sehr bald, dass es ein mechanischer Prozeß sei. Wenn er nicht handgreiflich gestoßen wird, bleibt er in Ruhe; wenn er stark gestoßen wird, bewegt er sich mehr und länger; wenn er schwach gestoßen wird, weniger und kürzer. Das ist nun freilich eine ganz gesetzmäßige Tätigkeit; sie bleibt aber deshalb doch eine sensorische, wie wir uns bald überzeugen werden. Wir begreifen also die sensorische Tätigkeit im Rückenmarke in ihrem einfachsten Prototyp (sic), im Gehirn in vollkommenster Entwicklung. "[232]

In diesem Auszug ist Pflügers Vorstellung der teleologischen Bedeutung des Reflexvorgangs klar ersichtlich, und da die sensorischen Funktionen im Rückenmark ablaufen, kommt dem Rückenmark die zentrale Bedeutung bei der Bewegung zu.

Die von Pflüger angenommene Existenz einer Rückenmarksseele erklärt für ihn die Zweckbestimmtheit des Reflexvorgangs. Seine physiologischen Experimente interpretiert er durch einen metaphysischen Begriff, Rückenmarksseele, um eine dialektische Synthese zwischen Reflexvorgang und organischer Gesamtheit herzustellen.[233]

Er ging sogar so weit zu behaupten, dass das Bewusstsein, die Seele, genau gleich teilbar wie die Marksubstanz sei, woraus Bewusstseine, Seelen entstehen. Der gleiche Vorgang führt also durch die gleiche Gesetzmäßigkeit zum gleichen Resultat, egal ob der Vorgang seelischen oder körperlichen Ursprungs ist. Außerdem stellte Pflüger die Hypothese einer Mitempfindungstheorie auf[234], indem er Folgendes darlegte:

„Wenn aber diese bestimmten Molekeln einmal durch die heftige Erregung sensitiver Fasern mächtiger erschüttert werden, sodaß auch andere zentrale empfindende Substanz hiervon erschüttert wird, so wird das Sensorium glauben, dass diese Erschütterung von dem Orte komme, von welchem sie stets zu kommen pflegt, also von derjenigen Emp-

---

[232] Pflüger E (1853) Die sensorischen Funktionen des Rückenmarks der Wirbeltiere, S. 46-47 erwähnt in: Marx E (1938) Die Entwicklung der Reflexlehre, S. 119.
[233] Canguilhem G (1964) Le Concept de Réflexe au XIX° Siècle, S. 162.
[234] Marx E (1938) Die Entwicklung der Reflexlehre, S. 120.

findungsfaser, welche in die sekundär erschütterten, empfindenden, zentralen Markmolekeln mündet."[235]

Pflüger analysierte und interpretierte den Reflexvorgang und formulierte aus dieser Analyse durch Verallgemeinerung folgende Reflexgesetze:

1. Die Reflexbewegung läuft auf der gleichen Seite ab, auf der der Empfindungsnerv gereizt wird, wohingegen sich nur die Muskeln zusammenziehen, deren Nerven ihren Ursprung im gleichen Segment des Rückenmarks haben (Einseitigkeit).
2. Wenn der Reflex auf der anderen Seite abläuft, ziehen sich nur die entsprechenden Muskeln zusammen (Symmetrie).
3. Wenn die Kontraktion auf den beiden Seiten ungleich ist, sind die stärksten Kontraktionen immer auf der gereizten Seite.
4. Wenn sich die Reflexerregung auf die motorischen Nerven überträgt, sind immer die Nerven betroffen, die in Richtung Medulla oblongata liegen (Ausstrahlung).
5. Alle Muskeln des Körpers können sich zusammenziehen (Verallgemeinerung).

Pflüger ging somit von einer Theorie der Einseitigkeit der Nerv-Rückenmarksreaktion aus, wobei aber anzumerken ist, dass Pflügers Symmetriegesetz bei Tieren mit diagonalem Gang wie bei Hunden und Katzen so nicht stimmen kann.[236]

Abschließend ist noch ein weiteres Pflügersches Gesetz, das Zuckungsgesetz, kurz zu beleuchten. Es beschreibt die galvanische Erregbarkeit der Muskeln, wobei die Muskelzuckung bei Schließen und Öffnen des elektrischen Stromkreises abhängig ist von der gewählten Reizelektrode und der Reizqualität (Stromstärke u. -richtung).[237]

Zusammenfassend ist über Pflügers Rückenmarksseele und seine Reflexgesetze zu sagen, dass sich die Nervenphysiologie durch seine Theorien lange Zeit nicht mehr weiter entwickeln konnte. Liddell schreibt:

---

[235] Marx E (1938) Die Entwicklung der Reflexlehre, S. 120-121.
[236] Liddell EGT (1960) The Discovery of Reflexes, S. 85-86.
[237] Gerabek WE (2001) Pflüger, Eduard Friedrich Wilhelm In: Neue Deutsche Biographie 20, S. 356 [Online im Internet:] URL: http://www.deutsche-biographie.de/artikelNDB_pnd116168080 .html [Stand: 07.01.2011, 12:08].

" ... Pflüger's law of spinal action, fiercely defended by its author, hung for fifty years like a deadening blanket over physiology until the time of Sherrington who, ... "[238]

Es ist aus heutiger Sicht verwunderlich, dass Pflügers Theorien und Gesetze so lange Zeit Allgemeingültigkeit haben konnten.

---

[238] Liddell EGT (1960) The Discovery of Reflexes, S. 86.

1.12 Hermann von Helmholtz (1821-1894): 1850 Bestimmung der Nervenleitungsgeschwindigkeit

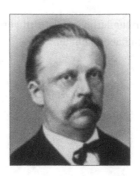

Abb. 1 Hermann von Helmholtz[239]

Hermann von Helmholtz wurde am 31. August 1821 in Potsdam geboren. Er studierte Medizin, war Militärarzt in Potsdam, anschließend Professor für Anatomie an der Kunstakademie in Berlin, Professor für Physiologie und Anatomie in Königsberg, Bonn und Heidelberg. 1870 wurde er Professor für Physik in Berlin, 1888 Präsident der neu gegründeten Physikalisch-Technischen Reichsanstalt. 1882 wurde Helmholtz in den Adelsstand erhoben. Er starb am 8. September 1894 in Berlin. Seine wissenschaftlichen Forschungen auf den Gebieten der Physiologie, Optik, Akustik und Elektrodynamik kamen zu grundlegenden, erkenntnistheoretischen Ergebnissen.[240]

Helmholtz erfand den Augenspiegel, konstruierte den Farbenmischapparat und erklärte die Nahanpassung des Auges. Er bestimmte zuerst die Wellenlänge des UV-Lichts und (mit Abbe) die Leistungsgrenzen des Lichtmikroskops, forschte an den Luftschwingungen in offenen Röhren, beschäftigte sich mit Arbeiten zur Hydrodynamik, zur Theorie der Elektrodynamik und zur Thermodynamik. Mit seinen Untersuchungen über klimatisch-physikalische Naturphänomene wurde er zum Begründer der wissenschaftlichen Meteorologie. Helmholtz Forschungsgebiet erstreckte sich auch auf die Psychologie, Musik und Philosophie.[241]

---

[239] Abb. 1 Hermann von Helmholtz, Bildquelle: [Online im Internet:] URL: http://appserv5.ph-heidelberg.de/onlinelex/index.php?id=962 [Stand: 07.01.2011, 15:17].

[240] Brockhaus FA (Hrsg.) (1954) Der Grosse Brockhaus 5, Wiesbaden, S. 378.

[241] Eckart WU (2009) Geschichte der Medizin, S. 201-202.

Helmholtz beschäftigte sich mit dem Nervensystem bereits in seiner Dissertation, in der er nachwies, dass die Ganglienzellkugeln mit den Nervenfasern in Zusammenhang stehen. Seine weiteren Forschungen führten dazu, dass es ihm gelang, physiologische Parameter, wie die Nervenleitungsgeschwindigkeit, mit Mitteln der Mechanik zu erfassen und zu messen, was bislang als nicht möglich gegolten hatte. Damit wurde der Beginn der exakten, naturwissenschaftlich orientierten Neurophysiologie eingeläutet.[242]

Die Kenntnis neuer morphologischer Zusammenhänge des nervösen Systems, der Zusammenhang zwischen Nervenfasern und Ganglienzellkugeln, durch seine 1842 angefertigte Dissertation mit dem Titel "De fabrica systematis nervosi Evertebratorum"[243], und im gleichen Jahr du Bois-Reymonds endgültiger Nachweis, dass Nerventätigkeit von Elektrizitätsproduktion begleitet wird, veranlassten von Helmholtz, die wichtigste Eigenschaft des Nervs, seine Fähigkeit, Erregung weiterzuleiten, zu untersuchen. Denn die Physiologen, auch Helmholtz Lehrer Johannes Müller, waren immer noch der Auffassung, dass die Nervenwirkungen auf die Verbreitung eines unmessbaren Agens oder auf ein körperlich nicht fassbares Prinzip, den früher sog. „spiritus animales", zurückzuführen seien.[244]

Im Alter von nur 28 Jahren wurde von Helmholtz im Jahr 1849 als außerordentlicher Professor auf den Lehrstuhl für allgemeine Pathologie und Physiologie der Universität Königsberg berufen. Bereits 1850 gelang es ihm nachzuweisen, dass sich eine Nervenreizung mit endlicher, ja sogar relativ langsamer Geschwindigkeit ausbreitet. Im Fall des Frosches kam er beispielsweise auf einen gemessenen Wert von 30 m/sec. Diese Entdeckung widerlegte die verbreitete Meinung, auch die von Helmholtz Universitätslehrer Johannes Müller, dass sich Nervenimpulse mit Lichtgeschwindigkeit ausbreiten würden. Darüber hinaus stellte Helmholtz fest, dass ein Muskel nach etwa 0,01 sec auf einen Reiz reagiert.[245]

---

[242] Blasius W (1965) "Zur Geschichte der Reflexlehre unter besonderer Würdigung des Beitrages von Paul Hoffmann", S. 481.

[243] Helmholtz H (1842) De fabrica systematis nervosi Evertebratorum erwähnt in: Blasius W (1964) Die Bestimmung der Leitungsgeschwindigkeit im Nerven durch Hermann v. Helmholtz am Beginn der naturwissenschaftlichen Ära der Neurophysiologie, 71-84 In: Rothschuh KE (Hrsg.): Von Boerhaave bis Berger. Die Entwicklung der kontinentalen Physiologie im 18. und 19. Jahrhundert mit besonderer Berücksichtigung der Neurophysiologie; Vorträge des internationalen Symposions zu Münster/Westf., 18.-20. September 1962 In: Herrlinger R, Rothschuh KE (Hrsg.): Medizin in Geschichte und Kultur 5, Gustav Fischer Verlag, Stuttgart, S. 72.

[244] Blasius W (1964) Die Bestimmung der Leitungsgeschwindigkeit im Nerven durch Hermann v. Helmholtz, S. 71-73.

[245] Lawrynowicz KB (1996) Hermann von Helmholtz in Königsberg, 25-38 In: Eckart WU, Volkert K (Hrsg.): Hermann von Helmholtz, Vorträge eines Heidelberger Symposiums anlässlich des 100. Todestages, Centaurus Verlagsgesellschaft, Pfaffenweiler, S. 30.

Wegen der Annahme, die Nervenimpulse würden sich mit Lichtgeschwindigkeit ausbreiten, hatte Johannes Müller noch 1844 angemerkt, dass man wohl nie die Mittel gewinnen werde, die „Geschwindigkeit der Nervenwirkung"[246] festzustellen. Müller hatte die Übertragungszeit einer Erregung von den Sinnesorganen auf Rückenmark und Gehirn und eine Rückwirkung auf die Muskeln für unmessbar gehalten.

Nach Helmholtz sensationeller Entdeckung der Messbarkeit der Nervenleitungsgeschwindigkeit war es dann dieser Johannes Müller, der von Helmholtz Bericht "Über die Fortpflanzungsgeschwindigkeit der Nervenreizung" am 21. Januar 1850 der Königlich-Preußischen Akademie der Wissenschaften zu Berlin vortrug.[247] Der Wortlaut dieses Berichts war folgender:

> „Ich habe gefunden, dass eine meßbare Zeit vergeht, während sich der Reiz, welchen ein momentaner elektrischer Strom auf das Hüftgeflecht eines Frosches[248] ausübt, bis zum Eintritt des Schenkelnerven in den Wadenmuskel fortpflanzt. Bei großen Fröschen, deren Nerven 50-60 mm lang waren, und welche ich bei 2-6°C aufbewahrt hatte, während die Temperatur des Beobachtungszimmers zwischen 11° und 15° lag, betrug diese Zeitdauer 0,0014 bis 0,0020 einer Sekunde."[249]

Diese Aussage bedeutete umgerechnet eine herausgefundene Nervenleitungsgeschwindigkeit von 25 bis 43 m/sec., eine aus heutiger „Oszillographen-Sicht" erstaunlich genaue Messung.

Helmholtz beobachtete außerdem, dass an kälteren Tagen niedrigere Werte gemessen wurden und schloss daraus auf die Bedeutung der Umgebungstemperatur bei der Messung. Deshalb unterkühlte Helmholtz den Froschnerv mit Eisstückchen und stellte dabei eine auf ein Zehntel reduzierte Leitungsgeschwindigkeit fest. Dieses weitere Experiment führte zu der wesentlichen Erkenntnis, dass die Zahlenangabe des Messergebnisses an bestimmte Bedingungen, z. B. an die Temperatur, geknüpft ist.

Zur Reizung des gleichen Froschnervs an zwei getrennten Stellen verwendete Helmholtz bei seinen Experimenten einen Öffnungsinduktionsstrom, wobei die beiden Muskelzuckungskurven als Marken für die Zeitmessung dienten. Das

---

[246] Blasius W (1964) Die Bestimmung der Leitungsgeschwindigkeit im Nerven durch Hermann v. Helmholtz, S. 71.

[247] Blasius W (1964) Die Bestimmung der Leitungsgeschwindigkeit im Nerven durch Hermann v. Helmholtz, S. 71-74.

[248] Anm.: gemeint ist der Ursprung des Nervus ischiadicus.

[249] Blasius W (1964) Die Bestimmung der Leitungsgeschwindigkeit im Nerven durch Hermann v. Helmholtz, S. 74-75.

Grundprinzip dieses Messverfahrens übernahm er der von Pouillet[250] zur Messung kleiner Zeiträume angegebenen Methode und modifizierte diese Methode für seine Anwendung. Die folgende Beschreibung des Experiments mit seiner verbesserten Versuchseinrichtung vom Jahre 1852 dient der Veranschaulichung seiner Vorgehensweise.[251]

Der von Helmholtz für dieses Messverfahren benutzte Kymograph – der erste Kymograph wurde 1846 von Carl Ludwig[252] konstruiert[253] – ist ein von ihm auf seine Anforderungen umgestalteter Myograph, der aus vier Hauptteilen besteht:

1. der Einrichtung zum Einspannen des Froschmuskels und zur Lagerung des Nervs in einer feuchten Kammer,
2. dem Übertragungssystem, d. h. den Verbindungsstücken zwischen dem zeichnenden Stift und dem freien Ende des Muskels,
3. dem Uhrwerk, das den Zeichenzylinder, der sich mit einer Geschwindigkeit von 6 Umdrehungen pro Sekunde dreht, in gleichmäßige Umdrehung versetzt, wobei ein Ölbad und ein Kegelpendel zur Regulierung dienen, und
4. der Vorrichtung zur rechtzeitigen Auslösung des elektrischen Schlags für die Nervenreizung.

Der berußte Zeichenzylinder, auf dem die Muskelzuckungskurven verzeichnet werden, wird dann auf eine Leimplatte abgerollt, und die Zeichnung wird auf ein Blatt übertragen, wo die Kurven weiß auf schwarzem Grund zu sehen sind. Aus dem horizontalen Abstand der beiden Kurven, dividiert durch die Distanz der Nervenreizstellen, errechnet Helmholtz anschließend die Fortpflanzungsgeschwindigkeit der Erregung im Nerv.

Seiner Zeitmessung lagen demnach zwei unterschiedliche Prinzipien zu Grunde. Das eine Prinzip ist die Verwandlung der Zeitunterschiede in Raumunterschiede, das andere ist die Messung der mechanischen Wirkung, die während der zu messenden Zeit eine Kraft von bestimmter Intensität hervorbringt, und ihre Zeitberechnung daraus.[254] [255] Das „Myographion" von Helmholtz ist in Abb. 2 dargestellt.

---

[250] Anm.: Claude Pouillet (1791-1868), frz. Physiker, bearbeitete vor allem optische, thermodynamische und elektrische Fragestellungen.

[251] Blasius W (1964) Die Bestimmung der Leitungsgeschwindigkeit im Nerven durch Hermann v. Helmholtz, S. 74-75, 79.

[252] Anm.: Carl Ludwig (1816-1895), deutscher Physiologe; tätig an den Universitäten Zürich, Wien und Leipzig.

[253] Eckart WU (2009) Geschichte der Medizin, S. 200.

[254] Blasius W (1964) Die Bestimmung der Leitungsgeschwindigkeit im Nerven durch Hermann v. Helmholtz, S. 75, 77-78.

[255] Liddell EGT (1960) The Discovery of Reflexes, S. 45-46.

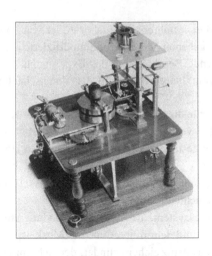

Abb. 2 Das Helmholtz „Myographion"[256]

Mit dem neuen Messverfahren für die Fortpflanzungsgeschwindigkeit der Nerven-leitung konnte Helmholtz später auch die Zeit für die Übertragung des Reflexes im Rückenmark bestimmen.[257]

Durch Helmholtz Messung der Nervenimpulsgeschwindigkeit verschwanden alle bis dahin von Forschern geführten Spekulationen über Nerven als mögliche Elektrizitätsleiter, analog zu Metalldrähten, die Elektrizität leiten. Helmholtz zeigte, dass der Impuls im Nerv sich sehr stark vom Strom im Metalldraht unterscheidet, und durch seine Versuche ist unwiderlegbar klar, dass die Nervenimpulsgeschwindigkeit ziemlich niedrig ist.[258]

Helmholtz neue Denk- und Vorgehensweise bei seiner Entdeckung der Nervenleitungsgeschwindigkeit war für die Forschung von historischer Bedeutung, denn eine bis dahin vornehmlich naturphilosophisch geprägte Physiologie wurde damit endgültig von einer experimentell-naturwissenschaftlich bestimmten Physiologie abgelöst.[259]

---

[256] Abb. 2 Das Helmholtz „Myographion", Bildquelle: Blasius W (1964) Die Bestimmung der Leitungsgeschwindigkeit im Nerven durch Hermann v. Helmholtz In: Rothschuh KE (Hrsg.): Von Boerhaave bis Berger, S. 78.

[257] Blasius W (1965) "Zur Geschichte der Reflexlehre unter besonderer Würdigung des Beitrages von Paul Hoffmann", S. 482.

[258] Liddell EGT (1960) The Discovery of Reflexes, S. 46.

[259] Blasius W (1964) Die Bestimmung der Leitungsgeschwindigkeit im Nerven durch Hermann v. Helmholtz, S. 79.

1.13 Wilhelm Erb (1840-1921): Erstmalige Beschreibung des Kniesehnenreflexes

Wilhelm Erb wurde am 30. November 1840 in Winnweiler/ Pfalz geboren und studierte Medizin an den Universitäten Heidelberg, Erlangen und München. Sowohl in seiner Doktorarbeit (1864) als auch in seiner Habilitationsschrift (1865) bei Prof. Friedreich (1825-1882) in Heidelberg beschäftigte er sich mit den physiologischen und therapeutischen Wirkungen der Pikrin-Säure, die damals in der medikamentösen Therapie der Trichinose und verschiedener Wurmkrankheiten eine Rolle spielte. Als sich Erbs Lehrer Friedreich der organischen Neurologie zuwandte, indem er u. a. die „hereditäre Ataxie" erstmals klinisch beschrieb, vertiefte sich auch Erb in dieses damals noch junge Wissenschaftssegment.[260] Erb lehrte von 1869 bis 1880 als außerordentlicher Professor an der Universität Heidelberg, ging dann, ebenfalls als außerordentlicher Professor, an die Universität Leipzig und kehrte 1883 wieder nach Heidelberg zurück. Dort nahm er die Berufung als Direktor einer neu erbauten Medizinischen Klinik und als ordentlicher Professor der Inneren Medizin an. Er blieb an der Universität Heidelberg bis zu seiner Emeritierung 1907. Erb starb am 29. Oktober 1921 in Heidelberg.[261]

Ähnlich wie Duchenne de Boulogne (1806-1875) einst durch die zufällige Anwendung der damals aufgekommenen Elektropunktur bei einem Kranken zum Studium der Wirkung der Elektrizität auf Nerven und Muskeln beim Menschen gelenkt wurde, kam Erb zur galvanischen Behandlung von Patienten und beschäftigte sich mit Elektrotherapie. 1867 veröffentlichte er in "Galvanotherapeutische Mitteilungen" eine experimentelle Begründung für die Möglichkeit von Heilwirkung durch konstante und unterbrochene Ströme, die auf Gehirn und Rückenmark gerichtet wurden. Unter größter Selbstkritik glaubte er nachweisen zu können, dass *„mit an Sicherheit grenzender Wahrscheinlichkeit"*[262] auch beim lebenden Menschen galvanische Ströme die nervösen Gewebsorgane durchdringen, wobei er elektrotonische Erscheinungen am lebenden Menschen studierte. Bei diesen Untersuchungen durch die unverletzte Haut hindurch fand Erb das genaue Gegenteil des bekannten Pflügerschen Zuckungsgesetzes heraus und geriet über diese Tatsache in Kontroverse mit dem Berliner Neurologen Eulenburg (1840-1917). Dank der natur-

---

[260] Nonne M (1970) Erb, 68-80 In: Kolle K (Hrsg.): Große Nervenärzte 1, Georg Thieme Verlag, Stuttgart, S. 68-69.
[261] Zur Biographie von Wilhelm Erb: [Online im Internet:] URL: http://de.wikipedia.org/wiki/Wilhelm_Erb [Stand: 07.01.2011, 12:11].
[262] Nonne M (1970), Erb, S. 69.

wissenschaftlichen Kompetenz von Helmholtz konnte dieser anscheinende Widerspruch aufgeklärt, und die Richtigkeit der Erbschen Befunde anerkannt werden.[263]

In den Jahren 1867/1868 erschien Erbs große grundlegende klassische Untersuchung "Zur Pathologie und pathologischen Anatomie peripherer Paralysen"[264], die ihn sofort nach Veröffentlichung in die erste Reihe der damaligen Neurologen stellte. Erb stellte dar, dass eine Reihe Forscher wie Baierlacher (1825-1889) und vor allem von Ziemsen (1829-1902) vorher bereits Beobachtungen über das so auffallende und entgegen gesetzte Verhalten der faradischen und galvanischen Erregbarkeit, besonders in manchen Fällen von rheumatischer Facialislähmung veröffentlicht hatten. Auch das Auftreten einer auffallend trägen Zuckung bei direkter Muskelreizung in derartigen Fällen war bekannt, aber es fehlte noch eine genaue Darstellung dieser von Erb später so genannten „Entartungsreaktion"[265] von Anbeginn einer Lähmung an, sowie vor allem der Nachweis der zugehörigen anatomischen Veränderungen in den Nerven und Muskeln bei am Tier experimentell herbeigeführten Lähmungen. Außerdem fehlte die Bedeutung der gefundenen elektrischen Veränderungen für Prognose und Therapie. Alle diese Lücken wurden von Erb und teilweise auch von H. von Ziemsen in systematischer Weise ausgefüllt.

Erbs Lehre von der Tetanie war ebenso wichtig wie seine Bemerkungen über die Prüfung der elektrischen Erregbarkeit motorischer Nerven. Hierbei wies er unter Zuhilfenahme einer neuen Methode der quantitativen Erregbarkeitsprüfung der peripheren Nerven nach, dass bei der Tetanie die Erregbarkeit der motorischen Nerven erheblich gesteigert ist („Erbsches Phänomen").[266] Erbs Arbeiten auf diesem Gebiet waren weithin bekannt und andere Forscher, wie beispielsweise der Wiener Medizinprofessor und Militärarzt Chvostek (1864-1944), bezogen sich auf Erb bei der Beschreibung der krampfartigen Erscheinungen ihrer Tetanie-Patienten. So schrieb Chvostek im Jahr 1879:

> „Dem Ausbruche des Krampfes gehen häufig durch kürzere oder längere Zeit Vorboten voraus, die nach Erb in einem eigenthümlichen Kribbeln, Ameisenlaufen, Ziehen, Gefühl von Hitze und Kälte in den Extremitäten, ferner in leichten Zuckungen oder in Steifigkeit in den

---

[263] Nonne M (1970), Erb, S. 69.
[264] Erb W (1867/1868) Zur Pathologie und pathologischen Anatomie peripherer Paralysen erwähnt in: Nonne M (1970), Erb, S. 69.
[265] Nonne M (1970), Erb, S. 70.
[266] Nonne M (1970), Erb, S. 70.

einzelnen Fingern, besonders beim Anfassen von Gegenständen, beste-
hen. "[267]

In die Jahre, in denen sich Erb vorwiegend dem Studium erkrankter motorischer Nerven widmete, fiel auch die Entdeckung des „Erbschen Punktes", eines Punktes, wo sich am Plexus brachialis Nerven für die Innervierung vom M. deltoideus, biceps und brachialis internus zueinander fügen, um bei Reizung zur klassischen „Fechterabwehrstellung" des Armes zu führen.[268] Erb fand auch heraus, dass es bei einer Lähmung des oberen Armplexus, genannt „Erb-Lähmung", C4-C6, zu einer Lähmung von Hebung, Außenrotierung und Beugung des Arms sowie Hebung der Schulter, Zwerchfelllähmung (C4), sowie einer Sensibilitätsstörung über dem M. deltoideus kommt. Der Arm hängt in diesem Fall mit einwärts rotierter Hand her-ab.[269] Alle diese Arbeiten Erbs führten bei gleichzeitig durchgeführten Untersuchungen von Déjerine[270] und Klumpke[271] in Paris zur Klärung der „kombinierten Schulter-Arm-Lähmung".[272]

Eine weitere heraus ragende Leistung Erbs war die Entdeckung des Kniesehnenreflexes im Jahr 1875, zeitgleich mit dem Berliner Psychiater Westphal (1833-1890). Das Bedeutsame an dieser Entdeckung ist, dass Erb als Erster die Bedeutung der Reflexe für die Diagnose neurologischer Krankheiten erkannte. So beschrieb er als Erster das Fehlen des Kniesehnenreflexes bei der Tabes. Ähnliches gelang 13 Jahre später dem französischen Neurologen J. F. R. Babinski (1857-1932), als er 1896 den Fußsohlenreflex beschrieb, mit dessen Hilfe Hinweise auf organische Erkrankungen des Zentralnervensystems gewonnen werden können (vgl. Kap. 3.4).[273]

Die Entdeckung des Kniesehnenreflexes wurde von den Medizinern intensiv aufgegriffen und bereits kurze Zeit nach Entdeckung als erste und notwendigste Methode bei jeder klinisch-neurologischen Untersuchung eingeführt.[274]

---

[267] Chvostek F (1879) "Weitere Beiträge zur Tetanie" Wiener Medizinische Presse 20/38: 1201-1204, S. 1203.

[268] Nonne M (1970), Erb, S. 71.

[269] Pschyrembel (1994) Klinisches Wörterbuch 257, Walter de Gruyter Verlag, Berlin New York, S. 104.

[270] Anm.: Joseph Déjerine (1849-1917), frz. Neurologe; nach ihm ist u. a. die Déjerine-Sottas-Krankheit benannt.

[271] Anm.: Augusta Marie Déjerine-Klumpke (1859-1927), frz. Neurologin und Gattin Déjerines; nach ihr und ihrem Gatten wird die untere Armplexuslähmung Déjerine-Klumpke Lähmung genannt.

[272] Nonne M (1970), Erb, S. 71.

[273] Blasius W (1965) "Zur Geschichte der Reflexlehre unter besonderer Würdigung des Beitrages von Paul Hoffmann", S. 484.

[274] Nonne M (1970), Erb, S. 71.

Interessant sind in diesem Zusammenhang auch Anmerkungen des russischen Neurologen Johann Susmann Galant (1893-1937?), dem Erstbeschreiber des sog. Rückgratreflexes (vgl. Kap. 3.6), in einer Veröffentlichung mit dem Titel "Reflex, Automatismus, Instinkt", die er im Jahr 1925, also vier Jahre nach Erbs Tod, von Moskau aus in der "Deutschen Zeitschrift für Nervenheilkunde" veröffentlichte. Er begann zunächst mit einer Widmung an Erb und beschrieb dann in seinem Artikel auch die Bedeutung von Erbs Entdeckung:

„Dem Andenken E r b's zum 50. Jubiläumsjahr der Entdeckung des Kniephänomens und der glücklichen Grundlegung der Wissenschaft von den Reflexen (Reflexologie) (1875-1925) gewidmet... "[275]

Galant schreibt dann weiter:

„...Die Geschichte der Lehre von den Reflexen feiert gerade in diesem Jahre (1925) ihr 50-jähriges Jubiläum. Im Jahre 1875 haben Erb und Westphal unabhängig voneinander den Patellarreflex, das sogenannte Kniephänomen, entdeckt und den Eckstein, das Fundament der Lehre von den Reflexen, auf dem das prächtige Gebäude der modernen Reflexologie aufgeführt wird, gelegt.

Der erste strittige Punkt bei der Entdeckung des Kniephänomens war die Frage: ist das Kniephänomen direkte Folge der Muskelzuckung beim Beklopfen des Muskels mit dem Hammer oder ist die Muskelzuckung selbst die zentrifugale Antwort des ZNS auf die Reizung der in den Sehnen und Muskeln sich verzweigenden Endäste der Zentripetalnerven beim Beklopfen der betreffenden Stellen mit dem Perkussionshammer? Mit anderen Worten: Ist das Kniephänomen eine Antwort auf eine mechanische Reizung der Sehnen und Muskeln oder haben wir es mit einem echten Nervenphänomen, mit einem Reflex zu tun?

Westphal glaubte den ersten Standpunkt vertreten zu müssen, Erb hingegen war der Ansicht, dass wir beim Kniephänomen es mit einer echten Reflexerscheinung zu tun haben. Die späteren genauen Forschungen über die reflektorische Natur des Kniephänomens gaben Erb recht

---

[275] Galant JS (1925) "Reflex, Automatismus, Instinkt" Deutsche Zeitschrift für Nervenheilkunde 87: 245-262, S. 245.

und somit war durch Erb der erste Reflex, der Patellarreflex, entdeckt,
und mit Recht darf Erb der Vater der modernen Reflexologie hei-
ßen... "[276]

„ ...Es sind nur 50 Jahre verflossen, seitdem der erste Sehnenreflex, das
sogenannte Kniephänomen, durch Erb entdeckt worden ist, und die Re-
flexologie entwickelte sich zu einer sehr weiten und tiefen Wissenschaft,
die mit einem Blick zu umfassen unmöglich ist, und die jeder Neuropa-
thologe, jeder Naturwissenschaftler und jeder Arzt überhaupt lange
studieren muß, wenn er mit den Naturwissenschaften und ihrer derzei-
tigen Entwickelung bekannt werden will, ohne aus den Grenzen seiner
engen Spezialität – der Medizin – hinausgehen zu wollen. "[277]

Trotz dieser eindeutigen Stellungnahme Galants, dass das Kniephänomen eine echte Reflexerscheinung sei, blieb dieses Thema weiter in der Diskussion. So setzte
sich P. Hoffmann (vgl. Kap. 1.16) in seiner 1922 erschienenen Monographie über
"Die Eigenreflexe menschlicher Muskeln"[278] kritisch mit den von den Neurologen
Erb und Westphal 1875 beschriebenen Sehnen- und Periostreflexen auseinander
und konnte überzeugend darlegen und beweisen, dass alle diese Reflexe propriozeptive Reflexe sind, wie sie Sherrington (vgl. Kap.1.15) genannt hatte, oder
„Eigenreflexe", wie er, Hoffmann, sie bezeichnete.[279]

Auch der Neurologe Max Nonne (1860-1959), ein Schüler Erbs, ging in seiner
1970 erschienenen Lebensbeschreibung Erbs auf diese Diskussion ein:

„Eine lang dauernde Diskussion darüber, ob es sich hierbei (beim
Patellarreflex) *um ein Muskelphänomen oder um einen Nervenreflex*
handelt – wobei Erb den letzteren Standpunkt vertrat –, ist bis heute
nicht restlos beendet. "[280]

---

[276] Galant JS (1925) "Reflex, Automatismus, Instinkt", S. 251.
[277] Galant JS (1925) "Reflex, Automatismus, Instinkt", S. 261.
[278] Hoffmann P (1922) Untersuchungen über die Eigenreflexe (Sehnenreflexe) menschlicher Muskeln, Springer, Berlin erwähnt in: Blasius W (1965) "Zur Geschichte der Reflexlehre unter besonderer Würdigung des Beitrages von Paul Hoffmann", S. 494.
[279] Blasius W (1965) "Zur Geschichte der Reflexlehre unter besonderer Würdigung des Beitrages
von Paul Hoffmann", S. 489.
[280] Nonne M (1970) Erb, S. 71.

Ein besonderes Kapitel in Erbs wissenschaftlichem Leben stellen seine Studien über die Tabes dorsalis[281] dar. Gleichzeitig mit Argyll Robertson (1837-1909) entdeckte Erb die reflektorische Pupillenstarre, beschrieb die Pupillenstarre und die damit verbundene Erkenntnis, dass die echte reflektorische Pupillenstarre fast ausschließlich auf Tabes dorsalis zurückzuführen ist. Ab 1879 veröffentlichte Erb eine Reihe von Arbeiten zur Tabes dorsalis, die in Bezug auf die von ihm behauptete ursächliche Beziehung zur Syphilis zu schweren, lang andauernden Kontroversen in der Wissenschaft führten. Die Entdeckung der Wassermannschen Reaktion durch August von Wassermann (1866-1925) trug schließlich entscheidend zur Klärung dieser Auseinandersetzungen bei. In Frankreich fand man bei Luikern im Liquor cerebrospinalis oft Pleocytose, in Deutschland fand Erb als Erster bei Tabikern dasselbe. Als bei Tabikern immer häufiger die Wassermannsche Reaktion im Liquor cerebrospinalis gefunden wurde, wurde der Lues-Tabes-Zusammenhang immer offensichtlicher. Außerdem konnte der japanische Bakteriologe Noguchi (1876-1928) die Spirochaeta pallida, wie vorher schon bei der Paralyse, jetzt auch im Rückenmark von Tabikern darstellen. Der Streit war damit zugunsten Erbs beigelegt. Bei einem Ärztekongress in Moskau im Jahr 1897 wurde der Tabes-Lues-Zusammenhang im Sinne der Erkenntnisse Erbs bestätigt.[282]

Die Universität Heidelberg ehrt ihren großen Gelehrten, indem sie eine der kardiologischen Stationen der Medizinischen Abteilung der Universitätsklinik (Ludolph-Krehl-Klinik) nach ihm benannt hat.

---

[281] Anm.: Bei der Tabes dorsalis handelt es sich um eine Form der Neurosyphilis im Spätstadium der Syphilis mit Degeneration der Hinterstränge des Rückenmarks und Infiltration der Wurzeln der Rückenmarknerven durch Lymphozyten und Plasmazellen. (Pschyrembel (1994), Klinisches Wörterbuch 257, S. 1509).
[282] Nonne M (1970), Erb, S. 72-73.

1.14   Iwan Petrowitsch Pawlow (1849-1936): „Bedingte Reflexe"

Eine besondere Richtung hat die Reflexlehre durch die Arbeiten und Entdeckungen von Iwan Petrowitsch Pawlow genommen.

Pawlow wurde am 26. September 1849 in Rjasan/Russland geboren. Er studierte Medizin in St. Petersburg, wurde 1879 Leiter eines kleinen physiologisch-pharmakologischen Laboratoriums an der Medizinischen Klinik der Akademie in St. Petersburg unter Leitung seines Doktorvaters Botkin (1832-1889), damals Leibarzt des Zaren Alexander II.. Im Jahr 1884 folgte seine Habilitation und ein zwei-jähriger Auslandsaufenthalt in den Laboratorien von Rudolf Heidenhain[283] in Breslau, bei dem er schon früher (1887) die Unterbindung der Ausführungsgänge des Pankreas studiert hatte, und von Carl Ludwig[284] in Leipzig, wo er seine eigenen Untersuchungen über die Innervation des Herzens fortsetzte. Nach seiner Rückkehr nach Russland widmete er sich der wissenschaftlichen Forschung.[285]

1890 wurde Pawlow in St. Petersburg zum Professor der Physiologie an der Militär-Medizinischen Akademie und ein Jahr später auch zum Leiter der Physiologischen Abteilung am Institut für Experimentelle Medizin ernannt. Pawlow starb 1936 im Alter von 86 Jahren in Leningrad, dem heutigen St. Petersburg.[286]

Schon in seiner Dissertation über die zentrifugalen Nerven des Herzens führte Pawlow den Nachweis, dass es neben Nervenfasern, die die Herzaktion beschleunigen oder verlangsamen, auch solche gibt, die seine Kontraktionen verstärken oder abschwächen und damit auch den Stoffwechsel des Herzmuskels regulieren.[287]

Die nach der Rückkehr aus dem Ausland beginnende wissenschaftliche Forschungstätigkeit Pawlows lässt sich nach Ansicht seines Mitarbeiters W. N. Boldyreff in zwei große Bereiche einteilen, in den Bereich der Verdauungsphysiologie und in den Bereich des höheren Nervensystems.[288]

---

[283] Anm.: Rudolf Heidenhain (1834-1897), deutscher Physiologe; tätig an den Universitäten Halle und Breslau.

[284] Anm.: Carl Ludwig (1816-1895), deutscher Physiologe; tätig an den Universitäten Zürich, Wien und Leipzig.

[285] Minkowski M (1970) Iwan Petrowitsch Pawlow, 200-215 In: Kolle K (Hrsg.): Große Nervenärzte 1,Georg Thieme Verlag, Stuttgart, S. 201.

[286] Klimenko VM, Golikov UP (2003) "The Pavlov Department of Physiology: A Scientific History", The Spanish Journal of Psychology 6/2: 112-120, S. 118.

[287] Minkowski M (1970) Iwan Petrowitsch Pawlow, S. 201.

[288] Boldyreff WN (1937) "Ivan Petrowitsch Pawlow", Monatsschrift für Kinderheilkunde 39/1: 1-9, S. 3.

Die Erkenntnisse Pawlows zur Verdauungsphysiologie werden in diesem Kapitel kurz dargelegt, da sie die experimentelle Grundlage für seine späteren Arbeiten auf dem Gebiet des höheren Nervensystems bzw. der bedingten Reflexe bilden.

Zunächst wies Pawlow im Jahr 1888 die sekretorischen Nerven des Pankreas nach und führte dann seine berühmten Versuche über Scheinfütterung durch, bei denen die durch den Mund eingenommene Nahrung durch eine Ösophagusfistel wieder austrat, ohne den Magen zu erreichen. Die sekretorische Tätigkeit des Magens wurde dennoch mit Hilfe einer Magenfistel nachgewiesen und ließ sich so beobachten und analysieren. Diese Versuche, die die Einleitung zu einer Reihe von Bahn brechenden Arbeiten über die Physiologie der Verdauung bilden sollten, verdankten ihre Erfolge einerseits einer sehr subtilen operativen Technik, andererseits der Einführung einer aseptischen Methodik, die Pawlow aus der klinischen Chirurgie in die experimentelle Physiologie, speziell an Hunden, übertrug. Dabei beobachtete er, dass das laufende Experiment mit seinen unvermeidlichen Komplikationen, wie Narkose, Blutverlust, Zirkulationsstörungen, Schock etc. die normalen Funktionen nicht in adäquater Weise abzubilden vermochte und dass dazu fortdauernde Beobachtungen unter möglichst natürlichen Bedingungen nötig waren. Deshalb legte er „Permanent-Fisteln" des Pankreas an, dank derer die Absonderung des Pankreassaftes monate- und sogar jahrelang unter verschiedenen Bedingungen beobachtet werden konnte. Seine Vorgehensweise war, dass er zu den beobachteten Tatsachen zunächst eine Theorie bildete, an der er, solange es irgendwie möglich war, festhielt. Er war jedoch auch bereit, sich neuen Tatsachen und Erkenntnissen, falls nötig, zu beugen und seine bisherige Anschauung zu revidieren. So entwickelte er beispielsweise zunächst eine rein nervale Theorie des Funktionierens der Bauchspeicheldrüse, da für ihn der neurogene Faktor wichtiger als der Chemismus war. Durch eigene experimentelle Nachprüfung überzeugte sich Pawlow jedoch davon, dass die Funktion des Pankreas auch durch ein humorales Agens wesentlich beeinflusst wird, nämlich das „Sekretin", das im Duodenum entsteht, von dort in die Blutbahn übergeht und von dieser aus seine Wirkung ausübt. Er vertrat in der Folge ein Zusammenwirken von neuralen und humoralen Mechanismen und revidierte somit seine zunächst rein nervale Theorie.[289]

Ab 1891, als Leiter der Physiologischen Abteilung am Institut für Experimentelle Medizin, konnte er bei seinen Operationen alle Regeln der Asepsis anwenden. Mit Hilfe der „Permanent-Fistel-Technik" studierte er die Aktivität des Gastro-Intestinal-Trakts, bestimmte den Mechanismus der Aktivität der

---

[289] Minkowski M (1970) Iwan Petrowitsch Pawlow, S. 201-202.

Verdauungsdrüsen und erklärte die Rolle des Nervensystems bei der Steuerung dieser Aktivitäten. Die klassischen Operationen der Ösophagotomie, der Pankreas- und Gallenfisteln sowie eine ganze Reihe weiterer experimenteller Techniken wurden entwickelt, und die Innervierungen der Magendrüsen wurden untersucht. Ab 1895 berichtete Pawlow in seinen Vorlesungen fortlaufend über seine Forschungserfolge und ordnete systematisch das Wissen über die nervöse Steuerung von Verdauungsdrüsen, über die Gesetze, die für die Produktion der Verdauungssäfte verantwortlich sind, und über die Wechselwirkung der Magensekretbildung mit den Funktionen der Leber, des Pankreas, des Dünndarms sowie mit den anderen Funktionen des Verdauungstrakts.

Pawlows neuer Ansatz bei der Erforschung der Verdauung war, dass er die physiologischen Mechanismen der Verdauungsdrüsen mit Hilfe von Langzeitexperimenten an gesunden Tieren mit vollständig und kontinuierlich arbeitenden Verdauungssystemen erforschte. Die wichtigsten Erkenntnisse all dieser Untersuchungen legte Pawlow in der Monographie "Vorlesungen über die Tätigkeit der wichtigsten Verdauungsdrüsen"[290] dar, die großen, auch internationalen Anklang fand. 1904 wurde er für seine Arbeiten über die Physiologie der Verdauung als erster Russe mit dem Nobelpreis ausgezeichnet.[291]

Zu dieser Zeit realisierte Pawlow aufgrund seiner weit reichenden Kenntnisse der nervösen Vorgänge bei der Verdauung, aber auch durch bereits vorliegende Dissertationen seiner Schüler Stefan Wolfsohn und Anton Snarsky, dass physiologische Methoden auch zur Untersuchung psychischer Phänomene herangezogen werden können, und dass diese Phänomene in physiologischen Denkkategorien beschrieben und erklärt werden müssen, wenn sie verstanden werden sollen.[292] Deshalb wandte sich sein Interesse in immer stärkerem Maße der Erforschung der höheren Nerventätigkeit, speziell der des Großhirns, zu. Seine Untersuchungen der „bedingten Reflexe" sollten für die Klinik, besonders für die Neurologie und Psychiatrie, von größter Bedeutung werden.[293]

Beim 14. Internationalen Medizinkongress in Madrid im Jahr 1903 präsentierte Pawlow zum ersten Mal den bedingten Reflex. Pawlows Ergebnisse begründeten die Einsicht, dass das Gesamtgeschehen jeder höheren Nerventätigkeit als Resultat dauernder Wechselbeziehungen zwischen Organismus und Umwelt interpretiert werden müsse.[294]

---

[290] Pavlov, I. (1897) Lectures on the work of the chief digestive glands, Kushneroff, St. Petersburg.
[291] Klimenko VM, Golikov UP (2003) "The Pavlov Department of Physiology", S. 113.
[292] Klimenko VM, Golikov UP (2003) "The Pavlov Department of Physiology", S. 114.
[293] Minkowski M (1970) Iwan Petrowitsch Pawlow, S. 202.
[294] Eckart WU (2009) Geschichte der Medizin, S. 201.

Das ganze Gebiet der Reize und Reizkomplexe verschiedenen Ursprungs und verschiedener Natur, denen der Organismus in stets wechselnder Kombination und Folge gegenüber tritt, wurde zum Gegenstand seiner systematischen Forschung. Diese Forschung berücksichtigte auch die zahlreichen Reize, die nicht direkt, konstant und unbedingt, sondern vielmehr indirekt, temporär und bedingt eine biologische Bedeutung, die die Instinktsphäre berührt, erlangen. Diese Reize wirken durch ihre zeitliche Verknüpfung mit anderen unmittelbar, direkt und eindeutig und erlangen auch eine reflexogene Wirksamkeit. So konnte letztendlich das ganze objektiv fassbare Verhalten der Tiere und des Menschen gegenüber ihrer Umwelt untersucht werden. Diese Umwelt stellt wechselvolle, mal konstante, mal mehr oder weniger regelmäßig wiederkehrende, mal sich lösende Kombinationen von Reizen dar.[295]

Schon seit langem war damals bekannt, dass Speichel sich bereits unter dem Einfluss der Sinneswahrnehmung äußerer Reize, beispielsweise beim Anblick oder Geruch der Nahrung, aber auch schon beim Denken an Nahrung, absondern kann. Pawlow beobachtete bei seinen Versuchen über die Verdauung, dass bei hungrigen Tieren schon der Anblick oder Geruch des Futters die Sekretion von Speichel auslöste, ebenso wie Tiere mit einer Magenfistel Magensaft absonderten. Diese Beobachtungen und Pawlows Bedürfnis, die Beobachtungen ohne Zuhilfenahme der Introspektion, also rein physiologisch zu interpretieren, veranlassten ihn, zusammen mit einer Reihe von Mitarbeitern ausgedehnte Untersuchungen anzustellen.[296]

Pawlows Grundversuch lief folgendermaßen ab: Ein Hund, bei dem eine Speichelfistel angelegt worden war, wurde gefüttert, wobei eine deutliche Speichelsekretion zu beobachten war. Diese Reaktion bezeichnete Pawlow als „unbedingten Reflex", denn die Reizung der Mundschleimhaut führt auf nervösem Weg über das Speichelsekretionszentrum im verlängerten Mark zur Anregung der Speicheldrüsen. Wenn bei der Fütterung des Hunds jedes Mal gleichzeitig ein zusätzlicher Sinnesreiz wirkte, beispielsweise ein Ton, ein optischer Eindruck oder auch ein Hautreiz, so genügte nach entsprechend häufiger Wiederholung der Kombination Fütterung/zusätzlicher Sinnesreiz der Sinnesreiz allein, um die Speichelsekretion hervorzurufen. Es hatte sich ein so genannter „bedingter Reflex" ausgebildet. Wenn aber über einen längeren Zeitraum hinweg mit dem zusätzlichen Sinnesreiz zusammen keine Fütterung erfolgte, wurde der erlernte, bedingte Reflex wieder verlernt. Um zuverlässige Versuchsergebnisse zu bekommen, wurden die Tiere in einer

[295] Minkowski M (1970) Iwan Petrowitsch Pawlow, S. 203.
[296] Minkowski M (1970) Iwan Petrowitsch Pawlow, S. 202-203.

schalldichten Kammer eingeschlossen und waren daran gewöhnt worden, ruhig auf einem Tisch zu stehen. Eventuelle Abwehrbewegungen wurden durch lose geknüpfte Schlingen verhindert, die von einem sich über dem Kopf des Hundes befindenden Balken unter seinen Beinen durchgezogen worden waren. Die Hunde durften den Versuchsleiter außerdem nicht mehr sehen, denn der Reiz musste automatisch gegeben werden, damit die Tiere nicht auf irgendeinen anderen Reiz der Umgebung reagierten.[297]

Durch das Anlegen von Fisteln der Glandula parotis und durch Auffangen des Speichels in kleinen abnehmbaren Messzylindern konnte der Vorgang der Speichelsekretion von außen objektiv beobachtet, registriert und sowohl quantitativ als auch qualitativ genau bestimmt werden, womit ein genauer Indikator komplizierter nervaler Vorgänge gefunden war. An Hand von bedingten, einzeln und in verschiedenen Kombinationen als Signale verwendeten Reizen und von durch solche Reize ausgelösten bedingten Reflexen konnte Pawlow eine Reihe komplizierter Probleme der Reflexologie, wie die Probleme der Bildung und des Erlöschens von Reflexen, der Erregung, Hemmung und Enthemmung, der Irradiation und Konzentration, der positiven und negativen Induktion, der Bahnung, der Summation etc., genau analysieren.[298]

Auf der Grundlage umfangreicher Versuche formulierte Pawlow folgende Theorie für die Bildung eines bedingten Reflexes: ein unbedingter Reiz bewirkt zunächst einen Zustand starker Aktivität in den niedrigeren Zentren des Gehirns, z. B. im Hypothalamus und in der Medulla oblongata, sowie in einigen Punkten der Großhirnrinde. Wenn beispielsweise ein Zentrum der Speichelsekretion, das sich in der Medulla oblongata befindet, durch bestimmte, im Mund befindliche Substanzen reflexartig stimuliert wird, werden gleichzeitig eine Reihe von „Zentren" der Gehirnrinde in diesen Reizvorgang einbezogen, wie z. B. Geschmacks-, Geruchs-, Sehzentren und andere Zentren. Pawlow folgerte daraus, dass dieses Zentrum des unbedingten Speichelreflexes, oder das motorische Zentrum, oder das Zentrum für Erbrechen die Reize von den Zellen der Gehirnrinde auf sich zieht, die in geringerem Maße erregt wurden als das Zentrum des unbedingten Reflexes. Es wird eine „temporäre" Verbindung zwischen diesen Punkten gebildet, und es genügt, auf einem geeigneten afferenten Weg einen Reiz in die entsprechenden Zellen der Gehirnrinde zu senden, um die Sekretions- oder motorischen Zentren in den niedereren Teilen des Gehirns zu erregen. Somit wird jeder indifferente Reiz, wenn er

---

[297] Blasius W (1965) "Zur Geschichte der Reflexlehre unter besonderer Würdigung des Beitrages von Paul Hoffmann", S. 485-486.
[298] Minkowski M (1970) Iwan Petrowitsch Pawlow, S. 203.

mehrmals mit den Aktivitäten dieser Zentren verbunden wird, zu einem bedingten Reiz und „begründet" einen bedingten Reflex.[299]

Pawlow nahm weiter an, dass sich fast die gesamte Hirnrinde aus den zentralen Enden der so genannten Analysatoren zusammensetzt. Unter dem Begriff „Analysator" verstand Pawlow einen komplizierten nervösen Mechanismus, der an der Körperperipherie in Form eines Sinnesorgans oder in Form eines sensiblen Nervenendes beginnt, und der über eine Kette von Neuronen zunächst mit den Zentren der niedereren und dann mit den Zentren der höheren Teile des Zentralnervensystems verbunden ist. Die zentralen Enden der verschiedenen Analysatoren, der optischen, akustischen, dermalen, muskulären etc., befinden sich in der Großhirnrinde. Das periphere Ende eines jeden Analysators ist ein Rezeptor für eine bestimmte Art von Reiz, z. B. zum Sehen, Hören und Tasten, der gleichzeitig die Aufgabe hat, den Reiz in einen nervösen Prozess umzuwandeln. Sowohl der Rezeptor in der Peripherie als auch die speziell organisierten Gruppen von Nervenzellen im Zentralnervensystem, die so genannten Zentren, bewerkstelligen den Prozess der Analyse.

Die Großhirnrinde ist nach Pawlow mit zwei grundlegenden Eigenschaften ausgestattet, mit der Eigenschaft der Analyse und der Eigenschaft der Synthese. Diese beiden Eigenschaften sind für die Errichtung einer „zuverlässigen" Verbindung eines Tierorganismus mit der Außenwelt wichtig.[300]

"For this purpose," schrieb Pawlow, *"the nervous system possesses on the one hand a definite analyzing mechanism, by means of which it selects out of the whole complexity of the environment those units which are of significance, and, on the other hand a synthesizing mechanism by means of which individual units can be integrated into an excitatory complex."*[301]

Pawlows grundlegende theoretische Konzeption bezüglich der funktionellen Eigenschaften des Nervensystems und der Großhirnrinde bestand darin, dass diese Eigenschaften auf dem Erregungsprozess und dem Hemmungsprozess beruhen. Erregung und Hemmung sind eigentlich zwei Aspekte ein und desselben Prozesses, die immer gleichzeitig vorhanden sind, deren Verhältnis zueinander sich jedoch in jedem Augenblick verändert, wobei zu einem bestimmten Zeitpunkt die Erregung,

---

[299] Babkin BP (1974) Pavlov: A Biography, The University of Chicago Press, Chicago London, S. 311-312.

[300] Babkin BP (1974) Pavlov: A Biography, S. 312.

[301] Pavlov IP (1928) Conditioned Reflexes. An Investigation of the Physiological Activity of the Cerebral Cortex (translated and edited by G. v. Anrep), Oxford University Press, S. 110.

zu einem anderen die Hemmung überwiegt. Die Großhirnrinde stellt ein Mosaik dar, das aus sich kontinuierlich ändernden Punkten von Erregung und Hemmung besteht. Der Prozess, mit dem in der Hirnrinde unwesentliche Reize gehemmt werden, verhindert, dass die Großhirnrinde in einen chaotischen Zustand gerät.[302]

Bei der Tätigkeit der Großhirnhemisphären ist die Art, wie sich bedingte Reflexe ausbilden und differenzieren, charakteristisch. Wenn ein spezieller Reiz, z. B. die Reizung einer bestimmten Hautstelle, durch zeitliche Verknüpfung mit der Nahrungsaufnahme eines Versuchstieres zu einem bedingten Reiz für die Speichelsekretion ausgebildet wurde, wird zunächst auch die Reizung jeder anderen Hautstelle eine ähnliche Wirkung haben. Daraus zog Pawlow den Schluss, dass der Reiz sich ursprünglich über den gesamten Analysator, z. B. die ganze Tastsphäre, ausbreitet oder „irradiert", d. h. ihn als Ganzes in einheitlicher, undifferenzierter Weise aktiviert. Falls aber der Versuch fortgesetzt wird, und der gleiche bedingte Reiz noch wiederholt angewandt wird und vom unbedingten Reiz immer wieder „bestätigt" wird, hören andere Reize allmählich auf, die Sekretion von Speichel auszulösen, so dass zuletzt nur noch der eine, sich wiederholende bestimmte Reiz, wie z. B. die Reizung einer bestimmten Hautstelle, reflexogen wirksam bleibt. Ein ursprünglich allgemein und diffus wirkender Reiz konzentriert sich allmählich in bestimmteren bzw. engeren reflexogenen Zonen oder Bahnen, eine Erscheinung, die Pawlow als „Konzentration der Reflexe" bezeichnete.

Pawlow und seine Mitarbeiter erforschten durch zahlreiche Experimente systematisch noch weitere, auch kompliziertere Phänomene der Ausbreitung von Erregungen, Hemmungen und Enthemmungen in der Großhirnrinde. Sie erforschten ihre gegenseitige Induktion, den Antagonismus verschiedener Reflexe und die Öffnung und Schließung von Verbindungen zwischen den verschiedenen Teilen eines Reflex tragenden Systems. Phänomene der höheren nervalen Tätigkeit wurden nach und nach in ihre Forschungen einbezogen. So wurden eine „paradoxe Phase", in der starke Reize einen geringeren Einfluss auf die Nervenzelle haben als schwache, und eine „ultraparadoxe Phase", in der die Nervenzelle auf positive Reize nicht anspricht und nur der hemmende Reiz auf die Nervenzelle eine positive Wirkung ausübt, als besondere Äußerungen einer Überbeanspruchung der kortikalen Nervenzellen identifiziert. Auch der Schlaf konnte als eine besondere Form von generalisierter Hemmung experimentell herbeigeführt und analysiert werden, indem ein immer größerer Zeitabstand zwischen einem bedingten und

---

[302] Babkin BP (1974) Pavlov: A Biography, S. 312.

einem unbedingten Reiz eingeschaltet wurde. Hypnotische Phänomene wurden als eine intermediäre Stufe zwischen Erregung und Schlafhemmung erklärt.[303]

In einem 1927 erschienenen zusammenfassenden Werk mit dem Titel "Vorlesungen über die Arbeit der Hemisphären des Großhirns"[304] ging Pawlow in verschiedenen Punkten weiter als in seinen früheren Forschungsergebnissen, indem er von der Physiologie der höheren nervalen Tätigkeit zur experimentellen Pathologie der nervalen Tätigkeit gelangt, um damit eine Verbindung zur psychiatrischen und neurologischen Medizin herzustellen. Den Ausgangspunkt für seine Theorien bilden relativ einfache Tatbestände, wie z. B. die Beobachtung, dass man die Rinde eines bestimmten Analysators durch bestimmte experimentelle Bedingungen auf dem Gebiet der bedingten Reflexe in einen Zustand von abnormer Hemmung mit einem vorübergehenden Erlöschen aller positiven Reflexe versetzen kann und somit eine experimentelle Neurose erzeugen kann. 1931 berichtete Pawlow beim Ersten Internationalen Neurologischen Kongress in Bern in einem Vortrag über diese „experimentellen Neurosen", die er z. B. in der Wirksamkeit von zu starken oder zu komplizierten, vom Versuchstier kaum zu bewältigenden Reizen, in einer Überanstrengung des Hemmungsprozesses oder in einer Kollision von Erregungs- und Hemmungsprozessen durch eine unmittelbare Folge von Erregungs- und Hemmungsprozessen findet, wenn also auf einen positiven, durch unbedingte Reizung wiederholt bekräftigten und deshalb wirksam gewordenen bedingten Reiz unmittelbar ein negativer bzw. hemmender Reiz folgt, der nicht bestätigt wird. Die experimentellen Neurosen äußern sich nach Pawlow durch Abschwächung beider nervaler Hauptprozesse, des Erregungs- und des Hemmungsprozesses, jedes Prozesses für sich oder beider Prozesse gleichzeitig, durch eine chaotische Nerventätigkeit oder durch verschiedene Phasen des hypnotischen Zustands, wobei diese Störungen in verschiedenen Kombinationen verschiedene Krankheitsbilder bewirken.[305]

Pawlow war sich bei seinen Forschungen der grundsätzlichen Schwierigkeiten der Verwertung der Methodik und Betrachtungsweise der bedingten Reflexe für die Nervenpathologie bei Tieren und besonders für ihre Übertragung auf den Mensch durchaus bewusst, konnte aber verschiedene bemerkenswerte Analogien im pathologischen Verhalten von Tier und Mensch beobachten. Er erkannte, dass der typologische bzw. konstitutionelle Faktor, der in der menschlichen Pathologie eine große Rolle spielt, auch in der experimentellen Pathologie des Nervensystems

[303] Minkowski M (1970) Iwan Petrowitsch Pawlow, S. 205.
[304] Pawlow IP (1927) Vorlesungen über die Arbeit der Hemisphären des Großhirns erwähnt in: Minkowski M (1970) Iwan Petrowitsch Pawlow, S. 206.
[305] Minkowski M (1970) Iwan Petrowitsch Pawlow, S. 206-207.

von Bedeutung ist. So hat eines der wirksamsten Mittel zur Störung der reflektorischen Erregbarkeit, die rasche Aufeinanderfolge eines erregenden und eines hemmenden Rhythmus von Reizen (wie z. B. mechanische Reizungen der Haut an der gleichen Stelle), bei manchen Tieren auch bei täglicher Wiederholung über einen längeren Zeitraum keine schädlichen Folgen, während dieses Mittel bei anderen Tieren nach mehrmaliger und bei einigen schon nach einmaliger Anwendung pathogen wirken kann. Auch beim Mensch wird eine Schwächung des Erregungsprozesses durch die Überspannung dieses Erregungsprozesses oder durch das Zusammenstoßen mit dem Hemmungsprozess hervorgerufen, und auch hier führt diese Schwächung zu Schlaf, hypnotischen Zuständen und ihren vielfältigen Phasen, oder zu Narkolepsie, Katalepsie und Kataplexie. Die pathologische Labilität, die man an Tieren beobachten kann, findet nach Pawlow ihr klinisches Analogon in den Erscheinungen der „Reizschwäche", in einer pathologischen Trägheit. So könnte eine fehlende oder ungenügende Beeinflussung eines pathologisch beharrlichen Erregungsprozesses durch Hemmungsreize mit klinischen Erscheinungen, wie Stereotypien, Zwangsideen etc., zusammenhängen.[306]

Pawlow versuchte schließlich auch, neuropathische Krankheitsbilder des Menschen, wie die Neurasthenie, die Hysterie, die Psychasthenie, das manisch-depressive Irresein und die Schizophrenie, mit der Methode der bedingten Reflexe zu erforschen und sie mit speziellen Typen der höheren nervösen Tätigkeit und mit ihren möglichen Störungen in Zusammenhang zu bringen. Diese Theorie ist sehr fraglich, jedoch gibt es Fälle in der Physio- und Psychopathologie, wo ein Wirken von Mechanismen, wie sie für bedingte Reflexe charakteristisch sind, zu beobachten ist. So kommt es im Bereich der Commotio cerebri und ihrer Folgezustände vor, dass sich postcommotionelle physio-pathologische Störungen mit psychogenen Reizkomplexen nach einem den bedingten Reflexen analogen Modus verknüpfen. Durch Verabreichung bestimmter Medikamente, wie z. B. einer Mischung von Brom und Coffein, kann ein lang andauernder Hemmungsreiz, der eine krankhafte Reaktion hervorrief, seine normale positive Wirkung wiedererlangen.[307]

Zusammenfassend kann man feststellen, dass Pawlows Leistung darin bestand, dass er das „Paradigma" der bis dahin ausschließlichen Erforschung der unbedingten Reflexe durchbrach und den „bedingten Reflex" entdeckte und genau beschrieb. Darüber hinaus untersuchte er die Gesetzmäßigkeiten von Hemmungs- und Erregungsprozessen im Nervensystem und ihre Rolle bei der Analyse der äußeren Umgebung, aber auch der inneren Organe. Er zeigte auf, welche vielfältigen Mög-

---

[306] Minkowski M (1970) Iwan Petrowitsch Pawlow, S. 207-208.
[307] Minkowski M (1970) Iwan Petrowitsch Pawlow, S. 208.

lichkeiten das zentrale Nervensystem bei der Herstellung eines Gleichgewichts von äußerem Milieu und Organismus entwickelt, fand aber auch heraus, wo die Grenzen hierfür liegen. Er entdeckte, wie Störungen im Nervensystem entstehen und konnte so bei Hunden experimentell Neurosen erzeugen und wieder heilen. Daraus zog er Schlüsse zur Erklärung des Mechanismus einer Reihe psychischer Erkrankungen und ihrer Heilung.

Bei Pawlows umfassender, bedeutungsvoller und bis in die „Grenzregionen" der lebendigen Organisation vordringender Forschungsarbeit gab es neben Bewunderung und Zustimmung auch Diskussionen, Kritik und Ablehnung. An erster Stelle sei hier Pawlows jahrelange Kontroverse mit seinem Kollegen W. M. Bechterew (1857-1927), Professor der Neurologie und Psychiatrie an der Militär-Medizinischen Akademie und Direktor des von ihm gegründeten Psychoneurologischen Instituts, erwähnt. Der Streit drehte sich weniger um die bedingten Reflexe selbst, denn Bechterew operierte auch mit „associativen" oder „konjunktiven" Reflexen, die den bedingten Reflexen von Pawlow ähnelten, sondern mehr um die Wege der bedingten Reize von der Peripherie zur Hirnrinde und von der Hirnrinde weg, und um die Lokalisation der nervösen Funktionen im Allgemeinen. Weiter warfen Psychopathologen Pawlows „objektiver Psychologie" eine grundsätzliche Entwertung und „Atomisierung" des Psychischen, einseitigen Materialismus und Vernachlässigung der besonderen phänomenalen Eigenart der psychischen Phänomene vor.[308]

In ähnlichem Sinne kritisch äußerte sich 1925 auch der russische Physiologe J. S. Galant, ein Zeitgenosse Pawlows. In seiner Veröffentlichung "Reflex, Automatismus, Instinkt" schrieb er:

> *„Wenn ein Hund, durch eigene Erfahrung und durch die Experimente des Physiologen belehrt, weiß, dass beim Erschallen einer bestimmten Note der Flöte er zu fressen bekommt, so stellt sich beim Hund mit diesem Schall der Flöte, selbst wenn die Fütterung nicht erfolgt, eine verstärkte Salivation und eine gewisse Unruhe, die mit der Erwartung der Speisen verbunden ist, ein. Pawlow spricht in diesem Falle von bedingtem Reflex der Salivation. In Wirklichkeit aber ist ein so bedingter Reflex nichts mehr als ein Automatismus, der ebenso schnell wie er erworben, verloren gehen kann. Von diesem Standpunkte aus sind die bedingten Reflexe einfache Automatismen und keine echten Reflexe. Ein echter Reflex wird, wie gesagt, vererbt, ein bedingter Reflex aber nie.*

---

[308] Minkowski M (1970) Iwan Petrowitsch Pawlow, S. 209.

Es wäre übrigens kein Grund, gegen die Lehre von den bedingten Reflexen aufzutreten, wenn die Physiologen diese Lehre auf den engen Kreis ihrer Tierexperimente beschränken wollten. Neuerdings besteht aber bei manchen Physiologen, Psychologen und selbst bei den Psychiatern das Bestreben, die kompliziertesten Seelenerscheinungen auf bedingte Reflexe zurückzuführen! Gegen diesen Unfug, der mit einem Begriff, der von Haus aus an Ungenauigkeit leidet, getrieben wird, muß ein energischer Protest erhoben werden. Es gibt nichts Lächerlicheres als den Menschen in seiner höheren geistigen Tätigkeit als einen Automaten darstellen zu wollen.[309]

Pawlow hatte selbst bereits derartige Kritik an seiner Theorie auf sich zu kommen sehen und brachte deshalb seine eigene Überzeugung zum Ausdruck, indem er sagte, dass es nicht korrekt sei, das Verhalten von hoch entwickelten Tieren ausschließlich auf die Mechanismen von bedingten Reflexen zurückzuführen.[310]

Darüber hinaus wurde sich Pawlow der Schwierigkeit bewusst, psychisches Verhalten und physiologische Vorgänge in Verbindung zu bringen, als er 1928 schrieb:

„Mit völliger Klarheit und nach einem starken geistigen Konflikt entschied ich mich, bezüglich der sogenannten psychischen Reizung doch ein reiner Physiologe zu bleiben."[311]

Weiter bewertete auch der deutsche Physiologe W. Blasius[312] Pawlows Schaffen eher skeptisch, indem er erklärte:

„Die Ergebnisse seiner Arbeitsrichtung sind stark überbewertet worden und haben bekanntlich als Stütze für den Materialismus nicht nur in Russland herhalten müssen."[313]

Trotz dieser Vorbehalte und trotz kritischer Einschätzung ist Pawlows Lebensleistung beeindruckend. Es war vielen Reflexforschern, u. a. Sherrington (vgl.

---

[309] Galant JS (1925) "Reflex, Automatismus, Instinkt", S. 257-258.
[310] Klimenko VM, Golikov UP (2003) "The Pavlov Department of Physiology", S. 117.
[311] Blasius W (1965) "Zur Geschichte der Reflexlehre unter besonderer Würdigung des Beitrages von Paul Hoffmann", S. 487.
[312] Anm.: W. Blasius, Professor am Physiologischen Institut der Universität Gießen.
[313] Blasius W (1965) "Zur Geschichte der Reflexlehre unter besonderer Würdigung des Beitrages von Paul Hoffmann", S. 485.

Kap. 1.15), klar, dass der einfachste Reflex eine künstliche Abstraktion und ein Fragment aus einem größeren und komplizierteren funktionellen Kreis bedeutet, dass diese einfachen Reflexe jedoch ein wichtiges Element physiologischer und klinischer Orientierung und Forschung auf dem Gebiet des zentralen Nervensystems bilden, vergleichbar den Neuronen, trotz ihrer allgemeinen Problematik auf anatomisch-physiologischem und hirnpathologischem Gebiet. So bedeutet das Verhalten der Pupillen-, der Haut-, der Sehnen- und Muskelreflexe, die alle gegenüber der Einheit des Organismus etwas künstlich Isoliertes darstellen, für jede neurologische Untersuchung und Diagnose eine wichtige Erkenntnis. Auch in Bezug auf die bedingten Reflexe erschloss Pawlow durch die experimentelle Erforschung dieser Reflexe, durch ihre genaue Beobachtung und Auswertung ein großes Gebiet von Phänomenen aus dem Bereich der höchsten und kompliziertesten Leistungen des zentralen Nervensystems und bereicherte die Physiologie, die Neurologie und auch die Psychiatrie um neue Erkenntnisse.[314]

Pawlows bereits oben genannter Schüler W. N. Boldyreff, der 1918 nach der russischen Revolution über Japan in die USA ausgewandert war, schrieb über seinen Lehrer in großer Anerkennung:

„Pawlow war ohne Zweifel der bedeutendste Physiologe der ersten Hälfte des zwanzigsten Jahrhunderts. Diese Tatsache wurde auch gelegentlich des fünfzehnten Internationalen Physiologischen Kongresses in Moskau im Sommer 1935 zum Ausdruck gebracht, als ihm der Ehrentitel „Princeps Physiologorum Mundi" verliehen wurde."[315]

---

[314] Minkowski M (1970) Iwan Petrowitsch Pawlow, S. 210.
[315] Boldyreff WN (1937) "Ivan Petrowitsch Pawlow", S. 3.

1.15 Charles Scott Sherrington (1859-1952): Synapse, Reziproke Innervation, Sensible Muskelinnervation, Enthirnungsstarre, Extero- und Propriozeption, Gemeinsame Endstrecke und Bahnung

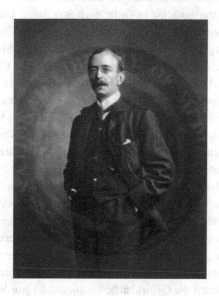

Abb. 1 Charles Scott Sherrington[316]

Wie schon die Einzelthemen zu diesem Kapitel zeigen, handelt es sich bei Sherrington um einen Wissenschaftler, der für die Neurologie, insbesondere für die Neurologie der Reflexe, von größter Bedeutung war.

Charles Scott Sherrington wurde am 27. November 1857 in London geboren. Zunächst interessierte er sich stark für das Studium der klassischen alten Sprachen, wurde aber durch seinen leiblichen Vater, Caleb Rose, Chirurg in Ipswich, zum Studium der Medizin motiviert. Ab 1876 studierte Sherrington am St. Thomas Hospital in London und gleichzeitig beim Physiologen Sir Michael Foster (1836-1907) in Cambridge, ab 1878 bei den Physiologen Walter Holbrook Gaskell (1847-1917) und John Newport Langley (1852-1925) in Cambridge.[317] [318] Beim Siebten

---

[316] Abb 1 Charles Scott Sherrington, Bildquelle: [Online im Internet:] URL: http://upload.wikimedia.org/wikipedia/commons/7/79/Charles_Scott_Sherrington1.jpg [Stand 07.01.2011, 15:19].

[317] Zur Biographie von Charles Scott Sherrington 1: [Online im Internet:] URL: http://en.wikipedia.org/wiki/Charles_Scott_Sherrington [Stand: 07.01.2011, 12:15].

Internationalen Kongress für Medizin in London 1881 traf Sherrington Professor Goltz (1834-1902) aus Straßburg, der seine entrindeten Hunde demonstrierte, und bot Goltz seine Mithilfe bei den Untersuchungen des Nervensystems der Hunde an. Goltz nahm dieses Angebot an, so dass Sherrington zusammen mit Langley in Cambridge entsprechende Untersuchungen durchführen konnte.[319]

1884 ging Sherrington zunächst zu Goltz nach Straßburg. 1885 begab er sich mit zwei englischen Kollegen nach Spanien, wo die asiatische Cholera ausgebrochen war. Bei dieser Gelegenheit wollte Sherrington einen in Spanien entwickelten Impfstoff überprüfen. Anschließend ging er mit spanischen Cholera-Proben nach Berlin zu Rudolf Virchow (1821-1902) und Robert Koch (1843-1910), um diese Proben dort zu untersuchen. Er blieb zur weiteren Ausbildung ein Jahr in Berlin, wo er bei Virchow und Koch gute Kenntnisse in Physiologie, Morphologie, Histologie und Pathologie erwarb. Er besuchte auch Vorlesungen von Helmholtz und du Bois-Reymond[320]. Zurück in London wurde Sherrington zunächst Dozent der Physiologie am St.-Thomas-Hospital, 1891 wurde er dann zum Professor und ärztlichen Direktor des Brown-Instituts in London ernannt. Seine Forschungen am Brown-Institut führten zu Veröffentlichungen über das Nervensystem, u. a. auch zu seiner Monographie über die periphere Verteilung der Fasern aus den hinteren Rückenmarkswurzeln. Hier begann er ebenfalls seine Untersuchungen über die reziproke Innervation antagonistischer Muskeln. 1895 wurde Sherrington auf den Lehrstuhl für Physiologie nach Liverpool berufen. Dort forschte er an Katzen, Hunden und Affen, denen die Gehirnhälften entnommen wurden, und fand heraus, dass Reflexe als integrierte Aktivitäten des gesamten Organismus gesehen werden müssen, nicht nur als Ergebnis der Aktivitäten der so genannten Reflexbögen, wie man damals allgemein annahm. In Liverpool setzte Sherrington auch seine Arbeiten an der reziproken Innervation fort. 1913 wurde Sherrington auf den Lehrstuhl für Physiologie in Oxford berufen, den er bis zum Beginn seines Ruhestands 1936 innehatte. Für seine Entdeckungen auf dem Gebiet der Funktionen der Neurone erhielt Sherrington 1932 gemeinsam mit Edgar Douglas Adrian den Nobelpreis für Medizin.

Sherrington starb im Alter von 95 Jahren am 4. März 1952 in Eastbourne, Sussex, England.[321]

---

[318] Zur Biographie von Charles Scott Sherrington 2: [Online im Internet:] URL: http://de.wikipedia.org/wiki/Charles_Scott_Sherrington [Stand: 07.01.2011, 12:17].

[319] Fulton JF (1970) Charles Scott Sherrington, S. 246.

[320] Anm.: Emil du Bois-Reymond (1818-1896), deutscher Physiologe und theoretischer Mediziner.

[321] Zur Biographie von Charles Scott Sherrington 1: [Online im Internet:] URL: http://en.wikipedia.org/wiki/Charles_Scott_Sherrington [Stand: 07.01.2011, 12:15] Zur Biographie von Charles Scott

Sherrington führte seine umfangreichen und vielseitigen Experimente während seiner gesamten Forschungstätigkeit mit einfachen technischen Hilfsmitteln durch. Das Hauptinventar seines Laboratoriums bestand aus einem du Bois-Reymondschen „Schlitten-Induktorium" zur Erzeugung von Hochspannungsimpulsen mit einer Daniell-Zelle als Stromquelle und aus einem Helmholtzschen Myograph (vgl. Kap. 1.12), den er als Erster zur dynamischen Aufzeichnung von Muskelkontraktionen bzw. Reflexaktivitäten nutzte.[322] In der experimentellen Durchführung wurde die Sehne des zu beobachtenden Muskels an den Messhebel des Myographen angeschlossen, und die durch die Spannungsimpulse des Induktoriums erzeugten Muskelveränderungen wurden aufgezeichnet. Diese beiden technischen Geräte waren von seinen vorgenannten Berliner Lehrern entwickelt worden.

Bevor im Folgenden die einzelnen Bahn brechenden Forschungsergebnisse in Kürze beschrieben werden, sei besonders auf ein Werk Sherringtons hingewiesen, das wie eine Klammer einen wesentlichen Teil seiner wissenschaftlichen Aktivitäten umfasst. Im Jahr 1906 erschien mit seiner Monographie "The Integrative Action of the Nervous System"[323] eines der wohl bedeutendsten Werke zur Reflexlehre in der Medizingeschichte. Es handelt sich dabei um zehn Vorlesungen, die er zwei Jahre zuvor an der Yale Universität in den USA gehalten hatte. In diesem Buch fasste Sherrington die Ergebnisse der Forschungsarbeiten der voraus gegangenen zwei Jahrzehnte zusammen und erklärte diese präzise und in brillianter Sprache. Noch heute, nach mehr als 100 Jahren, ist die von ihm eingeführte Fachterminologie aktuell.

In der experimentellen Arbeit bestand Sherringtons Arbeitsweise darin, dass er sich in der Regel mit mehreren Forschungsproblemen gleichzeitig beschäftigte. Die wichtigsten bei diesen Experimenten erzielten Ergebnisse sollen im Folgenden unter verschiedenen Überschriften besprochen werden.

Synapse

Bereits während seines Studiums in Cambridge wurde Sherrington von seinem Physiologieprofessor Michael Foster (1836-1907) gebeten, für dessen Lehrbuch der Physiologie, das 1897 erschien, einen Abschnitt über die Funktion des Nervensys-

---

Sherrington 2: [Online im Internet:] URL: http://de.wikipedia.org/wiki/ Charles_Scott_Sherrington [Stand: 07.01.2011, 12:17].
[322] Liddell EGT (1960) The Discovery of Reflexes, S. 117-118.
[323] Sherrington CS (1906) The Integrative Action of the Nervous System, Archibald Constable & Co., Ltd., London.

tems zu schreiben. In diesem Beitrag definierte Sherrington erstmals den Ausdruck Synapse wie folgt:

> *"So far as our present knowledge goes, we are led to think that the tip of a twig of the arborescence is not continuous with but merely in contact with the substance of the dendrite or cell-body on which it impinges. Such a special connection of one nerve cell with another might be called a synapsis."*[324]

Drei Jahre später, 1900, schrieb Sherrington in einem Beitrag zu E. A. Schäfer's "Textbook of Physiology"[325]:

> *"The nerve centre exhibits a valve-like function, allowing conduction to occur through it in one direction only. How securely the circuits of the nervous system are valved against regurgitation is shown by the Bell-Magendie law of the reactions of the spinal nerve roots. That the direction of nerve impulses is not reversible along the neural chains may be the function of the 'synapse'."*

Einige Zeilen weiter ist zu lesen:

> *"The 'valved' condition of the circuits may result from properties belonging to the place of 'contact utile' or 'synapse'. The evidence of Wallerian secondary degeneration is clear in showing that that process observes strictly a boundary between neurone and neurone in the reflex arc. The characters distinguishing reflex-arc conduction from nerve-trunk conduction may therefore be largely due to inter-cellular barriers, delicate transverse membranes."*

Und in der ihm eigenen poetischen Art fuhr Sherrington fort: *"Nerve cells thus 'hold hands' with each other."*[326]

Viele Jahre später erklärte Sherrington J. F. Fulton (1899-1960) in einem persönlichen Schreiben die aus medizinhistorischer Sicht interessante Entstehung dieses Ausdruckes „Synapse". Er schrieb:

---

[324] Foster M (1897) A Textbook of Physiology, London erwähnt in: Liddell EGT (1960) The Discovery of Reflexes, S. 141.
[325] Sherrington CS (1900) The spinal cord In: Schäfer EA Textbook of Physiology vol. ii.
[326] Liddell EGT (1960) The Discovery of Reflexes, S. 141.

„Sie erkundigen sich nach der Einführung des Wortes ‚Synapse'. Es kam so zustande: M. Foster hatte mich gebeten, die Fertigstellung des Kapitels über das Nervensystem für eine neue Ausgabe seines Lehrbuches der Physiologie (3. Teil) zu beschleunigen. Ich hatte es begonnen, war aber nicht weit damit gekommen, da ich die Notwendigkeit einer Benennung für die Verbindung von Nervenzelle zu Nervenzelle erkannte; denn diese Verbindungsstelle hatte ja nun als Funktionsträger in der Physiologie Bedeutung erlangt. Ich schrieb ihm über die Schwierigkeit und meinen Wunsch, einen besonderen Namen einzuführen, und schlug den Gebrauch von ‚Syndesmus' (σύνδεσμος) vor. Er fragte seinen ‚Trinity[327] -Freund Verall, den Euripides-Forscher, um Rat in der Sache und dieser schlug ‚Synapse' vor (griech. συνάψις = Verbindung); da dieses Wort eine bessere adjektivische Form gab, wurde es gewählt."*[328]

Sherringtons Begriff „Synapse" zusammen mit dem einige Jahre früher neu geprägten Begriff „Neuron" und ihre Interpretation schufen Weg weisende Grundlagen für die weitere Entwicklung der Neurophysiologie. Heinrich Wilhelm Waldeyer (1836-1921) hatte 1881 den Begriff „Neuron" als Bezeichnung für eine einzelne Nervenzelle eingeführt, allerdings hielt Sherrington Santiago Ramón y Cayal (1852-1934), spanischer Neurophysiologe und Nobelpreisträger von 1906, für den wahren Urheber der Neuronenlehre.[329] Cayal selbst merkte in einem persönlichen Kommentar an: *"all Waldeyer did was to publish in a weekly newspaper a résumé of my research and to invent the term 'neuron'."*[330]

An dieser Stelle sei noch ein Hinweis gegeben auf die wichtige Rolle, die Cayal für Sherringtons Forschungen am Nervensystem spielte. Cayal war es nämlich gelungen, durch verfeinerte Präparationstechniken die Feinstruktur des Zentralnervensystems optisch zu erschließen. Dafür erhielt er im Jahr 1906 gemeinsam mit dem italienischen Mediziner Camillo Golgi (1843-1926), der am gleichen Thema wie Cayal gearbeitet hatte, den Nobelpreis für Medizin.

Das Verstehen reflektorischer Vorgänge durch die Erforschung der komplexen und mannigfaltigen Vorgänge im synaptischen Spalt und seiner unmittelbaren Um-

---

[327] Anm.: Bei „Trinity" handelt es sich um das College in Cambridge, an dem Foster den Lehrstuhl für Physiologie innehatte.
[328] Fulton JF (1970) Charles Scott Sherrington, S. 249-250.
[329] Fulton JF (1970) Charles Scott Sherrington, S. 247.
[330] Fulton JF (1960) "Ramon y Cayal, Sherrington and the Neurone Doctrine" Archiv für Kreislaufforschung 33, S. 157.

gebung, u. a. mit Hilfe modernster technischer Möglichkeiten, ist heute weit fortgeschritten. Dennoch ergeben sich z. B. im Zusammenhang mit Nervenkrankheiten noch weite Forschungsfelder, die eine Zusammenarbeit von Neurophysiologen und Pharmakologen erfordern, um insbesondere die chemische Zusammensetzung der Transmitter im synaptischen Spalt gezielt beeinflussen zu können.[331]

Reziproke Innervation

1875 hatten Erb und Westphal den Kniesehnenreflex entdeckt (vgl. Kap. 1.13). Sherrington forschte weiter und überprüfte die Nervenversorgung der Hinterbeinmuskeln bei Fröschen, Kaninchen, Katzen und Affen mit Hilfe eines Myographen. Dabei stellte er fest, dass bei einer spontanen Aktivität in einem Glied der Beugermuskel entspannt wurde, während sein antagonistischer Streckmuskel erregt wurde.[332]

Er schrieb diese ersten Beobachtungen zur reziproken Innervation nieder und äußerte sich 1893 unter Bezugnahme auf eine seiner weiteren kurz vorangegangenen Veröffentlichungen in den "Proceedings of the Royal Society" folgendermaßen:

> *"In a previous communication it was shown that physiological contraction, and even mere mechanical tension of the flexor muscles of the knee, exerts considerable physiological influence upon the activity of the antagonistic muscles, the extensors. For instance, the elicitation of the 'jerk' from the extensors can be rendered impossible or difficult for a time by appropriate excitation of the flexors, and can, on the other hand, be much facilitated by flaccidity or paralysis of the latter."[333]*

Sherrington hatte die wechselseitigen Aktionen in gegenüber liegenden Muskeln und damit verbunden die reziproke Innervation entdeckt, und seine Beobachtungen machten deutlich, wie genau die wechselseitige Kontraktion der beiden Muskelgruppen auf das Gelenk wirkt. Diese Darlegung der alternativen Aktivität in Muskeln von Gliedmaßen, die „reziproke Aktivität", konnte er kurze Zeit später auch am Augapfel von Affen nachweisen. Der Grundsatz der wechselseitigen oder rezip-

---

[331] Klinke R (1994) Erregungsübertragung in Zellverbänden, 53-71 In: Klinke R, Silbernagl S (Hrsg.): Lehrbuch der Physiologie, Georg Thieme Verlag, Stuttgart New York, S. 70.
[332] Liddell EGT (1960) The Discovery of Reflexes, S. 117.
[333] Sherrington CS (1893) "Further Experimental Note on the Correlation of Action of Antagonistic Muscles" British Medical Journal 1: 1218, S. 1218.

roken Aktion von Skelettmuskeln war ein wichtiges Fundament für die weitere Forschung. Solche Aktionen schienen von reziproker Hemmung und „rebound" einer Muskelgruppe durch die entgegen gesetzte Muskelgruppe abzuhängen, was später auch bestätigt wurde. Die Hemmungsaktion war relativ einfach und klar und erfolgte im Fall der spinalen Reflexe im Rückenmark.[334]

Im Verlauf seiner weiteren Untersuchungen fand Sherrington im gleichen Jahr 1893 auch heraus, dass die Schablone der reziproken Innervation im Rückenmark angelegt ist und eine Regulierung und Modifikation von höheren Ebenen des Nervensystems erfährt. Er fand heraus, dass, wenn ein ipsi-lateraler Beugereflex in den hinteren Extremitäten auftritt, gleichzeitig durch Wirkung des zentralen Hemmungsvorgangs die Streckmuskeln jener Gliedmaßen erschlaffen. Er legte jedoch Wert auf den Hinweis, dass die Erschlaffung des Streckers in diesem Fall nicht eine vollkommene Erschlaffung sein kann, sondern „im Gleichschritt" (pari passu) mit der Entwicklung der Beugeantwort fortschreitet. Ähnliche reziproke Beziehungen bewies Sherrington 1897 auch an Augenmuskeln.[335]

T. Graham Brown[336] bewies dann 1911 das Gesetz der reziproken Innervation für solche koordinierte Reaktionen wie den Kratzreflex, die man beim Rückenmarkstier erhalten kann.[337]

Bei neuraler Betrachtungsweise des Effekts der reziproken Innervation kann also festgestellt werden, dass einem zentralen Hemmungsvorgang ein zentraler Mechanismus reziproker Innervation zu Grunde liegt. Das gleiche sensible Neuron vermag, wenn es das Rückenmark erreicht, die Tätigkeit motorischer Beugereinheiten auszulösen und gleichzeitig die Wirkung motorischer Streckereinheiten zu lähmen. Man nimmt an, dass die sich teilende Hinterwurzelfaser durch Dichotomie verschiedene Gruppen zentraler Neurone innerviert, von denen einige Schaltneurone sind, andere der so genannten gemeinsamen Endstrecke angehören (vgl. weiter unten in diesem Kap.), und dass die abschließende motorische Reaktion der bestimmten sensiblen Faser, die gereizt wurde, entspricht. Wenn diese Faser ein Rezeptor für Schmerz ist, wird die primäre Erregung vermittelnde Verbindung mit den Beugereinheiten, und die Hemmung vermittelnde Verbindung mit Schaltneuronen, die in den Streckreflex einbezogen sind, zustande kommen.[338]

---

[334] Liddell EGT (1960) The Discovery of Reflexes, S. 117-119.

[335] Förster H, Glees P (Hrsg.) (1952) Fulton JF. Physiologie des Nervensystems, S. 127.

[336] Anm.: T. Graham Brown (1882-1965), engl. Physiologe und Bergsteiger.

[337] Brown TG (1911) "Studies in the physiology of the nervous system. IX Reflex terminalphenomena-rebound-rhythmic rebound and movements of progression" Quart. J. exp. Physiol. 4: 331-397 erwähnt in: Förster H, Glees P (Hrsg.) (1952) Fulton JF. Physiologie des Nervensystems, S. 127, 548.

[338] Förster H, Glees P (Hrsg.) (1952) Fulton JF. Physiologie des Nervensystems, S. 127-128.

In Verbindung mit den Untersuchungen des Effekts der reziproken Innervation tauchten für Sherrington eine Reihe anderer Probleme auf. So stellte sich beim Kniereflex-Phänomen für ihn die Frage, welche Rolle die in den beteiligten Muskeln vorhandenen sensorischen Nerven spielen. Sherrington stellte sowohl bei Katzen als auch bei Affen fest, dass nach der Durchtrennung der zu bestimmten Muskeln gehörigen hinteren Spinalwurzeln zwischen einem Drittel bis zur Hälfte der Nervenfasern, die zu diesen Muskeln verlaufen, myelinisiert sind und sensiblen Charakter haben. Nach dieser Beobachtung war klar, dass Muskeln sensorische Nervenfasern, die aus den Muskeln heraustreten, besitzen. Ungeklärt blieb jedoch, wo innerhalb des Muskels der Ursprung dieser sensorischen Nervenfasern zu finden war.[339] [340]

Die Existenz von Muskelspindeln war Sherrington durch eine Reihe von Wissenschaftlern, wie Weismann (1834-1914) im Jahr 1860, Kühne (1837-1900) im Jahr 1863, Golgi (1843-1926) im Jahr 1880, Kölliker (1817-1905) im Jahr 1889 und Ruffini (1864-1929) im Jahr 1893, die bei ihren jeweiligen Untersuchungen fortschreitend präzisere Hypothesen bezüglich der Funktion dieser Muskelspindeln aufstellten, bekannt.[341]

Sherringtons Forschungsbeitrag dazu war die Erkenntnis, dass Muskelspindeln sensible Endorgane sind. Nach einer weiteren Versuchsreihe, bei der Sherrington zuerst die hinteren und dann die vorderen Wurzeln der Versuchstiere durchtrennte, kam er zu folgenden Schlüssen:

> *„In Muskeln, in denen alle motorischen Fasern mittels Degeneration vollkommen entfernt wurden, ist es mir stets gelungen, in jeder im Muskel nachweisbaren Spindel vollkommen intakte myelinisierte Nervenfasern aufzufinden. Diese myelinisierten Fasern lassen sich von den sensiblen Wurzeln herleiten, sie dringen in die Spindeln ein und enden in ihnen.“*[342]

Wenn Sherrington die hinteren Wurzeln durchtrennte und damit die dazugehörigen Ganglienzellen ausschaltete, degenerierten und verschwanden alle Muskelspindeln und alle Golgischen Sehnenkörper.

---

[339] Liddell EGT (1960) The Discovery of Reflexes, S. 119.
[340] Fulton JF (1970) Charles Scott Sherrington, S. 248.
[341] Liddell EGT (1960) The Discovery of Reflexes, S. 119.
[342] Fulton JF (1970) Charles Scott Sherrington, S. 248.

In weiteren Experimenten versuchte Sherrington, sich einen tieferen Einblick in die Funktionsprobleme zu verschaffen, und fand heraus, dass die Durchtrennung der sensiblen Hautnerven an der Pfote einer Katze die Fähigkeit der Katze, koordinierte Bewegungen auszuführen, in keiner Weise beeinträchtigte, obwohl die Pfote unempfindlich geworden war. Wenn er allerdings die hinteren Nervenwurzeln durchtrennte, waren nicht nur die Hautnerven, sondern auch die die Muskeln innervierenden Nerven unterbrochen, und die Katze reagierte mit völlig unkoordinierten Bewegungen, die denen eines an Tabes dorsalis leidenden Menschen glichen. Auch die Patellarreflexe gingen verloren. Wurden die Hautnerven allein durchtrennt, blieben die Patellarreflexe erhalten.[343]

Enthirnungsstarre (decerebrate rigidity)

Nachdem Sherrington durch Experimente die Funktion der Muskelspindel erklärt hatte, beschäftigte er sich mit dem Phänomen der Enthirnungsstarre, die er zum ersten Mal in den Croonian-Vorlesungen, 1897, beschrieb.[344] Sherrington begann seinen Bericht über die Enthirnungsstarre mit einer sehr klaren Beschreibung der von den enthirnten Affen eingenommenen Haltung:

> *„Die Hand des Affen ist mit der Palmarfläche leicht nach innen gedreht. Die hinteren Gliedmaßen sind in ähnlicher Weise gestreckt und nach rückwärts gewandt. Die Hüfte ist gestreckt, die Knie sind sehr steif und die Knöchel etwas extendiert. Der Schwanz ist trotz seines Gewichtes – und er ist bei einigen Affenarten recht schwer – entweder gerade und horizontal ausgestreckt oder oft auch steif nach oben gebogen.“*[345]

Weiter beschrieb er, dass man einen beträchtlichen Widerstand fühlt, wenn man die Glieder, den Schwanz, den Kopf oder den Kiefer aus der eingenommenen Stellung zu drücken versucht, und dass „*sie sofort in die frühere Stellung zurückschnellen,*

---

[343] Fulton JF (1970) Charles Scott Sherrington, S. 248.

[344] Sherrington CS "Experiments in examination of the peripheral distribution of the fibres of the posterior roots of some spinal nerves" Philos. Trans., 1893 b, 184 B: 641-763 was the basis of the Croonian Lecture for 1897, received by the Royal Society in November 1896 but not published until 1898. It formed the second and final contribution on sensory nerve roots on which the first had been made in 1894 erwähnt in: Liddell EGT (1960) The Discovery of Reflexes, S. 131 und in: Fulton JF (1970) Charles Scott Sherrington, S. 248.

[345] Fulton JF (1970) Charles Scott Sherrington, S. 248-249.

wenn sie freigegeben werden, um für eine Zeitlang mit noch größerer Starre als
vorher so zu verharren".[346]

Sherrington beobachtete bei seinen Versuchen mit Affen ebenfalls, dass die Enthirnungsstarre durch eine tiefe Narkose gelöst werden kann, dass jedoch die Durchtrennung der dorsalen Rückenmarksstränge dies nicht zu bewirken vermag. Die Durchtrennung eines ventrolateralen Strangs des Rückenmarks jedoch hebt die Starre in den hinteren und vorderen Gliedmaßen derselben Seite auf, und durch Durchtrennung der dazugehörigen Wurzeln kann auch die Starre in einer Extremität aufgehoben werden.[347] Diese Analyse des Enthirnungszustandes war für die Neurophysiologie eine grundlegende Erkenntnis.[348]

1898, ein Jahr nach der Analyse des Enthirnungszustandes, entdeckte Sherrington, dass die Erscheinung der Enthirnungsstarre nach Durchtrennung der dorsalen Nervenwurzel vollständig verschwand. Die reflektorische Bedeutsamkeit dieses tonischen Streckreflexes wurde aber erst klar, als Sherrington zusammen mit E.G.T. Liddell[349] 1924 den Dehnungsreflex beschrieben hatte, und Denny-Brown (1901-1981) und Liddell 1927 bewiesen hatten, dass der Streckreflex eine im Rückenmark integrierte Reaktion ist.

In seinen physiologischen Untersuchungen von 1898 beobachtete Sherrington, dass die Streckreflexe bei den Haltungsreaktionen eine wichtige Rolle spielen. Seine Beschreibung der Enthirnungsstarre zeigt, dass der „Tonus" nicht wahllos in der Extremitätenmuskulatur aller Vertebraten verteilt ist, sondern am Auffallendsten in den Muskeln auftritt, die normalerweise der Schwere entgegenwirken, in den Extensoren. Er stellte fest, dass bei Entfernung des Vorderhirns einer Katze oder eines Affen das Tier eine Stellung einnimmt, die reflektorischem Stehen gleicht.[350]

Im Jahre 1915 schrieb Sherrington wie folgt über die Verteilung der tonischen Reaktionen in Streckmuskeln:

„... *Reflextonus herrscht in jenen Muskeln und ist auf sie beschränkt,*
die das Tier in einer aufgerichteten Stellung halten. Dass dies so ist,
kann bewiesen werden, indem man das dezerebrierte Präparat auf sei-
ne Füße stellt; man sieht dann, dass das Präparat steht. So hat diese

---

[346] Fulton JF (1970) Charles Scott Sherrington, S. 249.
[347] Sherrington CS (1898) "Decerebrate Rigidity, and Reflex Coordination of Movements" J Physiol. 22/4: 319-332, S. 321.
[348] Fulton JF (1970) Charles Scott Sherrington, S. 249.
[349] Anm.: Edward G.T. Liddell (1895-1981), engl. Neurophysiologe; nach ihm und Sherrington ist der Liddell-Sherrington-Reflex benannt.
[350] Förster H, Glees P (Hrsg.) (1952) Fulton JF. Physiologie des Nervensystems, S. 114.

Reflextonizität, die doch, wenn man sie in einem einzelnen isolierten und für den Myographen präparierten Muskel betrachtet, kaum das Gepräge eines augenfälligen biologischen Zweckes trägt, sehr wohl einen klaren und unmissverständlichen Zweck, wenn die Erscheinung in der Muskulatur als ganzes verfolgt wird. Der Reflextonus ist eine Haltungskontraktion. Die Enthirnungsstarre ist schlechthin reflektorisches Stehen. Die Reflextonizität der Skelettmuskeln der dezerebrierten Katze und des dezerebrierten Hundes tut sich durch ihre Koordination, ihre Wirkungen und ihre Verteilung in der Muskulatur als ein Reflex kund, der sich von den untersuchten bekannteren Reflexen hauptsächlich darin unterscheidet, dass die letzteren Bewegungen ausführen, während dieser die Haltung aufrechterhält. [351]

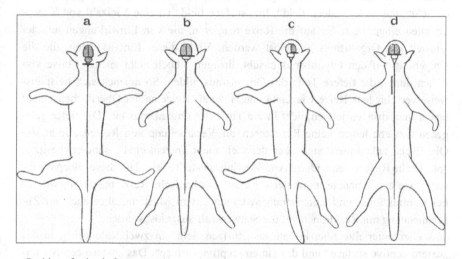

a. Position of animal after transection at calamus scriptorius.
b. Position of animal after ablation of cerebral hemispheres when decerebrate rigidity has developed.
c. Position of animal after ablation of one cerebral hemisphere when decerebrate rigidity has developed.
d. Effect on decerebrate rigidity of severance of afferent spinal roots of left fore-limb.

Abb. 2 Beispiel eines Ergebnisses zur Enthirnungsstarre beim Tierversuch durch Sherrington[352] (Bilderklärungen wörtlich nach Sherrington)

---

[351] Förster H, Glees P (Hrsg.) (1952) Fulton JF. Physiologie des Nervensystems, S. 114-115.
[352] Abb. 2 Beispiel eines Ergebnisses zur Enthirnungsstarre beim Tierversuch, Bildquelle: Sherrington CS(1898) "Decerebrate Rigidity, and Reflex Coordination of Movements" J Physiol., S. 322.

Die übertriebenen Extensorenantworten, die Sherrington beschrieb, sind, wie man heute weiß, auf den Dehnungsreflex zurückzuführen.[353]

Extero- und Propriozeption

1907 veröffentlichte Sherrington eine Schrift mit dem Titel "On the proprio-ceptive system, especially in its reflex aspect"[354], in der er seine bis zu diesem Zeitpunkt gesammelten Erkenntnisse zum Thema Extero- und Propriozeption zusammenfasste. Dabei stellte er zunächst fest, dass die Rezeptororgane, wenn man von einem übergeordneten Standpunkt aus ihre Verteilung und ihre Lage betrachtet, zwei große Gruppen bilden. Diese sind verteilt auf zwei große Felder, wobei jedes Feld grundsätzlich unterschiedlich gelagert ist. Das eine Feld nannte Sherrington „surface field", das andere „deep field". Im „surface field" ist eine Vielzahl von Rezeptorzellen eingebettet, die auf die Reize reagieren, die von Einwirkungen aus der Umwelt des Organismus ausgelöst werden. Viele dieser Einwirkungen, die die Umgebung auf den Organismus ausübt, dringen jedoch nicht zu der Masse von Zellen durch, die tiefere Teile des Organismus bilden. So machen sich beispielsweise verschiedene Reize wie Licht und Hitze als Reize an der Oberflächenschicht bemerkbar, dringen jedoch nicht in die Tiefe des Organismus ein. Die tiefer gelegenen Gewebe haben keine Rezeptoren zur Verarbeitung von Reizen, die an der Oberfläche ankommen, sind aber dennoch nicht „rezeptorlos", sondern besitzen spezifische Rezeptoren anderer Art. Sherrington stellte fest, dass diese „deep receptors", wie er sie nannte, normalerweise auf mechanische Reize reagieren, wie sie bei Kontraktions- und Entspannungsvorgängen von Muskeln, aber auch im Zusammenhang mit Reaktionen auf die Schwerkraft ausgelöst werden.[355]

Weiter unterteilte Sherrington das „surface field" in zwei Kategorien, in das „extero-ceptive surface" und das „intero-ceptive surface". Das „extero-ceptive surface" besteht aus der Haut im weitesten Sinn. Zu diesem Feld gehören nicht nur Rezeptororgane für den Tastsinn etc. im Hautorgan selbst, sondern auch das Auge, die Nase und das Hörorgan. Das „intero-ceptive surface" wird durch die Oberflächen der Verdauungsorgane gebildet.[356]

---

[353] Förster H, Glees P (Hrsg.) (1952) Fulton JF. Physiologie des Nervensystems, S. 115.
[354] Sherrington CS (1907) "On the proprio-ceptive system, especially in its reflex aspect" Brain 29/4: 467-482.
[355] Sherrington CS (1907) "On the proprio-ceptive system, especially in its reflex aspect", S. 468.
[356] Sherrington CS (1907) "On the proprio-ceptive system, especially in its reflex aspect", S. 469.

Das „deep field" des Organismus erklärte Sherrington als ein Feld unaufhörlicher Veränderungen, bei denen ständig innere Energie freigesetzt wird, wodurch chemische, thermische, mechanische und elektrische Effekte auftreten. Er führte aus, dass die Rezeptoren in den tiefen Gewebsschichten geeignet sind für die Erregung durch Veränderungen, die im Körper selbst (lat. „proprius") vor sich gehen und prägte somit den Begriff „Propriozeption". Er schrieb:

"Therefore, a character of the stimulations occurring in this deep field is that the stimuli are traceable to actions of the organism itself, and are so in much greater measure than are the stimulations of the surface field of the organism. Since in the deep field the stimuli to the receptors are delivered by the organism itself, the deep receptors may be termed 'proprio-ceptors', and the deep field a field of 'proprioception'."[357]

Sherrington erkannte in diesem Zusammenhang auch, dass es ein Zusammenspiel zwischen den Propriozeptoren des „deep field" und den Rezeptoren des „exteroceptive field" der Körperoberfläche gibt. Er begründet dies damit, dass Körperreaktionen, die Reize auf die „deep receptors" ausüben, oft selbst direkt erregt werden durch externe Reize, die von der Umwelt auf die Oberfläche des Tieres „auftreffen". Folglich resultiert mechanischer Zug oder Druck, der seinerseits „deep receptors" stimuliert, von einer vorausgegangenen Reflexbewegung, die von einem Rezeptor der Oberfläche, des „extero-ceptive surface", ausgelöst wird. Sherrington fasste diese Erkenntnis folgendermaßen zusammen:

"Hence the reactions produced by the receptor organs of the deep field are results primarily due to the stimulation of the organism by itself, but secondarily due to the stimulation of the organism by the environment."[358]

Was die Anordnung der spinalen und cranialen Reflexbögen, sowie die durch sie innervierte Muskulatur eines Wirbeltiers angeht, kann in Sherringtons Betrachtungsweise das Tier als eine Längsreihe von Segmenten angesehen werden. In jedem dieser Segmente sind Reflexbögen mit einer ähnlichen Funktionalität wie in den anderen Segmenten vorhanden. So gehören beispielsweise zu jedem Segment Reflexbögen, die ihren Ursprung in der Hautoberfläche („extero-ceptive") haben,

---

[357] Sherrington CS (1907) "On the proprio-ceptive system, especially in its reflex aspect", S. 471-472.
[358] Sherrington CS (1907) "On the proprio-ceptive system, especially in its reflex aspect", S. 472.

und solche, die ihren Ursprung in Gelenken, Muskeln, Sehnen, etc. („proprio-ceptive") haben. Die Reflexbögen mit entsprechender Funktion in den einzelnen aufeinander folgenden Segmenten vereinigen sich zu einem homogenen Reflexsystem, das sich mehr oder weniger über die gesamte Länge des Tieres erstreckt. Daraus leitete Sherrington Folgendes ab: *"Thus it is that the proprio-ceptors and their reflex arcs have, in their sum total, to be treated as a proprio-ceptive SYSTEM."*[359]

In einem weiteren Schritt ging Sherrington der Frage nach, ob im Zusammenhang mit dem propriozeptiven System die Kopfsegmente von höherer allgemeiner Bedeutung sind als die übrigen Segmente. Er stellte dabei fest, dass im Fall der Wirbeltiere das in einem der obersten Segmente gelegene Labyrinth als Rezeptororgan eine besondere Rolle spielt. In vergleichenden Studien an Tieren erkannte er, dass zwischen den Labyrinthfunktionen und der Funktion von Propriozeptoren, z. B. in Gliedmaßen, Ähnlichkeiten bestehen. Im Fall der Stimulation des Labyrinths ist die Wirkursache, die den Rezeptor direkt erregt, ein Teil des Organismus selbst, nicht der Umwelt. Die Stimulation des Labyrinths wird in der Regel also durch eine reaktive Bewegung des Organismus selbst hervorgerufen. Diese Reaktion stellt ihrerseits eine Antwort auf einen Reiz aus der Umgebung, der auf einen Rezeptor des „extero-ceptive surface" trifft, dar. Aus diesen Tatsachen ergibt sich die starke Ähnlichkeit der „dezentralen Propriozeption" mit der Funktionsweise der Rezeptoren des Labyrinths. Sherrington bezog deshalb folgerichtig die Rezeptoren des Labyrinths in den Begriff „Propriozeption" ein, als er erklärte:

> *"Thus, as the proprio-ceptors of a limb are in large measure responsible for the reflex posture and the compensatory reflexes of the limb, so the labyrinthine proprio-ceptors are largely responsible for the reflex posture and the compensatory reflexes of the head."*[360]

Sherrington zeigte, dass das Labyrinth im propriozeptiven Reflexsystem die wichtigsten Rezeptoren beinhaltet, und dass der zentrale Mechanismus des propriozeptiven Systems sich vorwiegend im hinteren Bereich des Gehirns, in den vestibularen Nerven, befindet. In der hinteren Gehirnregion, in die die vestibularen Nerven münden, laufen auch die Interneurone vieler propriozeptiver Zentren anderer Segmente der nervösen Achse wie in einem Brennpunkt zusammen. Beide bilden in dieser Region ein zentrales, hoch komplexes „Zusammenflussorgan", das Cerebel-

---

[359] Sherrington CS (1907) "On the proprio-ceptive system, especially in its reflex aspect", S. 475.
[360] Sherrington CS (1907) "On the proprio-ceptive system, especially in its reflex aspect", S. 478.

lum. Auf Grund eigener Überlegungen und Versuche, sowie nach Studium von Veröffentlichungen anderer Wissenschaftler ist für Sherrington das Cerebellum

> *"the chief co-ordinative centre, or rather group of centres, of the reflex system of the proprio-ceptors. The cerebellum, it would thus be permissible to describe as 'the head-ganglion of the proprio-ceptive system'; and in the proprio-ceptive system, as in other systems of receptors and their arcs, the head-ganglion is the ' main' ganglion. "*[361]

Im Zusammenhang mit seinen Ideen bezüglich der exterozeptiven und propriozeptiven Rezeptoren, sowie der Organisation der spinalen Segmente beschrieb Sherrington erstmals die entscheidende Bedeutung des Labyrinths als Teil des propriozeptiven Systems, das seinerseits vom Cerebellum gesteuert wird.[362] Auch die weiter oben im Abschnitt "Sensible Muskelinnervation" beschriebenen und von Sherrington entdeckten Muskelspindeln spielen als Teil des propriozeptiven Systems eine wichtige Rolle.

Die Gemeinsame Endstrecke (Final Common Path) und Bahnung

Definitionsgemäß wird das efferente Neuron, dessen Neurit das Erfolgsorgan erreicht, „gemeinsame Endstrecke" genannt.[363]

Anlässlich seiner berühmten Silliman-Vorträge in Yale im Jahr 1904 benutzte und erklärte Sherrington den Ausdruck „final common path" zum ersten Mal. Bei Untersuchungen der gegenseitigen Beeinflussung von Reflexen unterschied Sherrington zunächst zwischen „privaten" Nervenbahnen, die von einzelnen sensiblen Rezeptoren kommen, und Neuronen im Rückenmark, die in unterschiedlichem Maße „öffentliche" Nervenbahnen darstellen, d. h. Neuronen, in die vielfache Afferenzen münden. Aus dieser Konstellation schloss Sherrington, dass im Fall der motorischen Reflexe die Motoneurone, die die Muskeln aktivieren, notwendigerweise den „final common path" darstellen.[364]

---

[361] Sherrington CS (1907) "On the proprio-ceptive system, especially in its reflex aspect", S. 481-482.

[362] Burke RE (2007) "Sir Charles Sherrington's The integrative action of the nervous system: a centenary appreciation" Brain 130: 887-894, S. 892.

[363] Schiebler H, Schmidt W (1991) (Hrsg.): Anatomie, Springer, Berlin Heidelberg New York London Paris Tokyo Hong Kong Barcelona Budapest, S. 185.

[364] Burke RE (2007) "Sir Charles Sherrington's The integrative action", S. 890.

In seiner historischen Monographie "The integrative action of the nervous system" führte Sherrington aus, dass Reflexe, die die gemeinsame Endstrecke innehaben und eine einzelne Muskelgruppe ergreifen, verschiedene Antwortformen auslösen können: 1. anhaltende Kontraktionen, wie etwa den Beugereflex, 2. rhythmische Reaktionen, wie den Kratzreflex, oder 3. reflektorische Hemmung. Die afferenten Endorgane, die sich miteinander verbinden, um eine dieser Antworten hervorzubringen, nannte Sherrington „verbündete" (allied) Endorgane, und die hervorgebrachten Reaktionen nannte er „verbündete Reflexe", da sie die gemeinsame Endstrecke in der gleichen Weise beeinflussen. Andererseits nannte er Reaktionen, die zu verschiedenen Kategorien gehören und daher einander entgegenwirken, „antagonistische Reflexe".[365]

Sherrington erkannte auch, dass Reflexe um die gemeinsame Endstrecke „wetteifern". So kann eine gemeinsame Endstrecke nicht gleichzeitig von zwei antagonistischen Reflexen in Anspruch genommen werden, sondern der „stärkere" Reflex „setzt sich durch". Er beobachtete, dass das Ergebnis der „Rivalität" am Eingang der gemeinsamen Endstrecke von mehreren Umständen abhängt: 1. von der Natur der Reflexe, 2. von der Intensität der einzelnen Reize und 3. von der Wirkungsdauer des Reflexes. Wenn beispielsweise Reize für den Kratzreflex und Reize für den Beugereflex der hinteren Extremität gleichzeitig gegeben werden, wird normalerweise der Kratzreflex ausgeschlossen und der Beugereflex „gewinnt", da der Beugereflex eine nociceptive Reaktion ist. Für Sherrington sind die nociceptiven Reflexe die „stärkeren" Reflexe, weil diese Reflexe den Körper vor Gefahr schützen. Folglich „stechen" sie alle anderen Reflextypen, die um die gemeinsame Endstrecke wetteifern, „aus".[366]

Ein weiterer Begriff, den Sherrington nach entsprechenden Experimenten prägte, ist die „sukzessive Induktion". Diese ist zu beobachten, wenn antagonistische Reflexe die gemeinsame Endstrecke in rhythmischer Folge innehaben, wie das beispielsweise beim Vorgang des Schreitens durch Beuger und Strecker der Fall ist. Hierbei „erleichtert" der vorangehende Reflex die nachfolgende Benutzung der gemeinsamen Endstrecke durch die antagonistische Reaktion, der vorangehende Reflex „bahnt" gewissermaßen den Weg der gemeinsamen Endstrecke für die nachfolgende Benutzung. Dieser in der Neurologie bedeutende Begriff „Bahnung" wurde von dem österreichischen Physiologen Sigmund Exner (1846-1926) eingeführt, die „sukzessive Induktion" wurde erstmals von Sherrington beschrieben und stellt eines der „Gesetze der Bahnung" dar.[367] Die Ergebnisse seiner experimentel-

---

[365] Förster H, Glees P (Hrsg.) (1952) Fulton JF. Physiologie des Nervensystems, S. 130-131.
[366] Förster H, Glees P (Hrsg.) (1952) Fulton JF. Physiologie des Nervensystems, S. 133.
[367] Förster H, Glees P (Hrsg.) (1952) Fulton JF. Physiologie des Nervensystems, S. 133-134.

len Forschungen auf dem Gebiet der „Bahnung" beschrieb Sherrington im Jahr 1906 in seiner Veröffentlichung "Observations on the Scratch-Reflex in the Spinal Dog".[368]

Sherrington ist unbestritten einer der ganz großen Neurologen der Medizingeschichte. Deshalb seien an dieser Stelle einige kurze Einschätzungen über Sherrington wiedergegeben.

J. C. Eccles (1903-1997), der von 1927 bis 1937 in Oxford mit Sherrington zusammen gearbeitet hatte und 1963 mit dem Nobelpreis ausgezeichnet wurde, fasste Sherringtons wissenschaftliche Lebensleistung inhaltlich und bewertend folgendermaßen zusammen:

"Sherrington's investigations on the nervous system were conceived in terms of the anatomical concepts of the neurone and the synapse, and it was he who showed the way in which these concepts are significant for function. In fact it was the clarity of his functional thinking in terms of neurons and the synaptic links between them that distinguished Sherrington from all contemporary neurophysiologists."[369]

J. F. Fulton, ein anderer großer Neurophysiologe, der u. a. die wissenschaftlichen Erkenntnisse Sherringtons in Bezug auf die Physiologie des Nervensystems[370] und darüber hinaus auch sein Leben und Wirken ausführlich beschrieb[371], äußerte sich wie folgt: *„Sherringtons Verdienst ist es, das Spezialgebiet der Neurologie in der heutigen Konzeption begründet zu haben."*[372]

P. Hoffmann, der 1913 als noch junger Wissenschaftler die Gelegenheit hatte, mit Sherrington kurze Zeit in Liverpool zusammen zu arbeiten, und der mit seinem Spezialthema „Eigenreflexe" die Ideen Sherringtons weiter entwickelte, meinte in seiner „Erinnerung" an Sherrington:

---

[368] Sherrington CS (1906) "Observations on the scratch-reflex in the spinal dog" J. Physiol.13/34 (1-2): 1-50.

[369] Eccles JC (1957) "Some aspects of Sherrington's contribution to neurophysiology" Notes Rec R Soc Lond 12: 216–25, S. 218.

[370] Förster H, Glees P (Hrsg.) (1952) Fulton JF. Physiologie des Nervensystems, Enke, Stuttgart.

[371] Fulton JF (1970) Charles Scott Sherrington In: Kolle K (Hrsg.): Große Nervenärzte 1, Georg Thieme Verlag, Stuttgart.

[372] Fulton JF (1970) Charles Scott Sherrington, S. 245.

*„Er und seine Schüler haben die Neuronenlehre am reinsten, in schärfs-
ter Form physiologisch angewandt. Und es ist deswegen auch nicht
verwunderlich, dass er gerade den Namen ‚Synapse' einführte.* "[373]

Um in der Sprache Sherringtons zu bleiben, möchte die Verfasserin dieser
Arbeit zum Ausdruck bringen, dass Sherrington mit seinen großen Themen wie
„Sensible Muskelinnervation", „Reziproke Innervation", „Enthirnungsstarre",
„Propriozeption", „gemeinsame Endstrecke" und „Synapse" in seiner wissenschaftlichen Persönlichkeit selbst eine einzigartige „Synapse" bildet zwischen
den Erkenntnissen der Neurologie vor seiner Zeit und der Zeit nach ihm. Die
Ergebnisse seiner konsequenten und intelligenten Arbeit sind in dieser Betrachtung die „Transmitter", die sicherstellten, dass die Forschungsarbeiten, insbesondere auch auf dem Gebiet der Reflexlehre, nach ihm effizient fortgesetzt
werden konnten.

---

[373] Hoffmann P (1952) "Erinnerung an C. S. Sherrington" Deutsche Zeitschrift für Nervenheilkunde
168: I-IV, S. IV.

1.16   Paul Hoffmann (1884-1962): Eigenreflexe

Paul Hoffmann wurde am 1. Juli 1884 in Dorpat/Lettland als Sohn eines Professors für Innere Medizin geboren. Er studierte Medizin in Leipzig, Marburg und Berlin, schloss 1908 sein Studium in Leipzig ab, wo er 1909 mit seiner Dissertationsarbeit "Beitrag zur Kenntnis der so genannten Kittlinien der Herzmuskelfasern" promoviert wurde. Anschließend arbeitete er als Assistent am Physiologischen Institut in Berlin, wo die dort durchgeführten elektrophysiologischen Untersuchungen an menschlichen Muskeln für seine wissenschaftliche Laufbahn bestimmend waren. 1912 habilitierte Hoffmann sich bei M. von Frey (1852-1932) in Würzburg mit einer Arbeit über "Die Aktionsströme des mit Veratrin vergifteten Muskels". 1917 wurde Hoffmann in Würzburg zum außerordentlichen Professor ernannt, 1924 wurde er als ordentlicher Professor und Nachfolger von J. von Kries (1853-1928) auf den Lehrstuhl für Physiologie an die Universität Freiburg im Breisgau berufen. Er starb am 9. März 1962 in Freiburg.[374]

Besonders erwähnenswert in Hoffmanns Biographie ist ein kurzer Aufenthalt Hoffmanns bei Sherrington in England im Jahr 1913. Aus einem Nachruf Hoffmanns auf Sherrington in dessen Todesjahr 1952 geht hervor, wie sehr Hoffmann die Begegnung mit diesem großen englischen Neurologen schätzte:

> *„Der Schreiber dieser Zeilen hatte das Glück, 1913 mehrere Monate in Sherringtons Laboratorium, damals in Liverpool, unter seiner Leitung arbeiten zu können."*[375]

Bereits im Jahr 1910 veröffentlichte Hoffmann eine neue elektrophysiologische Methode zur Registrierung von Reflexen. Er fand heraus, dass man durch elektrische Reizung eines gemischten Nervs bestimmte „Eigenreflexe", wie er sie später nannte, auslösen konnte. In den von ihm aufgezeichneten Elektromyogrammen trat ein Muskelpotential auf, das durch indirekte Reizung des Muskels entstanden war, und kurze Zeit darauf trat ein weiteres Muskelpotential auf, das durch Erregung des sensiblen Nervs und Weiterleitung der Erregung über das Rückenmark auf den Muskel ausgelöst worden war. Den sehr kurzen zeitlichen Abstand der beiden Potentiale wertete Hoffmann als Maß für die Reflexzeit. Diese Erkenntnis war der

---

[374] Wyss OAM (1962) "In memoriam Paul Hoffmann" Cellular and Molecular Life Sciences 18: 478-480, S. 478.

[375] Hoffmann P (1952) "Erinnerung an C. S. Sherrington", S. II.

Ausgangspunkt für Hoffmanns spätere umfangreiche Untersuchungen des Einflusses der Muskelinnervation auf die Reflextätigkeit.[376]

Hoffmann war somit in der Lage, mit Hilfe einer modernen myographischen Registriermethode die Reflexzeit mit einer für damalige Verhältnisse außerordentlichen Exaktheit messen zu können. Ebenfalls 1910 beschäftigten sich angelsächsische Forscher mit dem gleichen Problem am Tier, wobei sie die gleiche Technik wie Hoffmann anwandten, doch Hoffmanns Messungen, die er nicht am Tier, sondern am Menschen durchführte, waren viel genauer und besser belegt. Hoffmann wies von Anfang an darauf hin, dass die Reflexzeit fast völlig durch die periphere Leitungszeit verbraucht wird, und dass die Übertragungszeit im Rückenmark in die Fehlergrenzen der damals vorhandenen Messtechnik in der Größenordnung einer Millisekunde fiel. Er war der Erste, der auf Grund dieser Befunde dem damaligen Stand der Kenntnisse entsprechend den monosynaptischen Übertragungsmechanismus postulierte, dessen sicherer Nachweis erst mit Hilfe moderner Technik viele Jahre später gelang.[377]

Hoffmanns weitere Untersuchungen über die refraktäre Periode des menschlichen Rückenmarks, mit denen er bereits 1917 zeigte, dass Rückenmarksreflexe bis zu Frequenzen von 150/sec und mehr in regelmäßiger Folge übermittelt werden können, waren Weg weisend. Aus dieser Erkenntnis zog er den Schluss, dass das absolute Refraktärstadium für die reflektorische Übertragung im Rückenmark sehr kurz, das relative Refraktärstadium dagegen verhältnismäßig lang sei. Jahre später bestätigten Forscher, denen erheblich verbesserte technische Hilfsmittel für ihre Untersuchungen zur Verfügung standen, Hoffmanns Feststellung, was einerseits zum Begriff der absoluten Refraktärperiode als Ausdruck der unmittelbaren Erregung der Motoneurone, andererseits zum Begriff der relativen Refraktärperiode mit supra- und subnormaler Phase als Ausdruck des gesamten Erregungsablaufs in der Nervenzelle führte.[378]

Ebenfalls als Erster beobachtete Hoffmann 1919 im Elektromyogramm eines menschlichen Muskels, dass dem durch Sehnenschlag oder Nervenreiz ausgelösten reflektorischen Aktionsstrom, heute auch H-reflex genannt, eine vorübergehende Abnahme der tonischen Grundinnervation folgt, ein Phänomen, das Hoffmann als Hemmungsreflex des Rückenmarks interpretierte. In Würdigung dieser Entdeckung Hoffmanns nennt man heute die Aktivierung des Reflexbogens durch elektrische

---

[376] Blasius W (1965) "Zur Geschichte der Reflexlehre unter besonderer Würdigung des Beitrages von Paul Hoffmann", S. 488.
[377] Wyss OAM (1962) "In memoriam Paul Hoffmann", S. 479.
[378] Wyss OAM (1962) "In memoriam Paul Hoffmann", S. 479.

Reizung der Ia-Afferenzen „H-Reflex".[379] Hoffmann machte diese grundlegende Feststellung fast ein Jahrzehnt vor der „Wiederentdeckung" der „silent period" durch Fulton und Pi Suñer[380], sowie durch Denny-Brown, wobei die von Hoffmann publizierten Elektrogramme den Elektrogrammen der Wiederentdecker nicht nur gleichwertig, sondern eindeutig überlegen waren.[381]

Noch heute ist die zentrale Hemmung neben der Entlastung parallel geschalteter Muskelrezeptoren und der Synchronisierung der Refraktärperioden der Vorderhornzellen als sog. Renshaw-Hemmung der weitaus interessanteste Teilaspekt der reflektorischen „Innervationsstille". Reflexzeit, Refraktärstadium der Rückenmarksreflexe und „silent period" sind drei Grundphänomene der Neurophysiologie, über die Hoffmann in seinen wissenschaftlichen Arbeiten experimentell neue Erkenntnisse fand. Zu diesen Erkenntnissen gehört Hoffmanns Feststellung, dass die Reflexstärke eine Funktion der tonischen Grundinnervation ist, dass autonomtonische, reflektorische und willkürliche Aktivierung der Skelettmuskulatur am gleichen Effektorenapparat angreift, dass gemeinsame Gesetze der Bahnung und Hemmung für diese verschiedenen Aktivierungsarten gelten, und dass diese gemeinsamen Gesetze die Gesetze der Funktionsweise der Vorderhornzellen, d. h. der Motoneurone, sind.[382]

Auf der Tagung der Deutschen Physiologischen Gesellschaft in Hamburg hielt Hoffmann 1920 einen Vortrag über seine Erfahrungen auf dem Gebiet der Reflexphysiologie mit dem Thema: "Über die Beziehungen der Hautreflexe zu den Sehnenreflexen. Eigenreflexe und Fremdreflexe der Muskeln"[383]. Der Inhalt dieses Vortrags wurde im gleichen Jahr veröffentlicht. Hierin definierte er erstmals seine Unterscheidung zwischen Eigen- und Fremdreflexen:

> „.....ich gebrauche also im folgenden den Ausdruck ,Sehnenreflexe' in diesem erweiterten Sinne synonym mit Eigenreflexe und verstehe unter Fremdreflexen alle reflektorischen Beeinflussungen des Muskels, die nicht von seinen eigenen rezeptiven Nerven stammen."[384]

---

[379] ten Bruggencate G (1994) Sensomotorik: Funktionen des Rückenmarks und absteigender Bahnen, 643-661 In: Klinke R, Silbernagl S (Hrsg.): Lehrbuch der Physiologie, Georg Thieme Verlag, Stuttgart New York, S. 652.

[380] Anm.: Pi Suñer (1879-1965), span. Physiologe.

[381] Wyss OAM (1962) "In memoriam Paul Hoffmann", S. 479.

[382] Wyss OAM (1962) "In memoriam Paul Hoffmann", S. 479-480.

[383] Hoffmann P (1920) "Über die Beziehungen der Hautreflexe zu den Sehnenreflexen. Eigenreflexe und Fremdreflexe der Muskeln" Zeitschrift für Biologie 72: 101-105.

[384] Hoffmann P (1920) "Über die Beziehungen der Hautreflexe zu den Sehnenreflexen", S. 102.

Über Eigenschaften und Funktion der Sehnen- bzw. Eigenreflexe bemerkte Hoffmann in der gleichen Veröffentlichung: Die

„Sehnenreflexe folgen einfachen Regeln. Sie dienen zur exakten Ausführung der gegebenen Befehle, sie sind ein untergebener Apparat, der mechanisch den Anweisungen unseres Willens und unserer höheren reflektorischen Tätigkeit folgt."[385]

Mit diesen Worten charakterisierte Hoffmann die Eigenreflexe, deren Mechanismus er richtig erkannt hatte, auch hinsichtlich ihrer physiologischen Bedeutung und stellte sie den Fremdreflexen mit ihrer viel komplexeren Problematik gegenüber (siehe unten). Diese Gegenüberstellung ist heute noch von großem didaktischem Wert, sowohl für das theoretische Verständnis der Reflexbeziehungen, als auch für das praktische Verständnis in der klinischen Reflexlehre.[386]

1934 schrieb Hoffmann seine gesammelten experimentellen Befunde und seine theoretischen Vorstellungen in einem Artikel mit dem Titel "Die physiologischen Eigenschaften der Eigenreflexe"[387] nieder. Nach Bewertung umfangreicher eigener Untersuchungen machte Hoffmann in dem Artikel den Vorschlag, die Reflexe der quer gestreiften Skelettmuskulatur in Eigenreflexe und Fremdreflexe einzuteilen, wobei er in Bescheidenheit erklärte: *„Es ist für die Sache wenig bedeutend, ob sich diese Namen durchsetzen oder nicht."*[388]

Sherringtons Unterscheidung in propriozeptive und exterozeptive Reflexe war den deutschen Wissenschaftlern bekannt (vgl. Kap. 1.15), Hoffmann jedoch schuf den eigenen Begriff „Eigenreflex", der sich mit Sherringtons weiter gefasstem Begriff des „propriozeptiven Reflexes" nicht einfach deckt, sondern sich viel restriktiver auf das Verhalten des Skelettmuskels gegenüber seinen eigenen Afferenzen bezieht.[389] Dies geht aus seiner Meinung hervor,

„dass ein Reflex von einem Organ ausgehend auf dieses selbst wieder allein zurückwirkt. Die Eigenreflexe müssen propriorezeptive Reflexe sein insofern, als Veränderungen in den Organen selbst, Muskeldehnung und Gefäßdehnung den Reflex hervorrufen. Doch kann ein pro-

---

[385] Hoffmann P (1920) "Über die Beziehungen der Hautreflexe zu den Sehnenreflexen", S. 105.

[386] Wyss OAM (1962) "In memoriam Paul Hoffmann", S. 480.

[387] Hoffmann P (1934) "Die physiologischen Eigenschaften der Eigenreflexe" Asher Spiro, Ergebnisse der Physiologie und exper. Pharmakologie 36: 15-108.

[388] Hoffmann P (1934) "Die physiologischen Eigenschaften der Eigenreflexe", S. 19.

[389] Wyss OAM (1962) "In memoriam Paul Hoffmann", S. 480.

priorezeptiver Reflex intensiv auf entfernte Organe wirken. Eigenrefle-
xe sind also die engere Gruppe."[390]

In der genannten Arbeit beleuchtete Hoffmann die Eigenreflexe in all ihren Aspekten, wobei er zunächst die methodischen Grundlagen, auf denen seine Untersuchungen der Eigenreflexe beruhen, erklärte. Dabei setzte er sowohl mechanische
als auch elektrische Messmethoden ein und stellte fest, dass die elektrischen Methoden über die Intensität des einzelnen Reflexes weniger gute Angaben machten
als die mechanischen Registrierungsmethoden, dass die elektrischen Messmethoden aber bei anderen Problemstellungen, z. B. bei der Messung von Reflexzeiten,
sehr viel leistungsfähiger waren.[391] Er erkannte auch, dass man mit elektrischen
Methoden Reflexe bei gleichzeitiger reflektorischer oder willkürlicher Innervation
untersuchen kann, bei mechanischer Messung *„geht unter solchen Umständen der
Reflex gewissermaßen unter"*[392]. Hoffmann war also gegenüber der noch nicht aus-
gereiften oszillographischen Messmethode skeptisch und bevorzugte das Saiten-
galvanometer. Die Ableitung der Ströme aus dem Muskel realisierte er abhängig
vom jeweiligen Ziel seiner Untersuchungen entweder mit Bindenelektroden oder
mit eingestochenen Nadelelektroden.[393]

Hoffmann führte seine Untersuchungen sowohl mittels mechanischer als auch
mittels elektrischer Reflexauslösung durch.

Bei seinen Versuchen mit mechanischer Auslösung von Reizen erkannte Hoffmann, dass die Erregungen von gemischten Nerven, wie sie typisch für den Menschen sind, nicht einfach vom Sinnesorgan über sensible Nerven zum Rückenmark
laufen, dort auf motorische Neurone übergehen und über diese zum Muskel gelangen. Er stellte vielmehr fest, dass die *„Dinge komplizierter liegen"*, nämlich dass
durch die Reizung gemischter Nerven vier *„Schwärme von Erregungswellen"* hervorgerufen werden:

1. *„Wellen, die im motorischen Nerven centrifugal laufen;*
2. *solche, die im motorischen Nerven centripetal laufen;*
3. *Wellen, die im sensiblen Nerven centripetal laufen;*
4. *solche, die im sensiblen Nerven centrifugal laufen."*[394]

---

[390] Hoffmann P (1934) "Die physiologischen Eigenschaften der Eigenreflexe", S. 19.
[391] Hoffmann P (1934) "Die physiologischen Eigenschaften der Eigenreflexe", S. 21.
[392] Hoffmann P (1934) "Die physiologischen Eigenschaften der Eigenreflexe", S. 22.
[393] Hoffmann P (1934) "Die physiologischen Eigenschaften der Eigenreflexe", S. 22-23.
[394] Hoffmann P (1934) "Die physiologischen Eigenschaften der Eigenreflexe", S. 23.

Im Rahmen dieser Untersuchungen maß Hoffmann das Refraktärverhalten von Eigenreflexen und gab als Ergebnis eine Gesamt-Refraktärperiode von etwa 10,5 ms an, wovon 2,5 ms als absolut refraktäre Periode (innerhalb derer auch eine weitaus überschwellige Reizung keinen Reflex auslösen kann) und 8 ms als relativ refraktäre Zeit (innerhalb derer eine überschwellige Reizung einen Reflex auslösen kann) anzusehen sind.[395]

Für die elektrische Auslösung der Eigenreflexe bieten sich nach Hoffmann aus anatomischen Gründen folgende Muskelgruppen besonders an: Peroneusmuskulatur (Fußbeuger), Tibialismuskulatur (Fußstrecker), Quadriceps, Medianusmuskulatur, Ulnarismuskulatur und Radialismuskulatur.[396] Er fand auch heraus, dass die elektrische Reizung einen gewissen Vergleich von einer Muskelgruppe zur anderen ermöglicht, während *„die mechanischen Verhältnisse in den verschiedenen Fällen so different sind, dass man schon von vornherein keine gleichmäßigen Resultate erwarten kann."*[397]

Für Hoffmann erhob sich zunächst noch die Frage, welche Muskeln einen Eigenreflex besitzen und bei welchen Muskeln keine Eigenreflexe nachweisbar sind. Nach Auswertung der Literatur und auf Grund eigener Erkenntnisse und Überlegungen stellte er sich dann als Antwortansatz die Gegenfrage:

„gibt es überhaupt quer gestreifte Muskeln, die keine solchen besitzen?
Bisher sind zwei Ausnahmen bekannt geworden, bei denen trotz sorg-
fältiger Prüfung der Nachweis nicht gelang. Diese sind das Zwerchfell
und die äußeren Augenmuskeln."[398]

In seiner systematischen Vorgehensweise zum Thema Eigenreflexe beschrieb Hoffmann dann den „adäquaten Reiz" für die Auslösung von Eigenreflexen. Er untersuchte die damals diskutierte Vermutung, dass eine Zerrung des Muskels in der Längsrichtung der adäquate Reiz für die Eigenreflexe sei, was am Beispiel von gewöhnlichen Sehnenreflexen wie Patellarreflex, Achillessehnenreflex, Bicepsreflex, Tricepsreflex leicht nachweisbar war. Hoffmann versuchte weiter nachzuweisen, dass bei Gelenkbewegungen, die eine plötzliche Zerrung des Muskels bedingen, regelmäßig ein Reflex entstehen muss. Zur Nachweisführung bediente er sich der Methode der Bahnung durch gleichzeitige Innervation und der elektrischen

---

[395] Hoffmann P (1934) "Die physiologischen Eigenschaften der Eigenreflexe", S. 24.
[396] Hoffmann P (1934) "Die physiologischen Eigenschaften der Eigenreflexe", S. 24.
[397] Hoffmann P (1934) "Die physiologischen Eigenschaften der Eigenreflexe", S. 25.
[398] Hoffmann P (1934) "Die physiologischen Eigenschaften der Eigenreflexe", S. 26.

Messung der sich ergebenden Aktionsströme.[399] Dabei fand er heraus, dass der adäquate Reiz erforderlichenfalls in einer raschen Zerrung bestehen muss, *„es kommt mehr auf die Geschwindigkeit der Bewegung als auf die Größe derselben an.“*[400] Beispielsweise im Quadriceps durch Beugung im Knie einen deutlichen Sehnenreflex hervorzurufen, ist schwierig, da die Trägheit des schweren Unterschenkels das schnelle Einsetzen der Bewegung verhindert. Bei einem Schlag auf die Hand, bei fixiertem Handgelenk, wird jedoch je nach Richtung des Schlags in Beugern oder Streckern ein Reflex hervorgerufen, und zwar jedes Mal in den Muskeln, die gezerrt werden. Hoffmann fasste diese Erkenntnisse über den adäquaten Reiz folgendermaßen zusammen:

> *„Ich glaube, dass heute nicht mehr ernstlich daran gezweifelt wird, dass der adäquate Reiz für den Sehnenreflex wirklich die Zerrung des Muskels ist. Gleichgültig bleibt dabei, ob die perzipierenden Nervenendorgane in der Sehne, im Muskel oder an der Stelle der Vereinigung beider liegen.“*[401]

Eine Auswahl weiterer Themen seiner Veröffentlichung "Die physiologischen Eigenschaften der Eigenreflexe" werden im Folgenden nur kurz durch Zitate beleuchtet.

Zur „Summation von Reizen und zur Summationsfähigkeit von Eigenreflexen" stellte Hoffmann fest: *„Die Summation des Effektes bei Reizung von einer Stelle aus (vom receptiven Felde her) ist beim Eigenreflex nicht entwickelt.“*[402]

In seinen Überlegungen zur „Bahnung und Hemmung" kam er zu folgender Erkenntnis:

> *„Der Sehnenreflex nimmt die für sein Ablaufen nötige ‚Innervationsenergie' nicht aus sich selbst. Es muss eine gewisse Ladung von anderer Seite her erfolgen. Ist diese gar nicht vorhanden, so kann der Reflex nicht ablaufen. Er ist im Innersten seiner Wesenheit ein ganz abhängiger Prozess, ein Teilvorgang, der abgetrennt von anderen Funktionen des Zentralnervensystems keine reale Existenz besitzt.“*[403]

---

[399] Hoffmann P (1934) "Die physiologischen Eigenschaften der Eigenreflexe", S. 29-30.
[400] Hoffmann P (1934) "Die physiologischen Eigenschaften der Eigenreflexe", S. 30.
[401] Hoffmann P (1934) "Die physiologischen Eigenschaften der Eigenreflexe", S. 30.
[402] Hoffmann P (1934) "Die physiologischen Eigenschaften der Eigenreflexe", S. 43.
[403] Hoffmann P (1934) "Die physiologischen Eigenschaften der Eigenreflexe", S. 49.

Zum Thema „Hemmungsphase" bemerkte Hoffmann:

„Entsprechend der gegebenen Auffassung findet man die Hemmungs-phase auch bei allen Eigenreflexen, sie ist beim Patellarrefiex ebenso deutlich wie beim Vorderarmperiostreflex. Es muss zugegeben werden, dass der Ausdruck ‚Hemmungsphase' ein missverständlicher ist. Unter Hemmung verstehen wir meist etwas Aktives. Das liegt hier nicht vor. Der englische Ausdruck ‚silent period' hat, da er gar nichts präsumiert, dem deutschen gegenüber Vorzüge."[404]

Den Effekt des „Refraktärstadiums von Eigenreflexen" charakterisierte Hoffmann folgendermaßen:

„Es besteht ein deutliches relatives und absolutes Refraktärstadium. Die Dauer dieses hängt von der Bahnung ab, je größer diese ist, umso kürzer dauert die Unerregbarkeit."[405]

Und weiter:

„Hiemit ist erwiesen, dass das Refraktärstadium eine typische Eigenschaft des Neurons ist, es kommt nicht auf die Art des Anstoßes an, der die Entladung hervorruft. Die Periode der Unerregbarkeit ist immer die gleiche."[406] (vgl. auch oben).

Zum Phänomen des „Rückschlages" („rebound", vgl. auch Kap. 1.15), also dem Wieder-Ansteigen der Innervation nach vorausgegangener Hemmung auf ein den Durchschnittswert übersteigendes Maß, erklärte Hoffmann:

„Es liegt nahe, den Rückschlag als eine übernormale Phase des Sehnenreflexes anzusehen. Während dieser werden die ständig vorhandenen sensiblen Impulse, die von der Peripherie her eintreffen, leichter in die motorische Bahn hinübergeleitet."[407]

---

[404] Hoffmann P (1934) "Die physiologischen Eigenschaften der Eigenreflexe", S. 57.
[405] Hoffmann P (1934) "Die physiologischen Eigenschaften der Eigenreflexe", S. 58.
[406] Hoffmann P (1934) "Die physiologischen Eigenschaften der Eigenreflexe", S. 61.
[407] Hoffmann P (1934) "Die physiologischen Eigenschaften der Eigenreflexe", S. 64.

Zum Thema „Reflexzeit" machte Hoffmann zunächst folgende quantitative Aussage:

> *„Man findet auch mit der elektrischen Methode gefundene Resultate in der Literatur, die ganz unwahrscheinlich erscheinen. Wenn die Reflexzeit des Achillessehnenreflexes in der Oestralperiode 0,079, in der Diöstrus 0,059 Sekunden betragen soll, so ist dies unverständlich, denn die wirklichen Werte liegen nämlich sämtlich um 0,033 Sekunden. "*[408]

Dieses Ergebnis deckt sich fast mit modernen Erkenntnissen, ebenso wie seine Feststellung, dass die Reflexzeit bei längeren Reflexbögen ansteigt[409], d. h. dass sie bei größeren Personen etwas länger ist als bei kleinen.[410]

In der genannten Veröffentlichung Hoffmanns gibt es auch ein ganz kurzes Kapitel mit der Überschrift "Entwicklung der Eigenreflexe beim Fetus", das speziell für Kap. 3 dieser Dissertationsarbeit eine gewisse Bedeutung hat. Hier schreibt Hoffmannn im Zusammenhang mit Untersuchungen bei Frühgeburten, dass in den letzten zwei Monaten der Gravidität bereits sämtliche Eigenreflexe beim Fötus vorhanden sind.[411]

Schließlich fasste Hoffmann am Ende seines 1934 veröffentlichten Werks "Die physiologischen Eigenschaften der Eigenreflexe" die wesentlichen Eigenschaften von Eigen- und Fremdreflexen zusammen und stellte sie einander gegenüber. Da es sich praktisch um die Zusammenfassung seines Lebenswerkes handelte, sei diese Gegenüberstellung in der Form und in den Worten Hoffmanns zitiert.[412]

Er schrieb zunächst:

> *„Wenn man die charakteristischen Eigenschaften der Eigenreflexe denen der Fremdreflexe gegenüberstellt, so ergeben sich so auffällige Differenzen, dass die Abtrennung der Eigenreflexe berechtigt erscheint. "*

Darauf folgt Hoffmanns tabellarische Gegenüberstellung:

---

[408] Hoffmann P (1934) "Die physiologischen Eigenschaften der Eigenreflexe", S. 75.
[409] Hoffmann P (1934) "Die physiologischen Eigenschaften der Eigenreflexe", S. 76.
[410] Hoffmann P (1934) "Die physiologischen Eigenschaften der Eigenreflexe", S. 77.
[411] Hoffmann P (1934) "Die physiologischen Eigenschaften der Eigenreflexe", S. 100.
[412] Hoffmann P (1934) "Die physiologischen Eigenschaften der Eigenreflexe", S. 107-108.

Eigenreflexe	Fremdreflexe
Der Reflexerfolg ist keine koordinierte Bewegung.	Der Reflexerfolg ist eine koordinierte Bewegung.
Die Ausbreitung auf nicht gedehnte Muskeln ist zum mindesten unbedeutend, auf die Antagonisten sehr zweifelhaft, ob Erschlaffung oder Kontraktion der Antagonisten erfolgt, darüber besteht in der Literatur keine Einigkeit	Die Muskelgruppen, Agonisten, Synergisten, Antagonisten werden in völlig typischer Weise innerviert oder denerviert
Eine Summation im gewöhnlichen Sinne des Wortes erfolgt nicht	Die Summationsfähigkeit ist groß
Die Reflexzeit ist sehr kurz und auffällig konstant, vor allem von der Reizstärke und Bahnung nicht abhängig	Die Reflexzeit erweist sich häufig als abhängig von der Reizstärke und Bahnung
Die Reflexe sind sehr schwer ermüdbar	Es erfolgt rasche Ermüdung oder Adaptation. Nach mehrfacher Auslösung pflegt der Reflex zu verschwinden
Die Refraktärperiode ist die des motorischen Neurons. Eine andere Beschränkung besteht nicht	Die Refraktärperiode kann viel länger sein (Lidschlag)
Der Reflexablauf kann direkt willkürlich nicht beeinflusst werden, sondern nur indirekt (durch Innervation der Agonisten und Antagonisten)	Der Reflexerfolg kann bis zu einem gewissen Grade direkt beeinflusst werden
Strychnin hat auf diese Reflexe keinen wesentlichen Einfluss	Strychnin steigert die Reflexerregbarkeit enorm
Die Leistung der Eigenreflexe ist physiologisch eine untergeordnete. Sie dienen dazu, willkürliche und fremdreflektorische Innervationen zu regulieren. Der Reflex ist nur eine Teilerscheinung	Die Reflexe bedeuten abgeschlossene Funktionen (Fluchtreflex, Lidschlag), die zu ihrer Regulation die Eigenreflexe benützen. Die Eigenreflexe können in die Fremdreflexe hinein verwoben werden, aber niemals umgekehrt

Hoffmann hob besonders im ersten der beiden zusammenfassenden „Schlusssätze" dieses Artikels hervor,

> „dass die Eigenreflexe keine isolierte Existenz haben, dass ihnen eine ordnende, anpassende Funktion vorbehalten ist, dass sie ein untergebenes, wenn auch sehr treu und exakt arbeitendes Organ darstellen.

Unmerklich in jede Innervation hineingewoben, regulieren sie diese für
die Zeit, in der willkürlich keine Anpassung erfolgen kann. "[413]

Hoffmann wollte so den Eigenreflexen den Charakter des Mechanischen, Automatischen nehmen und sie in eine biologische Ordnung einfügen.[414]

O. A. M. Wyss[415] fasste Hoffmanns Beitrag zur Neurophysiologieforschung in
seinem "In memoriam" für Hoffmann aus dem Jahr 1962 folgendermaßen zusammen:

> *„Paul Hoffmanns wissenschaftliche Leistungen liegen auf dem Gebiet*
> *der Innervation der Skelettmuskulatur, und zwar sind es ganz beson-*
> *ders die Reflexphysiologie und damit die Bedeutung des Nervensystems*
> *für die Motorik, die durch seine experimentellen und auch angewandt-*
> *physiologischen Arbeiten in einzigartiger Weise gefördert wurden. Frei*
> *und unabhängig von konformistischer Einstellung ging er seine eigenen*
> *als richtig erkannten Wege, schuf er wesentlich neue Begriffe und wur-*
> *de er zum führenden Forscher und Lehrer der Neurophysiologie, dem*
> *als Zeitgenossen auf dem europäischen Kontinent nur I. P. Pavlov und*
> *W. R. Hess, sowie in England C. S. Sherrington und E. D. Adrian zur*
> *Seite zu stellen sind.* "[416] Wyss fügte noch hinzu: *„Der Freiburger Phy-*
> *siologe hat mit seinen grundlegenden Arbeiten an die Entwicklung der*
> *Neurophysiologie und der Neurologie einen so wesentlichen Beitrag*
> *geleistet, dass sein Name auf alle Zeiten mit den von ihm eingeführten*
> *neuen Anschauungen und Begriffen verbunden bleiben wird.* "[417]

Wenn man sich, wie dies in der vorliegenden Dissertationsarbeit der Fall ist, mit
Wissenschaftlern befasst, die zur Entwicklung der Reflexlehre einen bedeutenden
Beitrag geleistet haben, ist man – was den Beginn des 20. Jahrhunderts betrifft –
geneigt, einen Vergleich zwischen dem Engländer Sherrington und dem Deutschen
Hoffmann anzustellen. Als Hoffmann im Jahr 1913 im Alter von knapp 29 Jahren
für einige Monate in Sherringtons Laboratorium im englischen Liverpool mitarbei-
tete (siehe oben), war Sherrington bereits 54 Jahre alt, hatte schon eine Fülle wis-

---

[413] Hoffmann P (1934) "Die physiologischen Eigenschaften der Eigenreflexe", S. 108.
[414] Blasius W (1965) "Zur Geschichte der Reflexlehre unter besonderer Würdigung des Beitrages
von Paul Hoffmann", S. 490.
[415] Anm.: O. A. M. Wyss, schweiz. Physiologe, war von 1948-1956 Präsident der Schweizerischen
Gesellschaft für klinische Neurophysiologie.
[416] Wyss OAM (1962) "In memoriam Paul Hoffmann", S. 478-479.
[417] Wyss OAM (1962) "In memoriam Paul Hoffmann", S. 480.

senschaftlicher Ergebnisse veröffentlicht und war eine international bekannte und anerkannte Persönlichkeit. Aus dieser Sicht und auf den ersten Blick könnte man deshalb annehmen, Hoffmann sei ein „Epigone" Sherringtons. Dies ist wohl nicht so. Obwohl der tiefe Respekt vor der Person und der wissenschaftlichen Leistung Sherringtons in fast allen Veröffentlichungen Hoffmanns „durchscheint", ging Hoffmann, wie Wyss in seinem oben genannten "In memoriam" richtig bemerkt, seine eigenen Wege. Das wird besonders offensichtlich in der Tatsache, dass Sherrington während seiner wissenschaftlichen Tätigkeit viele unterschiedliche Einzelthemen der Neurophysiologie bearbeitete, während Hoffmann sich darauf konzentrierte, die Phänomenologie der Eigenreflexe zu untersuchen und diese gegen die Fremdreflexe abzugrenzen. Jedoch verbinden Hoffmann und Sherrington zwei wichtige Fähigkeiten, die einen Wissenschaftler auszeichnen: die bedingungslose Gewissenhaftigkeit in ihrem experimentellen Vorgehen und die Klarheit der Darstellung in ihren Veröffentlichungen. Insofern darf angenommen werden, dass der junge Hoffmann in Liverpool doch einiges vom älteren Sherrington gelernt hat.

1.17 Die Entwicklung der Reflexlehre in der 2. Hälfte des 20. Jahrhunderts und bis heute

Wie in den beiden vorangegangen Abschnitten (Kap. 1.15 und Kap. 1.16) dargelegt wird, entwickelten Sherrington und Hoffmann in der ersten Hälfte des 20. Jahrhunderts die Reflexlehre entscheidend weiter, wobei Sherrington aufgrund seines höheren Alters bereits Ende des 19. Jahrhunderts wichtige neue Erkenntnisse einbrachte. Im Zusammenhang mit der nationalsozialistischen Machtübernahme im Jahr 1933 kam es in Deutschland zu einer massiven Verfolgung insbesondere jüdischer Wissenschaftler, was dazu führte, dass viele von ihnen ins Ausland emigrierten oder in Konzentrationslagern ums Leben kamen.[418] Diese Situation und die schweren kriegsbedingten Zerstörungen in Deutschland führten nach dem zweiten Weltkrieg dazu, dass sich der Schwerpunkt der medizinischen Forschung in Richtung England, aber vor allem auch in Richtung USA verschob, wohin die meisten der vom nationalsozialistischen Regime verfolgten Wissenschaftler geflohen waren. Heute, am Beginn des 21. Jahrhunderts, kann man wohl feststellen, dass die gesamte Welt in der Forschung miteinander vernetzt ist, im Wesentlichen mit Englisch als gemeinsamer Wissenschaftssprache.

Die Zäsur des zweiten Weltkriegs bedeutete speziell für die Reflexlehre, dass diese zunächst insbesondere von der Schule Sherringtons in England weiter entwickelt wurde. Als wohl berühmtester Schüler Sherringtons ist an dieser Stelle Eccles (1903-1997) zu nennen. Bereits während seiner Zusammenarbeit mit Sherrington hatte er in den motorischen Nerven die Existenz von zwei Arten von motorischen Fasern entdeckt, eine Art mit großem Durchmesser, eine andere mit einem wesentlich kleineren Durchmesser. Sowohl Sherrington als auch Eccles unterschätzten damals die Bedeutung der zweiten Art von Fasern, und hielten sie für nichts anderes als kollaterale Verzweigungen des Motoneurons.[419]

Erst 1945 stellte Leksell fest, dass die Fasern mit dem kleinen Durchmesser zu einer anderen Gruppe von Motoneuronen gehören, die man heute als die Gruppe

[418] Seidler E (2007) Jüdische Kinderärzte 1933 - 1945 entrechtet – geflohen – ermordet Im Auftr. der Deutschen Gesellschaft für Kindheilkunde und Jugendmedizin Karger, Basel Freiburg Paris New York Bangalore Bangkok Singapore Tokyo Sydney.

[419] Clarac F (2005) The History of Reflexes Part 2: From Sherrington to 2004 In: IBRO History of Neuroscience [Online im Internet:] URL: http://www.ibro.info/Pub/Pub_Main_Display.asp?LC_Docs_ID=3156 [Stand: 07.01.2011, 12:21].

der γ-Motoneurone bezeichnet.[420] Da diese ausschließlich die Muskelspindeln innervieren, werden sie auch Fusimotoneurone genannt (lat. fusus = Spindel).[421] Im Jahr 1946 beschrieb der damals 35-jährige Neurologe D. P. C. Lloyd[422] (1911-1985) die so genannte myotatische Einheit: Jeder Muskel wird durch motorische Einheiten gesteuert, die Kontraktionen auslösen, während eine parallele Struktur die Muskelspindeln über γ-Motoneurone steuert.[423] Unter einer motorischen Einheit versteht man die funktionelle Einheit von α-Motoneuron, seinem Axon und den von ihm innervierten Muskelfasern.[424]

Lloyd definierte 1952 zusammen mit Y. Laporte den so genannten myotatischen und inversen myotatischen Reflex: Die von den Muskelspindeln kommenden dicken (ca. 20 μm) Ia-Afferenzen fördern monosynaptisch die Aktivität der Motoneurone des gestreckten Muskels und „synergetischer" Muskeln, während sie gleichzeitig disynaptisch die Motoneurone der antagonistischen Muskeln hemmen. Die Golgi-Sehnen-Organe, die die Muskelspannung bei Kontraktion messen, senden afferent Signale über andere dicke Fasern, die Ib-Fasern, an das Rückenmark, wodurch disynaptisch synergetische Muskeln gehemmt und die antagonistischen Muskeln gefördert werden.[425 426]

Eccles war bereits 1937 wegen der gefährlichen politischen Entwicklung in Europa von Oxford in seine Heimat Australien zurückgekehrt. Anlässlich einer beruflichen Zwischenstation in Dunedin (Neuseeland) von 1944 bis 1951 lernte Eccles zwei für seine weiteren Forschungen wichtige Personen kennen: den Elektronikspezialisten J. S. Coombs, der geeignete Verstärker für die Messung von nervösen Aktionspotentialen bauen konnte, und den Glasexperten L. G. Brock, der in der Lage war, aus Glas feine Mikropipetten zu ziehen.[427] Mit den Mikropipetten-

[420] Leksell L (1945) "The action potential and excitatory effects on small ventral root fibres to skeletal muscle" Acta Physiol. Scand. 10 suppl.: S. 31, 81.

[421] ten Bruggencate G (1994) Sensomotorik: Funktionen des Rückenmarks und absteigender Bahnen, 643-661 In: Klinke R, Silbernagl S. (Hrsg.): Lehrbuch der Physiologie, Georg Thieme Verlag Stuttgart New York S. 646, 648, 649.

[422] Patton HD (1994) "David P. C. Lloyd" Biographical Memoir National Academy of Sciences New York: 195-209, S. 198 [Online im Internet:] URL: http://www.nap.edu/html/biomems/dlloyd.pdf [Stand: 07.01.2011, 12:24].

[423] Lloyd DPC (1946) "Facilitation and inhibition of spinal interneurons" J. Neurophysiol. 9: 421-438.

[424] ten Bruggencate G (1994) Sensomotorik, S. 646.

[425] Clarac F (2005) The History of Reflexes Part 2: From Sherrington to 2004 In: IBRO History of Neuroscience [Online im Internet:] URL: http://www.ibro.info/Pub/Pub_Main_Display.asp?LC_Docs_ID=3156 [Stand: 07.01.2011, 12:21].

[426] Laporte Y, Lloyd DPC (1952) "Nature and significance of the reflex connections established by large afferent fibres of muscular origin" Am. J. Physiol. 169: 609-621, S. 620-621.

[427] Clarac F (2005) The History of Reflexes Part 2: From Sherrington to 2004 In: IBRO History of Neuroscience [Online im Internet:] URL: http://www.ibro.info/Pub/Pub_Main_Display.asp?LC_Docs_ID=3156 [Stand: 07.01.2011, 12:21].

Elektroden war Eccles in der Lage, die Membranpotentiale von Motoneuronen in Abhängigkeit kontrollierter afferenter Inputs zu messen.[428] Diese neu zur Verfügung stehenden intrazellularen Aufzeichnungstechniken wandten Eccles und seine beiden o. g. Mitarbeiter am Rückenmark von Katzen an. In einer gemeinsamen Veröffentlichung im Jahr 1951 bestätigten diese drei Autoren, dass die synaptische Fazilitation einer relativ langen Depolarisation zuordenbar ist. Sie nannten diese exzitatorischen und inhibitorischen Antworten exzitatorische postsynaptische Potentiale (EPSP) und inhibitorische postsynaptische Potentiale (IPSP). Diese Bezeichnungen sind bis heute feste Begriffe in der Neurophysiologie. Als Eccles damals entdeckte, dass die inhibitorischen Effekte auf Hyperpolarisierungen zurückzuführen sind, änderte er, obwohl er bis dahin ein eiserner Verfechter der elektrischen Leitung am synaptischen Spalt war, sofort seine Meinung und erkannte an, dass die einzig mögliche Erklärung für diese Art von Wechselwirkungen an der Synapse nur chemische Prozesse sein können.[429] [430] [431] [432]

In einem 1957 veröffentlichten Werk mit dem Titel "The Physiology of Nerve Cells"[433] fasste Eccles die verschiedenen Nervenbahnen im Rückenmark zusammen, einschließlich der Bahn des klassischen Dehnungsreflexes, der antagonistischen Verbindungen und der Bahn der rekurrenten Hemmung, die nach ihrem Entdecker Renshaw-Hemmung genannt wird.

Daraufhin beendete Eccles seine Arbeiten am Rückenmark.[434] Im Jahr 1963 erhielt Eccles für seine Arbeiten den Nobelpreis für Medizin zusammen mit A. Hodgkin und A. F. Huxley.

Nach Eccles kann man in der Reflexforschung mehrere Forschungslinien unterscheiden, die im Folgenden wegen ihrer besonderen medizinhistorischen Relevanz in ihren wesentlichen Inhalten beschrieben werden.

Eine Gruppe um den Wissenschaftler A. Lundberg, der in der zweiten Hälfte der 50-er Jahre gemeinsam mit Eccles eine Reihe von Veröffentlichungen zur Senso-

---

[428] Patton HD (1994) "David P. C. Lloyd" – Biographical Memoir National Academy of Sciences, S. 197.

[429] Clarac F (2005) The History of Reflexes Part 2: From Sherrington to 2004 In: IBRO History of Neuroscience [Online im Internet:] URL: http://www.ibro.info/Pub/Pub_Main_Display.asp?LC_Docs_ID=3156 [Stand: 07.01.2011, 12:21].

[430] Brock LG, Coombs JS, Eccles JC (1951) "Action potentials of motoneurones with intracellular electrode" Proc. Univ. Otago Med. Sch. 29: 14-15.

[431] Eccles JC (1977) "My scientific odyssey" Annu Rev Physiol. 39: 1-18, S. 6.

[432] Aird RB (1994) Foundations of Modern Neurology – A Century of Progess, Raven Press, New York, S. 63.

[433] Eccles JC (1957) The Physiology of Nerve Cells, The Johns Hopkins Press, Baltimore, MD.

[434] Clarac F (2005) The History of Reflexes Part 2: From Sherrington to 2004 In: IBRO History of Neuroscience [Online im Internet:] URL: http://www.ibro.info/Pub/Pub_Main_Display.asp?LC_Docs_ID=3156 [Stand: 07.01.2011, 12:21].

motorik geschrieben hatte, beschäftigte sich in der 2. Hälfte des 20. Jahrhunderts mit dem Organisationsmuster der verschiedenen Typen von Interneuronen, die als Ia, Ib und Gruppe II klassifiziert wurden. Diese Bezeichnungen entsprechen den Typen der sensorischen Fasern (Afferenzen), die in diese Interneurone münden. Die Forschergruppe um Lundberg beobachtete eine große Konvergenz zwischen absteigenden Bahnen und afferenten Informationen an spinalen Interneuronen.[435] Aufgrund dieser funktionellen Integration absteigender Bahnen können bestimmte Populationen von Interneuronen als funktionelle Bausteine eingesetzt und dem supraspinalen motorischen Kommando angepasst werden. Letztlich werden auf diese Weise Muskeln oder Muskelgruppen für bestimmte Aufgaben in sinnvoller Weise „angewählt". So kontrollieren beispielsweise die absteigenden Bahnen des Hirnstamms über entsprechende Verschaltungen mit spinalen Interneuronen die Rumpf- und Extremitätenmotorik.[436]

P. Rudomin vom Instituto Politécnico Nacional in Mexiko und R. F. Schmidt von der Universität Würzburg berichteten 1999 in einer gemeinsamen Veröffentlichung, dass afferente sensorische Informationen, bevor sie Motoneurone erreichen, über GABAerge Interneurone gefiltert werden können, wobei einige von diesen zentral, andere über periphere Afferenzen aktiviert werden. Diese neuen Erkenntnisse über die präsynaptische Hemmung bedeuten, dass Reflexe definitiv in zentralen Netzwerken reorganisiert werden.[437] [438]

R. E. Burke und andere mit ihm zusammenarbeitende Wissenschaftler forschten auf dem Gebiet der neuromuskulären Steuerung. Ihre zusammengefassten Ergebnisse veröffentlichten sie 1973 in dem viel beachteten Artikel mit dem Titel "Physiological types and histochemical profiles in motor units of the cat gastrocnemius"[439]. Zur Beobachtung der motoneuralen Aktivität wandten sie, ähnlich wie vor ihnen Eccles, eine intrazellulare Messmethode an. In Abhängigkeit vom Typ der induzierten Kontraktion der Muskelfaser erhielten sie ein vollständiges Bild der verschiedenen Arten von motorischen Einheiten. Dabei definierten sie drei Typen von motorischen Einheiten: Einer ersten Gruppe gaben sie die Bezeichnung „S" (slow). Diese induziert langsame Muskelkontraktionen, führt nur zu einer langsa-

[435] Hultborn H (2001) "State-dependent modulation of sensory feedback" Journal of Physiology 533/1, 12190: 5–13, S. 5-8.

[436] ten Bruggencate G (1994) Sensomotorik, S. 656-657.

[437] Rudomin P, Schmidt RF (1999) "Presynaptic inhibition in the vertebrate spinal cord revisited" Exp Brain Res. 129/1: 1-37, S. 13.

[438] Clarac F (2005) The History of Reflexes Part 2: From Sherrington to 2004 In: IBRO History of Neuroscience [Online im Internet:] URL: http://www.ibro.info/Pub/Pub_Main_Display.asp?LC _Docs_ID=3156 [Stand: 07.01.2011, 12:21].

[439] Burke RE, Levine DN, Tsairis P, Zajac FE (1973) "Physiological types and histochemical profiles in motor units of the cat gastrocnemius" J Physiol. 234/3: 723-748.

men Zuckung und ist kaum ermüdbar. Diese motorischen Einheiten sind hauptsächlich zuständig für die Sicherstellung des Muskeltonus. Im Gegensatz zu den langsamen motorischen Einheiten klassifizierten Burke und seine Co-Autoren die schnellen motorischen Einheiten am Kriterium ihrer Ermüdbarkeit: Sie unterscheiden Einheiten vom Typ „FR" (fatigue-resistant) and „FF" (fast-fatiguable). Sowohl bei motorischen Einheiten vom Typ „FR" als auch vom Typ „FF" kommt es zu schnellen Zuckungen. Der Unterschied beider liegt im Entladungsverhalten des jeweils zugehörigen α-Motoneurons beim Muskeldehnungsreflex: dieses Verhalten ist beim „FR"-Typ phasisch/tonisch, beim „FF"-Typ rein phasisch. Die hohe Ermüdbarkeit der motorischen Einheit des „FF"-Typs hat seine Ursache im geringen oxidativen Metabolismus der der entsprechenden motorischen Einheit zugeordneten Muskelfasern.[440][441][442]

Im Jahr 1972, etwa gleichzeitig mit den Arbeiten Burkes über die motorischen Einheiten, zeichnete der in Oxford tätige P. B. C. Matthews in einem Buch mit dem Titel "Mammalian Muscle Receptors and Their Central Actions"[443] ein vollständiges Bild vom mikrophysiologischen Verhalten der Muskelspindeln. Er stellte in seinem Buch fest, dass die fusimotorische Kontrolle der Muskeln einen zweifachen Mechanismus darstellt, der auf zwei Typen von γ-Motoneuronen beruht, nämlich einem Typ von statischen γ-Motoneuronen und einem Typ von dynamischen γ-Motoneuronen.[444]

Die dynamischen γ-Motoneurone greifen vorwiegend an Kernsackfasern an und erhöhen die Empfindlichkeit der Muskelspindel für dynamische Prozesse. Die statischen γ-Motoneurone innervieren vorwiegend Kernkettenfasern und erhöhen die statischen Messfunktionen. Die unterschiedlichen Wirkungen der γ-Motoneurone beruhen vor allem darauf, dass die beiden intrafusalen Fasertypen unterschiedliche kontraktile und elastische Eigenschaften besitzen. Im Endeffekt kann das Zentralnervensystem die Empfindlichkeit der Messfühler für absolute Muskellänge und Längenänderungen separat regulieren. Matthews trug durch seine Forschungen auch dazu bei, dass die bis dato geltende neurologische Definition des Reflexbeg-

---

[440] Burke RE, Levine DN, Tsairis P, Zajac FE (1973) "Physiological types and histochemical profiles in motor units of the cat gastrocnemius", S. 723.

[441] Clarac F (2005) The History of Reflexes Part 2: From Sherrington to 2004 In: IBRO History of Neuroscience [Online im Internet:] URL: http://www.ibro.info/Pub/Pub_Main_Display.asp?LC_Docs_ID=3156 [Stand: 07.01.2011, 12:21].

[442] ten Bruggencate G (1994) Sensomotorik, S. 646-647.

[443] Matthews PBC (1972) Mammalian Muscle Receptors and Their Central Actions, Arnold, London erwähnt in: Clarac F (2005) The History of Reflexes Part 2: From Sherrington to 2004.

[444] Clarac F (2005) The History of Reflexes Part 2: From Sherrington to 2004 In: IBRO History of Neuroscience [Online im Internet:] URL: http://www.ibro.info/Pub/Pub_Main_Display.asp?LC_Docs_ID=3156 [Stand: 07.01.2011, 12:21].

riffes weiter konkretisiert wurde. Die Definition lautet: Wenn Erregungen von Primärafferenzen über spinale Verschaltungen stereotype motorische Reaktionen auslösen, bezeichnet man dies als Reflexe.[445]

In seiner Veröffentlichung "The human stretch reflex and the motor cortex" im Jahr 1991 erhärtete Matthews durch Interpretation von Messungen an Fingerbeugern des Menschen die bereits von anderen Autoren formulierte Hypothese, dass bei den Beugereflexen des Menschen auch transkortikale und damit supraspinale Bahnen mitwirken.[446]

Die neuere Forschung erkannte auch, dass multifunktionale periphere sensorische Bahnen eine zweifache Rolle spielen: erstens haben sie im Zusammenhang mit der Körperhaltung und der Lokomotion eine entscheidende Bedeutung für die Adaption von Beugern und Streckern, zweitens tragen sie zu antizipatorischen Mechanismen bei, die vor der eigentlichen Durchführung von Muskelaktionen auftreten.[447] Die englische Physiologin P. A. Merton formulierte bereits 1953 die Hypothese, dass die γ-Spindelschleife eine vorbereitende „Servo-Rolle" bei der Durchführung der eigentlichen Muskelaktivität spielt.[448] Entsprechend dieser Hypothese werden γ-Motoneurone (Fusimotoneurone) zeitlich vor den α-Motoneuronen aktiviert und aktivieren dann ihrerseits über die γ-Spindelschleife die α-Motoneurone. Die aktivierte γ-Spindelschleife bereitet den zugehörigen Muskel vor dem eigentlichen Start der Bewegung vor, indem sie ihn in die best mögliche Ausgangsposition bringt.[449] In mehreren Veröffentlichungen versuchten Merton und ihre Mitarbeiter an Hand einer Reihe unterschiedlicher Muskeln beim Menschen den Nachweis für ihre Hypothese zu erbringen.[450 451]

Als in späteren Versuchen beide Arten von motoneuronalen Aktivierungen gemeinsam gemessen und aufgezeichnet wurden, stellte sich jedoch heraus, dass die γ-Motoneurone und die α-Motoneurone simultan aktiviert werden („α-γ-Ko-

---

[445] ten Bruggencate G (1994) Sensomotorik, S. 649-650.

[446] Matthews PBC (1991) "The human stretch reflex and the motor cortex" Trends in Neurosciences 14/3: 87-91, S. 90-91.

[447] Clarac F (2005) The History of Reflexes Part 2: From Sherrington to 2004 In: IBRO History of Neuroscience [Online im Internet:] URL: http://www.ibro.info/Pub/Pub_Main_Display.asp?LC_Docs_ID=3156 [Stand: 07.01.2011, 12:21].

[448] Merton PA (1953) Speculations on the servo control of movement, 247-260 In: CIBA Foundation Symposium: The Spinal Cord, Little Brown, Boston, MA.

[449] Clarac F (2005) The History of Reflexes Part 2: From Sherrington to 2004 In: IBRO History of Neuroscience [Online im Internet:] URL: http://www.ibro.info/Pub/Pub_Main_Display.asp?LC_Docs_ID=3156 [Stand: 07.01.2011, 12:21].

[450] Marsden CD, Merton PA, Morton HB (1976) "Stretch reflex and servo action in a variety of human muscles" J Physiol. 259/2: 531-560, S. 531-532.

[451] Marsden CD, Merton PA, Morton HB (1977) "The sensory mechanism of servo action in human muscle" J Physiol. 265/2: 521-535, S. 521.

aktivierung").[452] [453] Das wurde durch die Tatsache erhärtet, dass die Intensität des Erregungszustroms über die γ-Spindelschleife allein nicht ausreicht, α-Motoneurone überschwellig zu erregen, hierzu ist vielmehr die räumliche Summation mit absteigender, die α-Motoneurone direkt aktivierender Erregung nötig. Ableitungen von Spindelafferenzen beim Menschen zeigten, dass α- und γ-Systeme bei manchen Bewegungen absteigend parallel aktiviert werden.[454]

Unter Einbeziehung der Erkenntnis der simultanen „α-γ-Koaktivierung" hat Mertons „Servo-Modell" weiter seine Gültigkeit.

Im Jahr 1980 führte der amerikanische Entomologe F. Delcomyn Betrachtungen zu rhythmischen Verhaltensweisen von Tieren durch, also zu solchen Vorgängen, bei denen sich alle oder Teile des Körpers in zyklisch-repetitiver Weise bewegen, z. B. bei der Lokomotion. Zu diesem Zeitpunkt gab es zur neurologischen Erklärung dieser Verhaltensmuster zwei Hypothesen: Die Vertreter der ersten Hypothese, der „peripheren Steuerung", meinten, dass die rhythmischen Muster durch die Auswertung des sensorischen Feedbacks von den bewegten Körperteilen zustande kommen. Die Vertreter der zweiten Hypothese, der „zentralen Steuerung", nahmen an, dass das Zentralnervensystem aus sich heraus, also intrinsisch, dazu in der Lage sei, eine geeignete zeitliche Steuerung zur Aktivierung der Muskeln bereit zu stellen, ohne hierfür sensorisches Feedback zu benötigen. Delcomyn benannte als mögliche Grundlage der zentralen Steuerung ein einzelnes Schrittmacherneuron oder ein Netzwerk von Neuronen, die oft einem „Central Pattern Generator" (CPG) zugeordnet sind, der seinerseits in der Lage zu sein scheint, einen repetitiven rhythmischen Output zu generieren.[455]

Zur Verifizierung der Hypothese der zentralen Steuerung wertete Delcomyn systematisch die bis dahin bekannte Literatur zur Untersuchung von rhythmischen Bewegungen sowohl von Invertebraten als auch von Vertebraten aus. Er erstellte eine umfangreiche Matrix mit der Überschrift: "Rhythmic activities for which evidence in support of the hypothesis of central control has been obtained".[456] Obwohl er eine Fülle solcher Evidenzen für unterschiedliche rhythmische Bewegungsarten unterschiedlicher Tiere auflistete, legte er sich am Ende seiner Veröffentlichung auf keine der beiden Hypothesen fest. Er bemerkte vielmehr mit wissenschaftlicher

---

[452] Clarac F (2005) The History of Reflexes Part 2: From Sherrington to 2004 In: IBRO History of Neuroscience [Online im Internet:] URL: http://www.ibro.info/Pub/Pub_Main_Display.asp?LC_Docs_ID=3156 [Stand: 07.01.2011, 12:21].
[453] ten Bruggencate G (1994) Sensomotorik, S. 651.
[454] ten Bruggencate G (1994) Sensomotorik, S. 651.
[455] Delcomyn F (1980) "Neural Basis of Rhythmic Behavior in Animals" Science 210: 492-498, S. 493.
[456] Delcomyn F (1980) "Neural Basis of Rhythmic Behavior in Animals", S. 494.

Vorsicht: *"Nonetheless, resolution of the central versus peripheral control contro-versy should have far-reaching benefits.* "[457]

Zusammenfassend kann festgestellt werden, dass die Reflexe die ersten neuralen Mechanismen waren, die in der Geschichte der Erforschung des Zentral-nervensystems wissenschaftlich und somit genau beschrieben wurden. Lange Zeit waren sie die einzigen neuralen Mechanismen, die auf anatomischen, physiologi-schen und psychologischen Ebenen untersucht wurden. Dank der großen Fort-schritte in der Neurowissenschaft hat sich auch das Verständnis bezüglich der Re-flexe deutlich erweitert. Die Nervenbahnen, die Reflexen verschiedener Art zu Grunde liegen, sind inzwischen gut bekannt. Natürlich gibt es die „einfachen" mo-nosynaptischen Reflexe, aber es gibt eine zunehmende Zahl von Hinweisen darauf, dass diese Reflexe Populationen zentraler Interneurone einbeziehen, die ihrerseits mit bestimmten neuronalen Netzwerken verbunden sind, z. B. „CPGs", von denen die Reflexe schlussendlich „eng" gesteuert werden.[458]

---

[457] Delcomyn F (1980) "Neural Basis of Rhythmic Behavior in Animals", S. 497.
[458] Clarac F (2005) The History of Reflexes Part 2: From Sherrington to 2004 In: IBRO History of Neuroscience [Online im Internet:] URL: http://www.ibro.info/Pub/Pub_Main_Display.asp?LC_Docs_ID=3156 [Stand: 07.01.2011, 12:21].

2 Kurzdarstellung der Geschichte der Kinderneurologie

Wie es sich im Ablauf der Arbeiten zu dieser Dissertation gezeigt hat, macht es Sinn, gleichsam als Brücke zwischen der allgemeinen Reflexologie und der Behandlung frühkindlicher Reflexe eine kurze Darstellung der Geschichte der Kinderneurologie zu geben. Hierfür gibt es zwei wichtige Gründe: Der erste Grund besteht darin, dass die Entdeckung der frühkindlichen Reflexe ohne die in historischer Folge gesammelten Erkenntnisse in der allgemeinen Physiologie und Neurologie, und hierbei speziell in der Reflexologie, nicht denkbar gewesen wäre. Der zweite Grund liegt darin, dass die Entdeckung der frühkindlichen Reflexe ihrerseits nicht nur für die Kinderneurologie Bedeutung hatte, sondern in der Folgezeit auch entscheidende Impulse gab für die Weiterentwicklung der allgemeinen Neurologie bei der Anwendung im Erwachsenenalter. Mit anderen Worten kann man auch sagen, dass die Erforschung der frühkindlichen Reflexe, beginnend im 19. Jahrhundert, bis heute die Fortschritte der gesamten Neurologie mit geprägt hat.

Wenn man nach medizinhistorischen Gesichtspunkten Beiträge zu „reinen" Themen der Kinderneurologie sucht, wird man feststellen, dass es vor der „Ära der frühkindlichen Reflexe" nur wenige davon gibt. Während, wie in Kapitel 1 dieser Arbeit dargelegt, auf dem Gebiet der Geschichte der allgemeinen Neurologie und der damit verbundenen Reflexlehre vom Altertum bis in die Moderne intensiv geforscht wurde und noch wird, und eine Vielzahl medizinhistorischer Abhandlungen aus unterschiedlichen Zeitepochen vorliegt, gibt es in der internationalen Literatur bis heute nur vergleichsweise wenige Beiträge, die sich direkt auf die Geschichte der Kinderneurologie beziehen. Um dies an zwei Beispielen quantitativ zu beleuchten: Im "Journal of the History of Neurology" bezogen sich seit Erscheinen dieser Zeitschrift im Jahr 1997 nur knapp 1% der 658 Artikel auf Aspekte der Geschichte der Kinderneurologie. In der traditionsreichen, seit 1879 erscheinenden Zeitschrift "Child Neurology" war überhaupt kein Artikel mit dem Thema „History of Child Neurology" zu finden. Es wird deshalb in dieser Einleitung zur Entwicklung der Erkenntnisse über frühkindliche Reflexe versucht, an Hand der wenigen einschlägigen Veröffentlichungen ein Bild von der Geschichte der Kinderneurologie zu zeichnen.

Hinweise auf früheste Aktivitäten in der Kinderheilkunde gibt A. Peiper[459], der in der in Kapitel 3 folgenden Beschreibung frühkindlicher Reflexe noch eine wich-

---

[459] Anm.: Eine ausführliche Biographie A. Peipers befindet sich in Kap. 3.11.

tige Rolle spielen wird. Peiper berichtet in einer Veröffentlichung mit dem Titel "Die ältesten Werke der Kinderheilkunde"[460] von zwei ägyptischen Niederschriften mit "Zaubersprüchen für Mutter und Kind" aus dem 16. Jahrhundert v. Chr.. Damals wurden die inneren Krankheiten von Kindern auf das Walten schädlicher Dämonen zurückgeführt, die in die Kinder hineinfahren und sie krank machen. Um den Kindern zu helfen, war die Kenntnis der Krankheit selbst weniger wichtig als den Dämon zu kennen, der das Kind befallen hatte. Diesen musste man mit erprobten Mitteln wie Beschwörungen, Zaubersprüchen und Amuletten zu verscheuchen versuchen.[461] Solche an Aberglauben grenzenden Praktiken sind in der Medizin noch bis in die Zeit der Renaissance und des Barock gebräuchlich. Erst mit dem Aufkommen der Pathologie im 19. Jahrhundert verschwanden sie allmählich.[462]

Heute geht man davon aus, dass der Beginn der Kinderneurologie als einer in die Medizin integrierten Wissenschaft an den Beginn des 19. Jahrhunderts zu legen sei. Es dauerte jedoch ein weiteres Jahrhundert, bis die Kinderneurologie als Spezialgebiet zu blühen begann.[463] Dennoch gibt es eine Reihe wichtiger Hinweise, dass einzelne neurologische Erkrankungen bei Kindern schon in der frühen Geschichte der Medizin erforscht und behandelt wurden. Dies geschah nach den wissenschaftlichen Erkenntnissen und Möglichkeiten der jeweiligen Zeitepoche. Hierzu seien im Folgenden einige wichtige Beispiele genannt.

Die Untersuchungen von Kindern mit Epilepsie gehen wegen des dramatischen Erscheinungsbildes dieser Krankheit in Form von Anfällen zurück bis auf die Anfänge der Medizingeschichte. Hippokrates (460-370 v. Chr.) wird eine der ersten Beschreibungen der Epilepsie zugeschrieben:

> *"Now in children convulsions occur if there has been acute fever, and if the bowel has not been open, and if they have been sleepless, and if frightened, and if they have been screaming, and if they have changed colour acquiring a greenish or pale or livid or red colour. Convulsions occur most readily in children from just after birth up to the seventh year. But older children and men are no longer liable to convulsions in fevers, unless some complication with violent and very grave symptoms has arisen, as, for instance, happens with acute delirium."*[464]

---

[460] Peiper A (1954) "Die ältesten Werke der Kinderheilkunde" Kinderärztliche Praxis: soziale Pädiatrie und Jugendmedizin 22/6: 269-277.
[461] Peiper A (1954) "Die ältesten Werke der Kinderheilkunde", S. 270.
[462] Peiper A (1954) "Die ältesten Werke der Kinderheilkunde", S. 276.
[463] Ashwal S (1990) The Founders of Child Neurology, Norman Publishing, San Francisco, S. 1.
[464] Still GF (1931) The History of Paediatrics, Oxford University Press, London, S. 9 erwähnt in: Ashwal S (1990) The Founders of Child Neurology, S. 5.

In der beginnenden Neuzeit war es vor allem der Engländer Thomas Willis (1621-1675), dessen Lebensleistung lange Zeit als Ausgangspunkt für die klinische Neurologie bei Erwachsenen angesehen wurde, inzwischen gilt sie auch als Ausgangspunkt für die Kinderneurologie.[465] Es handelt sich im Übrigen dabei um den gleichen Thomas Willis, der als Erster den Begriff der „Reflexbewegung" prägte (vgl. Kap. 1.2). In einer erst kürzlich erschienenen Veröffentlichung stellt A. N. Williams fest, dass Thomas Willis Methode der Aufzeichnung detaillierter klinischer Krankheitsverläufe und deren Vergleich mit post-mortem-Befunden von heraus ragender Bedeutung für die Kinderneurologie war.[466]

Mit der bereits in der Antike auffälligen Epilepsie bei Kindern befasste sich auch Willis. Er verfasste eine Reihe von Kapiteln über Epilepsie in der Kindheit. Zur eventuellen Heilung der Epilepsie im Verlauf der Pubertät schrieb er beispielsweise:

> *"It is observed that sometimes the epilepsy terminates of its own accord, viz about the time of puberty, so that those who are not cur'd before that period is past, viz their twenty fifth year, scarce ever recover their health; for about the time of puberty a double alteration happens to the humane body, and often a release from the epilepsy or any other disease more deeply routed...If the epilepsy does not cease about the time of puberty, nor can be cur'd by the use of medicines, it either terminates immediately in death, or is changed into some other disease viz a palsy, stupidity, or melancholy for the most part incurable.* "[467] [468]

---

[465] Williams AN (2010) A history of child neurology and neurodisability, 317-334 In: Finger S, Boller F, Tyler KL (Hrsg.): Handbook of Clinical Neurology 95, Elsevier B.V., S. 317.

[466] Williams AN (2010) A history of child neurology and neurodisability, S. 317.

[467] Willis T (1685) The London Practice of Physick, Printed for Samuel Pordage, London, S. 239.

[468] Williams AN, Sunderland R (2001) "Thomas Willis: the first paediatric neurologist?" Arch Dis Child 85: 506–509, S. 508.

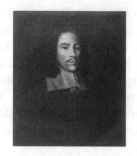

Abb. 1 Thomas Willis[469]

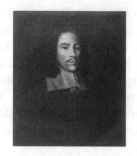

CONVULSIVIS.

CAPUT IV.

De cæteris Convulsionum speciebus, ac imprimis de motibus Convulsivis puerorum.

Post Epilepsiam, velut principem Spasmum in principe loco, sc. intra Cerebri medituallia excitatum, cæteræ Convulsionum species ordine pertractandæ occurrunt. Harum differentiæ à duplici causarum genere, & variis utrifque modis, & accidentibus optime defumuntur. Supra oftendimus affectiones quascunque fpafmodicas vel à mera spirituum irritatione, vel ab eorum, propter copulæ elafticæ adhæfum, explofione, vel fimpl ab utroque conjunctim profluere: Quapropter multiplices fpafmorum Ideæ diftingui, ac in claffes quafdam diftribui poffint, prout hanc illamve, aut fimul utramque caufam in variis τον ἐγκεφάλα vel appendicis nervofæ locis confiftere contingit. Enimvero materies fpafmodica, five fpirituum copula explofiva, potifimum ac fæpius per cerebrum, interdum vero & aliquatenus per nervorum extremitates aditum inveniens, aut circa nervorum origines, aut medios proceffus, tan fines extimos fubfiftit, vel in totis eorum ductibus fcaturit, prout inferius fpeciatim declarabitur: porro irritatio per fe, vel cum procata-xi prævia convulfiones ciens, licet ubivis in nervofo genere fiat; præcipue tamen ac frequentius talem effectum circa nervorum principia, medios proceffus & plexus, aut fines producit. Cæterum ejufdem generis caufa & effectus alio ritu in infantibus ac pueris, atioque in adolefcentibus & adultioribus habent. Cum itaque fingulas convulfionum fpecies particulatim confiderare ftatutum fuerit, imprimis de motibus Convulfivis infantum ac puerorum differemus.

Infantes & pueros affectibus fpafmodicis tentari paffim, & tam frequenter accidit, ut hæc præcipua, & fere unica convulfionum fpecies ftatua

C   ur,

Abb. 2 Titelblatt des Kapitels über "Krämpfe in der Kindheit" aus Willis "Pathologia Cerebri" (1667)[470]

Besonders bekannt wurde Willis Beitrag zur Epilepsie, den er 1667 in einem Werk mit dem Titel "Pathologia Cerebri" veröffentlichte (vgl. Abb 2). Williams ist der Meinung, dass diese Veröffentlichung Willis als „Grundsteinlegung" der Kinder-

---

[469] Abb. 1 Thomas Willis, Bildquelle: Williams AN, Sunderland R (2001) "Thomas Willis: the first paediatric neurologist?" Arch Dis Child 85: 506–509, S. 506.

[470] Abb. 2 Titelblatt des Kapitels über "Krämpfe in der Kindheit" aus Willis "Pathologia Cerebri" (1667), Bildquelle: Williams AN (2010) A history of child neurology and neurodisability, 317-334 In: Finger S, Boller F, Tyler KL (Hrsg.): Handbook of Clinical Neurology 95, Elsevier B.V., S. 319.

neurologie betrachtet werden kann, 300 Jahre bevor sie als eigenständige wissenschaftliche Disziplin anerkannt wurde.[471]

Neben der Epilepsie beschrieb Willis weitere Krankheiten im Kindesalter, wie z. B. chronische Kopfschmerzen, Nieren- und Lungenkrankheiten, Osteomyelitis, Typhus und Tuberkulose.[472] Ebenso stammt von ihm die wahrscheinlich früheste Beschreibung eines neurologischen Phänomens, das bereits beim Kind auftritt und heute als Autismus bezeichnet wird.[473] Robert Boyle[474] hörte im Jahr 1663 oder 1664 Vorlesungen bei Willis, machte Aufzeichnungen von dessen Anmerkungen und veröffentlichte diese im gleichen Zeitraum. Eine dieser Aufzeichnungen weist darauf hin, dass Willis möglicherweise einen Fall von Autismus beschrieben hatte:

> *"I have heard of an idiot in the County of Suffolk who accustomed to watch and count the chimes of clock and bells, could with complete certainty tell the hour of the day without any clock. Indeed he could tell the quarter just if he had consulted the watch. He could do this in the fields beyond the sound of the bell, by simply murmuring to himself and simply imitating the sound of the clock."*[475]

Ein weiteres wichtiges Betätigungsfeld von Willis war die Untersuchung und Einordnung von Fällen mentaler Behinderungen bei Kindern. Dabei unterschied er mit aufsteigender Schwere der Behinderung vier Grade:

> *(1) "Some being wholly unfit for Learning, and the liberal Sciences are apt enough to mechanical arts."*
> *(2) "Others, tho incapable of both these, yet readily comprehend Agriculture and Country Affairs."*
> *(3) "Others incapable in a manner of all business, can be taught only those things that regard eating and drinking, and the common way of living."*

---

[471] Williams AN (2010) A history of child neurology and neurodisability, S. 319.

[472] Williams AN (2007) "Thomas Willis' paediatric general practice" British Journal of General Practice: 70-73, S. 70-72.

[473] Williams AN (2010) A history of child neurology and neurodisability, S. 317.

[474] Anm.: Robert Boyle (1627-1691), engl. Naturphilosoph und Chemiker, wurde insbesondere bekannt durch die Formulierung des sog. Boyle-Mariotteschen Gesetzes bezüglich des Zusammenhangs zwischen Druck und Volumen bei idealen Gasen.

[475] Williams AN (2003) "Thomas Willis's practice of paediatric neurology and disability" J Hist Neuroscience 12: 350-367, S. 362.

(4) "Others being mere Dolts, scarce understand any thing at all, or do any thing with Knowledge."[476]

Willis hatte bezüglich der mentalen Behinderung ein klares Konzept, schon zwei Jahrhunderte vor John Langdon-Down (1828-1896). Er unterschied streng die ererbten von den angeborenen und erworbenen Faktoren und ordnete sie in einen medizinischen Rahmen ein, der dem zeitgenössischen Verständnis der Arbeitsweise des Zentralnervensystems entsprach.[477]

Tatsächlich vergingen nach Willis fast zwei Jahrhunderte, ohne dass sich speziell in der Kinderneurologie neue, Bahn brechende Ergebnisse gezeigt hätten. Zwar wurden in der allgemeinen Neurologie und Physiologie in diesem Zeitraum durch eine Reihe von Wissenschaftlern Fortschritte erzielt (vgl. Kap. 1), die Exaktheit und Objektivität in der Bewertung von Forschungsergebnissen war aber erst gegeben, als erste medizintechnische Geräte zur Verfügung standen, wie z. B. das Stethoskop (1816) von René Laënec (1781-1826), das Ophtalmoskop (1851) von Hermann von Helmholtz oder das Thermometer (1868) von Carl Wunderlich (1815-1877).[478]

Konkrete weitere Schritte im Bereich der Kinderneurologie gab es, als in Paris Hector Landouzy (1812-1864) im Jahr 1839 seine Doktorarbeit schrieb über das Thema: "Essai sur l'hémiplégie faciale chez les enfants nouveau-nés". Diese Arbeit bestand in der Beschreibung und Auswertung von vier Fällen fazialer Halbseitenlähmung, die bei Zangengeburten verursacht worden waren.[479] [480]

Im Jahr 1853 stellte William Little (1810-1894) einen Zusammenhang zwischen Schwierigkeiten der Perinatalperiode und darauf folgenden Bewegungsstörungen her. Bei der nach ihm benannten „Little-Krankheit" handelt es sich um Lähmungen, die infolge eines frühkindlichen Hirnschadens im Kindesalter auftreten, im engeren Sinne um eine doppelseitige Form der Zerebralparese, deren Symptome unter der Bezeichnung „Little-Syndrom" zusammengefasst werden.[481]

---

[476] Williams AN (2002) "Of stupidity or folly: Thomas Willis's perspective on mental retardation" Arch Dis Child 87: 555–558, S. 556.

[477] Williams AN (2002) "Of stupidity or folly: Thomas Willis's perspective on mental retardation", S. 557.

[478] Ashwal S (1990) The Founders of Child Neurology, S. 91.

[479] Landouzy MH (1839) Essai sur l'hémiplégie faciale chez les enfants nouveau-nés, Thèse Faculté Médecine de Paris, Imprimerie et fonderie de Rignouxé, Paris.

[480] Williams AN (2010) A history of child neurology and neurodisability, S. 329.

[481] Pschyrembel (1994) Klinisches Wörterbuch 257, Walter de Gruyter Verlag, Berlin New York, S. 891.

Wie weiter oben bereits angedeutet, beschrieb John Langdon-Down im Jahr 1866[482] Fälle mentaler Behinderung bei Kindern, die sich aus einer Reihe von Symptomen zusammensetzten, darunter auch solchen mit neurologischen Konsequenzen wie Brachyzephalie und Mikrozephalie.[483] Nach ihm wurde und wird dieses Phänomen noch heute „Down-Syndrom" genannt. Heute weiß man, dass es sich beim Down-Syndrom nicht um eine Krankheit im engeren Sinn handelt, sondern um eine genetische Abweichung vom Normalzustand. Bei den Betroffenen liegt das Chromosom 21 im Ganzen oder teilweise drei- statt zweimal vor. Daher bezeichnet man das Down-Syndrom auch als „Trisomie 21". Früher wurde das Down-Syndrom wegen der an den Volksstamm der Mongolen erinnernden Gesichtszüge der Betroffenen auch als „Mongolismus" bezeichnet. Dieser Name wurde wegen seines diskriminierenden Begriffsinhalts im Jahr 1965 von der Weltgesundheitsorganisation (WHO) endgültig durch die Bezeichnung „Down-Syndrom" ersetzt.[484]

In der zweiten Hälfte des 19. Jahrhunderts spielte der deutsche Kinderarzt Otto Soltmann (1844-1912) eine wichtige Rolle. Er veröffentlichte 1875 seine Forschungsarbeiten[485] über die Auswirkungen von Schädigungen des motorischen Kortex bei neugeborenen Hunden. Er konnte nachweisen, dass frühe Hirnschädigungen besser geheilt werden können als solche, die im späteren Leben auftreten. Außerdem beschrieb er, wie die von ihm behandelten Tiere in Krankheiten „hineinwachsen", deren Ursachen in Verletzungen liegen, die sie in ihrem frühen Leben erlitten hatten. Diese Erkenntnisse versuchte er in Analogie zu entsprechenden Entwicklungen bei Kindern zu bringen.[486]

Es waren wohl nicht nur die historisch zurück liegenden pädiatrisch-neurologischen Arbeiten von Willis, Down, Little, Landouzy, Soltmann und deren Vorgänger und Zeitgenossen, die das Fundament dafür legten, dass es im letzten Drittel des 19. Jahrhunderts und zu Beginn des 20. Jahrhunderts zu einem „Quantensprung" in Bezug auf neue Erkenntnisse in der Kinderneurologie kam. Nach Auswertung des gesamten Materials zur vorliegenden Arbeit gelangt die Verfasserin zu der Überzeugung, dass dieser Quantensprung entscheidend von einem bedeutenden flankierenden Effekt gleichsam katalysatorisch begünstigt wurde. Dieser bestand darin, dass im 19. Jahrhundert in Europa an mehreren Stellen und fast

---

[482] Down JLH (1866) Observations on an Ethnic Classification of Idiots In: London Hospital Reports 3: 259-262.

[483] Pschyrembel (1994) Klinisches Wörterbuch 257, S. 891.

[484] Williams AN (2010) A history of child neurology and neurodisability, S. 329.

[485] Soltmann O (1875) "Zur elektrischen Reizbarkeit der Großhirnrinde" Centralbl Med Wissensch 14: 209-210.

[486] Williams AN (2010) A history of child neurology and neurodisability, S. 322.

gleichzeitig hoch dynamische und wissenschaftlich erfolgreiche Schulen der Neurologie entstanden: In Frankreich war dies die Schule Charcots (1825-1893) an der Clinique Salpêtrière in Paris, aus der u. a. Babinski (1857-1932) hervorging, in Russland waren dies die Schulen Pawlows (1849-1936) und Bechterews (1857-1927) in St. Petersburg, aus denen u. a. Babkin (1877-1950) kam, in England war dies die Schule Sherringtons (1857-1952) in Oxford mit berühmten Schülern wie Eccles (1903-1997), Liddell (1895-1981) und Fulton (1899-1960) und in der Schweiz die Züricher Schule Constantin von Monakows (1853-1930), die namhafte Kinderneurologen wie Galant (1893-1937?) und M. Minkowski (1884-1972) hervorbrachte. In Deutschland ist an dieser Stelle wohl als erste die Schule von Johannes Müller (1801-1858) zu nennen, in der so wichtige Vertreter der Naturwissenschaften und Medizin wie Virchow (1821-1902), Wundt (1832-1920), von Kölliker (1817-1905), du Bois-Reymond (1818-1896) und von Helmholtz (1821-1894) ihre Ausbildung erhielten.[487]

Zu dieser Situation kam positiv hinzu, dass die Wissenschaftler dieser Epoche begierig waren, voneinander zu lernen. Das äußerte sich zum Beispiel darin, dass die Forschungsergebnisse von allen Seiten umfassend und zeitnah veröffentlicht wurden. Auch gehörte es zum guten akademischen Brauch, dass man in Vorbereitung seiner eigenen wissenschaftlichen Karriere nach dem Studium für eine gewisse Zeit in einer der renommierten ausländischen „Schulen" arbeitete. Es liegt auf der Hand, dass eine derart konzentrierte Entwicklung im Bereich der allgemeinen Neurologie auch die Kinderneurologie „mitreißen" musste.

Bevor jedoch auf die Entwicklung der Kinderneurologie ab Ende des 19. Jahrhunderts und im 20. Jahrhundert eingegangen wird, soll zunächst die universitäre Infrastruktur der medizinischen Wissenschaft im ausgehenden 19. Jahrhundert betrachtet werden. Damals gab es noch kein spezielles Fach „Kinderneurologie". Viele der Protagonisten in der Entwicklung der modernen klinischen und theoretischen Neurologie waren zwar stark an neurologischen Krankheiten im Allgemeinen und an der normalen neurologischen Entwicklung von Kindern im Besonderen interessiert, sahen aber noch keine Notwendigkeit, ihre Forschungsarbeiten auf ein bestimmtes Lebensalter zu begrenzen. Auch befassten sich viele Kinderärzte neben neurologischen Themen mit vielen anderen Themen, wie z. B. den verschiedenen kindlichen Organen. Darüber hinaus wurden damals wichtige Beiträge zur Kinderneurologie von Allgemeinärzten, Pathologen, Orthopäden, Gynäkologen, Erziehungstheoretikern und anderen Vertretern der aufkommenden medizinischen Spe-

---

[487] Anm.: Auf viele dieser Persönlichkeiten und ihre Beiträge zur allgemeinen Reflexlehre oder zu frühkindlichen Reflexen wird in dieser Arbeit näher eingegangen.

zialfächer geleistet. Nachdem sich die klinischen und wissenschaftlichen Beiträge zu kinderneurologischen Themen immer mehr häuften, wurde es in zunehmendem Maße klar, dass die Erforschung des sich in der Kindheit entwickelnden Nervensystems ein hoch komplexes Gebiet darstellt, das die Einführung eines Spezialfaches „Kinderneurologie" geboten erscheinen ließ. Die Einrichtung eines solchen Spezialfaches war auch nötig, um die Forschung zu konzentrieren und die Ausbildung der Ärzte, die in dieser Fachrichtung tätig werden wollten, zu verbessern. Es dauerte immerhin bis in die Mitte der 70-er Jahre des 20. Jahrhunderts, bis die meisten medizinischen Fakultäten der Universitäten und der Medical Schools über eigene Lehrstühle für Kinderneurologie verfügten, verbunden mit entsprechender Forschung und Lehre sowie mit der medizinischen Behandlung von Kindern mit einem immer breiter werdenden Spektrum neurologischer Erkrankungen.

Diese Strukturänderungen unterstützend bildeten sich weltweit wissenschaftliche Gesellschaften, in denen speziell Themen der Kinderneurologie behandelt werden. Weiterhin spricht für die Bedeutung dieses Spezialfaches, dass im 20. Jahrhundert eine beachtliche Anzahl wissenschaftlicher Zeitschriften gegründet wurde, die sich ausschließlich der Kinderneurologie widmen, z. B. *"Developmental Medecine and Child Neurology"* (1958), *"Neuropediatrics"* (1969), *"Brain and Development"* (1979), *"Pediatric Neurology"* (1985) und *"Journal of Child Neurology"* (1986).[488]

Auf dem Fundament der bis zum Ende des 19. Jahrhunderts gesammelten Erkenntnisse im Bereich der Kinderneurologie, unter dem Einfluss der während des 19. Jahrhunderts entstandenen großen europäischen Schulen der Neurologie (siehe oben) und im Rahmen einer neu entstehenden Infrastruktur mit Kinderneurologie als spezieller wissenschaftlicher Disziplin nahm die Entwicklung der Kinderneurologie im 20. Jahrhundert einen äußerst dynamischen Verlauf.

Einen ersten Schwerpunkt dieser Entwicklung bildete die gegen Ende des 19. Jahrhunderts einsetzende und sich bis gegen Mitte des 20. Jahrhunderts erstreckende Entdeckung und Beschreibung von Reflexen im frühen Kindesalter. Die Erstbeschreibungen der im folgenden Kapitel 3 dieser Arbeit dargelegten Reflexe erstrecken sich auf den Zeitraum von 1859, der Erstbeschreibungen des Suchreflexes sowie des Saugreflexes beim Säugling durch A. Kussmaul, bis 1953, der Erstbeschreibung des Hand-Mund-Reflexes durch Babkin. Dazwischen liegt die Entdeckung so bekannter Reflexe wie die des Babinski- und des Moro-Reflexes, die nicht nur für die Kinderheilkunde, sondern auch für die Diagnose von neurologi-

---

[488] Ashwal S, Rust R (2003) "Child neurology in the 20th century" Pediatric Research 53/2: 345-361, S. 346.

schen Erkrankungen im Erwachsenenalter noch heute von großer Bedeutung sind. Die ersten Veröffentlichungen bezüglich der verschiedenen frühkindlichen Reflexe enthielten in der Regel zunächst nur deren phänomenologische Beschreibung, begleitet von einer Hypothese bezüglich des jeweiligen physiologisch-neurologischen Ablaufs. Diese Hypothesen wurden oft von zeitgenössischen oder nachfolgenden Wissenschaftlern aufgegriffen, kommentiert und präzisiert. Wie in fast allen Bereichen der medizinischen Wissenschaft hat jedoch erst die dynamische technologische Entwicklung in der zweiten Hälfte des 20. Jahrhunderts auch im Falle der frühkindlichen Reflexe zu deren tieferem Verständnis beigetragen.

Die Entdeckung der frühkindlichen Reflexe stellt medizinhistorisch insofern eine Besonderheit dar, als es sich um ein neues Feld handelte. Die übrigen Schwerpunkte der Forschungsarbeiten im Bereich der Kinderneurologie des 20. Jahrhunderts bezogen sich auf Krankheiten, deren Symptome vorher bereits teilweise bekannt und beschrieben waren, z. B. durch Willis, Little, Down (siehe oben) und andere. Die Ursachen dieser Krankheiten waren jedoch noch weitgehend unklar und in der Folge auch effiziente Therapien zu deren Behandlung. Bei diesen Krankheiten handelte es sich u. a. um die verschiedenen neurologischen Störungen im Fötus und bei Neugeborenen, um die Epilepsien in der Kindheit, um neuromuskuläre Erkrankungen, um erworbene Verletzungen des Nervensystems, um neurologisch bedingte Erkrankungen der Haut, um Infektionskrankheiten des Zentralnervensystems, um neuroonkologische Krankheiten, um neurogenetische und neurometabolische Störungen sowie um die Gruppe der neurokognitiven und verhaltensauffälligen Störungen, wie mentaler Behinderung, Aufmerksamkeitsdefizit-/Hyperaktivitätsstörung (ADHS), Autismus und Lern- und Sprachstörungen.

Für die Erforschung dieser Sektoren von Krankheiten kann festgestellt werden, dass die im 20. Jahrhundert parallel in anderen Zweigen der Naturwissenschaften erzielten Fortschritte wesentlich zu einem vertieften Verstehen und entsprechendem therapeutischen Handeln in der Kinderneurologie beigetragen haben. Von der Physik und Informationstechnologie her kommend sind hier die Elektronenmikroskopie, die computergestützten telemetrischen Systeme der Elektroenzephalographie sowie die Bild gebenden Verfahren Computertomographie (CT), Magnetresonanztomographie (MRT) und Positronenemissionstomographie (PET) zu nennen. Andere an der Erforschung von Krankheiten der Kinderneurologie beteiligte Wissenschaftszweige sind die Neurophysiologie, die Biochemie und die Molekularbiologie. Insbesondere letzterer kommt seit der zweiten Hälfte des 20. Jahrhunderts eine besondere Bedeutung zu, weil deutlich wurde, dass eine Reihe der o. g. Krankheiten genetisch bedingt ist. Dies ist beispielsweise der Fall bei angeborener Myasthenie, bei verschiedenen Arten von Muskeldystrophien, beim Autismus und bei bestimmten Tumoren.[489]

Die Entwicklung der Kinderneurologie im ausgehenden 19. und beginnenden 20. Jahrhundert wurde von vielen großen Persönlichkeiten geprägt, wie z. B. von Down, Déjerine, Déjerine-Klumpke, Kussmaul, Preyer, Moro, M. Minkowski, André-Thomas[490], A. Peiper, McGraw und Prechtl.[491] Insbesondere die drei Letztgenannten haben sich verdient gemacht mit einer integrativen Betrachtung frühkindlicher Reflexe und deren neurologischer Interpretation (vgl. Kap. 3).

In dem umfassenden Sammelwerk mit dem Titel "The Founders of Child Neurology" haben der Amerikaner Stephen Ashwal und Co-Autoren im Jahr 1990 allein für den Zeitraum des 20. Jahrhunderts die Biographien von 77 Wissenschaftlern geschrieben, die nach ihrer Meinung von besonderer Bedeutung für die Entwicklung der Kinderneurologie waren. Unter ihnen befinden sich auch die bereits genannten André-Thomas und A. Peiper. Am Ende der Biographie Peipers steht geschrieben:

"Undoubtedly, as we peruse his major works and texts, we will be obliged to acknowledge and posthumously honor him as a founding pediatric neurologist. Moreover, it was Albrecht Peiper, in conjunction with André-Thomas, who clearly appreciated the uniqueness of the neurology of the newborn infant. Both are to be credited with laying the foundation for that distinct area now referred to as neonatal neurology."[492]

Wenn man heute einen Blick zurück wirft auf die gesamte Entwicklung der Kinderneurologie, wird man erkennen, dass bis zum Übergang ins 20. Jahrhundert viele Krankheiten entdeckt und beschrieben wurden. Das 20. Jahrhundert war dann dadurch geprägt, dass „eine Legion" von Wissenschaftlern mit den zum jeweiligen Zeitpunkt modernsten Techniken und Methoden daran arbeitete, die Ursachen dieser Krankheiten zu erforschen. Hierbei wurden große Erfolge erzielt. Ein überzeu-

---

[489] Ashwal S, Rust R (2003) "Child neurology in the 20th century", S. 346-358.

[490] Anm.: André-Thomas (1867-1961), frz. Neurologe, wandte sich in seinem letzten beruflichen Lebensabschnitt intensiv der Kinderneurologie zu und verfasste zusammen mit Saint-Anne Dargassies das umfangreiche Werk "Études neurologiques sur le nouveau-né et le jeune nourrisson" (1952).

[491] Anm.: Heinz F. R. Prechtl, geb. 1927 in Wien, 1962 Professor für Experimentelle Neurologie und 1968 für Entwicklungsneurologie an der Universität Groningen, Gastprofessuren in Stockholm und Graz; wurde 1991 von der holländischen Königin in den Adelsstand erhoben.

[492] Ashwal S (1990) The Founders of Child Neurology, S. 812.

gendes und in menschlicher Hinsicht sehr positives Beispiel ist die signifikante Erhöhung der durchschnittlichen Lebenserwartung beim Down-Syndrom: früher starben 75% der Patienten vor der Pubertät, heute erreichen 80% das 30. Lebensjahr.[493]

Ein weiterer Blick in die gegenwärtige Literatur zur Kinderneurologie macht jedoch deutlich, dass diese Wissenschaft noch weit entfernt ist von einer umfassenden und abschließenden Erkenntnis über die Ursachen der einschlägigen Erkrankungen und deren optimalen Therapierung. Dies geht eindringlich aus der Lektüre der Fülle von Themen hervor, die gegenwärtig in Fachzeitschriften wie dem "Journal of Child Neurology" und in "Pediatric Neurology" behandelt werden.

In geistvoller Anspielung auf das menschliche Leben fassen die amerikanischen Medizinhistoriker Ashwal und Rust im Jahr 2003 die geschichtliche Entwicklung der Wissenschaft der Kinderneurologie im 20. Jahrhundert anschaulich zusammen:

> *"One hundred years ago, pediatrics was in its infancy, neurology was just beginning to declare its separateness from psychiatry and medicine, and child neurology was a gleam in the eyes of a few physicians. Today all three disciplines have grown and matured, and the scientific advances have been extraordinary with new discoveries announced at an ever-accelerating pace. Through all of these changes, child neurology has remained as a unique merger of its two parent disciplines."*[494]

„The gleam in the eyes of a few physicians", das Funkeln in den Augen der besagten wenigen Ärztinnen und Ärzte vor 100 Jahren hat dazu geführt, dass heute vielen Kindern in einem Umfang geholfen werden kann, den man sich damals, in der Zeit dieser verdienstvollen Persönlichkeiten, noch nicht hätte vorstellen können. Dennoch wird in Zukunft noch „das Funkeln in den Augen" vieler Wissenschaftler erforderlich sein, um alle kinderneurologischen Krankheiten aufzuklären und wirksam behandeln zu können mit dem Ziel, möglichst vielen Kindern die Chance für ein glücklicheres Leben zu eröffnen.

---

[493] Pschyrembel (1994) Klinisches Wörterbuch 257, S. 342-343.
[494] Ashwal S, Rust R (2003) "Child neurology in the 20th century", S. 361.

3 Die historische Entwicklung der Erkenntnisse über frühkindliche Reflexe

Einleitung

Ontogenese frühkindlicher Reflexe

Ab Ende des 19. Jahrhunderts rückten, wie in Kapitel 2 erwähnt, die menschlichen Reflexe, insbesondere auch beim Neugeborenen und Kleinkind, immer mehr in den Mittelpunkt des Interesses der Forscher. Im folgenden Teil dieser Arbeit wird auf 13 frühkindliche Reflexe, die im Zeitraum von 1859 bis 1953 zum ersten Mal beschrieben wurden, näher eingegangen.

Heute ist bekannt, dass die frühkindlichen Reflexe sich bereits im Uterus entwickeln.

M. Minkowski von der Universität Zürich veröffentlichte 1921 seine Ergebnisse über Reflexe des menschlichen Fötus[495], die er dann ein Jahr später umfassender und gleichzeitig zusammenfassend in einer neuerlichen Veröffentlichung darstellte. Seine Untersuchungen bezogen sich auf eine Reihe von Föten, die durch Kaiserschnitt zur Welt gebracht worden waren. Minkowski konnte in Abhängigkeit der Größe und des Alters der Föten fast alle der damals bekannten Reflexe nachweisen.[496]

1952 konnte Hooker Reflexbewegungen des Fötus ab der achten Schwangerschaftswoche nachweisen.[497] Diese Bewegungen des Fötus haben reflektorischen Charakter, denn die Hirnrinde ist selbst bei Neugeborenen noch nicht vollständig ausgebildet, weshalb diese Bewegungen auf jeden Fall unabhängig von einer Kontrolle durch die Hirnrinde ablaufen.[498] Bei weiteren Untersuchungen am Fötus wurde herausgefunden, dass praktisch alle neonatalen Reflexe im Aktionssystem des Fötus bis zum Ende der 14. Schwangerschaftswoche vorhanden sind. Die Reflex-

---

[495] Minkowski M (1921) "Sur les mouvements, les réflexes et les réactions musculaires du foetus humain de 2 à 5 mois et leurs relations avec le système nerveux foetal", Rev Neurol (Paris) 37: 1105–1118, 1235–1250.

[496] Minkowski M (1922) "Über frühzeitige Bewegungen, Reflexe und muskuläre Reaktionen beim menschlichen Fötus und ihre Beziehungen zum fötalen Nerven- und Muskelsystem" Schweizerische Medizinische Wochenschrift 52: 721-724, 751-755, S. 723-724.

[497] Hooker D (1952) The Prenatal Origin of Behavior, Lawrence, University of Kansas Press, Kansas.

[498] Textquelle: [Online im Internet:] URL: http://www.physiopaed.de/EntwicklungMotorischeKoordination.htm [Stand: 07.01.2011, 12:27].

bewegungen beinhalten den gesamten neuromuskulären Mechanismus, soweit er schon genügend entwickelt ist.[499]

Nach der Geburt sorgen dann diese reflektorischen Bewegungen für das Überleben des Neugeborenen, indem sie es mit unwillkürlichen Reaktionen auf innere oder äußere Reize ausstatten.[500] Aktivitäten wie Atmen, Saugen, Schlucken, Peristaltik, Blasenentleerung, Defäkation, Erbrechen, sowie Schreien, Zittern, Lächeln, Niesen, Husten, Schluckauf und Gähnen sind zum Zeitpunkt der Geburt a priori funktional. Diese Aktivitäten sind für das Neugeborene typische Verhaltensreaktionen, und eine Einschätzung ihres relativen Entwicklungsstands zum Zeitpunkt der Geburt ist in jeder Studie zur Verhaltensentwicklung wesentlich. Alle diese Funktionen sind unabhängig von der Großhirnrinde.[501]

Wie bereits erwähnt liegt der Grund für reflektorische Bewegungen im noch nicht vollständig entwickelten Gehirn des Neugeborenen. Der Vorgang der Myelinisation, die Markscheidenbildung der Nervenfasern, beginnt bereits im fötalen Leben, ist aber erst Wochen bzw. Monate nach der Geburt abgeschlossen.[502] Zum Zeitpunkt der Geburt sind Nervenbahnen, die taktile Reize übermitteln, im Rückenmark und im Hirnstamm bis zur Ebene des Thalamus myelinisiert. Unmittelbar nach der Geburt wird dann der Vorgang der Myelinisierung noch deutlich beschleunigt, und die zunehmende Spezifität der Reflexreaktionen kann somit mit der Zunahme der Myelinscheiden der einzelnen Nervenfasern, über die die Impulse laufen, in Verbindung gebracht werden.[503] Diese Reflexe spielen im Reifungsprozess des zentralen Nervensystems eine wichtige Rolle, und erst, wenn das Gehirn sich weiter entwickelt hat, werden nicht mehr reflektorische, sondern willkürliche Bewegungen überhaupt erst möglich.[504]

---

[499] McGraw MB (1945, reprinted 1963-66) The Neuromuscular Maturation of the Human Infant, Hafner Publishing Company, New York London, S. 13.

[500] Jaspert A, van Velzen A (1997) "Grundlagen der kindlichen Entwicklung - Frühkindliche Reflexe" herausgegeben von: „Kinder im Lot" e.V. Bundesarbeitsgemeinschaft Neurophysiologie & Pädagogik Beim Rauhen Hause 42, 22111 Hamburg, assoziiert mit „The Institute for Neuro-Physiological Psychology" (INPP) 4, Stanley Place Chester CH1 2LU England) [Online im Internet:] URL: http://www.prekop-institut.com/publikationen.html [Stand: 07.01.2011, 12:31].

[501] McGraw MB (1945, reprinted 1963-66) The Neuromuscular Maturation of the Human Infant, S. 16.

[502] Galant S (1917) Der Rückgratreflex (Ein neuer Reflex im Säuglingsalter), Basler Druck- & Verlagsanstalt, Basel, S. 11.

[503] McGraw MB (1945, reprinted 1963-66) The Neuromuscular Maturation of the Human Infant, S. 15-16.

[504] Jaspert A, van Velzen A (1997) "Grundlagen der kindlichen Entwicklung - Frühkindliche Reflexe" herausgegeben von: „Kinder im Lot" e.V. Bundesarbeitsgemeinschaft Neurophysiologie & Pädagogik Beim Rauhen Hause 42, 22111 Hamburg, assoziiert mit „The Institute for Neuro-Physiological Psychology" (INPP) 4, Stanley Place Chester CH1 2LU England) [Online im Internet:] URL: http://www.prekop-institut.com/publikationen.html [Stand: 07.01.2011, 12:31].

Die Verhaltensmuster des Neugeborenen stehen somit unter der Kontrolle der primitiven, subkortikalen Kerne, nicht des Gehirns. Die Reflexreaktionen werden folglich vor allem in den frühen Lebensmonaten ausgelöst, da die Hirnrinde dann im Laufe ihrer Entwicklung nicht nur die Kontrolle bestimmter neuromuskulärer Funktionen übernimmt, sondern auch einen hemmenden Einfluß auf einige phylogenetische Funktionen der subkortikalen Kerne ausübt.[505]

Die Hirn-Situation des Neugeborenen ist vergleichbar mit dem Zustand, wie er sich beim erwachsenen Tier durch Abtragung oder Vergiftung höherer Hirnteile künstlich hervor rufen lässt, oder mit dem Zustand von hirngeschädigten Erwachsenen. Daher ist „*das Gehirn junger Säuglinge und besonders das von Frühgeburten (ist) in physiologischem Sinne unreif*". Die entwicklungs- und stammesgeschichtlich jüngsten Hirnteile, von denen beim Erwachsenen die älteren Hirnteile gehemmt werden, können beim Neugeborenen noch keine Erregungen oder Hemmungen aussenden.[506] Peiper geht hier sogar so weit zu sagen, dass „*das Neugeborene in seinem Verhalten tiefer steht als viele Tiere*"[507]. Hierbei ist zu bemerken, dass sich in der Stammesgeschichte der schichtförmige Aufbau höherer Nervensysteme entwickelte, wobei die phylogenetisch ältesten Hirnanteile die lebenswichtigsten sind.[508]

Aufgrund dieser Hirn-Situation sind also willkürliche Bewegungen beim Neugeborenen nicht möglich, sondern nur reflektorische Bewegungen, die spontan sein können oder durch einen Stimulus ausgelöst werden. Hier spricht Prechtl (vgl. Kap. 3.2) sogar von allgemeiner Bewegungsunruhe, die schon durch geringe Reize ausgelöst wird. Der wache Säugling befindet sich deshalb in fast ununterbrochener Bewegung. Prechtl erklärt dieses Phänomen mit der unvollständigen Isolierung der verschiedenen Zentren.[509]

Viele Reflexbewegungen des Neugeborenen scheinen demnach Atavismen zu sein, die nur auf eine rudimentäre Art im frühkindlichen Verhalten funktionieren. Diese Bewegungen haben im Verhaltensrepertoire des Neugeborenen ihren festen Platz, haben aber eigentlich schon lange den Überlebenswert für den Säugling verloren.[510]

---

[505] McGraw MB (1945, reprinted 1963-66) The Neuromuscular Maturation of the Human Infant, S. 10-11.

[506] Peiper A (1932) "Das Erwachen der Hirntätigkeit in der Säuglingszeit" Zeitschrift für die gesamte Neurologie und Psychiatrie 139/1: 781-789, S. 781.

[507] Peiper A (1949, 3.erw. Auflage 1964) Die Eigenart der kindlichen Hirntätigkeit, Leipzig, S. 15.

[508] Textquelle: [Online im Internet:] URL: http://www.physiopaed.de/EntwicklungMotorischeKoordination.htm [Stand: 07.01.2011, 12:27].

[509] Peiper A (1932) "Das Erwachen der Hirntätigkeit in der Säuglingszeit", S. 786.

[510] McGraw MB (1945, reprinted 1963-66) The Neuromuscular Maturation of the Human Infant, S. 19.

Reflektorische Bewegungen des Neugeborenen wie Moro-Reflex, Handgreif-reflex, Schwimmbewegungen, Kriechphänomen und Schreitbewegungen, alle cha-rakteristische Verhaltensmuster für das Neugeborene, nehmen im Allgemeinen an Reaktionsleistung in den ersten Wochen des postnatalen Lebens zu. Insbesondere erreichen die neuromuskulären Verhaltensmuster ihre optimale Ausprägung wäh-rend der dritten oder vierten Woche, worauf dann eine Periode folgt, in der subkor-tikale Reflexaktivitäten verringert werden. Anschließend setzen sich viele Funktio-nen unter kortikalem Einfluss wieder durch, aber der Beginn kortikaler Beteiligung zeigt dann nicht nur eine funktionelle, sondern auch eine individuelle Variation auf. Trotz dieser individuellen Variationen gibt es jedoch eine ausreichende Beständig-keit des Verhaltensmusters in der Abfolge der Entwicklung, so dass charakteristi-sche Phasen in der Reifung jeder Funktion eingeschätzt und innerhalb eines gege-benen Altersbereiches zugeteilt werden können, was ja für die Vorsorgeunter-suchungen bei Säuglingen eine wesentliche Rolle spielt.[511]

Im Verlauf der Ontogenese werden interessanterweise die in der Phylogenese auftretenden verschiedenen Stufen der Nervensysteme bei höheren Organismen ontogenetisch teilweise wieder durchlaufen. Ontogenetisch bildet sich das Nerven-system höherer Lebewesen, das im Wesentlichen aus drei Klassen von Neuronen, aus sensorischen, motorischen und den sie verknüpfenden Nervenzellen, besteht, aus dem Ektoderm, dem äußeren Keimblatt des Embryoblasten, durch Einstülpung zur Neuralrinne und schließlich zum Neuralrohr. Aus diesem Neuralrohr entsteht das Rückenmark und an seinem cranialen Ende das Gehirn. Die Zervikalregion als der demzufolge ontogenetisch älteste Teil des zentralen Nervensystems wird somit am frühesten funktionsfähig.[512]

Je weiter in den ersten Lebenswochen dann die Myelinisation fortschreitet, desto komplizierter werden die reflektorischen Bewegungen, die im Rückenmark und in den subkortikalen Zentren ihren Ausgang nehmen. Nach der Geburt ist der Kortex für sich untätig, da die Leitung von Kortex zum Rückenmark noch nicht hergestellt ist, und die Pyramidenbahn, die Hauptverbindung zwischen Gehirn und Rücken-mark, noch funktionsunfähig ist.[513] Somit sind Neugeborene eigentlich Wesen mit einem extrapyramidalen Nervensystem. Die Hemmungen, die sich dann gleichzei-tig mit der Arbeitsaufnahme der Pyramidenbahnen einige Wochen nach der Geburt ausbilden, werden dem Streifenhügel zugeschrieben, der die Massenbewegungen

---

[511] McGraw MB (1945, reprinted 1963-66) The Neuromuscular Maturation of the Human Infant, S. 22-23.
[512] Textquelle: [Online im Internet:] URL: http://www.physiopaed.de/EntwicklungMotorischeKo-ordination.htm [Stand: 07.01.2011, 12:27].
[513] Galant S (1917) Der Rückgratreflex (Ein neuer Reflex im Säuglingsalter), S. 12-13.

des Pallidum zu zügeln hat, denn die eindringenden Reize rufen reflektorisch Reaktionen hervor, an denen die Hirnrinde des Neugeborenen nicht beteiligt ist. Dieser Zeitpunkt, an dem die Großhirnrinde ihre Tätigkeit aufnimmt, ist normalerweise ab dem 4. Lebensmonat erreicht. Gleichzeitig greifen dann auch die Bewegungszentren der Hirnrinde in das nervöse Geschehen ein.

Hier erscheint eine Feststellung, die Peiper zum Vergleich der Hirntätigkeit des Neugeborenen machte, interessant zu sein. Die Entwicklung der Hirntätigkeit in den ersten Lebenswochen veranlasste ihn, in diesem Zusammenhang die Arbeitsfähigkeit des Gehirns zu Beginn und zu Ende des menschlichen Lebens zu vergleichen. Er kam dabei zu dem bemerkenswerten Schluss, dass die Arbeitsfähigkeit des Gehirns beim Sterben zuerst im ontologisch jüngsten und zuletzt im ältesten Hirnteil erlischt, was also bedeutet, dass das Gehirn nach der Geburt und während des Sterbens ganz ähnliche Stufen der Entwicklung durchläuft, nur in entgegen gesetzter Richtung.[514]

Mit Tätigkeitsaufnahme der Großhirnrinde ab dem 4. Lebensmonat verschwinden nach und nach die frühkindlichen Reflexbewegungen, beim Entwicklungsverlauf des gesunden Menschen für immer. Ein Persistieren von reflektorischen Mustern über den physiologischen Rückbildungstermin hinaus bedeutet das Ausbleiben der Steuerung durch entsprechende Hirnrindenbezirke und weist auf eine Hirnschädigung des Säuglings hin.[515] Diese Entwicklungshemmungen des Gehirns bewahren die frühkindlichen Bewegungsaktivitäten, und infantile Bewegungsformen bleiben auf Dauer erhalten.

Neben dem Persistieren von Reflexen gibt es noch die Möglichkeit des Wiederauftauchens von Reflexen zu einem späteren Zeitpunkt. Dies ist der Fall bei einer Reihe von Krankheiten, die das Gehirn betreffen. Bei Hirnhautentzündung, bei Encephalitis u. a., können noch im Erwachsenenalter Lage- und Bewegungsreaktionen der frühen Kindheit wieder enthemmt werden.[516] Man spricht dann vom Auftreten pathologischer Reflexe.

Im Folgenden werden 13 frühkindliche Reflexe vorgestellt. Bei jedem dieser Reflexe wird zunächst die Biographie des Erstbeschreibers bzw. der Erstbeschreiberin, die Erstbeschreibung selbst und anschließend kommentierende oder ergänzende Bemerkungen anderer Untersucher berichtet. Dabei wird auch auf die Phylogenese, Ontogenese und Pathologie eingegangen. Vorab anzumerken wäre auch noch, dass es bei den vorgestellten Reflexen eine Reihe solcher gibt, die in

---

[514] Peiper A (1932) "Das Erwachen der Hirntätigkeit in der Säuglingszeit", S. 787-789.
[515] Textquelle: [Online im Internet:] URL: http://www.physiopaed.de/EntwicklungMotorischeKoordination.htm [Stand: 07.01.2011, 12:27].
[516] Peiper A (1932) "Das Erwachen der Hirntätigkeit in der Säuglingszeit", S. 789.

der Literatur von vielen Seiten beleuchtet wurden, und solcher, bei denen dies nur in geringerem Umfang der Fall war.

3.1   Suchreflex (1859)

3.1.1   Biographie des Erstbeschreibers: A. Kussmaul (1822-1902)

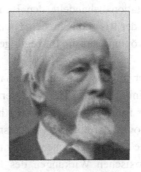

Abb. 1 Adolf Kussmaul[517]

Adolf Kussmaul, der aus einer badischen Medizinerfamilie stammte, wurde am 22. Februar 1822 in Graben bei Bruchsal geboren. Er besuchte kurzzeitig die Volksschule in Boxberg, wurde dann von Pfarrern privat unterrichtet und begann seine Gymnasialzeit im Gymnasium in Wertheim, anschließend, durch weitere Versetzungen des Vaters bedingt, setzte er seine Gymnasialzeit in Mannheim und 1838 in Heidelberg fort. Im Wintersemester 1840/41 begann er das Medizinstudium an der Universität Heidelberg. Dort trat er dem Corps Suevia bei und nahm regen Anteil an den Aktivitäten der studentischen Verbindungen. Noch als Student erhielt Kussmaul 1844 die goldene Karl-Friedrich-Medaille für eine medizinische Preisaufgabe von Professor Chelius. In der ausgezeichneten Arbeit "Die Farbenerscheinungen im Grunde des menschlichen Auges"[518] beschreibt Kussmaul die physiologischen Grundlagen der Sichtbarmachung des Augenhintergrundes.[519]

1846 legte er das Staatsexamen ab und wurde Assistent von Karl von Pfeufer (1806-1869). 1847 und 1848 hielt er sich zu weiteren Studien in Wien und Prag

---

[517] Abb.1 Adolf Kussmaul, Bildquelle: [Online im Internet:] URL: http://appserv5.ph-heidelberg.de/onlinelex/index.php?id=1004 [Stand: 07.01.2011, 15:20].

[518] Kussmaul A (1845) Die Farbenerscheinungen im Grunde des menschlichen Auges, K. Gross, Heidelberg.

[519] Fleiner W (1922) "Zu Adolf Kussmauls 100. Geburtstage" Münchner Medizinische Wochenschrift 69: 276-278, 313-315, 356-358, S. 276-278.

auf. Im Revolutionsjahr 1848 kehrte er in die Heimat zurück und diente zwei Jahre als Militärarzt der Badischen Armee im Krieg gegen Dänemark.[520]

1850 ließ sich Kussmaul als praktischer Arzt in Kandern/Schwarzwald nieder und heiratete im gleichen Jahr. Nach schwerer Krankheit gab er die Praxis dort 1853 auf und ging zur Promotion an die Universität Würzburg, an der mittlerweile Virchow lehrte. Die Dissertation behandelte den Einfluss der Blutströmung des Kopfes auf die Bewegungen der Iris und hatte den Titel: "Untersuchungen über den Einfluss, welchen die Blutströmung auf die Bewegungen der Iris und andrer Theile des Kopfes ausübt".[521]

Anschließend arbeitete er an der badischen, damals „Landesirrenanstalt" genannten, psychiatrischen Klinik Illenau. 1855 habilitierte sich Kussmaul in Heidelberg, in Anerkennung seiner früheren Preisschrift. Er hielt Vorlesungen über Arzneimittellehre, über Toxikologie, Psychiatrie, Gerichtsmedizin, Anthropologie und Biologie. Zusätzlich arbeitete er im chemischen Labor und veröffentlichte Arbeiten über die Totenstarre, die toxischen Wirkungen des Fliegenpilzes und Entwicklungsstörungen der Gebärmutter.[522]

1856 gründete Kussmaul den Naturhistorisch-medizinischen Verein.[523] 1857 wurde er zum außerordentlichen Professor in Heidelberg berufen. 1859 nahm er dann einen Ruf auf den Lehrstuhl für Innere Medizin der Universität Erlangen an, wo vor allem Arbeiten über Quecksilbervergiftung und experimentelle Psychologie entstanden. 1863 ging er in derselben Funktion nach Freiburg und 1876 nach Straßburg. 1888 wurde Kussmaul emeritiert und zog zurück nach Heidelberg, wo sein Schwiegersohn Vincenz Czerny seit 1877 als Professor der Chirurgie wirkte. 1891 wurde er zum Geheimrat und Ehrenbürger von Heidelberg ernannt. Kussmaul hatte bereits zwei seiner Kinder in jugendlichem Alter verloren, und 1898 verlor er auch seine Frau. Kussmaul starb am 28. Mai 1902 in Heidelberg.

Kussmaul befasste sich mit Epilepsie, Anomalien des Uterus, der Technik der Thorakozentese bei Pleuritis, Empyem und Pneumothorax, der Pockenimpfung, Tetanie, Muskelatrophie, Diabetes mellitus, paradoxem Puls und Sprachstörungen. 1867 führte er die Magenpumpe zur Behandlung der Magenausgangsstenose in die klinische Praxis ein, beschrieb eine Operationsmethode dieser Stenose, führte Entnahmen von Magensaft zur Untersuchung und Versuche zur Magenspiegelung

---

[520] Textquelle: [Online im Internet:] URL: http://www.whonamedit.com/doctor.cfm/618.html [Stand: 07.01.2011, 12:27].

[521] Textquelle: [Online im Internet:] URL: http://de.wikipedia.org/wiki/Adolf_Kussmaul [Stand: 07.01.2011, 12:35].

[522] Textquelle: [Online im Internet:] URL: http://de.wikipedia.org/wiki/Adolf_Kussmaul [Stand: 07.01.2011, 12:35].

[523] Fleiner W (1922) "Zu Adolf Kussmauls 100. Geburtstage", S. 315.

durch.[524] Weiterhin veröffentlichte Kussmaul 1859 eine Schrift mit dem Titel: "Untersuchungen über das Seelenleben des neugeborenen Menschen. Programm usw."[525], in der er den Saug- und Suchreflex beschreibt.

Eine Reihe medizinischer Begriffe tragen seinen Namen wie das „Kussmaul-Maier-Syndrom", die klassische Beschreibung der Periarteriitis nodosa, der „Kussmaul-Puls", eine Beobachtung des Pulsus paradoxus bei Patienten mit schwieliger Mediastino-Perikarditis, die „Kussmaul-Aphasie", die totale sensorische Aphasie, die „Kussmaul-Atmung" und das „Kussmaul-Koma" beim Coma diabeticum, der „Kussmaul-Lackrachen" bei akuter Quecksilbervergiftung, das „Kussmaul-Landry-Syndrom", die aufsteigende, schlaffe symmetrische Lähmung, der „Kussmaul-Magenschlauch" zu diagnostischen und therapeutischen Zwecken und der „Kussmaul-Tenner-Versuch", bei dem ein Krampfanfall durch beidseitige Subklavia- und Karotisunterbindung im Tierexperiment ausgelöst werden kann.

Neben der medizinischen Begabung hatte Kussmaul auch eine poetische Begabung. Unter dem Pseudonym „Dr. Oribasius" veröffentlichte er zusammen mit Ludwig Eichrodt (1827-1892) in den Fliegenden Blättern ab 1855 "Die Gedichte des schwäbischen Schulmannes Gottlieb Biedermaier und seines Freundes Horatius Treuherz", Freiburg 1855-57. Die parodistische Figur des „Biedermaier" entstand durch die ironische Verbindung des Modebegriffs „Biederkeit" mit dem Allerweltswort „-maier".: Der schwäbische Schulmeister Gottlieb Biedermaier ist demnach ein Mensch, dem

> „seine kleine Stube, sein enger Garten, sein unansehnlicher Flecken und das dürftige Los eines verachteten Dorfschulmeisters zu irdischer Glückseligkeit verhelfen."[526]

Somit ist Kussmaul auch Mit-Urheber des Begriffs „Biedermeier".

---

[524] Textquelle: [Online im Internet:] URL: http://de.wikipedia.org/wiki/Adolf_Kussmaul [Stand: 07.01.2011, 12:35].
[525] Kussmaul A (1859) Untersuchungen über das Seelenleben des neugeborenen Menschen. Programm usw., Leipzig.
[526] Textquelle: [Online im Internet:] URL: http://de.wikipedia.org/wiki/Adolf_Kussmaul [Stand: 07.01.2011, 12:35].

3.1.2   Der Suchreflex (Erstbeschreibung, Physiologie, Anthropologie)

Peiper erwähnt in seiner Monographie "Die Eigenart der kindlichen Hirntätigkeit", dass bereits 1667 S. Pepys über das Brustsuchen folgendermaßen berichtet:

> *"Wenn man die Wange des Säuglings mit der Fingerspitze wie mit einer Brustwarze berührt, so folgt er mit dem Munde aufwärts und abwärts und macht sich zum Saugen bereit.*"[527]

Peiper fährt aber fort, dass die erste ausführliche Beschreibung des Suchreflexes von Kussmaul stammt.

Der Suchreflex, der zur Nahrungsaufnahme dient, wurde ebenso wie der Saugreflex zum ersten Mal von Kussmaul in seiner 1859 herausgegebenen Monographie "Untersuchungen über das Seelenleben des neugeborenen Menschen" detailliert beschrieben. Kussmaul erklärt in diesem Werk zunächst ganz generell die Rolle der Seele bei der Ausführung mechanischer Bewegungen[528] und beschreibt allgemeine Gesichtspunkte zur Entwicklung der Sinne.[529]

Im Kapitel "Vom Hunger und Durst des Neugeborenen" beschreibt Kussmaul direkt den Suchreflex, der dem Saugreflex vorangeht, um geeignete Nahrung an der Mutterbrust zu finden. Er beobachtete bei den untersuchten Neugeborenen, dass Hunger- und Durstgefühl etwa 6, manchmal aber auch erst 12 bis 24 Stunden nach der Geburt eintreten. Dies macht sich auf folgende Weise bemerkbar:

> *"Der kleine Weltbürger wird unruhig, erwacht, macht Saugbewegungen, wirft den Kopf hin und her, als ob er etwas suche, führt die Hände zum Gesichte, fährt mit den Fingern im Gesichte und namentlich gern an den Lippen umher, bringt sie wohl auch in den Mund und saugt daran."*

Unterlässt man es, dem Kind zu trinken zu geben, findet es wieder Ruhe, schläft ein, erwacht wieder, zeigt dieselben Bewegungen und fängt an zu schreien.

---

[527] Peiper A (1949, 3. erw. Auflage 1964) Die Eigenart der kindlichen Hirntätigkeit, S. 429.

[528] Kussmaul A (1859, 2. Aufl. 1884) Untersuchungen über das Seelenleben des neugeborenen Menschen, Verlag der A. Moser'schen Buchhandlung, Tübingen, S. 3.

[529] Kussmaul A (1859, 2. Aufl. 1884) Untersuchungen über das Seelenleben des neugeborenen Menschen, S. 17.

„Bringt man einen Finger in den Mund des Kleinen, so saugt es daran und beruhigt sich kurze Zeit, fängt aber bald wieder zu schreien an. Streichelt man mit dem Finger abermals die Lippen, so beginnt es neuerdings Saugbewegungen zu machen, fasst wohl auch nochmals den Finger und beruhigt sich wieder. Bald aber geräth es in lautes Geschrei und heftige Bewegungen, die bei sehr entwickelten und lebhaften Kindern den Character des Zornes tragen. Ermüdet schläft es endlich ein, aber die Unruhe mit Geschrei kehrt bald wieder.“[530]

Kussmaul berichtet dann von einer Beobachtung an einem

„…vollkommen ausgetragenen, schönen, lebhaften Mädchen“, die für ihn *„von grösstem Interesse“* war: *„Es war um 7 Uhr Morgens zur Welt gekommen, hatte bald und wiederholt Hunger gezeigt, wurde aber bis 12 ½ Uhr Mittags nüchtern gehalten. Um diese Zeit war es sehr unruhig geworden, bewegte den Kopf suchend hin und her und schrie viel. Ich streichelte, als es gerade nicht schrie, aber wach und unruhig war, mit dem Zeigefinger sachte seine linke Wange, ohne die Lippen zu berühren. Rasch wendete es den Kopf auf diese Seite, fasste meinen Finger und begann zu saugen. Ich nahm den Finger heraus und streichelte die rechte Wange. Ebenso rasch wendete es sich jetzt auf diese Seite und fasste den Finger nochmals. Von Neuem nahm ich den Finger heraus und streichelte die linke Wange. Es war erstaunlich, wie flink das Kind sich wieder zur linken Seite wandte und den Finger abermals fasste. Neuerdings streichelte ich zuerst die rechte und dann die linke Seite, beide Male mit entsprechendem Erfolge. Dann aber begann das Kind, als ich meinen Finger entfernte, so lebhaft zu schreien und gerieth in solche Aufregung, mit den heftigsten Bewegungen der Gliedmassen, dass es meiner nicht mehr achtete, als ich abermals seine Wange streichelte. Ich liess das Kind nunmehr an die Brust legen, aber ihm die Brustwarze nicht gleich in den Mund geben. Es hatte sich wieder beruhigt und bewegte den Kopf suchend hin und her, war aber nicht im Stande, die Brustwarze selbst zu finden und zu fassen. Sie musste ihm zwischen die Lippen und Kiefer gelegt werden, worauf es dann zu saugen begann. Es war sonst im Stande gewesen, den festen*

---

[530] Kussmaul A (1859, 2. Aufl. 1884) Untersuchungen über das Seelenleben des neugeborenen Menschen, S. 25-26.

langen Zeigefinger sogleich zu fassen, nicht aber die weiche und kleine Brustwarze. "[531]

Kussmaul stellte im Weiteren fest, dass dieser Suchreflex nicht bei allen Kindern in gleicher Weise gelingt. Er fand durch weitere Beobachtungen heraus, dass diese Suchbewegung am ehesten bei ausgetragenen, lebhaften Kindern, die durch starkes Hunger- und Durstgefühl sehr wach und aufgeregt geworden sind, hervorzurufen ist.[532]

Im letzten Kapitel "Von der Intelligenz des Neugeborenen" geht Kussmaul auf das Funktionieren der Reflexbewegungen ein. Er stellte fest, dass es höher stehende Bewegungen gibt, die nicht mehr unmittelbar von der Empfindung ausgelöst werden, sondern dadurch entstehen, dass die auslösenden Empfindungen durch

„Vorstellungen und Begierden" erwachsen sind. *„Wenn das durstige Kind nach Nahrung sucht, wenn es seinen Kopf nach derjenigen Seite hindreht, auf welcher seine Wange gestreichelt wird, den streichelnden Finger erfasst und an ihm saugt, so lassen sich solche Erscheinungen nicht mehr einfach aus Empfindungsreflexen herleiten, wir fühlen uns vielmehr genöthigt, bewegungsvermittelnde Vorstellungen zu ihrer Erklärung beizuziehen. Das sind offenbar Handlungen, deren Quelle nur in der Intelligenz gesucht werden darf, mit einer gewissen Auswahl der Mittel vollzogene Bewegungen, welche das Individuum ausführt, um einer Begierde gerecht zu werden.* "[533]

Nach Kussmaul ist nicht daran zu zweifeln, dass der Mensch schon mit einer *„dunklen Vorstellung eines äusseren Etwas"*, *„mit dem Vermögen, gewisse Tastempfindungen zu localisiren, und einer gewissen Herrschaft über seine Bewegungen"* auf die Welt kommt. Daher lässt sich auch erklären, dass das neugeborene Kind, bevor es gesäugt wird, in derjenigen Gegend nach Nahrung sucht,

„von welcher aus seine Tastempfindung während des Suchens in lebhafte Erregung gesetzt wird." „Der Neugeborene hat bereits die dunkle

---

[531] Kussmaul A (1859, 2. Aufl. 1884) Untersuchungen über das Seelenleben des neugeborenen Menschen, S. 26.

[532] Kussmaul A (1859, 2. Aufl. 1884) Untersuchungen über das Seelenleben des neugeborenen Menschen, S. 26.

[533] Kussmaul A (1859, 2. Aufl. 1884) Untersuchungen über das Seelenleben des neugeborenen Menschen, S. 27-28.

Vorstellung eines äusseren Etwas gewonnen, was ihm die unangeneh-
me Empfindung des Hungers oder Durstes zu beseitigen vermag, und
zu dem Ende durch den Mund zukommen muss. Er ist im Stande, den
Ort zu bestimmen, von welchem aus ihm die Empfindung des Strei-
chelns zuging. Er hat schon gelernt, den Kopf willkürlich nach der ei-
nen oder der anderen Seite hin zu richten."

Kussmaul spielt hier auf den Tastsinn des Fötus im Mutterleib an, der bereits durch die Berührung mit den Wänden der Gebärmutter erregt wurde.[534]

Prechtl, der sich intensiv und immer wieder mit Saug- und Greifbewegungen des Säuglings beschäftigte, nahm auch zum oralen Suchreflex Untersuchungen an Säuglingen vor und ergänzte seine Untersuchungsergebnisse durch phylogenetische Erklärungen dazu (vgl. Kap. 3.2 und Kap. 3.3).

Prechtl spricht von der rhythmischen Suchbewegung, die der menschliche Säugling mit dem Kopf ausführt und die zunächst völlig afferenzunabhängig und spontan ist. Erst im Lauf der Entwicklung des Neugeborenen wird diese Suchbewegung zunehmend von der Auslösung durch taktile Reize in der Wangen- und Lippengegend abhängig, bis die Suchbewegung schließlich zum Hinwenden des Mundes zur Reizquelle wird. Prechtl stellte außerdem fest, dass, wenn man den Reiz im Versuch wiederholt auslöst, die Suchbewegung zunehmend rhythmisch und immer mehr von der Auslösung durch den Schlüsselreiz unabhängig, d. h. spontan wird.[535]

Hierbei sind die Ergebnisse einer Untersuchung Prechtls an jungen Katzen bemerkenswert. In einem Artikel über "Angeborene Bewegungsweisen junger Katzen" berichtet Prechtl, dass schon wenige Minuten nach der Geburt neugeborene Katzen ihren Kopf rhythmisch mit einem Raumwinkel von 180° nach links und rechts drehen. Hierbei handelt es sich um eine angeborene Suchbewegung, mit der die kleinen Katzen die mütterliche Brust finden. Diese Suchbewegung ist spontan und in hohem Maße von Afferenzen unabhängig. Die Frequenz der Suchbewegungen beträgt ca. 15 Bewegungen pro Minute mit ganz geringfügigen Schwankungen. Zwischen den spontan eintretenden, zwei bis drei Minuten dauernden Bewegungsperioden liegen Ruhepausen, in denen die Tiere schlafen bzw. saugen. Bei der Suchbewegung von jungen Katzen handelt es sich um eine Spontanrhythmik, die nicht durch eine spezifische Reizsituation ausgelöst wird.

---

[534] Kussmaul A (1859, 2. Aufl. 1884) Untersuchungen über das Seelenleben des neugeborenen Menschen, S. 29.
[535] Prechtl HFR (1952) "Über die Adaption des Angeborenen Auslösemechanismus" Die Naturwissenschaften 39/6: 140-141, S. 140.

Ein Vergleich mit dem Suchreflex von Säuglingen ist hier nahe liegend, und durch diesen Vergleich wird klar, wie Prechtl zur oben erwähnten Interpretation der frühkindlichen Suchbewegungen kam. Prechtl erläutert auch, dass sich zur Analyse angeborener Verhaltensweisen Katzen besonders gut eignen.[536]

In einer späteren Veröffentlichung geht Prechtl noch einmal auf Untersuchungen zur Auslösung des oralen Suchreflexes ein und beschreibt die Vorgehensweise ausführlich und präzise. Er gibt eine Art Untersuchungsanleitung. Prechtl wandte bei seinen Untersuchungen von Säuglingen zur Auslösung des Suchreflexes taktile Stimulation an. Er beschreibt hierzu die folgende Vorgehensweise: Man berührt oder reibt leicht die periorale Hautzone mit der Fingerspitze, zuerst die Mundwinkel, danach die Ober- und Unterlippe. Aufgrund weiterer Beobachtungen geht Prechtl davon aus, dass die Armhaltung offensichtlich die Symmetrie der Reaktion beeinflusst, weshalb er während der Reizauslösung die Hände des Kindes in der Mitte gegen die Brust hält. Nach der taktilen Reizung der Mundwinkel ist folgende Reaktion zu beobachten: Zunächst verzieht der Säugling den Mund seitlich, dreht dann den Kopf in die Reizrichtung, öffnet den Mund und ergreift den Finger des Untersuchers mit den Lippen. Anschließend beginnt das Kind zu saugen. Auf die Reizung erfolgt also eine Kopfdrehung und anschließend das Greifen mit den Lippen, wobei bei gesunden Kindern das Auftreten und die Intensität dieser Reaktion vom Grad der Wachheit und Sättigung abhängt. Prechtl konnte feststellen, dass der Suchreflex in der ganzen Neugeborenenperiode auftritt, wobei er in den ersten beiden Tagen nach der Geburt schwächer auslösbar ist[537] (siehe auch Abb. 2).

---

[536] Prechtl HFR (1952) "Angeborene Bewegungsweisen junger Katzen" Experientia 8: 220-222, S. 220.
[537] Prechtl HFR, Beintema DJ (1976) Die neurologische Untersuchung des reifen Neugeborenen, Georg Thieme Verlag, Stuttgart, S. 62.

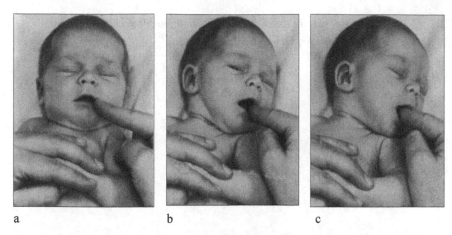

a   b   c

Abb. 2 Die Prüfung des oralen Suchreflexes nach Prechtl und Beintema[538]
a) Reizung, b) Kopfdrehung, c) Greifen mit den Lippen

Wie der häufig an den Suchreflex gekoppelte Saug-Schluckreflex, verschwindet der Suchreflex mit der Myelinisierung des Gehirns nach dem 3. Lebensmonat, kann aber später – wie andere frühkindliche Reflexe – bei Hirnschädigungen wieder auftreten. Der Suchreflex taucht dann bei Patienten mit Syndromen wie Frontallappendegeneration auf, meist zusammen mit anderen Reflexen, oft zusammen mit dem Handgreifreflex. Rossor unterteilt den pathologischen Suchreflex in einen visuellen und in einen taktilen Suchreflex, die beide zur Folge haben, dass die Lippen sich in Richtung Reiz bewegen.[539]

Kussmaul schließt seine Abhandlung "Untersuchungen über das Seelenleben des neugeborenen Menschen", in der er den Saugreflex und den Suchreflex beschreibt, mit bescheidenen und philosophischen Worten:

> *„Hiemit schliesse ich diese Skizze. Indem ich es thue, kann ich den Wunsch nicht unterdrücken, das Seelenleben des Kindes möge bald von competenterer Seite eine ausführlichere und auch die späteren Perioden der Entwicklung umfassende Bearbeitung finden. Es scheint mir keinem Zweifel zu unterliegen, dass eine Entdeckungsreise, die von die-*

---

[538] Abb. 2 Die Prüfung des oralen Suchreflexes nach Prechtl und Beintema, Bildquelle: Prechtl HFR, Beintema DJ (1976) Die neurologische Untersuchung des reifen Neugeborenen, Georg Thieme Verlag, Stuttgart, S. 63.
[539] Rossor MN (2001) "Snouting, pouting and rooting" Practical Neurology 1: 119-121, S. 119.

sem Ausgangspunkte in das Gebiet der Seelenlehre unternommen wird, zu vielen wichtigen Ergebnissen führen müsse."[540]

---

[540] Kussmaul A (1859, 2. Aufl. 1884) Untersuchungen über das Seelenleben des neugeborenen Menschen, S. 32.

3.2   Saug-Schluckreflex (1859, 1935 und 1938)

3.2.1   Biographien der Erstbeschreiber: A. Kussmaul (1822-1902) und A. Peiper (1889-1968)

Beim Saug-Schluckreflex gibt es eine Erstbeschreibung für den Saugreflex und eine Erstbeschreibung für den Saug-Schluckreflex. Adolf Kussmaul bezeichnete bereits 1859 die Saugbewegungen als Reflexbewegungen, Albrecht Peiper untersuchte zusammen mit E. Hofmann 1935 und anschließend noch einmal ausführlich 1938 die Kombination von Saug- und Schluckreflex. Da Kussmaul der alleinige Erstbeschreiber des Suchreflexes ist, ist seine Biographie in Kapitel 3.1 zu finden. Peiper ist der Erstbeschreiber des Schreit- und Steigreflexes, weshalb die Biographie Peipers in Kapitel 3.11 zu finden ist.

3.2.2   Der Saug- Schluckreflex (Erstbeschreibung, Physiologie, Anthropologie)

Kussmaul beschreibt in seiner 1859 herausgegebenen Monographie "Untersuchungen über das Seelenleben des neugeborenen Menschen" zunächst, wie bereits in Kapitel 3.1 erwähnt, allgemein die Rolle der Seele bei der Ausführung mechanischer Bewegungen. Er verweist in diesem Zusammenhang auch auf die Ausführungen Prochaskas und Pflügers[541] (vgl. Kap. 1.7 und Kap. 1.11). In seinem einleitenden "Rückblick" berichtet Kussmaul u. a. ausführlich von den Beobachtungen Erasmus Darwins, der bereits den *„Gegenstand, der uns beschäftigt"*, behandelte.[542]

Für die Erstbeschreibung des Saugreflexes relevant sind die Kapitel "Vom Tastgefühl der Zunge" und "Vom Tastgefühl der Lippen".

Um das Tastgefühl der Zunge zu untersuchen, machte Kussmaul folgenden Versuch:

> *„Ich führte einen federkieldichten, etliche Zoll langen, glatten, an beiden Enden abgerundeten Glasstab in den Mund der Kinder ein, und*

---

[541] Kussmaul A (1859, 2. Aufl. 1884) Untersuchungen über das Seelenleben des neugeborenen Menschen, S. 3-5.
[542] Kussmaul A (1859, 2. Aufl. 1884) Untersuchungen über das Seelenleben des neugeborenen Menschen, S. 9.

kitzelte damit den Zungenrücken. Je nach der Gegend, welche gekitzelt wurde, ergaben sich verschiedene Reflexbewegungen. Beschränkte sich die Einwirkung auf den Rücken der Zungenspitze, so erfolgte dasselbe mimische Spiel, das beim Genusse von Zuckerlösung eintrat. Die Zunge legte sich von beiden Seiten um das Stäbchen aufwärts, die Lippen formten sich rüsselförmig, und Saugbewegungen wurden gemacht. Bei Kitzel des Zungenrückens in der Gegend der vorderen Papillae circumvillatae kniffen die Kinder die Augenlider zusammen und hoben die Nasenflügel und Mundwinkel, ohne zu saugen. Beim Kitzel der Zungenwurzel und des Gaumens traten Würgebewegungen mit Aufsperren des Mundes und Hervorstrecken der Zunge ein."

Kussmaul zieht aus diesen Beobachtungen den Schluss,

„dass die nämlichen Muskelgruppen von verschiedenen Punkten des empfindenden und reflectirenden Centrums aus in Bewegung gesetzt werden können."

Er verweist auf das sehr feine Tastgefühl der Lippen bei Neugeborenen und erklärt, dass insbesondere, wenn das Kind Hunger hat, es auf Stimulation der Tastnerven der Lippen leicht mit Saugbewegungen reagiert. Kussmaul berichtet weiter, dass *„aber nicht jede Erregungsweise der Lippen gleich geeignet ist, Saugbewegungen zu veranlassen"*. Als Beispiel erwähnt er ein *„hübsches Mädchen von fünf Tagen"*, das auf Kitzeln der Lippe mit einem Federbarte nur zusammenzuckte, *„während es bei sanftem Streicheln mit dem Finger sofort saugte."*[543]

Kussmaul beobachtete sehr genau die Saugbewegungen und –reaktionen, wobei er auch von Reflexbewegungen spricht.

Kussmaul ergänzt diese Beobachtungen mit der Bemerkung, dass Neugeborene auf einen Reiz hin sofort fähig sind, Saugbewegungen zu machen, sich aber trotzdem beim Saugen an der Mutterbrust ungeschickt zeigen. *„Die Mutter muß nachhelfen, das Kind ermüdet sehr leicht und lernt erst nach mehreren Tagen die Milch kräftig und mit Erfolg auszuziehen."* Er weist noch darauf hin, dass die Geschwindigkeit, mit der die Säuglinge das *„geschickte"* Saugen erlernen, individuell verschieden ist.[544]

---

[543] Kussmaul A (1859, 2. Aufl. 1884) Untersuchungen über das Seelenleben des neugeborenen Menschen, S. 17.

[544] Kussmaul A (1859, 2. Aufl. 1884) Untersuchungen über das Seelenleben des neugeborenen Menschen, S. 26-27.

Im letzten Kapitel "Von der Intelligenz des Neugeborenen" geht Kussmaul, wie bereits in Kapitel 3.1 erwähnt, allgemein auf das Funktionieren von Reflexbewegungen ein und berichtet dabei über das bereits vorhandene Saugen und Schlucken beim Fötus:

> *„Während der Tastsinn und wahrscheinlich auch der Geschmackssinn und das Hunger- oder Durstgefühl dem Kinde schon im Mutterleibe Empfindungen und Vorstellungen zuführen, womit zugleich die Uebung gewisser Muskelapparate der Arme, der Halsmuskeln, der Saug- und Schlingwerkzeuge sich verband, leiten der Gesichtssinn, der Gehör- und Geruchssinn dem Kinde erst nach der Geburt Empfindungen und Vorstellungen zu. "*[545]

Das dem Kapitel mit der Beschreibung des Saugreflexes vorangestellte Einleitungskapitel bei Kussmaul dient sozusagen als phylogenetische Vorbereitung für seine Beschreibung des Saugreflexes. Auch das phylogenetische Schlucken findet Erwähnung, wobei nicht vom Schluckreflex die Rede ist, sondern vom vor der Geburt „erlernten" Schlucken. Kussmaul beruft sich bei seinen detaillierten Ausführungen hauptsächlich auf Beobachtungen Darwins.

Darwin vertritt die Meinung, dass viele Handlungen junger Tiere, die auf einen unerklärbaren Instinkt zurückzuführen sind, wie die übrigen Handlungen, die von Bewusstsein begleitet sind, durch, wie Kussmaul schreibt,

> *„wiederholte Anstrengung unserer Muskeln unter der Leitung unserer Empfindungen und Triebe erworben seien. Die Fertigkeit werde oft schon im Ei oder Mutterleib erlernt. "*

Am Beispiel des *„Küchleins im Ei"* sieht man, wie es am 6. oder 7. Tag des Bebrütens beginnt, seine Füße und Schenkel in der umgebenden Flüssigkeit zu bewegen, sowie den Schnabel zu öffnen und wieder zu schließen. Kussmaul bezieht sich hier außerdem noch auf Beobachtungen Swammerdams, Harveys, Flemmings und Hallers und nennt das Beispiel von jungen Hunden, die, bevor die Häute, in denen sie eingeschlossen sind, zerreißen,

---

[545] Kussmaul A (1859, 2. Aufl. 1884) Untersuchungen über das Seelenleben des neugeborenen Menschen, S. 31.

„sich bewegen, die Zunge herausstrecken, das Maul öffnen und wieder schließen. Kälber leckten sich selbst und schluckten viele ihrer Haare vor der Geburt hinunter. Die Früchte aller Thiere und des Menschen trinken gegen das Ende der Schwangerschaft einen Theil der Flüssigkeit, worin sie schwimmen. "

Kussmaul berichtet weiter von Darwins Beobachtungen, dass das Ungeborene das Hinunterschlucken bereits vor der Geburt erlernt, da es seinen Mund öffnet, und sein Magen mit Flüssigkeit gefüllt ist. Die *„Frucht"* öffnet den Mund entweder, wenn sie dazu durch Hunger angeregt wird, oder *„durch den Ueberdruss der fortdauernden Lage ihrer Gesichtsmuskeln. "* Das Fruchtwasser, der *„Liquor amnii",* in dem die Frucht schwimmt, hat einen angenehmen Geschmack für ihren Gaumen und ist ein *„nährendes Material".*

„Der Foetus werde veranlasst, den Geschmack öfter zu versuchen und durch wenige Anstrengung lerne er diese Flüssigkeit hinabschlucken, auf eben die Art, wie wir alle anderen thierischen Handlungen erlernen, welche mit Bewusstsein verbunden sind, nämlich durch die wiederholte Anstrengung unserer Muskeln unter Anleitung unserer Empfindung und unseres Willens. "

Darwins Beschreibung des Saugens des Neugeborenen gibt Kussmaul wie folgt in sehr poetischer Weise wieder:

„Das neugeborene Junge nähere sich, durch die liebreiche Sorge der Mutter oder durch seinen Geruchsinn geleitet, dem wohlriechenden Bache seiner künftigen Nahrung; beim Schlucken sei es aber nöthig, dass es seinen Mund beinahe ganz verschliesse; wenn das Kind daher zuerst versuche, zu saugen, so drücke es die Warze nicht sanft zwischen seinen Lippen zusammen, wie es ein Erwachsener machen würde, wenn er die Milch einschlürfte, sondern es nehme die ganze Warze in den Mund, presse sie zwischen dem Zahnfleisch zusammen, und indem es so an der Warze gleichsam wiederholt kaue, drücke es die Milch hervor, völlig auf dieselbe Art, wie das Milchmädchen mit den Fingern die Milch aus dem Euter der Kuh hervorziehe. "

Laut Darwin bemerkte schon Harvey, dass der Fötus im Bauch der Mutter in der Lage sei, einen Teil seiner Nahrung einzusaugen, denn sofort nach der Geburt besitzt das Neugeborene die Fähigkeit zu saugen, verlernt diese Fähigkeit aber nach wenigen Tagen wieder, falls das Saugen nicht kontinuierlich „geübt" wird, was bereits Hippocrates schon festgestellt hatte. Darwin geht weiter davon aus, dass der Fötus die ersten Eindrücke von der Empfindung des Gefühls erhält, denn er

> *„müsse schon im Mutterleibe über einige Veränderungen der Bewegung Erfahrung machen und einige Muskelbewegungen ausüben. Andere Empfindungen, ausser Hunger, Geschmack und Gefühl, namentlich Gerüche, Licht und Schall seien der Frucht unbekannt; wenn aber das Kind geboren sei, so werde der erste lebhafte Eindruck des Vergnügens, den es empfinde, durch den Geruch der Muttermilch erweckt, am Busen seiner Mutter der Sinn für Wärme angenehm geschmeichelt, der Geschmack durch den Wohlgeschmack der Milch gekitzelt, die Appetite von Hunger und Durst machten ihm Vergnügen, da es im Besitze ihrer Gegenstände sei und seine Nahrung verdaue, und der Gefühlssinn werde angenehm gereizt durch die Sanftheit und Glätte des Milchquells, aus dem es eine solche Mannigfaltigkeit von Glückseligkeit schöpfe. "*

Und Kussmaul schreibt weiter, dass Darwin schließlich meint,

> *„die Wellenlinie gelte uns deshalb als die Linie der Schönheit, weil alle diese verschiedenen Freuden nach und nach mit der Form der Mutterbrust associirt würden. "*[546]

Der Anteil der wörtlichen Zitate im letzten Absatz war deshalb so hoch, weil die „blumenreiche" Sprache Kussmauls nicht bloß „nüchtern" indirekt wiedergegeben werden sollte.

Ein weiterer Aspekt zum Saugreflex wurde 1900 von Thiemich in einem Artikel veröffentlicht, in dem er die Saugreaktion als „Lippenphänomen" bezeichnete, das bei Beklopfen einer beliebigen Oberlippenstelle

> *„eine plötzliche Contraction des M. orbicularis oris hervorruft, sodass der Mund auf einen kurzen Moment rüsselartig oder besser vielleicht in Form eines Karpfenmaules vorgeschoben wird".*

---

[546] Kussmaul A (1859, 2. Aufl. 1884) Untersuchungen über das Seelenleben des neugeborenen Menschen, S. 9-10.

Thiemich nimmt an, dass es sich hierbei um einen „complicirten Reflexvorgang" handelt. Thiemich bezieht sich in diesem Artikel auch auf Escherichs „Mundphänomen", das bei schlafenden Kleinkindern ausgelöst wurde, während Thiemich die gleiche Reaktion nur bei wachen Kindern auslösen konnte. Thiemich äußert in diesem Artikel außerdem sein Unverständnis darüber, dass die Kontraktion normalerweise auf der dem Reiz entgegen gesetzten Seite erfolgt, was auch bereits Escherich bemerkt hatte: "…cette contraction se manifeste du côté opposé à celui qui a été percuté,.."[547]

Drei Jahre nach Thiemich berichtet Thomson in seiner Veröffentlichung, dass er seit 1896 Untersuchungen zum „lip reflex" unternommen habe und bezeichnet dieses beobachtete Phänomen als "normal reflex movement of the lips". Er erwähnt zwei Kurzmitteilungen in der medizinischen Literatur von Loos und, wie Thiemich, von Escherich, die ebenfalls zu dieser Zeit über das Saugphänomen berichteten, wobei Escherich, wie Thiemich erwähnte, die Reaktion „mouth phenomenon" nannte.[548]

Escherich seinerseits verweist auf den Lippenreflex von Thomson, den man bei gesunden und wohlgenährten Säuglingen besonders gut im Schlaf auslösen kann. Escherich stellt dabei, wie bereits oben erwähnt, fest, dass sich der Mund des Säuglings auch hier wieder der dem Reiz entgegen gesetzten Seite zuwendet.[549] Escherich erklärt das Mundphänomen mit einer mechanischen Übererregbarkeit des ringförmigen Lippenmuskels.[550]

Thomson beobachtete bei seinen Untersuchungen zum „lip reflex", dass bei leichter Berührung der Oberlippe oberhalb des Mundwinkels oder der Unterlippe unterhalb des Mundwinkels Saugbewegungen ausgelöst werden. Auch bei Berührung jeden anderen Teils der Lippe, sogar eines beträchtlichen Teils der Wange ist die Reaktion zu sehen. Thomson konnte jedoch den Reflex nicht durch Berührung des Chvostekschen Punkts[551] hervorrufen, wie Loos sein Vorgehen beschrieben hatte.[552]

---

[547] Thiemich M (1900) "Über Tetanie und tetanoide Zustände im ersten Kindesalter" Jahrbuch der Kinderheilkunde 51: 222-234, S. 225.

[548] Thomson J (1903) "On the lip reflex (mouth phenomenon) of new-born children" Review of Neurology and Psychiatry Otto Schulze & Company, Edinburgh: 145-148, S. 145.

[549] Escherich T (1905) Tétanie, 395-432 In: Grancher J (Hrsg.): Traité des maladies de l'enfance 4, Paris, S. 398.

[550] Moro E (1906) "Über Gesichtsreflexe bei Säuglingen" Wiener klinische Wochenschrift 19: 637-639, S. 637.

[551] Anm.: Punkt zwischen Mundwinkel und Ohr, Franz Chvostek, tschechisch-österreichischer Physiologe, (1835-1884).

[552] Loos S (1891) "Ueber das Vorkommen und die Bedeutung des Facialphänomen's bei Kindern" Wiener klinische Wochenschrift: 49.

Thomson weist bei seinen Beobachtungen darauf hin, dass ein schmaler steifer spitzer Gegenstand, an die Fingerspitzen angebracht, statt der Fingerspitzen allein besser zur Reizauslösung führen kann. Die erste Reaktion des Kindes ist zunächst ein *"slight momentary jerk"* in Richtung Reizauslösung oder in die entgegen gesetzte Richtung. Gleichzeitig *"the lips close, if they have been parted, and become deliberately pursed together so as to pout a little"*. Bei wiederholter Reizauslösung wird *"the protrusion of the mouth"*[553] immer ausgeprägter. Meistens bewegt sich das Mundzentrum mit der zum Reiz entgegen gesetzten Seite hin, manchmal geradeaus. Ober- und Unterlippe sind am „Schnutemachen“ *(„pouting“)* beteiligt. Manchmal fehlt der „jerk“, manchmal sind sogar Hin- und Hersaugbewegungen der Zunge sichtbar. Der Reflex wurde von Thomson bei gesunden schlafenden, leichtschlafenden und dösenden Säuglingen beobachtet, relativ selten auch bei wachen Neugeborenen. Thomson fand diese Saugreaktion bei Säuglingen und Kindern bis zum 3. bis 4. Lebensjahr.[554] Die nebenstehende Abb. 1 aus Thomsons Veröffentlichung aus dem Jahr 1903 zeigt sequentiell die Reflexantwort eines Säuglings nach einer wie oben beschriebenen Reizauslösung. (Bild oben: vor der Berührung, Bild Mitte: nach erstmaligem leichtem Klopfen, Bild unten: nach mehrmaligem leichten Klopfen).

Zum Schluss dieser Veröffentlichung mit der detaillierten Beschreibung des „Lippenreflexes“ begründet Thomson, warum es sich bei dieser Lippenreaktion um einen Reflex handeln muss und unterscheidet außerdem den „lip-reflex“ ausdrücklich vom „Chvostek's symptom“.[555]

THE LIP REFLEX.

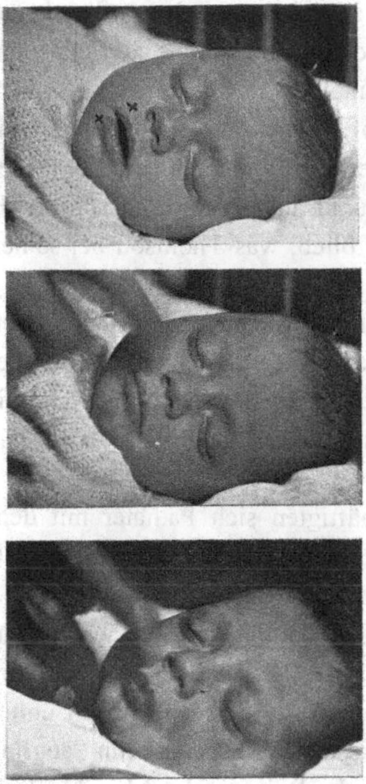

FIG. 1. FIG. 2. FIG. 3.

Fig. 1. Before tapping. Fig. 2. After first tap. Fig. 3. After several taps.

Abb. 1 Der Lippenreflex nach Thomson[556]

[553] Thomson J (1903) "On the lip reflex (mouth phenomenon) of new-born children", S. 146.
[554] Thomson J (1903) "On the lip reflex (mouth phenomenon) of new-born children", S. 146-147.
[555] Thomson J (1903) "On the lip reflex (mouth phenomenon) of new-born children", S. 147.

Hierbei ist anzumerken, dass das von Thomson angegebene Alter des Verschwindens des Reflexes so nicht stimmen kann. Wie eine Reihe anderer frühkindlicher Reflexe wird auch der Saugreflex zum Zeitpunkt der vollkommenen Myelinisierung des Gehirns von einer bewussten Saugbewegung abgelöst. Im 3. bzw. 4. Lebensjahr muss es sich deshalb um eine willentliche Saugbewegung handeln.

Auch Moro äußerte sich zum Saugreflex und berichtete über seine Untersuchungen dazu am schlafenden Säugling (wie Thiemich und Escherich). Er beklopfte den M. orbicularis knapp innerhalb der Nasolabialfalte und oberhalb des Mundwinkels, worauf der Säugling mit verschiedenartigen Zuckungsphänomenen reagierte, oft erfolgte darauf die Kontraktion des M. orbicularis, wobei der Mund „rüsselartig" vorgestreckt wurde und häufig eine ganz deutliche Zuckung nach der entgegen gesetzten Seite erfolgte. Die Zuckung auf der „gekreuzten Seite" zeigte sich dann in einer Verschiebung des Filtrums und in der Hebung des Nasenflügels auf der entgegen gesetzten Seite. Meist vertiefte sich die Nasolabialfalte auf der nicht perkutierten Seite, und der entgegen gesetzte Mundwinkel wurde herabgezogen. Moro stellt weiter fest, dass Säuglinge, die mit offenem Mund schliefen, oft für einen Moment die Zunge hervorstreckten. Moro berichtet außerdem, dass er dieses Phänomen noch deutlicher vom Chvostekschen Punkt aus hervorrufen konnte, da dabei „der Schauplatz des Phänomens" unberührt blieb, was Thomson bei seinen Untersuchungen nicht beobachten konnte.

Moro erklärt, dass das Auftreten von Begleitreflexen auf der entgegen gesetzten Seite ein Zeichen für den beschränkten Widerstand ist, den die Ganglienzellen der Fortleitung der Erregung im Zentrum entgegen setzen. Er betrachtet die Kenntnis der Gesichtsreflexe als physiologische Reflexe im frühen Säuglingsalter für die Diagnose der Tetanie als praktisch verwertbar.[557]

Nicht nur in Deutschland und England beschäftigten sich Pädiater mit dem Saugreflex, auch in Frankreich wurden Untersuchungen vorgenommen. Es handelte sich dabei um Untersuchungen zum pathologischen Saugreflex.

E. Toulouse und C. Vurpas veröffentlichten 1903, im gleichen Jahr wie Thomson, ihre Beobachtungen zum pathologischen Saugreflex und beschrieben ihre Vorgehensweise bei der Untersuchung. Sie berichten von einer von ihnen untersuchten „Muskelreaktion", die nach ihrem Kenntnisstand bisher nur beim Säugling erforscht wurde, und die man durch die mechanische Reizung des M. orbicularis

---

[556] Abb. 1 Der Lippenreflex nach Thomson, Bildquelle: Thomson J (1903) "On the lip reflex (mouth phenomenon) of new-born children" Review of Neurology and Psychiatry Otto Schulze & Company, Edinburgh: 145-148, Plate 1.
[557] Moro E (1906) "Über Gesichtsreflexe bei Säuglingen", S. 638-639.

der Lippen hervorbringen kann. Es handelt sich dabei um einen echten Reflex, den man Saugreflex, „réflexe buccal", nennen muss.

Um diesen Reflex hervorzurufen, beklopft der Untersucher mit der Spitze eines Reflexhammers den medianen Teil der oberen Lippe auf Höhe der Schneidezähne, wobei der Mund leicht, ohne jede Anstrengung, halb geöffnet sein sollte. Bei gesunden Menschen beobachtet man keine Reaktion, in bestimmten pathologischen Fällen erscheint der Reflex. Man sieht wie beim Kleinkind, wie sich die zwei Lippen einander annähern und nach vorne bewegen, wobei sich die untere Lippe erhebt. Der frühkindliche Saugreflex ist deutlich zu erkennen. Wenn der Reflex sehr ausgeprägt ist, sieht man, dass sich einige peribuccale Muskeln kontrahieren und um die Bildung einer Saugbewegung konkurrieren, wobei der M. orbicularis die zentrale Rolle spielt, weshalb dieser Saugreflex als ein funktioneller Reflex angesehen werden kann.[558]

Der pathologische Saugreflex wurde bei allgemeiner Paralyse geistig Behinderter, organischen Demenzen, Altersdemenzen und Zuständen der Alkoholintoxikation beobachtet. Besonders auffällig waren die Beobachtungen, wenn die Sehnenreflexe und vor allem die Reflexe des Unterarms deutlich gesteigert waren. Da alle Untersuchten intellektuelle Schwächen aufwiesen, gingen die Untersucher davon aus, dass der pathologische Saugreflex in Verbindung mit Störungen der Großhirnrindenfunktion gebracht werden kann. Es wurde bei den Untersuchungen auch eindeutig klar, dass diese Muskelreaktion keine eigene idio-muskuläre Kontraktion ist, sondern ein Reflex. Während die Untersucher nämlich den M. orbicularis oder die benachbarten Regionen beklopften, verlor der Reflex zwar an Intensität, aber ohne sein grundsätzliches Erscheinungsbild zu verändern noch sich in nennenswert längeren Zeitabschnitten zu vollziehen. Diese Tatsache hilft zu verstehen, wie der M. orbicularis, in der Hypothese, nach der er aus zwei oder vier Muskeln zusammengesetzt sei (die Autoren verweisen hier auf Duchenne de Boulogne), befähigt ist, in seiner Gesamtheit zu reagieren.

Aufgrund dieser Beobachtungen erklären die Autoren die Entwicklung dieses Reflexes, der, beim Säugling vorhanden, später verschwindet, um sich wieder bei bestimmten pathologischen Zuständen zu zeigen. Da beim Neugeborenen die Funktionen der Hirnrinde wenig Einfluss auf die Reflexe ausüben, muss insbesondere der Saugreflex, der als funktioneller Reflex angesehen werden kann, angeborene bulbäre Assoziationen darstellen, da dieser Reflex in der Anenzephalie beobachtet wurde. In dem Maße, in dem sich die kortikalen Funktionen entwickeln,

---

[558] Toulouse E, Vurpas C (1903) Le Réflexe Buccal, 952-953 In: Comptes rendus des séances de la Société de Biologie et de ses filiales, Masson, Paris, S. 952-953.

verschwindet der Saugakt und der Saugreflex kommt nicht mehr zustande. Wenn aber schwerwiegende Störungen das Funktionieren der Hirnrinde verändern, findet der Saugreflex, der mit den latenten funktionellen Assoziationen in Beziehung steht, neue günstige Bedingungen und kann leicht durch mechanische Erregung der Lippen hervorgerufen werden.[559]

Prechtl seinerseits stellt in seiner Veröffentlichung über Untersuchungen des Saugens Neugeborener einen Vergleich mit einigen Arten von Säugetierjungen an und spricht dabei von „Saugautomatismus", da ihm der Begriff Saugreflex nicht berechtigt zu sein scheint. Er fand heraus, dass Neugeborenes, Maus und Ratte die Brustwarze mit Hilfe eines „Suchautomatismus" (seitliches Pendeln mit dem Kopf) finden, das Meerschweinchen jedoch mit einem „oralen Einstellmechanismus", der auch beim Säugling ab der 3. bis 4. Lebenswoche auftritt und den Suchautomatismus ablöst. Für beide sind in erster Linie taktile Reize in der Mundgegend auslösend. An Frühgeburten stellte Prechtl in den ersten Lebenstagen beim Trinken eine Irradiation der Impulse des Saugautomatismus fest. Die Augen wurden synchron zur Saugbewegung geöffnet und geschlossen, bzw. eine oder beide Hände wurden rhythmisch geöffnet und geschlossen.[560]

In diesem Zusammenhang ist Prechtls Untersuchungsergebnis über den Zusammenhang zwischen Greif- und Saugreflex bemerkenswert (vgl. Kap. 3.3). Der Greifreflex wurde von Prechtl vor, während und nach dem Trinken von einigen Stunden alten Neugeborenen bis zu viermonatigen Säuglingen ausgelöst. Auslösender Reiz war in jedem Fall der quer in die offene Hand des Säuglings eingelegte Zeigefinger des Untersuchers. Es gab drei Reaktionsmöglichkeiten: 1. kein Zufassen, 2. schwaches Zufassen mit deutlicher Flexion der Finger, 3. kräftiger Fingerschluss, wobei die Finger durch den Druck anämisch werden. Prechtl beobachtete, dass Frühgeborene meist nur bei gleichzeitigen Saugbewegungen greifen, wobei es gleichgültig ist, ob nur Saugbewegungen „im Leerlauf" auftreten, oder ob Saugbewegungen beim Trinken ausgeführt werden. In ihrer Gesamtmotorik unreife Kinder fassen nur schwach zu, wenn der Greifreflex nicht auslösbar ist, fehlen bei diesen Säuglingen die Saugbewegungen ganz, wohingegen reifere Kinder vor dem Trinken schon schwach greifen und während des Trinkens kräftig greifen. Gegen Ende des Trinkens wird die Intensität des Greifens schwächer. Während des Ablaufens der Saugbewegung ist das Greifen immer tonisch. Prechtl zieht folgendes Fazit aus diesen Untersuchungen:

---

[559] Toulouse E, Vurpas C (1903) Le Réflexe Buccal, S. 953.
[560] Prechtl H, Schleidt WM (1950) "Auslösende und steuernde Mechanismen des Saugaktes" I. Mitteilung Zeitschrift für vergleichende Physiologie 32: 257-262, S. 261-262.

„Da die Verstärkung des Greifreflexes nur an den Ablauf der Saugbe-
wegungen selbst, nicht aber an deren Auslösung gebunden ist, muß es
sich um eine spezifische intrazentrale Koppelung der Erregung zwi-
schen Saugzentrum und Greifreflexzentrum handeln. Da man dadurch
den Greifreflex als Indikator für die Erregungsverhältnisse im Saug-
zentrum verwenden kann, läßt sich so feststellen, ob Frühgeborene an
zentraler Saugschwäche leiden, oder ob andere Faktoren das Auftreten
der Saugbewegungen verhindern."[561]

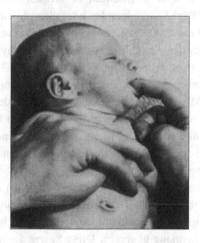

Abb. 2 Prüfung des Saugreflexes nach Prechtl und Beintema[562]. Es werden rhythmische Saugbewegungen beobachtet, die Zungenbewegung fühlt man mit dem
Finger.

Peiper widmete sich in seinen Untersuchungen nicht nur den Saugreaktionen, sondern als Erster auch ausführlich dem Schluckreflex. Er fand bei Untersuchungen,
die er zusammen mit E. Hofmann an Säuglingen vornahm, heraus, dass auf jeden
Atemzug ein oder zwei Saugbewegungen und eine, manchmal auch zwei ganze
buccopharyngeale Schluckbewegungen entfallen. Die Atmung und die Saugbewegungen werden durch das Schlucken nicht unterbrochen. Peiper stellte weiter fest,
dass die Peristaltik der Speiseröhre in ihrem Rhythmus von der Atmung und den

---

[561] Prechtl HFR (1953) "Über die Koppelung von Saugen und Greifreflex beim Säugling" Naturwissenschaften 40/12: 347-348, S. 348.

[562] Abb. 2 Prüfung des Saugreflexes nach Prechtl und Beintema, Bildquelle: Prechtl HFR, Beintema
DJ (1976) Die neurologische Untersuchung des reifen Neugeborenen, Thieme, Stuttgart, S. 64.

Saugbewegungen unabhängig ist. Er konnte allerdings selbst mit Hilfe von Röntgenuntersuchungen nicht herausfinden, in welcher Atempause die Milch vom Säugling geschluckt wird.[563] Er stellte aber fest, dass nur zwischen Ein- und Ausatmung, oder zwischen Aus- und Einatmung geschluckt wird.[564]

Bei seinen Untersuchungen geht er der Frage der Funktion des Atem-, Saug- und Schluckzentrums nach, um den Ablauf der Atem-, Saug- und Schluckbewegungen nachvollziehen zu können.

Das Neugeborene besitzt neben dem Atemzentrum das gleichfalls lebenswichtige Saugzentrum, die beide im Hirnstamm in nächster Nähe liegen. Die beiden Zentren müssen ihre Tätigkeit aufeinander einstellen, da sich die Nahrungs- und Atemwege im Schlund kreuzen.[565] Peiper beobachtete bei seinen Untersuchungen, dass der Grundrhythmus der Atmung langsamer als der Rhythmus der Saugbewegungen ist, und zwar beträgt das zeitliche Verhältnis etwa 2:3 oder 3:4.[566]

Die Schluckbewegungen bestehen aus dem buccopharyngealen Schlucken, das die Nahrung aus dem Mund in die Speiseröhre weiterbefördert, und der Peristaltik der Speiseröhre. Beim Säugling sind beide Bewegungen in ihrem Rhythmus voneinander unabhängig, die Peristaltik wird aber durch das Hineingleiten in die Speiseröhre angeregt. Atem- und Schluckbewegungen müssen aufeinander abgestimmt sein, damit die Nahrung nicht in die Luftröhre gelangt. Diese Gefahr wird beim Säugling auch dadurch vermieden, dass er beim Schlucken die Atmung nicht unterbrechen muss. Die Nahrung passiert den Kehlkopfeingang nur in dem Augenblick, in dem die Atemphase umschlägt, also von der Ein- in die Ausatmung oder von der Aus- in die Einatmung übergeht. Diese Sperre dauert beim Säugling 0,15 Sekunden, beim Erwachsenen dagegen 1,5 Sekunden.[567]

Peiper erklärt weiterhin, dass das Atemzentrum automatisch arbeitet und für seine Tätigkeit keiner nervösen Reize von der Peripherie her bedarf, aber von Reizen beeinflusst werden kann. Das Saugzentrum wird erst tätig, wenn ein brustwarzenähnlicher Gegenstand in den Mund des Säuglings gesteckt wird, wenn Nahrung in den Mund eingeträufelt wird oder wenn die Mundgegend mechanisch gereizt wird. Vor allem bei den jungen Säuglingen halten die Saugbewegungen über den Reiz hinaus noch eine Weile an. Das Schluckzentrum funktioniert nur, wenn tatsächlich

---

[563] Hofmann E, Peiper A (1935) "Röntgenkymographie des Saugvorgangs" Klinische Wochenschrift 48: 1723-1724, S. 1723.

[564] Hofmann E, Peiper A (1935) "Röntgenkymographie des Saugvorgangs", S. 1724.

[565] Peiper A (1938) "Das Zusammenspiel des Saugzentrums mit dem Atemzentrum beim menschlichen Säugling" Pflügers Archiv European Journal of Physiology 240/3: 312-324, S. 312.

[566] Peiper A (1938) "Das Zusammenspiel des Saugzentrums mit dem Atemzentrum", S. 319.

[567] Peiper A (1939) "Die Führung des Saugzentrums durch das Schluckzentrum" Pflügers Archiv European Journal of Physiology 242/6: 751-755, S. 751.

Nahrung geschluckt werden muss, die Schluckbewegungen sind dann regelmäßig.[568]

Peiper weist darauf hin, dass stammesgeschichtlich das Saugzentrum vom Schluckzentrum geführt wird. Der Atemrhythmus wird vom Saugrhythmus geführt, sobald das Saugzentrum tätig wird, der Saugrhythmus wird vom Schluckrhythmus geführt, sobald das Schluckzentrum tätig wird.[569]

Das stammes- und entwicklungsgeschichtlich jüngere Saugzentrum zwingt dem Atemzentrum seinen Rhythmus auf. Das Saugzentrum ist jünger, denn in der Stammesgeschichte erscheinen die Säugetiere erst am Ende der Stufenfolge Luft atmender Tiere. Dies zeigt sich bei Frühgeborenen mit einem Geburtsgewicht von unter 1000 g sehr stark, denn ihr Saugzentrum ist äußerst schwach, so dass die Neugeborenen mit der Sonde ernährt werden müssen, wohingegen ihr Atemzentrum normalerweise notdürftig arbeitsfähig ist.[570]

Ursprünglich, auf einer stammesgeschichtlich niederen Stufe, bildeten Atmen und Schlucken in Form der sog. Schluckatmung einen einzigen Vorgang. Beim Säugling finden sich noch Anklänge an diese Zeit: Auf eine Atembewegung entfällt normalerweise eine volle buccopharyngeale Schluckbewegung, und der Kehlkopf des Säuglings ragt so weit in den Schlund empor, dass zum Schlucken die Atmung nicht unterbrochen werden muss, wie dies beim Erwachsenen der Fall ist.[571] Peiper weist auch noch auf eine andere Erscheinung der Bindung der Schluckbewegung an die Atmung hin, auf das Gähnen. Nahrungsaufnahme des Säuglings und Gähnen wiederholen beide die „Schluckatmung" niederer Tiere, bei denen noch Atmung und Nahrungsaufnahme in einen einzigen nervösen Vorgang zusammengezogen sind. Peiper meint hier, dass beim Gähnen die Hirntätigkeit noch des Erwachsenen auf diese längst verschwundene Entwicklungsstufe „hinabsinkt".[572]

Halverson versuchte in seinen Untersuchungen an Säuglingen herauszufinden, warum eine Reihe von Säuglingen problemlos an Brust oder Flasche saugten, andere aber Schwierigkeiten dabei hatten. Er fand heraus, dass beim problemlosen Saugen Saug-, Schluck- und Atembewegungen gut koordiniert sind, bei Schwierigkeiten jedoch jede Koordination fehlt. Gut koordiniert bedeutet, dass Saugen und Schlucken in rhythmischen Einheiten auftreten, und das Atmen an den Rhythmus so angepasst ist, dass die drei Tätigkeiten ohne Unterbrechung funktionieren. Ergänzend zu Peipers Feststellungen fand er heraus, dass die Saugbewegungen

---

[568] Peiper A (1939) "Die Führung des Saugzentrums durch das Schluckzentrum", S. 752.
[569] Peiper A (1939) "Die Führung des Saugzentrums durch das Schluckzentrum", S. 753-754.
[570] Peiper A (1938) "Das Zusammenspiel des Saugzentrums mit dem Atemzentrum", S. 323.
[571] Peiper A (1932) "Das Erwachen der Hirntätigkeit in der Säuglingszeit", S. 784.
[572] Hofmann E, Peiper A (1935) "Röntgenkymographie des Saugvorgangs", S. 1724.

gleichzeitig mit den Atembewegungen stattfinden, das Schlucken als Verlängerung der Saugbewegung dann in der natürlichen Pause des Atmens stattfindet.[573] Die in dieser Weise koordinierten Bewegungen sorgen für optimale Bedingungen bei der Nahrungsaufnahme. Das Alter des Säuglings spielt bei der Fähigkeit zu guter Koordination keine Rolle. Halverson bezieht sich schließlich auf Feldman[574], der feststellte, dass die Saug-, Schluck- und Atembewegungen bereits beim Fötus vorhanden sind, der neuromuskuläre Mechanismus für das Atmen und für den Saug-Schluckreflex vor der Geburt jedoch noch nicht vollständig entwickelt ist.[575]

Zum Abschluss dieser Ausführungen ist Ingrams Bemerkung zum Lippenphänomen und zum Saugreflex aus dem Jahr 1962 interessant, in der die Unterschiede in den Vorgehensweisen der verschiedenen Untersucher in einem Satz beurteilt werden: *"There are almost as many descriptions of these reflexes as there are writers about them."*

Ingram unterscheidet zwei Komponenten des Saugreflexes, das Lippenphänomen oder den Lippenreflex und den tatsächlichen Saugreflex. Die beiden sind eng miteinander verbunden, aber die Stimuli, die den Lippenreflex gut auslösen, sind verschieden von den Stimuli für gute Auslösung des Saugreflexes. Das Lippenphänomen besteht aus nicht willentlichen Bewegungen der Lippen in Richtung eines Berührungsreizes am Mund oder um den Mund herum und anschließendem Schließen der Lippen und Schnuteziehen wie beim Saugen. Darauf folgt richtiges Saugen oder auch nicht. Beim Neugeborenen öffnet sich der Mund, und die Lippen scheinen vom Reiz angezogen zu werden, meist begleitet von einer Kopfbewegung zur gleichen Seite. Die Zunge wölbt sich dabei mindestens bis zu den Lippen nach vorn, sobald dann der Mund nah genug am Stimulus ist, zieht sich die Zunge wieder zurück, die Lippen schließen sich, das Kind schluckt und macht anschließend Saugbewegungen. Manchmal beobachtete Ingram einen umgekehrten Reflex zum Mundstimulus, wie M. Minkowski in 3 bis 4-monatigen Föten beobachtet hatte, wobei sich der Mund vom Reiz wegbewegt, meist von einer Kopfbewegung in die Mundrichtung begleitet (vgl. oben erwähntes „Unverständnis" Thiemichs und Beobachtungen Thomsons und Moros). Bei hungrigen Frühgeborenen wird der Reflex manchmal nicht vollkommen ausgelöst, was zur Folge hat, dass der Säugling lediglich den Mund öffnet und den Kopf hin und her bewegt.[576]

---

[573] Halverson HM (1946) "A study of feeding mechanisms in premature infants" Pedagogical Seminary and Journal of Genetic Psychology 68: 205-216, S. 205.

[574] Feldman WM (1920) The principles of ante-natal and post-natal child physiology, pure and applied Longmans, Green, London.

[575] Halverson HM (1946) "A study of feeding mechanisms in premature infants", S. 206.

[576] Ingram TTS (1962) "Clinical Significance of the Infantile Feeding Reflexes" Developmental Medicine and Child Neurology 4: 159-169, S. 161.

Zusammenfassend ist nach diesen Ausführungen zum Saug-Schluckreflex zu bemerken, dass er ein überlebenswichtiger frühkindlicher Reflex ist und deshalb eigentlich noch besser als Saug-Schluck-Atem-Reflex bezeichnet werden sollte.

3.3　Hand- und Fußgreifreflex (1882, 1891, 1931)

3.3.1　Biographien der Erstbeschreiber:

Da sowohl Preyer als auch Robinson als Erstbeschreiber des Handgreifreflexes in Frage kommen, wurde in dieser Arbeit von Beiden eine kurze Biographie angefertigt, die Biographie Galants, des Erstbeschreibers des Fußgreifreflexes, ist unter Galant-Reflex (Kap. 3.6) zu finden.

Biographie von Wilhelm T. Preyer (1841-1897)

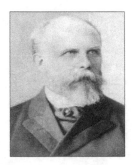

Abb. 1 Wilhelm Thierry Preyer[577]

Wilhelm Thierry Preyer wurde am 4. Juli 1841 als Sohn deutscher Eltern in Moss Side bei Manchester geboren. Sein Vater arbeitete zu dieser Zeit in einer Firma in Manchester. Preyer legte das Abitur in Deutschland ab und studierte anschließend Naturwissenschaften und Medizin an der Universität Bonn.[578] 1861 beendete er in Heidelberg seine Dissertationsarbeit über das Verschwinden des Plautus Impennis, eines großen nordischen Pinguins, aus Island, wobei er Charles Darwins Theorie zur Erklärung heranzog. Seine nächsten Stationen zur weiteren Ausbildung waren Wien (1862-1863), Berlin (1863-1864), wo er bei Hermann von Helmholtz studierte, und Paris (1865), wo er Vorlesungen des Physiologen Claude Bernard (1813-1878) hörte. Nach seiner Rückkehr wurde er 1865 Dozent an der Universität Bonn, 1869 bekam er dann einen Ruf als Physiologieprofessor an die Universität Jena.

---

[577] Abb. 1 Wilhelm Thierry Preyer, Bildquelle: [Online im Internet:] URL: http://www.the-crankshaft.info/2010/09/wilhelm-t-preyer-1841-1897-child.html [Stand: 07.01.2011, 15:23].
[578] Brockhaus FA (Hrsg.) (1956) Der Grosse Brockhaus 9, Wiesbaden, S. 390.

Dort war er in Dauerdiskussion mit seinem Zoologiekollegen Ernst Haeckel (1839-1919), dem Erfinder der Rekapitulationstheorie, über Darwins Evolutionstheorie, die Preyer vertrat. Preyer versuchte, in seinen Beobachtungen über die mentale Entwicklung seines Sohns Axel in "Die Seele des Kindes"[579] von 1882 Haeckels biogenetischer Vorgehensweise zu folgen und Embryologie und frühe Kindheit einerseits und tierische und menschliche Entwicklung andererseits miteinander zu verbinden. Preyer wird als Begründer der Verhaltensembryologie im Allgemeinen und der wissenschaftlichen Psychologie des Kindes im Besonderen gesehen. Er setzte mit den Beobachtungen an seinem Sohn neue Standards für wissenschaftliche Beobachtung, da dabei ein genauer Tagesablauf mit drei Beobachtungszeiten pro Tag streng befolgt und genau aufgezeichnet wurde. Neu in Preyers "Die Seele des Kindes" war auch die Einteilung in drei Bereiche bzw. Kapitel: die Entwicklung der Sinne, des Willens und des Verstandes. Er folgte bei dieser Einteilung der Einteilung des Philosophen Nicolaus Tetens (1736-1805), der das menschliche Bewusstsein in diese drei Bereiche unterteilt hatte. Mit seinen Aufzeichnungen der kindlichen Entwicklung ermöglichte Preyer eine neue Sicht, die Haeckels Theorie widerlegte. Haeckel nahm in seiner Theorie an, dass die Kindheitsentwicklung weitgehend durch die Evolution vorherbestimmt sei, während Preyer aus seinen Beobachtungen schloss, dass die Entwicklungsprozesse beim Menschen langsamer vor sich gehen als beim Tier und deshalb Umwelteinflüssen gegenüber offener seien. Dies führt zu einem hohen Grad an Anpassungsfähigkeit und Flexibilität in der individuellen Entwicklung des Kindes.

1888 gab Preyer seine Professorenstelle in Jena auf, um nach Berlin zu gehen, ohne aber dort eine geeignete Position zu haben. Die Gründe für diese überraschende Entscheidung sind nicht bekannt. Er widmete sich in Berlin mehr der Psychologie, schrieb eine Veröffentlichung über Hypnose, übersetzte James Braids (1795-1860) Werk über Hypnose aus dem Englischen ins Deutsche, beschäftigte sich mit Graphologie, gab unbezahlte Physiologievorlesungen und Vorlesungen über die Theorie Darwins an der Universität Berlin und engagierte sich für eine Schulreform. Er hatte außerdem eine bezahlte Stelle als Leiter der Berliner Urania, einer Erwachsenenbildungseinrichtung, die die Verbreitung naturwissenschaftlicher Kenntnisse zum Ziel hatte. Schließlich verließ Preyer aus Gesundheitsgründen Berlin und zog nach Wiesbaden, wo er als Privatgelehrter lebte. Preyer starb am 15. Juli 1897 in Wiesbaden.[580]

---

[579] Preyer W (1882) Die Seele des Kindes. Beobachtungen über die geistige Entwickelung des Menschen in den ersten Lebensjahren, Th. Grieben's Verlag, Leipzig.
[580] Kreppner K (2010) Wilhelm T. Preyer [Online im Internet:] URL:http://www.the-crankshaft.info /2010/09/wilhelm-t-preyer-1841-1897-child.html [Stand: 07.01.2011, 12:39].

Biographie von Louis Robinson (1857-1928)

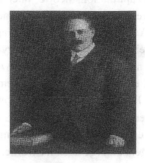

Abb. 2 Louis Robinson[581]

Louis Robinson wurde am 8. August 1857 in Saddlescombe bei Brighton geboren. Da seine Eltern Quaker waren, besuchte Robinson Quaker-Schulen in Ackworth und in York. Seine jüngere Schwester war Maude Robinson, eine Romanschrift- stellerin. Robinson studierte Medizin am St. Bartholomew's Hospital in London und in Newcastle upon Tyne. 1889 schloss er sein Studium mit Auszeichnung ab. Er war mit Edith Aline Craddock verheiratet und hatte vier Kinder. Sein Interesse galt der Evolution, und er veröffentlichte eine Reihe von Artikeln, darunter auch den Artikel "Darwinism in the Nursery"[582] von 1891. Sowohl als Praktiker als auch als Theoretiker war Robinson einer der ersten Ärzte seiner Zeit, die Experimente mit Säuglingen vornahmen, wobei er mehr als 60 Säuglinge gleich nach der Geburt zur Untersuchung der „grasping power" beobachtete.

Er hielt Vorlesungen über rudimentäre Reflexe in Oxford und bekam Angebote von anderen britischen und amerikanischen Universitäten, zog es aber vor, als Arzt in Streatham weiterzuarbeiten und gleichzeitig mit Hilfe einiger Assistenten wei- terzuforschen. Er praktizierte dort mehr als 30 Jahre. Robinson wurde in der Debat- te um die wissenschaftlichen Theorien des menschlichen Ursprungs und die religi- öse Sichtweise für seine ausgesprochen evolutionäre Betrachtungsweise kritisiert. Im Ruhestand zog er sich zuerst nach Poynings bei Brighton und später nach Fol- kestone zurück. In Folkestone starb er am 5. Februar 1928 an einer Verletzung durch einen versehentlich ausgelösten Schuss.[583] [584]

---

[581] Abb. 2 Louis Robinson, Bildquelle: [Online im Internet:] URL: http://en.wikipedia.org/wiki/ Louis_Robinson [Stand: 07.01.2011, 15:25].

[582] Robinson L (1891) "Darwinism in the nursery" Nineteenth Cent. 30, November: 831.

[583] Louis Robinson [Online im Internet:] URL: http://en.wikipedia.org/wiki/Louis_Robinson [Stand: 07.01.2011, 12:41].

3.3.2 Der Hand- und Fußgreifreflex (Erstbeschreibung, Physiologie, Anthropologie)

Die älteste Beschreibung des Handgreifphänomens stammt von W. Preyer, der in seiner Monographie "Die Seele des Kindes" ausführlich auf die Entwicklung des Greifens beim Säugling eingeht. Einige Jahre später veröffentlichte Robinson in dem Artikel "Darwinism in the Nursery" seine Untersuchungen zur „grasping power". Da der Begriff „Handgreifreflex" heute beide Aspekte umfasst, werden in dieser Arbeit Preyer und Robinson gemeinsam als Erstbeschreiber gesehen.

W. Preyer beschrieb 1882 die Greifbewegungen beim Säugling in seiner oben erwähnten Monographie als Reflex: *„Legt man einem Neugeborenen einen Finger in die Hohlhand, so umklammert es ihn."*[585] Und weiter:

> *„Auch dass der Säugling, wie ich am 9. Tage bemerkte, wenn er schläft, meinen in seine Hand gelegten Finger nicht umklammert, wie im wachen Zustande, spricht nicht für ein Greifen als intendirte Bewegung, sondern das Umklammern wird als Reflex aufzufassen sein, geradeso wie das Spreizen der Zehen beim Berühren der Fusssohle."*

Er erklärt weiter:

> *„Also ist das Ausbleiben des Umfassens im Schlaf nur der nicht genügenden Erregung der Hautnerven zuzuschreiben und keinesfalls das Umfassen des Fingers beim Wachsein innerhalb der ersten 2 Wochen absichtlich."*[586]

Später fasste er noch einmal zusammen: *„Das Umfassen des in die Hand gelegten Fingers in den ersten Tagen ist rein reflektorisch."*[587]

Preyer stellte den Handgreifreflex ab dem 5. Lebenstag[588] fest, und frühestens ab der 17. Lebenswoche war dann für ihn eine *„ernsthafte Bemühung ein Object mit der Hand zu fassen"* zu erkennen[589], denn in der 17. bis 19. Woche beginnt *„die*

---

[584] Anonymous (1928) "Dr. Louis Robinson – Obituary" The British Medical Journal Feb. 11: 240.
[585] Preyer W (1882) Die Seele des Kindes, S. 66.
[586] Preyer W (1882) Die Seele des Kindes, S. 153.
[587] Preyer W (1882) Die Seele des Kindes, S. 161.
[588] Preyer W (1882) Die Seele des Kindes, S. 154.
[589] Preyer W (1882) Die Seele des Kindes, S. 155.

Betheiligung des Willens des Cerebromotorium an diesem Act zur vollen Geltung zu kommen."[590]

Preyer wies weiter darauf hin, dass der Daumen beim Umklammern keine Rolle spielt, und dass die Opposition des Daumens, die beim jungen Affen schon in der ersten Lebenswoche „geläufig" ist, beim Säugling erst sehr langsam erlernt wird, wobei die Opposition der großen Zehe gar nicht erlernt wird.[591]

Preyers Monographie liegt ein Tagebuch zugrunde, das Preyer von der Geburt seines Sohnes an bis zum Ende des 3. Lebensjahres des Sohnes genau führte. Er führte seine Beobachtungen drei Jahre lang konsequent dreimal täglich (morgens, mittags und abends) durch und berücksichtigte in seiner Veröffentlichung auch nach Möglichkeit die Erfahrungen anderer Untersucher und verglich diese mit seinen eigenen Beobachtungen.[592]

Bevor Preyer in seinem Werk auf die Greifbewegungen des Säuglings näher eingeht, weist er auf die Bewegungen neugeborener Tiere hin, die *„mit einem guten Theil ererbten Gedächtnisses für Bewegungen, d. h. mit instinctiver Motilität zur Welt kommen"*. Er stellt einen Vergleich zum neugeborenen Menschen an und bezeichnet das Greifen als *„instinctive Bewegung des Menschenkindes."*[593]

An anderer Stelle seines Werks hatte Preyer alle Instinktbewegungen als unbewusst und erblich, jedoch als zielführend bezeichnet. Erblich deshalb, weil Instinktbewegungen Bewegungen sind, die von den Vorfahren irgendwann ausgeführt wurden.[594]

Der Greifreflex wird zuweilen auch Robinson-Reflex genannt, nach Louis Robinsons Beobachtungen in "Darwinism in the Nursery" von 1891.[595]

Preyers Beobachtungen beruhen mehr oder weniger auf Beobachtungen an einem einzigen Säugling bzw. Kleinkind, seinem Sohn Axel, wohingegen Robinson ca. 60 Neugeborene untersuchte. Bei seinen Beobachtungen konzentrierte sich Robinson auf die „grasping power" der Säuglinge, die alle jünger als einen Monat waren. Ergänzend zu Preyers Beobachtungen konnte Robinson auch feststellen, dass, wenn man einem Säugling die Möglichkeit gibt, sich mit den Händen an einem Gegenstand festzuklammern, man den Säugling an dem umklammerten Gegenstand sogar hochheben und frei schweben lassen kann. Alle von Robinson untersuchten Neugeborenen, auch Frühgeburten, hatten eine äußerst bemerkenswerte

---

[590] Preyer W (1882) Die Seele des Kindes, S. 162.
[591] Preyer W (1882) Die Seele des Kindes, S. 153-154.
[592] Preyer W (1882) Die Seele des Kindes, S. VI.
[593] Preyer W (1882) Die Seele des Kindes, S. 152.
[594] Preyer W (1882) Die Seele des Kindes, S. 125.
[595] Robinson L (1891) "Darwinism in the nursery" Nineteenth Cent. 30, November: 831.

„grasping power", und *"the strongest were able to hang by the hands and support their whole weight for over two minutes and a half"* (vgl. Abb. 3).

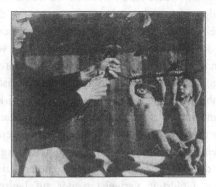

Abb. 3 Louis Robinson: Zwei einen Ast umgreifende Säuglinge[596]

Robinson erläuterte anschließend an diese Beobachtungen, dass stammesgeschichtliches Interesse, genauer gesagt Darwins Theorie, dass *"we are descended from a tree-climbing quadrumanous ancestor"*, ihn dazu gebracht hatte, die „grasping power" bei Früh- und Neugeborenen zu untersuchen. Diese Kraft schien ihm ein *"means of self-preservation in remote ages"* gewesen zu sein. Die *„arboreal ancestors"* waren behaart[597], ihre Jungen auch, weshalb Robinson die Theorie aufstellt, dass

> *"axillary and pubic hair, in addition to other well-known functions, is the remains of the 'handle' Nature provided for the four hands of our (quasi) arboreal ancestry in early youth."*

Robinson erwähnte Preyers Untersuchung des Greifreflexes nicht, wobei es durchaus möglich erscheint, dass er Preyers Beschreibung nicht kannte, zumal man in einem Werk mit dem Titel "Die Seele des Kindes" nicht direkt die Beschreibung des Greifreflexes vermuten kann.

Interessanterweise beobachtete Robinson bei seinen Untersuchungen, dass *"a distinct effort is made by the infants to curl their toes over anything graspable*

---

[596] Abb. 3 Louis Robinson: Zwei einen Ast umgreifende Säuglinge, Bildquelle: Robinson L (1891) "Infantile Atavism" British Medical Journal: 1226-1227, S. 1227.

[597] Robinson L (1891) "Infantile Atavism" British Medical Journal: 1226-1227, S. 1226.

when they are hanging by their hands. "[598] Hier ist hervorzuheben, dass Robinson in dieser Veröffentlichung bereits den Fußgreifreflex erwähnte. Auf die genaue Beschreibung des Fußgreifreflexes durch Galant wird weiter unten eingegangen. Goldstein beschäftigte sich einige Jahre später auch mit dem Handgreifreflex und sieht im Handgreifreflex eine Reflexvorstufe der späteren Greifbewegung.[599] Goldstein betrachtet den Bewegungsvorgang des Greifens, wie auch Preyer, als angeboren, denn, wenn einem normal entwickelten Neugeborenen ein Gegenstand „in den Finger" gelegt wird, beugen sich die Finger reflektorisch und umklammern ihn. Er weist dabei aber auch darauf hin, dass, um eine wirkliche Sicherheit im Greifen zu erlangen und um sich Fertigkeitsbewegungen anzueignen, es einer Fülle von Bewegungsakten unter Regulierung durch die propriozeptive Sensibilität bedarf.[600] Dieses Greifen ist dann unterschiedlich zum Reflexgreifen, genauso wie das Kriechphänomen des Neugeborenen von der späteren Kriechbewegung unterschieden werden muss. Goldstein verweist weiter auf Janischewsky[601], der den Handgreifreflex auch bei Erwachsenen mit cerebralen Erkrankungen gefunden hat.[602] Das Wiederauftauchen des Handgreifreflexes im Erwachsenenalter ist folglich pathologisch.

In diesem Zusammenhang bezieht sich Janischewsky in seiner Veröffentlichung auf Preyer, der den Handgreifreflex bei Neugeborenen in seinem Werk "Die Seele des Kindes" beschrieben hatte, und verweist auch auf Robinson, der Untersuchungen dazu durchführte.[603] Laut Janischewsky führt Preyer auf den angeborenen Handgreifreflex die ganze Fassen-Funktion der Hände zurück, hält aber fälschlicherweise den Reflex nach seinem Verschwinden für immer verloren. Janischewsky hingegen fand heraus, dass unter dem Einfluss von Hirnläsionen beim Erwachsenen eine Regression der Handfunktion bis zum Urzustand erfolgen kann, wobei der Greifmechanismus wieder erscheint, da er von seiner willkürlichen Hemmung befreit wird.[604] Grund dafür ist das Zentrum für den Greifreflex im Mesencephalon. Das Greifen an sich stellt das Resultat der Mesencephalondecerebration dar, was vergleichbar mit dem Auftreten des Großzehenreflexes ist, der auf die Decerebration des Rückenmarks zurückzuführen ist.[605]

---

[598] Robinson L (1891) "Infantile Atavism", S. 1227.

[599] Goldstein M (1920) "Die Gelenkreflexe und ihre klinische Bedeutung" Zeitschrift für die gesamte Neurologie und Psychiatrie 61/1: 1-118, S. 44.

[600] Goldstein M (1920) "Die Gelenkreflexe und ihre klinische Bedeutung", S. 108.

[601] Janischewsky (1914) "Le réflexe de préhension" Rev. neur. 27: 678.

[602] Goldstein M (1920) "Die Gelenkreflexe und ihre klinische Bedeutung", S. 108.

[603] Janischewsky A (1928) "Das Greifen als Symptom von Gehirnläsionen" Deutsche Zeitschrift für Nervenheilkunde 102: 177-195, S. 177.

[604] Janischewsky A (1928) "Das Greifen als Symptom von Gehirnläsionen", S. 179.

[605] Janischewsky A (1928) "Das Greifen als Symptom von Gehirnläsionen", S. 195.

Auch Adie geht der Frage nach, warum ein frühkindlicher Reflex im Erwachsenenalter wieder auftauchen kann und erläutert, dass beim Säugling vor dem 5. Lebensmonat, dessen Neokortex wenig oder gar nicht myelinisiert ist, komplizierte nervöse Reaktionen ablaufen. Mit der Zeit jedoch verändern sich nach und nach die automatischen und plötzlichen frühkindlichen Reaktionen, und mittelbare, weniger automatische Reaktionen tauchen auf, vermutlich „pari passu" mit der Entwicklung der neueren Teile des Gehirns, wobei die bei den frühkindlichen Reaktionen betroffenen Strukturen unter die Kontrolle eines Mechanismus auf einer höheren physiologischen Ebene kommen. Wenn diese Kontrolle irgendwann aus irgendeinem Grund, d. h. krankheitsbedingt, entzogen wird, tauchen Reaktionen auf, die analog zu Reaktionen im frühkindlichen Entwicklungsstatus ablaufen.[606]

Adie bringt beim Handgreifreflex die psychomotorische Hyperkinesis ins Spiel. Er verweist dabei auf Neurowissenschaftler wie Otfrid Foerster (1873-1941), die annehmen, dass bei der Geburt die Myelinisierung bereits im globus pallidus des Palaeokortex (Pallidum) und Thalamus vorhanden ist, weshalb Foerster den Säugling in den ersten Lebensmonaten auch als „thalamo-pallidal being" bezeichnet. Adie erläutert die These Foersters und anderer durch deren Feststellung, dass in den ersten Lebensmonaten, also in der Zeit der automatischen Reaktionen, Eindrücke aus der Peripherie den Thalamus erreichen und weiter zum Pallidum gelangen, von wo aus regulierende Impulse in die motorischen Zentren im Gehirnstamm des Säuglings kommen. Wenn später Striatum und Hirnrinde myelinisiert werden, verändern sich die anfänglich automatischen Reaktionen und werden komplizierter. Wenn das Striatum krank ist, wird das Pallidum, das von den höheren Kontrollzentren isoliert ist, aber noch Eindrücke durch den Thalamus erhält, äußerst reizbar und hyperaktiv und führt seine Funktionen abnormal aus, woher die psychomotorische Hyperkinesis kommt.[607] Adie stellt diese These Foersters und anderer Untersucher, dass der Thalamus und das Pallidum das nervöse Zentrum für die Regulierung der automatischen Reaktionen in den ersten 5 Lebensmonaten bilden, ebenso wie die Erklärung der psychomotorischen Hyperkinesis in Frage. Er zeigt dagegen auf, dass beim wieder zum Vorschein gekommenen Handgreifreflex bei Hirngeschädigten die Läsionen ganz auf die basalen Ganglien (von denen das Striatum ein Teil ist) begrenzt sind, und dass beim Handgreifreflex Läsionen in der vorderen Hirnrinde gefunden werden, auch wenn keine Läsionen in den basalen Ganglien

---

[606] Adie WJ, Critchley M (1927) "Forced Grasping and Groping" Brain 50: 142-170, S. 166.
[607] Adie WJ, Critchley M (1927) "Forced Grasping and Groping", S. 167.

vorhanden sind.[608] Diesen Defekt erklärt Adie dann mit Pawlows Lehre von den bedingten und unbedingten Reflexen folgendermaßen:

> *"We know, from the work of Pavlov, that the anatomical basis for acquired (conditioned) reflexes is in the cerebral cortex; when the part of the cortex containing the anatomical paths concerned in the conditioned reflexes associated with the function of grasping is damaged, more primitive, less controlled reactions in the shape of forced grasping and groping reappear."*[609]

Das wachsende Interesse an Untersuchungen zum Handgreifreflex ist an der großen Anzahl von weiteren Veröffentlichungen zu diesem Reflex zu sehen. Auch Galant, Peiper und McGraw, selbst Erstbeschreiber von frühkindlichen Reflexen, äußerten sich zum Handgreifreflex. So geht Galant auf seine eigenen Beobachtungen zum Vorgehen, um den Handgreifreflex auszulösen, ein, als er das Vorgehen für die Fußgreifreflex-Auslösung beschreibt. Galant kombiniert in seiner Veröffentlichung Preyers und Robinsons Erkenntnisse und erklärt, dass der Handgreifreflex des Säuglings ausgelöst wird, wenn dem Säugling in den Handteller ein Finger, ein Bleistift oder irgendein anderer runder Gegenstand gesteckt wird, den der Säugling sogleich kräftig mit der Faust greift und krampfhaft mehr oder weniger lange Zeit festhält. Dieser Greifreflex der Hand des Säuglings hat ausgesprochen tonische Qualitäten. Galant berichtet weiter, dass es manchmal gelingt, einen Säugling, dem je ein Finger in beide Handteller gelegt worden ist, von der Unterlage hoch zu heben und schwebend in der Luft zu halten.[610] Galants Beschreibung entspricht somit ganz der heutigen Erkenntnis über den Handgreifreflex.

Ein Jahr nach Galants Erkenntnissen konzentrierte sich Halverson bei seinen Untersuchungen auf die Beobachtung der Finger. Er stellte fest, dass beim Handgreifreflex der Daumen eine vollkommen untergeordnete Rolle spielt, worauf schon Preyer verwiesen hatte. Er berichtet weiter, dass die restlichen vier Finger am Greifen gleich beteiligt sind, wobei aber der Mittelfinger durch seine Mittellage und Länge eine gewisse Sonderstellung haben könnte.[611] Auf jeden Fall steht die vom Säugling angewandte Kraft beim Drücken der Finger in keinem Verhältnis zur

---

[608] Halverson HM (1932) "A Further Study of Grasping" Journal of General Psychology 7: 34-64, S. 49.

[609] Adie WJ, Critchley M (1927) "Forced Grasping and Groping", S. 170.

[610] Galant JS (1931) "Der Fußsohlengreifreflex des Säuglings – ein rudimentärer Affenreflex beim Menschen" Journal of Neurology 120/1-2: 101-102, S. 101-102.

[611] Halverson HM (1932) "A Further Study of Grasping", S. 36.

Kraft, die wirklich nötig ist, um den Gegenstand festzuhalten. Erst ab der 32. Lebenswoche konnte Halverson beobachten, dass der Zeigefinger als führender Finger zusammen mit den anderen drei Fingern den gegriffenen Gegenstand gegen den Daumen drückt.[612] Während des allmählichen Verschwindens des Greifreflexes beginnt auch die Opponierung des Daumens beim Greifen zu wirken. Preyer hatte hier von sehr langsamem Erlernen der Opposition des Daumens gesprochen. Gleichzeitig mit der Opposition des Daumens vermindern sich die starke Beugung der Finger und die Intensität des Ergreifens, und sobald die Fingerspitzen die Handfläche beim Greifen ersetzen, passt das Kleinkind die Stärke des Greifens der Masse des Gegenstandes an. Der Handgreifreflex ist zu diesem Zeitpunkt endgültig verschwunden.[613] Halverson unterscheidet das reflektorische Greifen vom willkürlichen Greifen, indem er das Greifen des Säuglings mit der ganzen Handfläche beim Handgreifreflex als „holding grip", das Greifen mit den Fingern des Einjährigen als „feeling grip" bezeichnet.[614] Bei späteren Untersuchungen unterscheidet er noch detaillierter ein Reflexschließen („reflex closure") der Hand bei Säuglingen von einer propriozeptiven Reaktion („proprioceptive response"). Sobald das willentliche Greifen sich zu entwickeln beginnt, wird das Reflexschließen schwächer und verschwindet nach der 16. Lebenswoche ganz.[615] Der Handgreifreflex funktioniert in den ersten 16 Lebenswochen deshalb besonders ausgeprägt, da bis zum 2. oder 3. Lebensmonat weder Hirnrinde noch Pyramidenbahnen so entwickelt sind, dass sie unter Kontrolle der motorischen Reaktionen funktionieren können.[616] Die propriozeptive Reaktion hingegen ist noch bis nach dem 6. Monat, manchmal noch länger nachweisbar.[617] Die Besonderheiten des frühkindlichen Greifens versucht Halverson durch die spezielle Auffteilung und Anordnung der Handmuskeln und nicht als eine verspätete Entwicklung des Nervus medianus zu erklären.[618]

Einen neuen Aspekt zum Handgreifreflex beobachtete Prechtl, der entdeckte, dass bei starker motorischer Unruhe und während des Schreiens des Säuglings das Greifen vollständig blockiert und nicht auslösbar ist. Er untersuchte zudem die Beziehung zwischen Saug- und Greifbewegungen und fand dabei heraus, dass erst einige Wochen nach der Geburt starkes Greifen ohne gleichzeitige Saugbewegun-

---

[612] Halverson HM (1932) "A Further Study of Grasping", S. 47.
[613] Halverson HM (1932) "A Further Study of Grasping", S. 64.
[614] Halverson HM (1932) "A Further Study of Grasping", S. 60.
[615] Seyffarth H, Denny-Brown D (1948) "The Grasp Reflex and the Instinctive Grasp Reaction" Brain 71/2: 109-183, S. 113.
[616] Halverson HM (1932) "A Further Study of Grasping", S. 49.
[617] Seyffarth H, Denny-Brown D (1948) "The Grasp Reflex and the Instinctive Grasp Reaction", S. 113.
[618] Halverson HM (1932) "A Further Study of Grasping", S. 54.

gen beim Säugling feststellbar ist. Bei leichter Hemmung des Greifens durch Schlaf oder Unruhe büßt jedoch die Greifbewegung ihren tonischen Charakter ein, und ein eigenartiges mehrmaliges rhythmisches Öffnen und Schließen der Finger tritt auf. Während des Saugens ist die Greifbewegung immer tonisch. Da die Verstärkung des Greifreflexes nur an den Ablauf der Saugbewegungen selbst, nicht an die Auslösung der Saugbewegungen gebunden ist, vermutet Prechtl, dass es sich hierbei offensichtlich um eine spezifische intrazentrale Koppelung der Erregung zwischen Saugzentrum und Greifreflexzentrum handelt (vgl. Kap. 3.2).[619]

Peiper interpretierte dieses rhythmische Öffnen und Schließen der Finger als eine Art Kletterbewegung. Er bringt vor allem stammesgeschichtliche Argumente ins Spiel und weist bei seinen Beobachtungen zu den Greifreflexen darauf hin, dass das Neugeborene über eine Anzahl von Verhaltensweisen verfügt, die vollkommen koordiniert und ausgereift sind und nicht des Erlernens und der Übung bedürfen. Er bemerkt, dass das Zentralnervensystem des Neugeborenen noch ganz auf der Entwicklungsstufe des höheren Säugetierjungen steht. Der erwachsene Mensch hat sich aber in der Stammesgeschichte so verändert, dass viele Instinktbewegungen des Kindes funktionslos geworden sind. Man findet das Verständnis der frühkindlichen Motorik deshalb eher im Vergleich mit dem Verhalten eines Affenjungen als mit dem Verhalten eines Erwachsenen. Der Greifreflex dient bei den Affenjungen dazu, sich im Pelz der Mutter festzuhalten. Dieses Verhalten ist beim Neugeborenen unsinnig, und der frühkindliche Greifreflex ist somit ein „sinnloser" Reflex.[620] Beim Vergleich stellt sich weiter heraus, dass sowohl Hand- als auch Fußgreifreflex bei den Affenjungen stärker ausgeprägt sind als bei Säuglingen[621], was verständlich ist, da der Greifreflex beim Affenjungen im Gegensatz zum Neugeborenen ja eine Funktion hat. Hierbei ist noch zu bemerken, dass Peiper bei seinen Untersuchungen natürlich individuelle Schwankungen bei den Reaktionen der Neugeborenen beobachtete. Einige zeigten ein Greifverhalten, das an das Verhalten von Affenjungen, die in Richtung Mutterbrust hinaufklettern, erinnert, andere nicht. Peiper lehnt aber insgesamt aufgrund dieser beobachteten motorischen Erscheinungen eine Interpretion als „stammesgeschichtliche Erinnerungen an das Baumleben" ab. Er stellt nur fest, dass das beobachtete Verhalten dem Verhalten junger Affen homolog ist (vgl. Abb. 4).

---

[619] Prechtl HFR (1953) "Über die Koppelung von Saugen und Greifreflex beim Säugling", S. 348.

[620] Peiper A (1953) "Die Kletterbewegungen beim Säugling" Monatsschrift für Kinderheilkunde 101: 519-521, S. 519-520.

[621] Brain WR, Curran RD (1932) "The Grasp-reflex of the Foot" Brain 55: 347-356, S. 356.

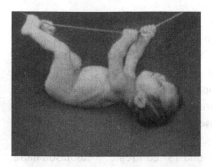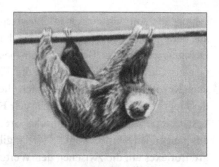

Abb. 4 Zur Phylogenese des Hand- und Fußgreifreflexes[622]

Eine letzte ergänzende Beobachtung Peipers ist die Feststellung, dass hungrige Kinder eine recht unkoordinierte Bewegungsunruhe zeigen, und dass in dieser Unruhephase die Auslösung des Handgreifreflexes Unregelmäßigkeiten aufzeigt.[623]

McGraw führte 1963 Untersuchungen über die Intensität des Handgreifreflexes durch, wobei sie feststellte, dass sich die Intensität dieses Reflexes in den ersten 30 Tagen nach der Geburt verstärkt und anschließend allmählich wieder abnimmt. Sie begründet diese anfängliche Intensivierung mit der verstärkten Entwicklung der Kernzentren, die diese Funktion steuern. Die anschließende Abnahme der Intensität entspricht dem Beginn des hemmenden Einflusses der kortikalen Zentren auf die Tätigkeit der subkortikalen Kerne. McGraw beobachtete die gleiche anfängliche Intensitätssteigerung und stetige Intensitätsabnahme der Reaktion des Handgreifreflexes wie beim Moro-Reflex (vgl. Kap. 3.7). Sie macht eine wichtige Unterscheidung zum Moro-Reflex, indem sie berichtet, dass im Gegensatz zum Moro-Reflex das Greifphänomen nach vorübergehendem Verschwinden unter kortikaler Kontrolle wieder aktiv wird. Dieses erneute oder verstärkte Auftreten des Greifphänomens bzw. der Fähigkeit, den Körper in Hängelage zu bringen, wird von McGraw als Beweis für die Reifung in den Zellen, die neuromuskuläre Bewegungen aktivieren oder kontrollieren, und als Beweis für die Verflechtung mit Nervenzentren, die andere am bewussten Verhalten beteiligte Faktoren lenken, angesehen.[624]

Poeck beschrieb dann 1968 das „taktil und propriozeptiv ausgelöste Handgreifen" anhand einer Reihe von Untersuchungen an Säuglingen und stellte fest, dass der Greifreflex eine zweiphasige Reaktion ist, die aus einem automatischen Hand-

---

[622] Abb. 4 Zur Phylogenese des Hand- und Fußgreifreflexes, Bildquelle: Peiper A (1949, 3. erw. Auflage 1964) Die Eigenart der kindlichen Hirntätigkeit, Leipzig, S. 169.
[623] Peiper A (1953) "Die Kletterbewegungen beim Säugling", S. 520.
[624] McGraw MB (1945, reprinted 1963-66) The Neuromuscular Maturation of the Human Infant, S. 27-29.

schluss als Antwort auf einen exterozeptiven Berührungsreiz der Handfläche und aus dem nachfolgenden tonischen Festhalten als Antwort auf einen propriozeptiven Dehnungsreiz in den Beugemuskeln besteht. Wenn man die Hohlhand mit einem Gegenstand berührt, beugen sich die Finger, und sobald die Finger Kontakt mit dem Reizobjekt haben, schließt sich die propriozeptive Festhaltephase an, in der der Gegenstand meist nur mit den vier Fingern ohne Daumen umfasst wird. Poeck beschreibt ebenfalls diese tonische Greifphase als so stark, dass sie das Gewicht des hängenden Körpers trägt.[625] Poeck gibt zusätzlich die Reaktionsdauer des Handgreifreflexes an, die zwischen den Werten 0,6 und 15 sec streute.[626] Robinson hatte bei seinen Untersuchungen sogar eine zweieinhalb-minütige Reaktionsdauer beobachtet.

Poeck bringt beim Verschwinden des Greifreflexes einen neuen Aspekt ins Spiel, die Reifung des optischen Systems. Erst mit der Reifung des optischen Systems, ab dem 4. bis 5. Monat, beginnen die Säuglinge mit der Hand nach einem erblickten Gegenstand zu greifen, ab dem 6. Monat sind nur noch optische Reize wirksam, und die Handgreifreflexe sind dann nicht mehr taktil und propriozeptiv auslösbar.[627] Bis zu diesem Zeitpunkt spielt Form, Größe oder Gewicht des Greifobjekts keine Rolle, der Säugling umklammert lediglich den Gegenstand krampfhaft und lässt ihn nur los, wenn er plötzlich erschrickt oder eine andere „Tätigkeit" angeht.[628]

Poeck geht außerdem auf die „phylogenetische Rückbildung" der Greifreflexe ein und berichtet, dass die Handgreifreflexe beim menschlichen Frühgeborenen stärker sind als beim ausgetragenen Neugeborenen, und dass die Fußgreifreflexe nicht so stark sind, dass, wie bei den Handgreifreflexen, der frei hängende Körper dadurch festgehalten werden kann. Aus dieser Feststellung folgert Poeck, dass die Greifreflexe in „phylogenetischer Rückbildung" begriffen sind[629], dass sie aber auch in „ontogenetischer Rückbildung" begriffen sind, da die Handgreifreflexe nach dem 12. Lebenstag am stärksten sind und im zweiten Lebensquartal seltener werden.[630]

Abschließend soll zum Handgreifreflex noch ein interessanter Aspekt Stirnimanns genannt werden, auf den Poeck verweist. Stirnimann fasst in Veröffentli-

[625] Poeck K (1968) "Die Bedeutung der Reizqualität für die Greifreflexe beim menschlichen Neugeborenen und Säugling" Deutsche Zeitschrift für Nervenheilkunde 192: 317-327, S. 320.
[626] Poeck K (1968) "Die Bedeutung der Reizqualität für die Greifreflexe", S. 323.
[627] Poeck K (1968) "Die Bedeutung der Reizqualität für die Greifreflexe", S. 317.
[628] Halverson HM (1932) "A Further Study of Grasping", S. 51-52.
[629] Poeck K (1968) "Die Bedeutung der Reizqualität für die Greifreflexe", S. 318.
[630] Poeck K (1968) "Die Bedeutung der Reizqualität für die Greifreflexe", S. 321.

chungen in den Jahren 1941 und 1944 das Greifen als erste Äußerung eines sozialen Triebes auf.[631]

Die Möglichkeit der Überprüfung des Handgreifreflexes ist in Abb. 5 dargestellt.

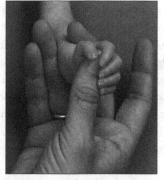

Abb. 5 Prüfen des Handgreifreflexes: Vom Untersucher wird auf die Handinnenflächen des Kindes mit dem Daumen Druck ausgeübt[632]

Robinson erwähnte 1891 den Fußgreifreflex bei der Beschreibung der „grasping power": „*a distinct effort is made by the infants to curl their toes over anything graspable...*", worauf bereits bei der Erstbeschreibung des Handgreifreflexes hingewiesen wurde.[633] Auch W. van Woerkom ging 1912 in der "Revue Neurologique" auf einen Fußgreifreflex ein. 1926 beschrieben dann Schuster und Pineas einen pathologischen Fall bei einer 19-jährigen Patientin, bei dem sie einen Fußgreifreflex beobachteten:

„*Ganz analoge Vorgänge an den linken Zehen; bei leichtester Berührung der Zehen oder Zehenballen erfolgt a tempo maximale Beugung aller Zehen. Erfolgt die Berührung durch einen Bleistift oder derglei-*

---

[631] Stirnimann F (1941) "Greifversuche mit der Hand Neugeborener" Ann. paediat. (Basel) 157: 17-27 Stirnimann F (1944) "Abwehrbewegungen der Neugeborenen im primitiven Greifraum" Das Herzschutzphaenomen, Schweiz. J. Psychol. 3: 245 erwähnt in: Poeck K (1968) "Die Bedeutung der Reizqualität für die Greifreflexe", S. 317.

[632] Abb. 5 Prüfen des Handgreifreflexes, Bildquelle: Rosenecker J Priessmann H (2008) Die Untersuchung des Kindes In: Rosenecker J, Schmidt H (Hrsg.): Pädiatrische Anamnese, Untersuchung, Diagnose 11, Springer, Heidelberg, S. 170.

[633] Robinson L (1891) "Infantile Atavism", S. 1227.

chen, so wird dieser sofort umklammert und erst bei interkurrenter
Athetosebewegung der Zehen freigegeben. "[634]

Es ist dann Galant, der 1931 den Fußgreifreflex zum ersten Mal detailliert beschrieb, und der sich auch selbst als den Entdecker des „Fußsohlengreifreflexes" in einem "Journal of Neurology"-Artikel unter dem Titel "Der Fußsohlengreifreflex des Säuglings – ein rudimentärer Affenreflex beim Menschen" bezeichnete. Er leitete den Artikel mit folgenden Worten ein: *„Der von mir bei Säuglingen entdeckte Fußsohlengreifreflex gehört zu jenen wenigen rudimentären Reflexen des Menschen..."*. Galant erklärt, dass er „per analogiam" zur Entdeckung des Fußsohlengreifreflexes kam, da er den Versuch vornahm, bei einem Säugling den Greifreflex der Hand auch am Fuß zu gewinnen.[635]

Galant beschreibt den Fußgreifreflex im Folgenden:

„Ich wiederhole nun ganz das gleiche an der Fußsohle des Säuglings.
Ich lege quer an die Fußsohle, im vorderen Drittel, ganz leicht einen
Finger, und der Säugling reagiert auf diesen Reiz mit einer kräftigen
Beugung sämtlicher Zehen und der Fußsohle selbst, als ob er meinen
Finger mit der Fußsohle greifen und umfassen möchte. Natürlich sind
die Zehen des Säuglings zu kurz, um eine ‚Fußsohlenfaust' machen zu
können und so den an die Fußsohle angedrückten Finger auch wirklich
zu greifen und zu umfassen. Die Tendenz der Reaktion auf den quer an
die Fußsohle angelegten Finger ist bestimmt die des Greifreflexes."[636]

Galant macht in seiner Veröffentlichung auch den Unterschied zum Babinski-Reflex deutlich, der dem Greifreflex entgegen gesetzt wirkt, d. h. nicht in einer Beugung, sondern in einer Streckung der Zehen (Großzehe) besteht, und der durch Streichen der Fußsohle ihrer Länge nach hervorgerufen wird (vgl. Kap. 3.4). Galant unterstreicht, dass es durch Streichen der Fußsohle nicht gelingt, den Fußgreifreflex beim Säugling hervorzurufen. Für Galant gehört der Fußgreifreflex wie der Rückgratreflex zu einer kleinen Anzahl von rudimentären Reflexen des Menschen, die Einblicke in die Ursprünge der Nerventätigkeit des Menschen ermöglichen und eine vergleichend reflexologische Brücke vom Tier zum Menschen schlagen. Die-

---

[634] Schuster P, Pineas H (1923) "Weitere Beobachtungen über Zwangsgreifen und Nachgreifen und deren Beziehungen zu ähnlichen Bewegungsstörungen" Deutsche Zeitschrift für Nervenheilkunde 91: 16-56, S. 29.
[635] Galant JS (1931) "Der Fußsohlengreifreflex des Säuglings", S. 101.
[636] Galant JS (1931) "Der Fußsohlengreifreflex des Säuglings", S. 102.

ser Fußsohlengreifreflex, als ein rudimentärer Reflex, kommt beim Menschen nur im „frühen Säuglingsalter" vor, verschwindet im zweiten Lebenshalbjahr und tritt bei gesunden Erwachsenen nicht mehr auf. Galant bemerkt weiter, dass der Fußgreifreflex in pathologischen Fällen wie andere rudimentäre Reflexe, z. B. der Rückgratreflex, beim Erwachsenen wahrscheinlich wieder auftritt, er jedoch zu diesem Nachweis bei organisch Nervenkranken aus Zeitgründen noch keine Experimente vornehmen konnte. Galant stellt hierbei die These auf, dass es unter pathologischen Verhältnissen beim Erwachsenen ein Phänomen gibt, das offenbar mit dem Fußsohlenreflex des Säuglings identisch ist, nämlich den „Babinski en flexion", ein pathologischer plantarer Reflex, der in einer Hyperflexion der Fußsohle besteht, und der bei Schädigungen der Pyramidenbahn in ihrem kortiko-kapsulären Teil vorkommt. Diese These enthält für Galant aber das Problem, dass der „Babinski en flexion" ebenso wie der „Babinski en extension" durch Streichen der Fußsohle ausgelöst wird und nicht wie beim Fußsohlengreifreflex durch Anlegen eines Fingers oder eines sonstigen Gegenstandes quer an die Fußsohle. Auch um die Richtigkeit dieser These nachzuweisen, bedarf es laut Galant noch Untersuchungen an organisch Nervenkranken.[637]

Da der Fußgreifreflex des Säuglings eindeutig ein rudimentärer Reflex ist, ist Galant davon überzeugt, dass er *„ein Überbleibsel des Kletterreflexes der Affen ist"*. Er fährt fort:

> *„Die Greiffähigkeit der Hinterpfoten der Affen beim Klettern ist ja wohlbekannt, und beim Urmenschen dürfte die Greiffähigkeit der Fußsohle kaum der der Affen nachstehen. Allmählich unter dem Einfluss der kulturellen Verhältnisse, hauptsächlich aber unter der Wirkung des aufrechten Ganges, der den Menschen ganz umgestaltet hat, ging auch der Fußsohlengreifreflex des Menschen verloren und ist nur noch als rudimentärer Reflex beim menschlichen Säugling vorhanden."*[638]

Auch Brain und Curran beschrieben 1932, ein Jahr nach Galant, einen Fußgreifreflex und weisen darauf hin, dass der Fußgreifreflex vom normalen plantaren Beugereflex unterschieden werden muss. Dieser Beugereflex kann nicht ohne einen bewegenden Reiz durch bloßen Kontakt oder leichtes Drücken wie der Greifreflex ausgelöst werden. Beim Greifreflex ist die motorische Reaktion auf die Beuger und

---

[637] Galant JS (1931) "Der Fußsohlengreifreflex des Säuglings", S. 102.
[638] Galant JS (1931) "Der Fußsohlengreifreflex des Säuglings", S. 102.

Adduktoren der Zehen begrenzt, und die Eigenschaft dieses Reflexes ist tonisch und nicht phasisch.[639]

Brain und Curran stellten bei ihren Untersuchungen ergänzend fest, dass der Fußgreifreflex beim Schlafen nicht auslösbar ist[640], was Preyer schon beim Handgreifreflex beobachtete. Der Fußgreifreflex ist nach ihren Beobachtungen bis zum Alter von 9 Monaten gut nachweisbar.[641] Sie weisen außerdem darauf hin, dass es, ebenso wie es den pathologischen Handgreifreflex bei hirngeschädigten Erwachsenen gibt, auch den pathologischen Fußgreifreflex gibt. Oft tauchen beide pathologischen Reflexe kombiniert auf.[642]

1938 beschrieb dann auch Goldstein die tonische Fußreaktion als eine langsame Plantarbewegung der Zehen, die noch einige Zeit nach Reizende andauert. Goldstein stellte zudem fest, dass verstärkte, vor allem Schmerz verursachende Stimulation zu verstärkter Bewegung führt. Goldstein vermutete den gleichen tonischen Greifreflex wie beim Handgreifreflex.[643]

Poeck beobachtete bei seinen Untersuchungen zum tonischen Fußgreifreflex, dass die Reizauslösung durch leichten Druck auf die vorderen Teile der Fußsohle, besonders über der Capitula metatarsalium erfolgt. Er weist darauf hin, dass dieser Reflex andeutungsweise noch bei vielen Erwachsenen als leichte Plantarflexion der Zehen bei Bestreichen des äußeren Fußrandes festzustellen ist.[644]

Analog zur oben erwähnten „phylogenetischen Rückbildung" beim Handgreifreflex macht Poeck auch eine entsprechende Aussage zum Fußgreifreflex. Poeck vergleicht die Hand- und Fußgreifreflexe, bei denen sich deutlich die Rückbildung zeigt. Das Greifen mit dem Fuß ist beim Frühgeborenen noch ebenso stark ausgebildet wie das Handgreifen. Bei ausgetragenen Neugeborenen ist der Fußgreifreflex bereits schwächer als der Handgreifreflex. Poeck erläutert, dass dieses Phänomen sich durch die Umwandlung des Fußes vom Greiforgan zum Organ des Gehens phylogenetisch erklären lässt. Der Fußgreifreflex verschwindet in der Ontogenese, wenn das Kind stehen und gehen lernt.[645]

---

[639] Brain WR, Curran RD (1932) "The Grasp-reflex of the Foot", S. 353.
[640] Brain WR, Curran RD (1932) "The Grasp-reflex of the Foot", S. 347.
[641] Brain WR, Curran RD (1932) "The Grasp-reflex of the Foot", S. 348.
[642] Brain WR, Curran RD (1932) "The Grasp-reflex of the Foot", S. 350.
[643] Seyffarth H, Denny-Brown D (1948) "The Grasp Reflex and the Instinctive Grasp Reaction", S. 113.
[644] Poeck K (1968) "Die Bedeutung der Reizqualität für die Greifreflexe", S. 320.
[645] Poeck K (1968) "Die Bedeutung der Reizqualität für die Greifreflexe", S. 325.

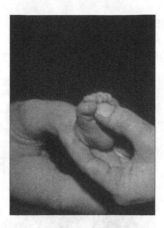

Abb. 6 Prüfen des Fußgreifreflexes: Bei Berühren des kindlichen Fußballens wird eine Plantarflexion der Zehen ausgelöst[646]

Trotzdem stellt Peiper fest, dass der tonische Fußgreifreflex regelmäßiger auftritt als der Babinski-Reflex[647] (vgl. Kap. 3.4).

Abschließend kann man die Fülle der Veröffentlichungen zu diesem Reflex vielleicht dahingehend interpretieren, dass der Hand- und Fußgreifreflex möglicherweise deshalb das Interesse vieler Untersucher erregte, da dieser Reflex optisch am meisten an die „Ähnlichkeiten" des Menschen mit dem Affen erinnert (vgl. Abb 4).

---

[646] Abb. 6 Prüfen des Fußgreifreflexes: Bei Berühren des kindlichen Fußballens wird eine Plantarflexion der Zehen ausgelöst, Bildquelle: Landesärztekammer Hessen, Hessisches Ärzteblatt 12/2004, S. 694.

[647] Peiper A (1949, 3. erw. Auflage 1964) Die Eigenart der kindlichen Hirntätigkeit, S. 171.

3.4   Babinski-Reflex (1896)

3.4.1   Biographie des Erstbeschreibers: J. Babinski (1857-1932)

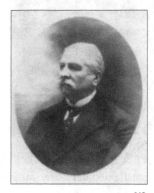

Abb. 1 Joseph Babinski[648]

Joseph Babinski wurde am 17. November 1857 als Sohn des nach Frankreich emigrierten polnischen Armeeoffiziers Alexander Babinski und seiner Ehefrau Henryeta in Paris geboren. Er wuchs zusammen mit seinem um zwei Jahre älteren Bruder Henri in bescheidenen Verhältnissen auf. Nach dem Besuch des polnischen Gymnasiums in Paris studierte er Medizin an der Universität von Paris. 1879 wurde Babinski als einer der Ersten seines Jahrganges „Interne des Hôpitaux de Paris". Als Präparator der pathologischen Anatomie der Fakultät veröffentlichte er 1885 seine von Edmé Vulpian angeregte Doktorarbeit "Anatomische und klinische Untersuchungen über die multiple Sklerose"[649]. Im gleichen Jahr wurde er dann „Chef de Clinique" im renommierten „Hôpital La Salpêtrière" bei Professor Jean Martin Charcot, der schnell Babkinskis Talent der scharfsinnigen klinischen Beobachtung erkannte. Sigmund Freud besuchte während einer Studienreise nach Paris im Jahr 1885 die seinerzeit in Fachkreisen weithin bekannten sogenannten Dienstagsvorlesungen Charcots in „La Salpêtrière". Bei dieser Gelegenheit stellte Freud fest, dass Babinski der „bevorzugte Schüler des *Maître*" sei.[650] Eine eindrucksvolle Bestäti-

---

[648] Abb. 1 Joseph Babinski, Bildquelle: [Online im Internet:] URL: http://appserv5.ph-heidelberg.de /onlinelex/index.php?id=516 [Stand: 07.01.2011, 15:22].

[649] Babinski J (1885) Étude Anatomique et Clinique sur la Sclérose en Plaques (Thèse), Masson, Paris.

[650] Clarac F, Massion J, Smith AM (2008) "Joseph Babinski (1857-1932)" IBRO History of Neuroscience [Online im Internet:] URL: http://www.ibro.info/Pub/Pub_Main_Display.asp?LC_Docs _ID=2990 [Stand: 07.01.2011, 12:43].

gung hierfür ist ein Gemälde von André Brouillet aus dem Jahr 1887, das "Une leçon clinique à la Salpêtrière" zum Motiv hat (Abb. 2). Es zeigt im Hintergrund Babinski (2), wie er gerade eine in einer „hysterischen Krise" befindliche Patientin stützt, während Professor Charcot (1) seine wissenschaftlichen Erklärungen vor dem Kreis seiner Schüler abgibt.

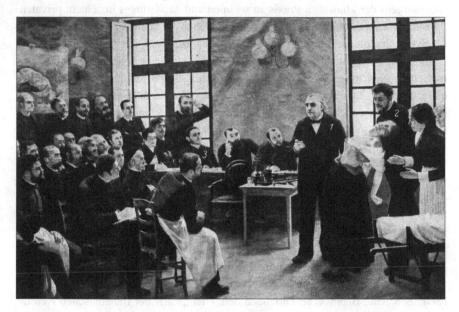

Abb. 2 Charcot mit seinen Schülern bei einer seiner berühmten Dienstagsvorlesungen: Gemälde „Une leçon clinique à la Salpêtrière" von André Brouillet (1887)[651]

Während der frühen 1890-er Jahre verschlechterte sich der Gesundheitszustand Charcots, und sein Einfluss innerhalb der medizinischen Fakultät wurde geringer. Ein Jahr vor Charcots Tod wurde Babinski ein Opfer skandalöser Intrigen einiger Medizinprofessoren, angeführt von Professor Charles Joseph Bouchard, einem Kollegen Babinskis unter Charcot. Die Professorengruppe war der Meinung, dass es an der Zeit sei, den großen Einfluss Charcots an der „Salpêtrière" zu reduzieren. Von einer vom französischen Erziehungsministerium eingesetzten Jury unter dem Vorsitz von Bouchard wurde die Beförderung Babinskis zum „professeur agrégé"

---

[651] Abb. 2 Charcot mit seinen Schülern bei einer seiner berühmten Dienstagsvorlesungen, Bildquelle: Alajouanine T (1959) Joseph Babinski In Kolle: Große Nervenärzte 2, Georg Thieme Verlag, Stuttgart, S. 161.

im Rahmen eines „concours de l'agrégation" abgelehnt, was praktisch das Ende seiner akademischen Karriere bedeutete. Dennoch konnte dieser Rückschlag Babinskis klinische Laufbahn nicht beeinträchtigen, und 1890 wurde er Chef der benachbarten neurologischen Klinik „Hospice de la Pitié" und blieb dies bis zu seinem Eintritt in den Ruhestand im Jahr 1927. Die neue Position ermöglichte es ihm, sich morgens der klinischen Praxis zu widmen und nachmittags in seinem privaten Sprechzimmer zu arbeiten. Frei von Lehraufgaben widmete sich Babinski fortan der Symptomatologie neurologischer Erkrankungen.[652]

Babinski machte unter diesen Rahmenbedingungen eine sehr erfolgreiche Karriere und gründete im Jahr 1899 zusammen mit Kollegen die „Société Neurologique de Paris". In den Versammlungen dieser Gesellschaft an der „Faculté de Médecine" präsentierte Babinski die meisten seiner klinischen Beobachtungen. 1911 wurde er in die Redaktionsleitung der Zeitschrift "La Revue Neurologique" berufen. In Anerkennung seines lebenslangen Engagements für die Medizin wurde Babinski 1914 zum Mitglied der französischen Akademie der Medizin gewählt. 1925 wurde er schließlich Präsident der „Société de Neurologie". Besonders zu erwähnen ist das große Interesse Babinskis am damals neu entstehenden Fachgebiet der Neurochirurgie. Durch seine verfeinerten diagnostischen Methoden war er in der Lage, Tumore im Rückenmarkskanal exakt zu lokalisieren und durch Vermittlung seines Schülers Clovis Vincent wurde er mit dem Chirurgen Thierry de Martel bekannt, der auf der Grundlage von Babkinskis Informationen die erste erfolgreiche Tumorentfernung am Rückenmark in Frankreich durchführte. Dieses Ereignis brachte Babinski anschließend den Titel „Vater der französischen Neurochirurgie" ein.[653]

In dem Werk "J. Babinski Œuvre Scientifique. Recueil des principaux travaux" sind die 288 Publikationen aufgelistet, die Babinski während seines Lebens verfasste.[654] Unter seinen zahlreichen Arbeiten sind besonders seine Arbeiten über Hysterie, die klassischen Arbeiten über die Sehnen-, Haut- und Abwehrreflexe, die Studien über das zerebellare Syndrom, die klassische Schilderung des Hypophysentumors sowie wichtige Arbeiten über Hirn- und Rückenmarktumoren zu erwähnen.[655]

---

[652] Clarac F, Massion J, Smith AM (2008) "Joseph Babinski (1857-1932)" IBRO History of Neuroscience [Online im Internet:] URL: http://www.ibro.info/Pub/Pub_Main_Display.asp?LC_Docs_ID=2990 [Stand: 07.01.2011, 12:43].

[653] Clarac F, Massion J, Smith AM (2008) "Joseph Babinski (1857-1932)" IBRO History of Neuroscience [Online im Internet:] URL:http://www.ibro.info/Pub/Pub_Main_Display.asp?LC_Docs_ID=2990 [Stand: 07.01.2011, 12:43].

[654] Babinski J (1934) Œuvre Scientifique. Recueil des principaux travaux, Masson, Paris, S. 621-633.

[655] Hiller (1933) "Joseph Babinski +" Münchener Medizinische Wochenschrift 80/1: 65-66, S. 65-66.

Babinski verfügte über eine ruhige und ausgeglichene Art, niemals schien er in Eile zu sein. In Gesprächen mit Patienten zeigte er Geduld und Behutsamkeit und war ein Meister der Diagnostik. Im Vergleich zu den meisten seiner zeitgenössischen Kollegen verließ er sich weniger auf neuropathologische Berichte und Labortests, sondern hielt sich vielmehr an den Leitsatz: „observatio summa lex".[656] Seine Veröffentlichungen waren meist kurz und prägnant, die berühmte Erstbeschreibung aus dem Jahr 1896 des nach ihm benannten Reflexes umfasst ganze 28 Zeilen.

Zum privaten Bereich ist anzumerken, dass Babinski nie verheiratet war, trotzdem jedoch drei Mädchen adoptierte.[657] Mit seinem älteren Bruder Henri, mit dem ihn zeitlebens ein starkes familiäres Verhältnis verband, lebte er in Paris in einer gemeinsamen Wohnung. Bruder Henri Babinski war nicht nur Absolvent der Elite-Bergbau-Schule „École de Mines", sondern auch ein in Frankreich gefeierter kulinarischer Experte. Sein berühmtes Kochbuch "Gastronomie pratique: études culinaires" wurde unter dem Pseudonym „Ali Bab" veröffentlicht und wird noch heute zitiert.[658] [659] Vom Neurologen-Bruder Joseph Babinski erzählt man sich, er habe einmal eine Stationsbesprechung unterbrochen, weil ihm die Dienst habende Schwester zuflüsterte, dass das Soufflé beinahe fertig sei. Babinski liebte außerdem die Oper und das Ballet. Als Theaterarzt verband er diese Vorliebe mit seinem Beruf.[660]

In seinen letzten Lebensjahren litt Babinski schwer an der Parkinson-Krankheit. Er verstarb in Paris am 30. Oktober 1932. Babinski wurde auf dem „Cimetière des Champeaux" in Montmorency bei Paris begraben.

Der Nachruf auf Babinski in der renommierten englischen Zeitschrift "The Lancet" endete mit folgenden Worten: *"None of Charcot's pupils is surer to be remembered for his achievements in the field of neurology."*[661]

---

[656] Clarac F, Massion J, Smith AM (2008) "Joseph Babinski (1857-1932)" IBRO History of Neuroscience [Online im Internet:] URL:http://www.ibro.info/Pub/Pub_Main_Display.asp?LC_Docs ID=2990 [Stand: 07.01.2011, 12:43].

[657] Clarac F, Massion J, Smith AM (2008) "Joseph Babinski (1857-1932)" IBRO History of Neuroscience [Online im Internet:] URL:http://www.ibro.info/Pub/Pub_Main_Display.asp?LC_Docs ID=2990 [Stand: 07.01.2011, 12:43].

[658] Babinski H (1907) Gastronomie pratique, études culinaires, suivies du traitement de l'obésité des gourmands, Flammarion, Paris.

[659] Babinski H (Neuauflage 1993) Gastronomie pratique: Une bible gourmande en 5000 recettes, Flammarion, Paris.

[660] Ziffling P Joseph Jules François Félix Babinski [Online im Internet:] URL: http://www.whonamedit.com /doctor.cfm/370.html [Stand: 07.01.2011, 12:46].

[661] Ziffling P Joseph Jules François Félix Babinski [Online im Internet:] URL: http://www.whonamedit.com/doctor.cfm/370.html [Stand: 07.01.2011, 12:46].

3.4.2 Der Babinski-Reflex (Erstbeschreibung, Physiologie, Anthropologie)

Babinski veröffentlichte die Erstbeschreibung des nach ihm benannten Reflexes am 22. Februar 1896 in den "Comptes Rendus des Sciences et Mémoires de la Société de Biologie". Die Veröffentlichung trug den Titel "Sur le réflexe cutané plantaire dans certaines affections du système nerveux central"[662]. Im Folgenden wird Babinskis kurze und gleichzeitig aussagekräftige Erstbeschreibung dieses Reflexes von großer neurologischer Bedeutung in der deutschen Übersetzung zitiert:

„Ich habe bei einer gewissen Zahl von Hemiplegien oder Monoplegien der Beine, die auf eine organische Erkrankung des Zentralnervensystems zurückgingen, ein abweichendes Verhalten des Fußsohlen-Haut-Reflexes gefunden, das folgendermaßen beschrieben werden kann:

Auf der gesunden Seite bewirkt ein Stich in die Fußsohle, wie gewöhnlich auch beim Gesunden, eine Beugung des Oberschenkels gegen das Becken, des Unterschenkels gegen den Oberschenkel, des Fußes gegen den Unterschenkel und der Zehen gegen die Mittelfußknochen.

Auf der gelähmten Seite löst eine ähnliche Reizung auch eine Beugung des Oberschenkels gegen das Becken, des Unterschenkels gegen den Oberschenkel und des Fußes gegen den Unterschenkel aus; aber die Zehen führen an Stelle der Beugung eine Streckbewegung gegen den Mittelfuß aus.

Ich habe diese Störung bei Fällen von frischer Hemiplegie, die erst vor wenigen Tagen aufgetreten war, ebenso aber auch bei Fällen von spastischer Hemiplegie, die schon mehrere Monate bestanden, beobachten können. Ich habe sie bei Kranken festgestellt, die unfähig waren, willkürlich ihre Zehen zu bewegen, aber auch bei solchen, die mit ihren Zehen noch willkürliche Bewegungen ausführen konnten; ich muss jedoch hinzufügen, dass diese Störung nicht konstant ist.

Ich habe auch bei mehreren Fällen von Paraplegie der Beine durch organische Rückenmarkschädigung eine Streckung der Zehen nach einem Stich in die Fußsohle beobachtet. Da es aber in derartigen Fällen selbst beim einzelnen Kranken keine Vergleichsmöglichkeit gibt, ist die Echtheit einer besonderen Störung hier weniger augenscheinlich.

---

[662] Babinski J (1896) "Sur le réflexe cutane plantaire dans certaines affections du système nerveux central" Comptes Rendus des Sciences et Mémoires de la Société de Biologie 3: 207–208.

Zusammenfassung: Die auf einen Stich in die Fußsohle auftretende Reflexbewegung bei Lähmungen der Beine, deren Ursache eine organische Erkrankung des Zentralnervensystems ist, kann nicht nur, wie man bereits weiß, eine Veränderung in der Stärke, sondern einen Zerfall der Form erleiden."[663] [664]

Babinski nannte den später nach ihm benannten Reflex stets „phénomène des orteils", erstmals in seiner am 27. Juli 1898 in der "Semaine Médicale" veröffentlichten Vorlesung mit dem Titel "Du phénomène des orteils et sa valeur sémiologique".[665] Zu Beginn wies er seine Zuhörer darauf hin, dass bei bestimmten pathologischen Zuständen eine Erregung an der Fußsohle eine Streckung der Zehen hervorruft, speziell des großen Zehs. Er fuhr fort *„Je désigne cette modification dans la forme du mouvement réflexe sous la dénomination de 'phénomène des orteils'.*"[666] In dieser Vorlesung stellte Babinski eine Reihe von Patienten mit unterschiedlichen Krankheiten des Nervensystems, die er in Bezug auf das Auftreten des Fußsohlen-Haut-Reflexes hin untersuchte, vor. Dabei konnte er z. B. bei Patienten mit Hemiplegien unterschiedlicher Genese, spastischer Paraplegie und Kyphose („mal de Pott") den Reflex nachweisen. Er demonstrierte auch Krankheiten, bei denen dieser Reflex nicht auftrat, z. B. bei Hysterie, progressiver Myopathie, peripherer Neuritis, Poliomyelitis anterior und reiner Tabes. In der Bewertung seiner Beobachtungen kam Babinski zu dem Schluss, dass das Zehen-Zeichen mit einer Störung der Pyramidenbahn in Verbindung zu bringen ist, sowohl was seine Dauer, seine Intensität als auch seine Ausbreitung betrifft.[667]

An dieser Stelle ist besonders interessant, dass Babinski zur Erhärtung seiner Theorie der Involvierung der Pyramidenbahn in den Ablauf des Fußsohlen-Haut-Reflexes ganz am Ende seiner Veröffentlichung in einem kurzen Absatz auf die Situation beim Neugeborenen zu sprechen kommt. Er stellt Folgendes fest:

„Zu Beginn dieser Vorlesung hatte ich Ihnen gesagt, dass ich mich ausschließlich mit dem plantaren Hautreflex beim Erwachsenen beschäftigen werde. Bevor ich schließe, möchte ich Ihnen jedoch noch ein Wort über diesen Reflex beim Neugeborenen sagen. Das Kitzeln der

---

[663] Babinski J (1896) "Sur le reflexe cutane plantaire dans certaines affections du système nerveux central", S. 207-208.

[664] Alajouanine T (1959) Joseph Babinski, 161-171 In Kolle K (Hrsg.): Große Nervenärzte 2, Georg Thieme Verlag, Stuttgart, S. 166-167.

[665] Babinski J (1934) Œuvre Scientifique. Recueil des principaux travaux, S. 29.

[666] Babinski J (1934) Œuvre Scientifique. Recueil des principaux travaux, S. 29.

[667] Babinski J (1934) Œuvre Scientifique. Recueil des principaux travaux, S. 31-35.

Fußsohle bewirkt normalerweise eine Streckung der Zehen. Wenn man nun aber berücksichtigt, dass bei der Geburt das pyramidale System noch nicht entwickelt ist, wird man in dieser Tatsache die Bestätigung dafür finden, dass das Zehen-Zeichen mit einer Funktionsstörung des pyramidalen Systems in Verbindung steht."[668]

So verdankt die Kinderneurologie der Babinskischen Argumentationskette, nämlich dem Rückschluss vom Erwachsenen auf das neugeborene Kind, eines ihrer wichtigsten diagnostischen Instrumente.

Die Erforschung der Fußsohlen-Haut-Reflexe wurde 1903 mit der Beschreibung der Variante des „Zehen-Spreiz-Phänomens" vervollständigt. Dieses Phänomen tritt zwar seltener auf als die Streckung der großen Zehe, hat aber die gleiche Bedeutung, wenn auch seine Aussagekraft unsicherer ist, weil es auch beim Gesunden vorkommen kann. Das Zehen-Spreiz-Phänomen kommt besonders bei angeborenen spastischen Lähmungen vor. Als es in der neurologischen Gesellschaft in Paris demonstriert wurde, schlug der französische Neurologe Ernest Dupré (1862-1921) die Bezeichnung „signe de l'éventail" für das Phänomen vor.[669] In Babinskis Veröffentlichung "De l'Abduction des Orteils"[670] aus dem Jahr 1903 ist eine historisch interessante photographische Aufnahme des Fächerphänomens am Beispiel einer spastischen Paraplegie bei einem Erwachsenen zu sehen (Abb. 3).

---

[668] Babinski J (1934) Œuvre Scientifique. Recueil des principaux travaux, S. 36 (eigene Übersetzung).
[669] Alajouanine T (1959) Joseph Babinski, S. 167.
[670] Babinski J (1903) "De l'Abduction des Orteils" In: Babinski (1934) Œuvre Scientifique, Chap. III, S. 37.

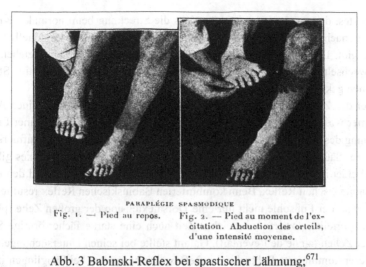

PARAPLÉGIE SPASMODIQUE
Fig. 1. — Pied au repos.   Fig. 2. — Pied au moment de l'ex-
citation. Abduction des orteils,
d'une intensité moyenne.

Abb. 3 Babinski-Reflex bei spastischer Lähmung;[671]

Fig. 1. – Fuß im Ruhezustand, Fig. 2. – Fuß im Moment der Reizauslösung

Babinski kam anlässlich eines Vortrages, den er am 31. Mai 1922 vor der Royal Society of Medicine in London zum Thema "Fluchtreflexe" hielt, noch einmal auf sein Zehen-Phänomen zu sprechen.[672] Dabei erwähnte er die Meinung des in Rotterdam arbeitenden zeitgenössischen Neurologen W. van Woerkom, der den anthropologisch relevanten Aspekt, dass der große Zeh in gewissen Stadien des Lebens innerhalb der Gebärmutter eine Greif-Funktion erfülle, aufzeigt. Babinski bemerkte hierzu, dass dieser Zustand bei den Primaten bestehen bleibe, beim Menschen jedoch verschwinde. Er führte weiter aus, dass er von Beginn seiner Forschungen an die Gelegenheit hatte, bei Säuglingen festzustellen, dass das Zehen-Phänomen etwa so lange zu beobachten war, bis das Kind zu laufen begann, was sich aus dem Zustand des pyramidalen Systems in dieser Lebensphase erkläre. Man kann nämlich sagen, dass das Kind in dieser Phase von einer – allerdings heilbaren – Paraplegie befallen ist, oder, wie man es auch ausdrücken kann, dass beim Kleinkind das Rückenmark in dieser Periode noch nicht unter der Herrschaft des Gehirns steht. Weiter teilte Babinski in diesem Vortrag auch die Beobachtung mit, dass bei der Geburt eines Kindes die Streckung der Zehen der Normalfall sei, die Beugung die Ausnahme. Er machte ebenfalls eine quantitative Aussage über den Zeitraum die-

---

[671] Abb. 3 Babinski-Reflex bei spastischer Lähmung, Bildquelle: Babinski J (1903) "De l'Abduction des Orteils" In: Babinski (1934) Œuvre Scientifique. Recueil des principaux travaux, Chap. III, Masson, Paris, S. 37.

[672] Babinski J (1934) Œuvre Scientifique. Recueil des principaux travaux, S. 126.

ses Effektes, denn er hatte beobachtet, dass die Streckung beim normalen Kind in der Regel nach 5 bis 6 Monaten verschwindet, dass es aber hier individuelle Unterschiede gibt. Die Übergangsperiode kann sich ziemlich in die Länge ziehen, was durch wechselnde Beugungs- und Streckreaktionen und oft durch einseitige Streckreaktionen gekennzeichnet ist.[673]

Unter den Zeitgenossen Babinskis ist es besonders Galant, der in seinen Arbeiten immer wieder auf den Babinski-Reflex Bezug nimmt. Bereits in seiner Erstbeschreibung des Rückgratreflexes (vgl. Kap. 3.6) macht auch er darauf aufmerksam, dass es im Säuglingsalter verschiedene Variationen des Babinski-Reflexes gibt. Er unterscheidet insbesondere den kombinierten Babinskischen Reflex und den einfachen Babinskischen Reflex. Beim kombinierten Babinskischen Reflex resultiert aus der Reizung der Fußsohle nicht nur eine Dorsalextension der großen Zehe (phénomène des orteils), sondern zu gleicher Zeit auch eine starke fächerförmige Spreizung der Zehen (signe de l'éventail). Galant stellte bei seinen Untersuchungen fest, dass dieser kombinierte Babinskische Reflex sich besonders bei Säuglingen in den ersten Tagen nach der Geburt, aber auch bei einige Monate alten gesunden Säuglingen auslösen lässt. Bei Säuglingen im Alter von 14 Tagen wird der „signe de l'éventail" selten, ab diesem Alter lässt sich also der einfache Babinskische Reflex auslösen.[674] Allgemein kann man feststellen, dass, je älter ein Säugling ist, desto schwächer der Babinski-Reflex, und desto kleiner auch die reflexogene Zone wird. Kurz nach der Geburt kann laut Galant der Babinski-Reflex sowohl von jeder beliebigen Stelle der Fußsohle als auch von sehr vielen Punkten des Dorsum pedis und des Unterschenkels hervorgerufen werden, während mit zunehmendem Alter die reflexogene Zone so klein wird, dass der Babinski-Reflex nur von der lateralen oder medialen Planta der Fußsohle auszulösen ist. Bemerkenswert ist die Tatsache, dass Galant durch Summation der Reize auf die Fußsohle den Babinski-Reflex immer unterdrücken und den normalen Plantarreflex des Erwachsenen hervorrufen konnte. Diesen Sachverhalt hatte Babinski selbst schon beschrieben. Er beobachtete, dass die Anwesenheit des phénomène des orteils den normalen Plantarreflex nicht ausschließt.[675]

Bei Galants Untersuchungen war es am schwersten, den normalen Plantarreflex durch kumulierende Wirkung der Reize bei Säuglingen in den ersten Tagen nach der Geburt hervorzurufen. Zunehmend mit dem Alter der Säuglinge konnte der Flexionsreflex der Planta neben dem Babinski ausgelöst werden. Daraus kann man schließen, dass das Auftreten der zwei Reflexe mit der Entwicklung der Pyrami-

---

[673] Babinski J (1934) Œuvre Scientifique. Recueil des principaux travaux, S. 157.
[674] Galant S (1917) Der Rückgratreflex (Ein neuer Reflex im Säuglingsalter), S. 20.
[675] Galant S (1917) Der Rückgratreflex (Ein neuer Reflex im Säuglingsalter), S. 21.

denbahn zusammenhängt. Zunächst ist die Pyramidenbahn kaum entwickelt, so dass der Babinski-Reflex hervortritt, während eine Flexion der Zehen noch nicht ausgeführt werden kann. Mit zunehmendem Alter entwickelt sich die Pyramidenbahn weiter, der Babinski-Reflex wird schwächer und der normale Plantarreflex wird leichter auslösbar. Bei abgeschlossener Entwicklung des Großhirns ist nur noch der Plantarreflex vorhanden und der Babinski-Reflex unterdrückt.[676]

In einer weiteren Arbeit vergleicht Galant die pathologische Bedeutung des Babinski-Reflexes mit dem von ihm erstmals beschriebenen Rückgratreflex:

„Allerdings geht der Babinskireflex des Säuglings viel schneller als der Rückgratreflex verloren, schon um die Wende des ersten Lebensjahres, und sehr oft nach dem sechsten Monate des Lebens. Der Babinskireflex scheint also pathologischer als der Rückgratreflex zu sein.“[677]

Schließlich stellt Galant in seiner Arbeit "Der Fußsohlengreifreflex des Säuglings – ein rudimentärer Affenreflex beim Menschen" eine anthropologische Verbindung zwischen dem Fußgreifreflex und dem Babinski-Reflex her (vgl. Kap. 3.3). Er schreibt:

„Der Fußsohlengreifreflex des Säuglings ist, wie leicht einzusehen ist, ein rudimentärer Reflex und ist wohl ein Überbleibsel des Kletterreflexes der Affen. Die Greiffähigkeit der Hinterpfoten der Affen beim Klettern ist ja wohlbekannt, und beim Urmenschen dürfte die Greiffähigkeit der Fußsohlen kaum der der Affen nachstehen. Allmählich unter dem Einfluss der kulturellen Verhältnisse, hauptsächlich aber unter der Wirkung des aufrechten Ganges, der den Menschen ganz umgestaltet hat, ging auch der Fußsohlengreifreflex des Menschen verloren und ist nur noch als rudimentärer Reflex beim menschlichen Säugling vorhanden. Unter pathologischen Verhältnissen gibt es beim erwachsenen Menschen ein Phänomen, das offenbar mit dem Fußsohlenreflex des Säuglings identisch ist. Das ist der Babinski en flexion der französischen Autoren, der pathologische plantare Reflex, der in einer Hyperflexion der Fußsohle besteht und der bei Schädigungen der Pyramidenbahn in ihrem kortiko-kapsulären Teil vorkommt.“

---

[676] Galant S (1917) Der Rückgratreflex (Ein neuer Reflex im Säuglingsalter), S. 22.
[677] Galant JS (1925) "Reflex, Automatismus, Instinkt" Deutsche Zeitschrift für Nervenheilkunde 87/4-6: 245-262, S. 253.

In vorsichtiger Bewertung seiner eigenen Beobachtungen fährt Galant fort:

„Ich enthalte mich noch, den Babinski en flexion mit dem Fußsohlen-
greifreflex des Säuglings völlig zu identifizieren, weil der Babinski en
flexion in gleicher Weise wie der Babinski en extension, also durch
Streichen der Fußsohle ausgelöst wird und nicht durch queres Anlegen
eines Fingers oder sonstigen Gegenstandes an die Fußsohle, wie ich
beim Auslösen des Fußsohlengreifreflexes des Säuglings vorgehe. Erst
durch Experimente an organisch nervenstarken Erwachsenen ließe sich
feststellen, ob der Babinski en flexion der nervenkranken Erwachsenen
und der Fußsohlengreifreflex des Säuglings völlig identische Erschei-
nungen sind. "[678]

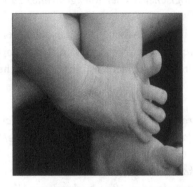

Abb. 4 Der Babinski-Reflex beim Säugling[679]

Zur Untersuchung des Babinski-Reflexes wird der Säugling in Rückenlage gebracht und die Beine semiflektiert. Der Reflex wird ausgelöst, indem der Untersucher mit einem Fingernagel entlang der Fußsohle streicht, und zwar immer von den
Zehen zur Ferse. Der Reiz muss ein Kratzen und nicht ein Druck sein, weil ansonsten der Fußgreifreflex ausgelöst wird (vgl. Kap. 3.3). Die ausgelöste Reaktion ist
eine tonische Dorsalextension der beiden großen Zehen und ein Auffächern der
übrigen Zehen. Wird der Reiz zu stark ausgeübt, kommt es zu einer ruckartigen
Bewegung und Beugung des ganzen Beines. Von klinischer Bedeutung sind
Asymmetrien. Prechtl und Beintema stellen fest, dass der Reflex sich sehr konstant

---

[678] Galant JS (1931) "Der Fußsohlengreifreflex des Säuglings", S. 102-103.
[679] Abb. 4 Der Babinski-Reflex beim Säugling, Bildquelle: [Online im Internet:] URL: http://upload.
wikimedia.org/wikipedia/commons/b/bc/Babinski-newborn.jpg [Stand: 07.01.2011, 15:53].

auslösen lässt, und dass er fast nur bei Rückenmarkläsionen und bei schwer apathischen Kindern fehlt.[680]

Historisch interessant ist die Tatsache, dass das Babinski-Phänomen im Bereich der Kunst schon lange vor Babinski bekannt war. Massey und Sanders berichten, dass Künstler der Renaissance wie Sandro Boticelli (1445-1510), Corregio (1492-1534) und Raphael (1483-1520) dieses Phänomen bereits beobachtet hatten.[681] Insbesondere im Gemälde "Madonna mit dem Kind" von Raphael wird das deutlich: Man erkennt am linken Fuß des Kindes eine plantare Streckantwort zum leichten Druck, der von der Hand der Madonna auf die Fußsohle des Kindes ausgeübt wird (Abb. 5).

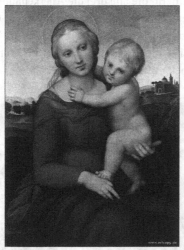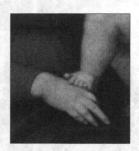

Abb. 5 Babinski-Phänomen in Raphaels Gemälde „Madonna mit dem Kind"[682]

Mit der Entdeckung des nach ihm benannten Reflexes leistete Babinski einen bedeutenden Beitrag zur Erkennung neurologischer Probleme im frühen Kindesalter und zur Diagnose neurologischer Erkrankungen bei Erwachsenen.

---

[680] Prechtl HFR, Beintema DJ (1976) Die neurologische Untersuchung des reifen Neugeborenen, S. 58.

[681] Massey EW, Sanders L (1989) "Babinski's sign in medieval, Renaissance, and baroque art" Arch Neurol. 46/1: 85-88, S. 85-88.

[682] Abb. 5 Babinski-Phänomen in Raphaels Gemälde „Madonna mit dem Kind, Bildquelle: [Online im Internet:] URL: http://www.artcopy.de/Renaissance/-Raffael-Madonna-mit-Kind::1293.html [Stand: 07.01.2011, 15:56].

3.5 Glabellareflex (1896)

3.5.1 Biographie des Erstbeschreibers: W. Overend (1858-1926) und die Biographien der um die Priorität der Erstbeschreibung Konkurrierenden: D. McCarthy (1874-1958) und W. Bechterew (1857-1927)

In der neurologischen Literatur werden die Begriffe Lidschlagreflex (engl. „blink reflex"), Glabellareflex, Orbicularis-oculi-Reflex und Supraorbitalreflex im Zusammenhang mit dem gleichen Phänomen gebraucht.[683] [684] [685] Wenn man die Geschichte der Entdeckung des Glabellareflexes verfolgt, ergibt sich eine interessante Konstellation von drei Wissenschaftlern, die alle drei die Anerkennung der Priorität der Erstbeschreibung für sich beansprucht haben: der Engländer Overend, der Amerikaner McCarthy und der berühmte Russe Bechterew (Abb. 1). Wegen dieser besonderen Situation seien zunächst die Biographien aller drei Persönlichkeiten und ihre Involvierung in den „Glabellareflex-Case" beschrieben.

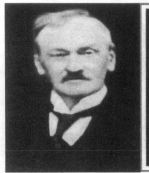 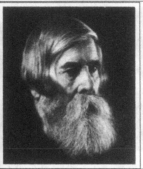 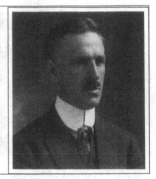

Walker Overend   Wladimir Bechterew   Daniel Joseph McCarthy

Abb. 1 Die um die Erstbeschreibung des Glabellareflexes konkurrierenden Wissenschaftler[686]

---

[683] Schott J, Rossor M (2003) "The grasp and other primitive reflexes" J Neurol Neurosurg Psychiatry 74/5: 558–560, S. 559.

[684] Pearce JMS (2008) "Observations on the Blink Reflex" European Neurology 59: 221-223, S. 221.

[685] McCarthy DJ (1901) "Der Supraorbitalreflex. Ein neuer Reflex im Gebiet des 5. und 7. Nervenpaares" Neurologisches Centralblatt 20: 800-801.

[686] Abb. 1 Die um die Erstbeschreibung des Glabellareflexes konkurrierenden Wissenschaftler Walker Overend, Wladimir Bechterew, Daniel Joseph McCarthy, Bildquelle: Fine EJ, Sentz L, Soria E (1992) "The history of the blink reflex" Neurology, 42/2: 450-454, S. 451, 452.

Inzwischen ist in der Wissenschaft anerkannt, dass W. Overend als Erstbeschreiber des Glabellareflexes zu gelten hat. In einem kurz gehaltenen Brief an den Herausgeber der angesehenen englischen medizinischen Zeitschrift "The Lancet" hatte Overend seine Untersuchungsbeobachtung geschrieben. "The Lancet" veröffentlichte die Entdeckung Overends am 7. März 1896 unter dem Titel "Preliminary Note on a New Cranial Reflex"[687].

W. Overend wurde 1858 in Keighley, Yorkshire County, England geboren. Nach dem Besuch der Grammar School in Skipton, North Yorkshire, erhielt er 1874 ein Stipendium für die Royal School of Mines. Zwei Jahre später wurde er Stipendiat der University of London, wo er mit dem Bachelor of Science abschloss. 1882 bekam er das Brackenbury Stipendium zum Studium am Balliol College in Oxford, das er im Jahr 1886 im Fach Physiologie mit den höchsten Auszeichnungen absolvierte. Das folgende Jahr verbrachte Overend im Rahmen eines Auslandsstipendiums an den Universitäten Heidelberg und Straßburg, wo er die Auswirkungen von Curare und Veratrin auf Muskeln studierte. Nach seiner Rückkehr nach England hielt er im Fach Physiologie Vorlesungen im St. George's Hospital in London. Overend graduierte 1893 noch zum Bachelor der Chirurgie und eröffnete dann eine Allgemeinpraxis in Edmonton im Norden des Großraumes London. In diese Zeit (1896) fällt seine o. g. Beschreibung des Glabellareflexes. Ein Lungenproblem zwang Overend, die smog-belasteten Vororte Londons zu verlassen. Er ließ sich deshalb in einem für ihn bekömmlicheren Klima am Meer nieder, nämlich in Clacton-on-Sea an der englischen Südostküste. Dort installierte er im Jahr 1902 einen der ersten Röntgenapparate Englands. Die Radiologie faszinierte Overend derart, dass er 1912 seine Allgemeinpraxis aufgab und sich nur noch diesem Spezialgebiet widmete. Er baute in den Krankenhäusern östlich von London röntgenologische Beratungspraxen auf. In seinem Buch "The Radiology of the Chest" stellte er für verschiedene Krankheitssymptome Korrelationen her zwischen radiographischen und post-mortem Untersuchungsergebnissen. Overend starb am 10. Februar 1926 in St. Leonards-on-Sea, England.[688]

Im Jahr 1901, also fünf Jahre nach Overend, veröffentlichte der in Philadelphia (USA) arbeitende Daniel J. McCarthy erstaunlicherweise in der deutschsprachigen Zeitschrift "Neurologisches Centralblatt" einen Beitrag mit der Überschrift "Der Supraorbitalreflex. Ein neuer Reflex im Gebiet der 5. und 7. cranialen Nervenpaare"[689].

---

[687] Overend W (1896) "Preliminary Note on a New Cranial Reflex" The Lancet 147/3784: 619.
[688] Fine EJ, Sentz L, Soria E (1992) "The history of the blink reflex", S. 450.
[689] McCarthy DJ (1901) "Der Supraorbitalreflex. Ein neuer Reflex im Gebiet des 5. und 7. Nervenpaares" Neurologisches Centralblatt 20: 800-801.

Daniel McCarthy wurde am 22. Juni 1874 in Philadelphia, Pennsylvania, USA, geboren, wo er auch die Schule besuchte. Nach Abschluss seines Studiums an der Medizinischen Fakultät der University of Pennsylvania im Jahr 1895 war er von 1895 bis 1896 Arzt im General Hospital in Philadelphia, wo er eine zusätzliche Ausbildung im Fach Neurologie beim Neurologen (und Dichter) Silas Weir Mitchell (1829-1914) erhielt. McCarthy beendete seine Post-Graduate-Studien mit dem Besuch neurologischer Zentren in Paris, Leipzig und Wien. Nach seiner Rückkehr nach Philadelphia praktizierte er in den Fächern Neurologie, Innere Medizin und Psychiatrie in der Spiller-Klinik in Philadelphia. McCarthy hatte großes Interesse an neurologischen Aspekten der Tuberkulose und beschrieb mentale Depressionen und die optische Neuritis, die im Zusammenhang mit dieser Krankheit stehen. Während des ersten Weltkrieges setzte er sich in Deutschland erfolgreich als Fürsprecher für englische Soldaten ein, wofür er durch die britische Regierung ausgezeichnet wurde. McCarthys anerkannte Fähigkeiten im medizinischen Recht führten dazu, dass er zum „Professor of Medical Jurisprudence" der University of Pennsylvania ernannt wurde. Im Jahr 1926 beendete McCarthy seine klinische Tätigkeit, um die Leitung des von ihm gegründeten psychiatrischen Krankenhauses „Fairmont Farms" und des „Philadelphia Institute for the Study and Prevention of Nervous and Mental Diseases" zu übernehmen. In der Einleitung zu seinem letzten, im Jahr 1955 erschienenen wissenschaftlichen Werk "Medical Treatment of Mental Disease" prognostizierte er:

> *"only upon an organic basis would psychiatry advance as a science and that the public ... will understand mental disease in its true light."*[690]

McCarthy starb am 9. Oktober 1958 in der Küstenstadt Ventor, New Jersey, USA, wo er seinen Ruhestand verbracht hatte.[691]

Die dritte Wissenschaftlerpersönlichkeit, die die Priorität der Erstbeschreibung des Glabellareflexes für sich beanspruchte, war der heraus ragende russische Neurologe W. Bechterew, Zeitgenosse und teilweise auch wissenschaftlicher Konkurrent Pawlows auf dem Gebiet der bedingten Reflexe (vgl. Kap. 1.14). Bechterew veröffentlichte, wie McCarthy, im Jahr 1901 in der Zeitschrift "Neurologisches Centralblatt" einen Beitrag zum Augenreflex.

---

[690] Fine EJ, Sentz L, Soria E (1992) "The history of the blink reflex", S. 451.
[691] Fine EJ, Sentz L, Soria E (1992) "The history of the blink reflex", S. 451.

Bechterew wurde am 20. Januar 1857 in dem Dorf Sorali in Russland geboren. Der Gymnasialzeit folgte das Studium an der Medizinisch-Chirurgischen Militärakademie in St. Petersburg. Nach Beendigung des Studiums im Jahr 1878 wurde er Mitarbeiter von Professor Merzejevsky in der psychiatrischen Klinik St. Petersburg. 1881 wurde er zum Privatdozenten ernannt. Drei Jahre später ging er im Rahmen eines Auslandsforschungsstipendiums für 18 Monate nach Leipzig zum Psychologen W. Wundt (1832-1920) und zum Neurologen P. Flechsig (1847-1929).[692] Bechterew hatte auch Kontakt zu dem Neuroanatomen T. Meynert (1833-1892) in Wien, sowie in Berlin zu dem Neurologen K. Westphal (1833-1890) und dem Physiologen du Bois-Reymond (1818-1896). In Paris arbeitete er mit J. Charcot zusammen. 1895 kehrte Bechterew nach Russland zurück und wurde dort Professor für Psychiatrie an der Universität von Kazan, wo er das erste Laboratorium in Russland zur Erforschung der Anatomie und Physiologie des Nervensystems einrichtete.[693] Während seiner Arbeiten in Kazan entdeckte er die zunächst nur nach ihm benannte „Bechterewsche Krankheit", eine degenerative Arthritis der Wirbelsäule.[694] Um die Priorität der Erstbeschreibung dieser Krankheit gab es übrigens auch Meinungsverschiedenheiten, und zwar zwischen Bechterew einerseits sowie dem Deutschen E. von Strümpell (1853-1925) und dem Franzosen und Charcot-Nachfolger P. Marie (1853-1940) andererseits. Heute wird in der medizinischen Literatur dieser Situation Rechnung getragen, indem diese Krankheit neben ihrer Fachbezeichnung „Spondylitis ankylosans" auch als „Bechterew-Strümpell-Marie-Krankheit" bezeichnet wird.

Als Nachfolger seines früheren Mentors Merzejewsky wurde Bechterew im Jahr 1893 Professor und Leiter der Fakultät für Nerven- und Psychische Krankheiten an der Militärakademie St. Petersburg. Im Zeitraum von 1890 bis 1913 entdeckte er im Zentralnervensystem die Zentren für die Regelung des Blutdrucks, des Herzrhythmus, der Peristaltik und anderer automatischer Funktionen. Bechterew wurde als „stämmiger Gigant" mit unbegrenzter Energie und Originalität beschrieben. Er gründete mehr als 20 neurowissenschaftliche Institutionen und bildete 20 spätere Professoren der Neuropsychiatrie aus. Am Ende seiner beruflichen Laufbahn hatte er mehr als 500 wissenschaftliche Artikel und Bücher veröffentlicht.[695]

---

[692] Fine EJ, Sentz L, Soria E (1992) "The history of the blink reflex", S. 452.
[693] Zur Biographie von Vladimir Mikhailovich Bekhterev [Online im Internet:] URL:http://www. whonamedit.com [Stand: 07.01.2011, 12:49].
[694] Zur Biographie von Vladimir Bekhterev [Online im Internet:] URL: http://www.en.wikipedia.org /wiki/Vladimir_Bekhterev [Stand: 07.01.2011, 12:52].
[695] Fine EJ, Sentz L, Soria E (1992) "The history of the blink reflex", S. 452.

Bechterew starb im Dezember des Jahres 1927 im Alter von 70 Jahren unter mysteriösen Umständen, wahrscheinlich in Moskau. Er war von Stalin, der wegen der noch nicht endgültigen Klärung seiner alleinigen Machtposition unter Depressionen litt, zur medizinischen Konsultation in den Kreml gerufen worden. Bechterew, der für seine unerschütterliche Geradlinigkeit und Offenheit bekannt war, diagnostizierte bei Stalin eine schwere Paranoia. Am gleichen Tag, an dem er den Kreml besucht hatte (einige Autoren sagen einige Tage später) starb er plötzlich aus nicht geklärten Gründen.[696] L. Pines[697] nennt in seinem ausführlichen Nekrolog auf Bechterew den 24. Dezember 1927 als dessen Todestag.[698] Am Ende dieses Nekrologs schreibt Pines zur Würdigung der großen Lebensleistung Bechterews: *„Er war ein Mann der Tat, ein Napoleon unserer Wissenschaft.“*[699]

Die wissenschaftlichen Fakten im Zusammenhang mit der Prioritätsauseinandersetzung zur Erstbeschreibung des Glabellareflexes zwischen Overend, McCarthy und Bechterew sowie die Bedeutung des Glabellareflexes als frühkindlicher Reflex werden im Folgenden behandelt.

3.5.2 Der Glabellareflex (Erstbeschreibung, Physiologie, Anthropologie)

Wie oben erwähnt, veröffentlichte Overend im Jahr 1896 in "The Lancet" den Artikel "Preliminary Note on a New Cranial Reflex". Die wichtigsten Aussagen bezüglich des Phänomens des Glabellareflexes sind in den beiden folgenden Sätzen des Originaltextes enthalten:

> *"When the skin of one-half of the forehead is gently tapped with the edge of an ordinary wooden stethoscope a twitch in the lower eyelid of the same side may be observed. Slight tapping in the middle line of the forehead is followed by twitchings on both sides."*

Overend stellte ferner fest, dass die Reaktion über eine motorische Bahn erfolgt, die identisch ist mit der des Konjunktival-Reflexes. Des Weiteren beobachtete Overend, dass in schweren Fällen von Halbseitenlähmung der Reflex auf der ge-

---

[696] Vladimir Mikhailovich Bekhterev [Online im Internet:] URL:http://www.whonamedit.com [Stand: 07.01.2011, 12:49].

[697] Anm.: L. Pines war Vorstand des anatomisch-histologischen Laboratoriums des Bechterew-Instituts für Gehirnforschung in Leningrad, dem heutigen St. Petersburg.

[698] Pines L (1928) "Wladimir Bechterew – Nekrolog" European Archives of Psychiatry and Clinical Neuroscience 83/1: 677-686, S. 677.

[699] Pines L (1928) "Wladimir Bechterew – Nekrolog", S. 686.

lähmten Seite einige Tage lang nicht auszulösen ist, obwohl der Patient seine Augen willentlich vollständig schließen kann. Overend nimmt an, dass der Reflex nicht durch physische Vibration zu Stande kommt, sondern hält ihn für einen echten Hautreflex und nicht für eine Reaktion der Knochenhaut. Am Ende seiner kurzen Veröffentlichung schreibt er in Anspielung auf die Priorität seiner Entdeckung: *"As far as I can ascertain the above reflex has not been hitherto described."*[700]

1901 veröffentlichte McCarthy in der Zeitschrift "Neurologisches Centralblatt" seinen Beitrag mit der Überschrift: "Der Supraorbitalreflex. Ein neuer Reflex im Gebiet der 5. und 7. cranialen Nervenpaare" (siehe auch oben), ohne dabei die Priorität Overends, der sich bereits 1896 zum gleichen Thema geäußert hatte, anzuerkennen.[701] McCarthy löste den Reflex durch einen Schlag mit dem Perkussionshammer auf die Haut über dem entsprechenden cranialen Nerv (N. frontalis) oder auf die Stirnhaut bis hinauf in die Höhe des Haaransatzes aus. Wie Overend beobachtete auch er eine bilaterale Reflexantwort, und er erkannte auch, dass ein leichter Schlag auf beide Seiten der Stirn-Mittellinie gewöhnlich eine Kontraktion des M. orbicularis oculi auslöst. McCarthy erhärtete auch Overends Beobachtung, dass eine Facialislähmung den Reflex eliminiert und fand ebenfalls heraus, dass eine vollständige Trennung des supraorbitalen Nervs in Folge einer Neuralgie zur Auslöschung des Reflexes führt. Generelle Lähmungen unterdrücken den Reflex, während Tabes dorsalis den Reflex in den meisten Fällen nur in seiner Intensität vermindert. McCarthy führte weder Untersuchungen an Patienten mit Halbseitenlähmung noch an Parkinson-Patienten durch. Er zog den Schluss, dass supraorbitale Reflexe „reine Nervenreflexe" seien, identisch mit Sehnenreflexen.[702]

Overends Antwort auf das Versehen McCarthys, seine Priorität anzuerkennen, war sorgfältig vorbereitet. Overend erklärte in einer zweiten Mitteilung, dass der supraorbitale Reflex ein „echter Hautreflex" sei, weil bereits ein Schlag auf die Haut genüge, um eine Reflexantwort auszulösen. Aus weiteren Beobachtungen schloss er, dass die afferenten Rezeptoren Haut- und Knochenhautrezeptoren sind mit einem Reflexzentrum, das dem des Korneal-Reflexes in der Medulla entspricht. Er stellte weiter fest, dass bei Narkose mit Chloroform und bei Facialislähmung der Reflex nicht auftritt, und dass er bei Patienten mit dem Parkinson-Syndrom schwer auszulösen sei. Damit bestätigte Overend weiter gehende Erkenntnisse von McCarthy. Ganz nebenbei erwähnte Overend, dass er diesen Reflex *„schon 1889*

---

[700] Overend W (1896) "Preliminary Note on a New Cranial Reflex", S. 619.

[701] McCarthy DJ (1901) "Der Supraorbitalreflex. Ein neuer Reflex im Gebiet des 5. und 7. Nervenpaare", S. 800-801.

[702] Fine EJ, Sentz L, Soria E (1992) "The history of the blink reflex", S. 450.

Medizinerfreunden"[703] vorgestellt habe. Ungeachtet Overends Anspruch wurde in den USA McCarthy als der Erstbeschreiber dieses Reflexes gesehen, wahrscheinlich weil er in den dortigen einflussreichen und weit verbreiteten Lehrbüchern zitiert wurde.[704]

Die Auseinandersetzungen bezüglich der Priorität der Erstbeschreibung wurden noch komplizierter, als der bedeutende russische Neurologe Bechterew mit deutlichen Worten darauf hinwies, dass McCarthy zu Unrecht die Entdeckung dieses Facialreflexes für sich beanspruchen würde. Bechterew schrieb 1902 in seinem im "Neurogischen Centralblatt" veröffentlichten Artikel "Ueber den Augenreflex oder das Augenphänomen":

> *„Die von mir als Augenreflex und späterhin von Carthy unter der Bezeichnung ‚Supraorbitalreflexe' beschriebene Erscheinung hat Veranlassung gegeben zu dem Erscheinen einer Notiz von C. Hudovernig*[705]*, worin entgegen Carthy und mehr in Übereinstimmung mit meinen Angaben festgestellt wird, dass nicht Percussion der Gegend des N. supraorbitalis allein, sondern solche des ganzen Gebietes des M. frontalis jene Erscheinung hervorruft. "*[706]

Auf die Veröffentlichung Overends aus dem Jahr 1896 ging Bechterew überhaupt nicht ein. Er stellte vielmehr im vorgenannten Artikel fest, dass er am 22. Februar 1901 anlässlich eines Vortrages in der Gesellschaft der Ärzte der „psychiatrischen und Nervenklinik zu St. Petersburg" einen Reflex beschrieben und demonstriert habe, der darin bestand, dass sich das Augenlid als Reaktion auf einen leichten Schlag auf die Stirn zusammenzog. Dieser Vortrag sei Grundlage seiner Veröffentlichung "Ueber Reflexe im Antlitz- und Kopfgebiete" gewesen, die 1901 im "Neurologischen Centralblatt" erschienen war[707] [708], also in der gleichen Zeitschrift des gleichen Jahrgangs wie die Veröffentlichung McCarthys. Bechterew stellte eindringlich fest, dass der von ihm so benannte „Augenreflex" identisch sei mit dem von McCarthy beschriebenen Supraorbital-Reflex. Er ging schließlich über

---

[703] Fine EJ, Sentz L, Soria E (1992) "The history of the blink reflex", S. 452.

[704] Fine EJ, Sentz L, Soria E (1992) "The history of the blink reflex", S. 452.

[705] Anm.: C. Hudovernig (1873-1928), ungarischer Neurologe, Direktor der Universitätsklinik für Psychiatrie und neurologische Krankheiten, Budapest.

[706] Bechterew W (1902) "Ueber den Augenreflex oder das Augenphänomen" Neurologisches Centralblatt 21:107-111, S. 107.

[707] Bechterew W (1902) "Ueber den Augenreflex oder das Augenphänomen", S. 107.

[708] Bechterew W (1901) "Ueber Reflexe im Antlitz- und Kopfgebiete" Neurologisches Centralblatt 20: 930-936.

McCarthys Prioritätsanspruch hinweg und stimmte mit ihm sogar darin überein, dass Läsionen der sensorischen Wurzeln des Trigeminusnervs zum Verschwinden des Reflexes führen und dass der „blink reflex" einem Muskelsehnenreflex ähnelt.[709]

McCarthy reagierte auf Bechterews Prioritätsanspruch, indem er ihm entgegnete, dass der betreffende Reflex nichts mit der Knochenhaut zu tun hätte, wie Bechterew in seiner o. g. Veröffentlichung von 1902 behauptete. Der Nachweis hierfür sei dadurch gegeben, dass der Reflex durch kalte oder warme Stimuli, die an die Haut im Verteilungsbereich des Supraorbitalnervs gebracht werden, ausgelöst werde. Darüber hinaus wies McCarthy klar nach, dass die Bahn des Supraorbital-Reflexes die sensorische Wurzel mit einbezog, weil der Reflex bei Ausfall der sensorischen Wurzel des Gasser-Ganglions im Fall von Trigeminus-Neuralgie verschwand. Mc Carthy wies auch Overends Prioritätsanspruch zurück, indem er feststellte, dass Overend vergessen habe, die Verbindung des Reflexes zum supraorbitalen Nerv zu erklären.[710]

Der Mechanismus des Glabellareflexes blieb unklar, bis der schwedische Neurophysiologe Eric Kugelberg (1913-1983) im Jahr 1952 exakte elektrophysiologische Untersuchungen durchführte. Kugelberg benutzte dabei zwei Differentialverstärker und einen Zweistrahl-Oszillographen und fand heraus, dass die schnellste Reflexantwort infolge einer mechanischen Stimulation des supraorbitalen Nervs aus einer gut synchronisierten Salve besteht, die etwa 12 msec nach der Stimulierung beginnt und etwa 5-10 msec dauert. Die zweite Gruppe von Salven setzt sich zusammen aus asynchronen, bilateralen Entladungen unterschiedlicher Dauer, die nach einer Latenzperiode von 25 bis 30 msec oder mehr in Erscheinung treten. Die im Folgenden in Abb. 2 gezeigten oszillographischen Aufnahmen stammen aus der Originalveröffentlichung Kugelbergs aus dem Jahr 1952.[711 712]

Kugelbergs Beobachtungen bestätigten Overends Anmerkungen, dass der „blink-reflex" ein bilateraler Reflex ist, dass ein Teil der Reflexbahn über den spinalen Strang des Trigeminusnervs läuft, und dass dieser Reflex bei allgemeiner Anästhesie verschwindet. Auch eine Reihe anderer Wissenschaftler kamen in der Folgezeit unter Nutzung moderner Elektromyographen, mit denen man exakt Latenzzeiten und Amplituden von Reflexantworten messen konnte, weitgehend zu den gleichen Ergebnissen wie Overend in seiner ursprünglichen Veröffentlichung. McCarthy kann man das Verdienst zusprechen, dass er mehr Detailthemen des Reflexes be-

---

[709] Fine EJ, Sentz L, Soria E (1992) "The history of the blink reflex", S. 452.
[710] Fine EJ, Sentz L, Soria E (1992) "The history of the blink reflex", S. 452-453.
[711] Fine EJ, Sentz L, Soria E (1992) "The history of the blink reflex", S. 453.
[712] Kugelberg E (1952) "Facial Reflexes" Brain 75/3: 385-396, S. 387.

handelte, seine Weigerung, Overends Priorität anzuerkennen, erscheint jedoch deshalb wenig überzeugend, weil Overend der Erste war, der eine Beschreibung des eigentlichen Reflexes veröffentlichte. McCarthys Anspruch basierte auf unterschiedlichen Meinungen bezüglich der Natur des Reflexes, nicht auf seiner Entdeckung.[713]

Die moderne Lehrmeinung steht der Bedeutung des Glabellareflexes für die neurologische Diagnose zumindest im Bereich der Erwachsenen eher skeptisch gegenüber. Schott und Rossor stellen im Jahr 2003 fest:

> *"As the glabella tap reflex is neither sensitive for the presence of intracerebral pathology, nor specific for parkinsonism, its role in modern clinical practice is questionable."*[714]

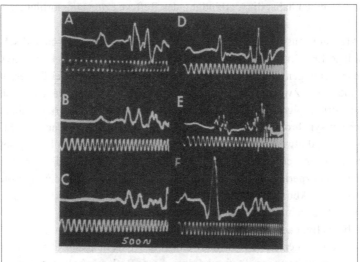

FIG. 1.—Reflex discharges evoked by tapping. A–E recorded from the eyelid; F from the upper lip. All records except C show two groups of discharges; a well-synchronized volley after a latency of about 12 msec. followed by an asynchronous discharge after a latency of 25–30 msec. Full description in text.

Abb. 2 E. Kugelbergs oszillographische Aufnahmen von den elektrischen Abläufen beim Glabellareflex[715]

---

[713] Fine EJ, Sentz L, Soria E (1992) "The history of the blink reflex", S. 453.

[714] Schott J, Rossor M (2003) "The grasp and other primitive reflexes", S. 559.

[715] Abb. 2 E. Kugelbergs oszillographische Aufnahmen von den elektrischen Abläufen beim Glabellareflex, Bildquelle: Kugelberg E (1952) "Facial Reflexes" Brain 75/3: 385-396, S. 387.

Prechtl bescheibt die neurologische Untersuchung des Glabellareflexes beim Säugling folgendermaßen: Beim Neugeborenen wird der Reflex ausgelöst, indem der Untersucher beide Hände über die Brust des Kindes hält und mit dem Zeigefinger einen kurzen Schlag gegen die Glabella ausübt (vgl. Abb 3).[716] Beim Auslösen muss der Untersucher darauf achten, dass er nicht versehentlich den optiko-facialen Reflex auslöst, bei dem die gleiche Reflexantwort erfolgt.[717] Die Reflexantwort besteht in einem raschen und kurz dauernden Zukneifen der Augen. Übererregbare Kinder zeigen meist sehr starke Reflexantworten, während bei apathischen Kindern die Reflexantworten nach langer Latenzzeit eher schwach ausfallen. Bezüglich der Diagnose frühkindlicher Facialisparesen mit Hilfe des Glabellareflexes sind die Meinungen in der Literatur etwas unterschiedlich.

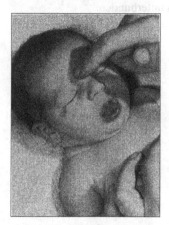

Abb. 3 Die Untersuchung des Glabellareflexes beim Säugling nach Prechtl[718]

Während Prechtl und Beintema berichten, dass es bei vorhandenen Facialisparesen zu einer asymmetrischen Reaktion der Augen kommt, und ein fehlender Glabella-reflex auf eine Apathie des Kindes hinweist[719], meinen Rosenecker und Priess-mann, dass ein fehlender Reflex auf eine Facialisparese zurückzuführen ist. Auch

---

[716] Prechtl HFR, Beintema DJ (1976) Die neurologische Untersuchung des reifen Neugeborenen, S. 26.

[717] Frühkindlicher Reflex/Glabellareflex [Online im Internet:] URL: http://de.wikipedia.org/wiki/Fr%C3%BChkindlicher_Reflex [Stand: 07.01.2011, 12:54].

[718] Abb. 3 Die Untersuchung des Glabellareflexes beim Säugling nach Prechtl, Bildquelle: Prechtl HFR, Beintema DJ (1976) Die neurologische Untersuchung des reifen Neugeborenen, Georg Thieme Verlag, Stuttgart, S. 26.

[719] Prechtl HFR, Beintema DJ (1976) Die neurologische Untersuchung des reifen Neugeborenen, S. 26.

über die Dauer des Auftretens des frühkindlichen Glabellareflexes gibt es unterschiedliche Angaben. Der Reflex kann nach Rosenecker und Priessmann von der 32. Schwangerschaftswoche an bis etwa zum Ende des 2. Lebensmonats ausgelöst werden[720], Rossor und Schott schreiben vom Auftreten des Reflexes bis zum Ende des 6. Lebensmonats.[721]

Zur Phylogenese des Glabellareflexes ist in der Literatur wenig zu finden. Pearce schreibt in einer Veröffentlichung über den Glabellareflex aus dem Jahr 2008, dass dieser Reflex beim Menschen die erste und zuverlässigste Komponente des Schreckreflexes darstellt. Vom Gesichtspunkt der Evolution her ist dieser Schreckreflex ein integraler Bestandteil von Abwehrreaktionen, ausgelöst von einem bedrohenden Reiz. Der Reflex wird durch emotionale Stimuli verstärkt und durch Schädigung der Amygdala unterbunden.[722]

---

[720] Rosenecker J, Priessmann H (2008) Die Untersuchung des Kindes, Kap. 3 In: Rosenecker J, Schmidt H (Hrsg.): Pädiatrische Anamnese, Untersuchung, Diagnose 11, Springer, Heidelberg, S. 171.
[721] Schott J, Rossor M (2003) "The grasp and other primitive reflexes", S. 559.
[722] Pearce JMS (2008) "Observations on the Blink Reflex", S. 221.

3.6 Galant-Reflex (1917)

3.6.1 Biographie des Erstbeschreibers: J. Galant (1893-1937?)

Johann Susmann Galant wurde am 28. Februar 1893 in Sosnitza im Gouvernement Tschernigoff im damaligen russischen Reich als Sohn Scholom Galants geboren. Seine Reifeprüfung legte er am Gymnasium in Bubruisk ab. Laut Matrikeledition der Universität Zürich schrieb sich Galant von der Friedrich-Wilhelm-Universität Berlin kommend im Wintersemester 1914 an der Universität Zürich ein und wurde dort „mit Zeugnis" am 19. April 1917 exmatrikuliert.[723] Bereits im gleichen Jahr legte er seine Dissertation aus der Kinderklinik in Basel vor. Die sehr kompakt verfasste Arbeit hatte das Thema: "Der Rückgratreflex. (Ein neuer Reflex im Säuglingsalter). Mit besonderer Berücksichtigung der anderen Reflexvorgänge bei den Säuglingen."[724] In der Folge dieser seiner ersten wissenschaftlichen Veröffentlichung wurde der darin beschriebene Reflex nach Galant benannt und machte ihn nachhaltig bekannt.

Eine zusammenhängende Beschreibung des Lebenswegs Galants konnte in der Literatur nicht gefunden werden, weder in Form einer Biographie, noch einer Jubiläumsschrift, noch eines Nekrologs. Deshalb wird versucht, sein Leben nachzuzeichnen anhand der Spuren, die seine Veröffentlichungen hinterlassen haben.

Nach Beendigung seines Studiums im Jahr 1917 arbeitete Galant als Arzt bis 1922 in der Schweiz. Dies belegt eine ungewöhnliche Erklärung, die Galant zu einem späteren Zeitpunkt, nämlich 1925, in Moskau abgab und veröffentlichen ließ. Sie hat folgenden Wortlaut:

„In seiner Arbeit: ‚Die Reflexe der oberen Extremitäten' führt Herr Dr......den Daumenballenreflex-Galant an und gibt mich als ‚Schweizer' aus. Im Zusammenhang damit schulde ich die Erklärung, dass ich geborener Russe bin und die schweizerische Bürgerschaft nie angenommen habe. Ich studierte nur längere Zeit in der Schweiz und blieb dort nach Absolvierung des Studiums einige Jahre als Arzt ansässig.

---

[723] Matrikeledition der Universität Zürich 1833-1924 Version vom 7. November 2007, Matrikel Nummer 23161 [Online im Internet:] URL: http://www.matrikel.uzh.ch/pages/554.htm#23161 [Stand: 07.01.2011, 12:56].

[724] Galant JS (1917) Der Rückgratreflex (Ein neuer Reflex im Säuglingsalter) Inaugural-Dissertation, Basler Druck- & Verlagsanstalt, Basel.

*1922 kehrte ich in meine Heimat zurück und wirke seitdem als Neuro-
loge und Psychiater in Moskau.* "[725]

Weitere Belege zur „Schweizer Zeit" Galants finden sich in Veröffentlichungen aus
der Klinik Bern-Belp[726] [727] [728] [729] und aus der Heil- und Pflegeanstalt Rosegg, Solo-
thurn.[730] Aus ihnen geht auch hervor, dass sich Galant in dieser Zeit nicht nur mit
Reflexen, sondern in zunehmendem Maße auch mit psychiatrischen Themen befasste.

Geht man von der o. g. eigenen Erklärung Galants und seinen Veröffentlichungen aus, dann ist seine „Moskauer Zeit" anzusetzen von 1922 bis 1931. In dieser
Periode beschäftigte er sich weiterhin mit Neurologie und Psychiatrie, wobei er
nach seinen eigenen Angaben den Schwerpunkt seiner Tätigkeit auf das Grenzge-
biet von Gynäkologie und Psychiatrie legte.[731] Veröffentlichungen über andere
Themen sind eher die Ausnahme, wie z. B. der Artikel über die Beziehung zwischen Krebserkrankungen und Schwangerschaft.[732] Diesen und einen anderen Artikel[733] schrieb Galant im Jahr 1925 in Co-Autorschaft mit Prof. H. Edelberg, dem
Direktor der Universitätsfrauenklinik in Jaroslawl, einer ca. 460 km nördlich von
Moskau gelegenen Stadt an der Wolga. Es ist davon auszugehen, dass Galant sich
dort nur vorübergehend aufhielt. Ansonsten arbeitete er in Moskauer Kliniken mit,

---

[725] Galant JS (1925) "Erklärung" European Archives of Psychiatry and Clinical Neuroscience 74/1:
842, S. 842.
[726] Galant JS (1918) "Die Reflexe der Hand" Zeitschrift für die gesamte Neurologie und Psychiatrie
43/1: 260-262.
[727] Galant JS (1919) "Die Neologismen der Geisteskranken. Eine psychopathologische Forschung"
European Archives of Psychiatry and Clinical Neuroscience 61/1: 12-86.
[728] Galant JS (1919) "Reflexus cochleopalpebralis und Ohr-Lidschlagreflex" Pflügers Archiv European Journal of Physiology 176/1: 221-222.
[729] Galant JS (1920) "Entwickelungsgeschichte einer Katatonie" European Archives of Psychiatry
and Clinical Neuroscience 62/1: 275-301.
[730] Galant JS (1918) "Die Sprache der Kretinin Lini" Zeitschrift für die gesamte Neurologie und
Psychiatrie 41/1: 425-432.
[731] Galant JS (1925) "Die Abortpsychose" Zeitschrift für die gesamte Neurologie und Psychiatrie
99/1.
[732] Edelberg H und Galant JS (1925) "Krebs und Schwangerschaft. Mit besonderer Berücksichtigung des konstitutionellen Moments in seiner Bedeutung bei den Krebserkrankungen" Archives
of Gynecology and Obstetrics 124/3: 833-848.
[733] Edelberg H und Galant JS (1925) "Über psychotische Zustände nach künstlichem Abort (Psy-
chosis post abortum arteficialem)" Zeitschrift für die gesamte Neurologie und Psychiatrie 97/1:
106-128.

wie z. B. im Babuchinschen Krankenhaus bei Prof. M. Margulis[734] und in der Lepjóchin-Gebäranstalt bei Prof. W. Ilkewitsch.[735]

Aufgrund seiner Universitätsausbildung und seiner ersten Berufstätigkeit in der Schweiz hielt Galant auch nach seiner Rückkehr nach Russland immer intensiven und engen Kontakt zur deutschsprachigen medizinischen Wissenschaft. Der allergrößte Teil seiner vielen Veröffentlichungen erschien in deutschen Fachzeitschriften. Einen weiteren Hinweis für seine Verbundenheit mit dem „Westen" lieferte sein Artikel "Reflex, Automatismus, Instinkt", den er im Jahr 1925 „dem Andenken Erb's zum 50. Jubiläumsjahr der Entdeckung des Kniephänomens und der glücklichen Grundlegung der Wissenschaft von den Reflexen (Reflexologie) (1875-1925)" widmete (vgl. Kap. 1.13).[736] In dieser Veröffentlichung kommentierte Galant fast alle der bis dahin bekannten frühkindlichen Reflexe und wird deshalb an entsprechenden Stellen in der vorliegenden Arbeit immer wieder zitiert. Insbesondere ist interessant, dass er die Erstbeschreibung des Fußgreifreflexes mehr oder weniger deutlich beansprucht (vgl. Kap. 3.3). Schließlich ergriff Galant sogar die Initiative, Erkenntnisse der Medizin in Deutschland russischen Fachkreisen zugänglich zu machen. Dies geht aus einer kurzen Veröffentlichung hervor, die er 1927 mit folgendem Wortlaut schrieb:

„Kleine Mitteilung.

In Rußland erscheint seit 1925 unter der Redaktion und nächster Mitwirkung von Priv.-Dozent Dr. G. W. Segalin (Swerdlowsk) und Dr. Joh. S. Galant (Moskau) ein ‚klinisches Archiv der Genialität und Begabung (Europatheologie.)'. Das Archiv stellt sich zur Aufgabe, Fragen und Probleme der genialen Persönlichkeit und der genialen Schöpfungen vom Standpunkt der Zerebrologie, Endokrinologie, Psychologie, Psychopathologie, Psychiatrie, Erbbiologie usw. zu beleuchten und nach Möglichkeit zu lösen. Beim Eintritt in das dritte Jahr seines Erscheinens erweitert das Archiv Programm und Umfang, und die Redaktion wird gern auch deutsche Kollegen unter den Mitarbeitern des Archivs sehen. Manuskriptsendungen werden erbeten an

---

[734] Galant JS (1930) "Über einen Fall von traumatischer Neurosyphilis und über seine Eigentümlichkeiten" Journal of Neurology 114/4-6: 300-304.

[735] Galant JS (1925) "Die hypothyreoid-hypersuprarenale Konstitutionsanomalie" Virchows Archiv 258/3: 678-686.

[736] Galant JS (1925) "Reflex, Automatismus, Instinkt" Journal of Neurology 87/4-6: 245-262.

Priv.-Doz. Dr. G. W. Segalin, Weiner 46, Swerdlowsk oder
Dr. Joh. S. Galant, Dajew 6/2 Moskau.

Die deutsch verfaßten Arbeiten werden von der Redaktion ins Russi-
sche übertragen, und es wird für baldiges Erscheinen der eingesandten
Arbeiten gesorgt.

Moskau, den 8. März 1927. Dr. Joh. S. G a l a n t.[737]

Ab 1932 kommen Galants Veröffentlichungen aus Leningrad, dem heutigen St. Petersburg. Der letzte bekannte Artikel stammt aus dem Jahr 1935.[738] Wo und in welcher Funktion Galant in Leningrad arbeitete ist unklar. Ebenso unklar sind Ort, Datum und Umstände seines Todes. Nur an einer Stelle in der Literatur wird als Todesjahr 1937, versehen mit einem Fragezeichen, angegeben.[739]

Galant gehört zweifellos zu den engagiert und systematisch arbeitenden Neurologen der ersten Hälfte des 20. Jahrhunderts. Aufgrund seines Lebenslaufes war er offensichtlich sehr daran interessiert, Synergien zu schaffen zwischen der Medizin in Russland und der Medizin im deutschen Sprachraum. Wenn man sich mit Galant befasst hat, muss man es bedauern, nichts über das Lebensende dieses großen Neurologen erfahren zu haben.

3.6.2 Der Galant-Reflex (Erstbeschreibung, Physiologie, Anthropologie)

„Das neugeborene Kind ist ein prächtiges Beispiel eines fast reinen Rückenmarkwesens." Mit diesen Worten Virchows begann Galant das Vorwort zu seiner Dissertationsarbeit über den Rückgratreflex bei Säuglingen.[740]

In dieser 1917 an der medizinischen Fakultät Basel angefertigten Dissertationsarbeit beschreibt Johann Susmann Galant einen bis dahin nicht bekannten Reflex, den Rückgratreflex im Säuglingsalter. Seine Untersuchungen stützen sich auf eigene Beobachtungen an der Kinderklinik Basel unter Leitung von Prof. Emil Wieland. Galant waren dabei bereits eine Reihe von Reflexen bekannt, wie beispielsweise die Haut- und Sehnenreflexe, die von Erb und Westphal 1875 beschrieben

---

[737] Galant JS (1927) "Kleine Mitteilung" Journal of Neurology 97/4-6: 316.
[738] Galant JS (1935) "Über die hämoplazentare Therapie der Schizophrenie" Monatsschrift für Psychiatrie und Neurologie 90: 265-287.
[739] Blom JD (2009) A Dictionary of Hallucinations, Chapter A, New York Heidelberg London, S. 12.
[740] Galant JS (1917) Der Rückgratreflex (Ein neuer Reflex im Säuglingsalter), S. 3.

worden waren und die vom Säuglingsalter bis zum Erwachsenenalter nachweisbar sind. Auch der Babinski-Reflex bei Säuglingen und seine pathologische Bedeutung bei Erwachsenen waren ihm bekannt (vgl. Kap. 3.4). Galant beendete sein Vorwort mit folgender Feststellung Paul Flechsigs: *„Für die Lebensfähigkeit des Menschen ist das Funktionieren der reflektorischen Systeme unerlässlich. "*[741] [742]

Einer der Reflexe in diesem reflektorischen System ist der im Säuglingsalter auftretende Rückgratreflex, später dann Galant-Reflex genannt. Die Erstbeschreibung dieses Reflexes wird im Folgenden im Wortlaut wiedergegeben:

„Der Rückgratreflex der Säuglinge besteht darin,, dass beim Streichen der Haut des Rückens in der Nähe und längs der Wirbelsäule der Säugling mit seinem Körper einen Bogen beschreibt, indem er in die entgegengesetzte Seite ausweicht, so dass die Konkavität des Bogens der gereizten Seite zugewendet ist. "[743]

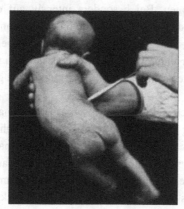

Abb. 1 Auslösung des Galant-Reflexes nach A. Peiper[744]

Galant beschreibt in seiner Arbeit weiter, dass bei der Untersuchung des Reflexes der Säugling mit dem Bauch auf die linke Handfläche des Untersuchers, der mit einem Hammerstiel in der rechten Hand über den Rücken des Säuglings streicht, gelegt wird. Dabei kann der Untersucher feststellen, dass sich beim Bestreichen der

[741] Flechsig P (1876) Die Leitungsbahnen im Gehirn und Rückenmark des Menschen, Engelmann, Leipzig.
[742] Galant JS (1917) Der Rückgratreflex (Ein neuer Reflex im Säuglingsalter), S. 3, 5-7.
[743] Galant JS (1917) Der Rückgratreflex (Ein neuer Reflex im Säuglingsalter), S. 14.
[744] Abb. 1 Auslösung des Galant-Reflexes nach A. Peiper, Bildquelle: Peiper A (1949, 3. erw. Auflage 1964) Die Eigenart der kindlichen Hirntätigkeit, Leipzig, S. 172.

linken Rückenseite der Körper des Säuglings nach rechts und beim Bestreichen der rechten Seite nach links biegt.

Galant weist dann darauf hin, dass dieser Rückgratreflex auf drei unterschiedliche Arten ausgelöst werden kann:

a) Die Bestreichung wird entlang der ganzen Wirbelsäule mit einem Hammerstiel ausgeführt. Als Reaktion krümmt sich die ganze Wirbelsäule, der Körper des Säuglings beschreibt einen richtigen Bogen, Kopf und Schulter, Becken und untere Extremitäten werden dabei unterschiedlich stark auf die gereizte Seite gezogen.

b) Die Bestreichung wird nur entlang des oberen Teiles der Wirbelsäule bis in Höhe des Angulus scapulae oder noch etwas weiter ausgeführt. Als Reaktion krümmt sich hauptsächlich der obere Teil des Körpers, Kopf und Schulter werden dieses Mal mehr als Becken und untere Extremitäten auf die gereizte Seite gezogen. Bei besonders intensiv auf den Reiz reagierenden Säuglingen kann dieser Reiz sogar die unter a) genannte Reaktion auslösen.

c) Die Bestreichung wird nur entlang der Lumbalwirbel ausgeführt. Als Reaktion wird nur der untere Teil des Körpers des Säuglings, nur Becken und untere Extremitäten sehr stark auf die gereizte Seite gezogen.

Bei seinen Beobachtungen stellte Galant fest, dass manchmal sogar die reflexogene Zone bei einem Säugling so ausgedehnt sein kann, dass sich der Rückgratreflex bei bloßer Berührung der Scapula hervorrufen lässt. Wenn man die Scapula von der Spina scapulae zum Angulus bestreicht, kann außerdem auch sehr oft der Rückgratreflex wie unter b) beschrieben ausgelöst werden. Galant gibt hierbei allerdings einen wichtigen Hinweis für die Untersuchungen des Rückgratreflexes: der Rückgratreflex lässt sich immer durch Bestreichen der Haut nahe der Wirbelsäule auslösen, wohingegen beim Bestreichen der Scapula allein der Reflex nicht immer auslösbar ist. Dieser Effekt ist der Tatsache geschuldet, dass der reine „Scapularreflex" lediglich eine Variation des Rückgratreflexes darstellt, wenn der Säugling eine besonders ausgedehnte reflexogene Zone besitzt.[745]

Mit einer einzigen Ausnahme konnte Galant den Rückgratreflex bei allen mehr als 100 untersuchten Säuglingen hervorrufen, wobei die Säuglinge sehr unterschiedlich auf den ausgeführten Reiz reagierten. Es gab Säuglinge, die auf den Reiz hin praktisch keinen Bogen bildeten, während andere bereits bei leichtem Bestreichen der Wirbelsäule aus der Hand „sprangen". Galant beschreibt das Beispiel

---

[745] Galant JS (1917) Der Rückgratreflex (Ein neuer Reflex im Säuglingsalter), S. 14-16.

218

eines 43 Tage alten Säuglings, bei dem sich eine außergewöhnliche Reaktion auslösen ließ: Beim Bestreichen der Haut entlang der gesamten Wirbelsäule zeigte dieser Säugling einen sehr ausgebildeten Bogen und hob das Becken etwas an, so dass er ganz starr wurde. Die Rückenhaut bekam dabei ausgeprägte Falten, der Arm der entgegen gesetzten Seite wurde bis in die Höhe des Beckens angehoben, und die Beine wurden im Kniegelenk gebeugt. Nach der Reizauslösung verblieb der Säugling fünf Minuten in dieser Stellung. Galant berichtet, dass er den Säugling anschließend auf das Kissen zurücklegte, damit er nicht noch länger in dieser Haltung verharrte. Bei dem beschriebenen Säugling handelte es sich um ein vollständig gesundes und kräftig entwickeltes Kind.

Galant äußert sich in seiner Dissertationsarbeit auch zum Zeitrahmen der Auslösbarkeit des Rückgratreflexes: Bei Säuglingen in den ersten Monaten nach der Geburt ist der Rückgratreflex sehr gut auslösbar, mit zunehmendem Alter wird die Reaktion schwächer. Bei Säuglingen im Alter von über 6 Monaten kann man den Reflex von der Scapula aus nur sehr selten hervorrufen, und bei Bestreichen der Wirbelsäule ist er nur noch schwach auslösbar. Säuglinge im Alter von über einem Jahr und ältere Kinder standen für die Untersuchungen Galants nicht zur Verfügung.[746] Aus diesem Grund konnte Galant nur die Vermutung anstellen, dass es bei älteren Kindern zudem schwierig sei, den Rückgratreflex zu prüfen, da diese Kinder, wenn sie auf den Bauch gelegt werden, normalerweise unruhig werden und schreien, während Säuglinge unter einem Jahr gewöhnlich beim Liegen auf dem Bauch ruhig und entspannt sind, was eine unabdingbare Voraussetzung für die Auslösung des Rückgratreflexes ist.[747]

Dieser Zeitrahmenangabe ist hinzuzufügen, dass Galant in einer späteren Veröffentlichung von 1925 das Nachweisalter allerdings nach oben änderte, da er offensichtlich zwischenzeitlich Untersuchungsergebnisse an älteren Kindern vorliegen hatte. Er berichtete:

„Dieser Hautreflex des Rückens ist eine normale Erscheinung bei Säuglingen und Kindern bis ungefähr dem 3. und 4. Lebensjahre, und verliert sich dann, so wie der Babinskireflex. Allerdings geht der Babinskireflex des Säuglings viel schneller als der Rückgratreflex verloren, schon um die Wende des ersten Lebensjahres, und sehr oft nach dem sechsten Monate des Lebens. Der Babinskireflex scheint also pathologischer als der Rückgratreflex zu sein."[748]

---

[746] Galant JS (1917) Der Rückgratreflex (Ein neuer Reflex im Säuglingsalter), S. 16.
[747] Galant JS (1917) Der Rückgratreflex (Ein neuer Reflex im Säuglingsalter), S. 17-18.
[748] Galant JS (1925) "Reflex, Automatismus, Instinkt", S. 253.

Bei seiner Dissertationsarbeit von 1917 erstreckten sich Galants Untersuchungen zum Rückgratreflex auch auf geistig Behinderte im Alter von 7 bis 30 Jahren, also auf Personen mit Hirnschädigungen, die dem Kleinkindalter entwachsen waren. Die Untersuchungsergebnisse bei diesem Personenkreis waren ähnlich wie bei den Säuglingen oder Kleinstkindern. Galant änderte bei diesem Personenkreis natürlich seine Vorgehensweise und untersuchte den Rückgratreflex bei den geistig behinderten Versuchspersonen, indem er sie auf eine Bank auf den Bauch legen ließ, wobei die Extremitäten seitlich herunterhingen. Bei zwei der 35 Versuchspersonen zeigte sich ein starker Babinski-Reflex und ein ausgeprägter Rückgratreflex, wobei ihr Körper wie bei einem Säugling einen Bogen beschrieb. Bei weiteren Untersuchungen an geistig behinderten Versuchspersonen stellte Galant fest, dass der Reflex bei den unter 18-Jährigen nur schwach oder andeutungsweise auslösbar war, bei den Probanden vom 18. Lebensjahr an nur noch andeutungsweise oder gar nicht mehr auftrat, selbst wenn man die Reize summierte.

Zusammenfassend schließt Galant aus seinen Untersuchungen, dass der Rückgratreflex bei älteren Kindern, bei gesunden Erwachsenen und bei über 18 Jahre alten geistig Behinderten fehlt, während er beim Säugling eine normale Erscheinung ist. Der Rückgratreflex tritt ebenso wie der Babinski-Reflex nur bei Säuglingen auf und verschwindet wie der Babinski-Reflex im Erwachsenenalter. Er verweist dann weiter auf v. Monakow[749], der den Rückgratreflex im Erwachsenenalter bei einem Fall von zerebralem Herd nachweisen konnte, und stellt deshalb fest, dass der Rückgratreflex bei Erwachsenen bei schweren Affektionen des Nervensystems auftritt.[750]

Galant geht in seiner Arbeit als nächstes auf die Stammesgeschichte des Reflexes ein. Aus anthropologischer Sicht ist der Rückgratreflex ein spinaler Reflex und zeigt Ähnlichkeiten mit den Reflexen von Rückenmarkstieren (spinal animal). Galant erwähnt hierbei Sherringtons Beschreibung des Schwanzreflexes der Rückenmarkstiere.[751] Dabei wird ein Reiz auf der rechten Seite des Schwanzes eines Rückenmarkstiers gesetzt, und als Reaktion bewegt das Tier den Schwanz zur entgegen gesetzten Seite hin, also nach links, bei Reizung der linken Seite entsprechend nach rechts. Ob der Rückgratreflex ganz mit dem Schwanzreflex der Rückenmarkstiere identisch ist, ist nicht anzunehmen, aber auch nicht völlig ausge-

---

[749] Anm.: Constantin von Monakow (1853-1930), Professor für Neurologie an der Universität Zürich, Mitbegründer der Schweizerischen Neurologischen Gesellschaft im Jahr 1909.
[750] Galant JS (1917) Der Rückgratreflex (Ein neuer Reflex im Säuglingsalter), S. 18.
[751] Sherrington CS (1906) The Integrative Action of the Nervous System, Archibald Constable & Co., Ltd., London, S. 322.

schlossen, so Galant. Weiter erwähnt Galant, dass Lewandowsky[752] Sherringtons Allgemeingültigkeit des Schwanzreflexes durch Untersuchungen bei Aalen und Schlangen widerlegte. Allerdings scheint bei Aalen und Schlangen der Zweck der Bewegung in Richtung Reiz, und nicht wie bei Sherringtons Tieren in entgegen gesetzter Richtung zu sein. Es handelt sich hierbei wohl nicht um eine Abwehrbewegung, sondern vielmehr um eine Angriffsbewegung, die dazu dient, den Gegner mit einem Schlag zu verjagen. Galant meint, dass es sich beim Rückgratreflex im Sinne Lewandowskys auch um eine Art Sicherungsreflex handeln könnte, der sich bei Menschen mit Querschnittslähmung findet, bei denen schon

„leichte Reize der Fußsohle, welche beim normalen Menschen nur lokale Reflexe zur Folge haben, eine sehr energische Beugebewegung im Knie und im Hüftgelenk auslösen, welche die Extremität ganz aus dem Bereich des Reizes bringen."

Der Rückgratreflex ist in den Grundzügen dieser Reaktion ähnlich[753], denn es ist offensichtlich, dass Säuglinge – wie oben beschrieben – beim Rückgratreflex ihren Körper aus dem Bereich des Reizes bringen wollen, indem sie den Körper vom Reiz abwenden. Sie beugen normalerweise die Beine im Kniegelenk, heben das Becken und schlagen mit den Armen aus, reagieren also mit einer Art Fluchtbewegung, was als Erklärungsversuch nachvollziehbar ist. Galant beschreibt hier auch, dass man die Beugung im Kniegelenk und das Bewegen des Beckens bei den geistig behinderten Versuchspersonen mit ausgeprägtem Rückgratreflex besonders gut beobachten konnte.[754]

Galant erwähnt in seiner Dissertationsarbeit unter den Hautreflexen zusätzlich zum Rückgratreflex noch u. a. ausführlich den Babinskireflex (vgl. Kap. 3.4).[755]

In späteren Veröffentlichungen geht Galant immer wieder auf die Bedeutung der Rückenreflexe im Allgemeinen und auch auf den frühkindlichen Rückgratreflex im Besonderen ein. Er bezeichnet v. Bechterew als ersten Forscher, der überhaupt Versuche unternahm, vom Rücken aus Reflexe auszulösen. Als Ergebnis dieser Untersuchungen beschrieb v. Bechterew 1900 und 1902 den skapulo-humeralen Reflex und den Lumbofemoralreflex. Galant stellt auch klar, dass vor 1917, vor seinen Untersuchungen zu seiner Doktorarbeit bei Neugeborenen und Säuglingen, keine Versuche gemacht worden seien mit dem Ziel, analog zu v. Bechterews Ver-

---

[752] Lewandowsky M (1907) Die Funktionen des zentralen Nervensystems, Verlag Fischer, Jena.
[753] Galant JS (1917) Der Rückgratreflex (Ein neuer Reflex im Säuglingsalter), S. 19.
[754] Galant JS (1917) Der Rückgratreflex (Ein neuer Reflex im Säuglingsalter), S. 20.
[755] Galant JS (1917) Der Rückgratreflex (Ein neuer Reflex im Säuglingsalter), S. 22.

suchen auch vom Rücken von Säuglingen aus Reflexe auszulösen.[756] Er weist damit auf die Bedeutung seiner Entdeckung bereits bei seiner Dissertationsarbeit, also zu Beginn seiner beruflichen Karriere, hin.

Galant hält seine 1916 gemachte und 1917 beschriebene Entdeckung[757] des frühkindlichen Rückgratreflexes auch deshalb für sehr wichtig, weil durch sie die Phylogenese der Rückenreflexe des Menschen und die Bedeutung der pathologischen Rückenreflexe des Erwachsenen in vollem Umfang geklärt werden konnten. Galant beschreibt in dem Artikel "Der Rückgratreflex und die Rückenreflexe" Prof. v. Monakows Reaktion auf seine Entdeckung des neuen Reflexes. Er schreibt:

> *„Als ich 1917 Constantin von Monakow berichtete, dass ich bei Neugeborenen und Säuglingen durch Streichen der Haut in der Nähe und längs der Wirbelsäule eine Krümmung der Wirbelsäule und des Rückens hervorrufe derart, dass die Konkavität des durch den Rücken gebildeten Bogens die gereizte, die Konvexität die entgegengesetzte Seite bildet, so sagte mir v. Monakow: ,Nennen Sie diesen Reflex Rückgratreflex, es ist der Schwanzreflex der Tiere.' Da wurde mir die Bedeutung meiner Entdeckung klar. Eine Tatsache mehr beweist nun die enge Verwandtschaft des Menschen mit der Tierwelt und lehrt uns, dass wir oft den Menschen durch das Tier im Menschen verstehen lernen."[758]*

In einer seiner späteren Veröffentlichungen erläutert Galant, dass das Hauptinteresse des Rückgratreflexes nicht darin besteht, dass man einen neuen Reflex gefunden hat, der seinem Charakter nach dem Babinskireflex ähnelt und etwa die gleiche semiologische Bedeutung wie dieser besitzt, sondern darin, dass es dieser Rückgratreflex ermöglicht, die Idee einer vergleichenden Reflexologie von Tier und Mensch durchzuführen.[759] Galant betrachtet den Rückgratreflex als einen Abwehrreflex, der beim Menschen dieselbe Rolle wie der Schwanzreflex bei den Wirbeltieren spielt, was er bereits schon in seiner Dissertationsarbeit erwähnte. Er geht dann bei der Gegenüberstellung des Rückgratreflexes und der anderen Rückenreflexe auf weitere Abwehrreflexe im Tierreich ein, auf den Wischreflex beim geköpften Frosch, auf den Kratzreflex beim geköpften Käfer usw.[760]

---

[756] Galant JS (1925) "Reflex, Automatismus, Instinkt", S. 259.
[757] Galant JS (1925) "Reflex, Automatismus, Instinkt", S. 252.
[758] Galant JS (1932) "Der Rückgratreflex und die Rückenreflexe" Journal of Neurology 124, 4-6: 258-267, S. 259.
[759] Galant JS (1925) "Reflex, Automatismus, Instinkt", S. 253.
[760] Galant JS (1932) "Der Rückgratreflex und die Rückenreflexe", S. 261.

Um noch einmal die stammesgeschichtliche Bedeutung des Rückgratreflexes zu verdeutlichen, stellt er den Wischreflex und Kratzreflex dem Rückgratreflex gegenüber. Beim Wischreflex, den Galant als „maskierten Rückgratreflex" bezeichnet, wischt sich der geköpfte Frosch den mit Säure betupften Rücken mit dem Hinterbein ab, beim Kratzreflex kratzt der geköpfte Käfer mit seinen Hinterbeinen den mit einer Nadel gestochenen Rücken. Auch hierbei handelt es sich jedes Mal um einen Rückenreflex, denn die Bewegung der Beine des Froschs und des Käfers ist bei diesen beiden Tieren als eine kompensierende Bewegung einer Rückenbewegung zu sehen. Galant folgert aus diesen Beobachtungen, dass Kratz-, Wisch- und Schwanzreflex des Tieres und der Rückgratreflex des Menschen

> „ein und derselbe Reflex, der in der Tierreihe verschiedene Wandlungen durchgemacht hat, gleichen Schritt mit der Entwicklung der Tiere und der Erwerbung durch sie neuer Eigenschaften haltend",

sind.[761] Er erläutert, dass der Mensch zwar keinen Schwanz mehr hat, um unangenehme Reize, die den Rücken betreffen, abzuwehren, aber dass der im Säuglingsalter vorhandene Rückgratreflex noch ein Überrest aus einer uralten Übergangsstufe in der Entwicklung des Menschen sei.

Galant lenkt anschließend den Blick vom Tier zum Fötus und verweist auf Untersuchungen Minkowskis[762] am menschlichen Fötus, die zeigen, dass die ursprüngliche Funktion des Rückgratreflexes wohl nicht allein eine Abwehrfunktion war, wie Galant beim Vergleich mit den Tieren angenommen hatte. Der Reflex lässt sich schon beim dreimonatigen Fötus auslösen und besteht in einer Krümmung der Wirbelsäule, besonders in ihrem unteren Teil (Schwanzreflex),

> „wobei Konvexität sich entweder nach der Seite des Reizes (Fötus von 10 cm) oder nach der gekreuzten Seite (Fötus von 15 cm) richtet; gleichzeitig erfolgt eine Senkung des Schulterblattes und eine Hebung der Schulter auf der entsprechenden Seite."[763]

Die Tatsache, dass der Rücken des Fötus sich nicht nur vom Reiz abwendet, sondern sich ihm auch zuwendet, deutet auf die weitere Bedeutung als Abwehr allein

---

[761] Galant JS (1925) "Reflex, Automatismus, Instinkt", S. 255.
[762] Minkowski M (1928) Neurobiologische Studien am menschlichen Foetus In: Abderhaldens Handbuch der biologischen Arbeitsmethoden, Abt. V, Teil 5B. H. 5.
[763] Galant JS (1932) "Der Rückgratreflex und die Rückenreflexe", S. 261.

hin.[764] Galant präzisiert diese These allerdings nicht weiter. Galant schließt daraus, dass der Rückgratreflex phylogenetisch wohl der älteste der „Rückenreflexe" (ein Begriff, den Galant zur Bezeichnung eines einzigen Reflexes für zu unpräzise hält) des Menschen sein müsste.

Galant weist darauf hin, dass der Rückgratreflex des Säuglings, der ganz verloren geht, unter pathologischen Verhältnissen beim Erwachsenen wieder zum Vorschein kommt, vergleichbar dem Babinski-Reflex des Säuglings und dem Babinski-Reflex bei Erkrankungen des Zentralnervensystems beim Erwachsenen. Galant beleuchtet hier den widersprüchlichen Aspekt, dass ein gesunder Säugling normalerweise einen pathologischen Reflex eines Erwachsenen zeigt und erklärt diesen Sachverhalt mit dem Prozess der Myelinisation des Gehirns. Er erläutert, dass sowohl die Unterentwicklung des Gehirns des Säuglings als auch die Zerstörung eines Gehirnteils des Hemiplegikers zum gleichen Resultat führen, nämlich zum spastischen Symptomenkomplex. Dieser Symptomenkomplex ist dadurch gekennzeichnet, dass die hemmende Wirkung des Kortex auf die reflektorischen Nervenvorgänge infolge der primären Schwäche des unterentwickelten Gehirns bzw. der Läsion des Gehirns wegfällt mit einer daraus resultierenden Unterbrechung der Pyramidenbahn.[765]

In diesem Zusammenhang geht Galant sogar so weit, u. a. selbst im skapulohumeralen Reflex Bechterews, der vom Rücken aus ausgelöst wird und somit also als „Rückenreflex" zu betrachten ist, eine Teilerscheinung des frühkindlichen Rückgratreflexes zu sehen. Galant merkt dazu an, dass alle Kinderärzte – er nennt namentlich Peiper und Isbert[766] [767] –, die bei Säuglingen den Rückgratreflex prüften, bei ihren Beobachtungen auf die Mitbeteiligung der Extremitäten beim Rückgratreflex hinwiesen. Galant stellte allerdings bei seinen eigenen Untersuchungen fest, dass es schwierig sei, diese Bewegungen der Extremitäten beim Rückgratreflex zu präzisieren, da sie stark variieren.[768]

Peiper untersuchte zusammen mit Isbert den Galant-Reflex bei Säuglingen und weist auf die tonischen Eigenschaften des Galant-Reflexes hin. Er ergänzt Galants Reflexbeschreibung dahin gehend, dass er bemerkt, dass die gleiche Reaktion auch von der Brust und vom Bauch aus hervorzurufen ist. Der Säugling zieht dann die gereizte Seite zurück, so dass die Wirbelsäule einen nach der Reizseite offenen

---

[764] Galant JS (1932) "Der Rückgratreflex und die Rückenreflexe", S. 261.
[765] Galant JS (1925) "Reflex, Automatismus, Instinkt", S. 259-260.
[766] Peiper A, Isbert H (1926) "Über die Körperstellung des Säuglings" Jahrbuch der Kinderheilkunde 115: 142-176.
[767] Galant JS (1932) "Der Rückgratreflex und die Rückenreflexe", S. 262.
[768] Galant JS (1932) "Der Rückgratreflex und die Rückenreflexe", S. 262.

Bogen bildet, wobei oft das gleichseitige Bein in Knie und Hüfte gestreckt wird. Am reizbarsten sind die seitlichsten Teile des Rumpfes. Von der Vorderseite des Rumpfes aus lässt sich häufig deutlich die Kopfstellung verändern. Peiper stellt noch fest, dass der Reflex sich auch von den Achselhöhlen aus auslösen lässt. Er verweist abschließend darauf, dass der Galant-Reflex nicht von den Oberschenkeln aus auslösbar ist.[769]

Man kann Galant zuerkennen, dass er sich sehr ausführlich mit der Vorgehensweise bei der Untersuchung des nach ihm benannten Galant-Reflexes beschäftigte und auch alle wissenschaftlich relevanten Erkenntnisse des Reflexes beleuchtete.

---

[769] Peiper A (1949, 3. erw. Auflage 1964) Die Eigenart der kindlichen Hirntätigkeit, S. 172.

3.7 Moro-Reflex (1918)

3.7.1 Biographie des Erstbeschreibers: E. Moro (1874-1951)

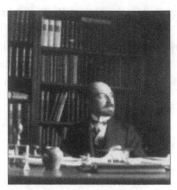

Abb. 1 Ernst Moro[770]

Ernst Moro wurde am 8. Dezember 1874 in Laibach, dem heutigen Ljubljana geboren. Nach seiner Maturitätsprüfung in Triest studierte er Medizin an der Universität von Graz. Noch vor Abschluss seiner Promotion im Jahr 1899 wurde Moro von Theodor Escherich (1857-1911), der die Bakteriologie in die Kinderheilkunde einführte, in dessen Kinderklinik als Assistent übernommen.

---

[770] Abb. 1 Ernst Moro, Bildquelle: [Online im Internet:] URL: http://www.klinikum.uni-heidelberg. de/Ernst-Moro.115556.0.html [Stand: 07.01.2011, 16:31].

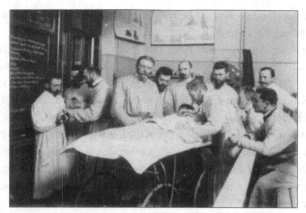

Abb. 2 Letzte Vorlesung Escherichs in Graz am 22. Februar 1902; Moro steht links von Escherich und gibt einem Tier eine Injektion, während Meinhard von Pfaundler gerade ein Kind untersucht.[771]

Im Jahr 1900 präsentierte Moro die erste bakteriologische Charakterisierung von Lactobacillus acidophilus aus dem Magen von Kindern, welches für die Ansäuerung von Milchprodukten verantwortlich ist.[772] Nach zweijähriger Assistentenzeit in Wien unter Escherich kehrte Moro zunächst zurück nach Graz zu Meinhard von Pfaundler (1872-1947), der dort inzwischen den Lehrstuhl für Kinderheilkunde innehatte. 1906 habilitierte er sich für Kinderheilkunde mit einer Arbeit über die bakterielle Flora unter physiologischen und pathologischen Bedingungen des kindlichen Darmes. Im Jahr 1907 folgte er dann Meinhard von Pfaundler nach München. 1908 gewann Moro internationales Ansehen für seinen perkutanen Hauttest für Tuberkulose, der als „Moro-Test" in vielen Ländern bis in die 1960-er Jahre zur Diagnosestellung breite Verwendung fand. 1911 wurde Moro außerordentlicher Professor für Kinderheilkunde an der Universität Heidelberg und Direktor der „Luisenheilanstalt" der Universitätskinderklinik. 1918 schuf er den Begriff „erstes Trimenon", dem er einige Besonderheiten in der kindlichen Entwicklung zuschrieb. Dieses Trimenon sollte seiner Meinung nach, ähnlich wie die Neugeborenen-

---

[771] Abb. 2 Letzte Vorlesung Escherichs in Graz am 22. Februar 1902, Bildquelle: Weirich A, Hoffmann GF (2005) "Ernst Moro (1874-1951) - A great pediatric career started at the rise of university-based pediatric research but was curtailed in the shadows of Nazi laws" European Journal of Pediatrics 164/10: 599-606, S. 601.

[772] Weirich A, Hoffmann GF (2005) "Ernst Moro (1874-1951) - A great pediatric career started at the rise of university-based pediatric research but was curtailed in the shadows of Nazi laws" European Journal of Pediatrics 164/10: 599-606, S. 600.

Periode, als eigenständige Einheit betrachtet werden mit speziellen Charakteristiken was Wachstum, Ernährung, Reflexe, etc. betrifft.

Die berühmteste Aussage, die Moro bezüglich dieses ersten Trimenons trifft, stellt die Beschreibung des sog. Umklammerungsreflexes dar, ein diagnostischer Meilenstein in der neurologischen Entwicklung des Kindes. Im Jahr 1919 wurde Moro zum Ordinarius ernannt und leitete somit den ersten Lehrstuhl für Kinderheilkunde in Heidelberg.[773]

Ende 1919 hatte sich die Heidelberger Klinik zur größten pädiatrischen Klinik Deutschlands entwickelt, allerdings auch verbunden mit großen wirtschaftlichen Problemen. Deshalb war es für Moro eine Erleichterung, dass die Luisenheilanstalt im Jahr 1923 vom badischen Staat als Universitätskinderklinik übernommen wurde. Eckart beschreibt die Situation an Moros Kinderklinik in diesen Jahren wie folgt:

„Befreit von der unmittelbaren Existenzbedrohung gelang es Moro, an seiner Klinik ein motivierendes Forschungsklima zu erzeugen; die wissenschaftlich anregende ‚Haus- und Arbeitsatmosphäre' zog Kinderärzte aus der ganzen Welt zu Besuchen nach Heidelberg. Man wollte Moro hören, bei ihm lernen, sich Anregungen holen, mit ihm arbeiten. Moros permanente Bereitschaft, wissenschaftliche Fragen nicht nur in scharfsinnigen, sondern gelegentlich auch in scharf geführten Diskussionen auszudiskutieren, wozu gerne auch die ‚heilige Stunde' des Chefs, seine Papirossi-Zigarettenpause zwischen der Chefvisite im Haupthaus und im Neckarbau genutzt wurde, war berühmt und geschätzt. Selbstverständlich konnten alle Diskussionen auch privat fortgesetzt werden, wie etwa bei gemeinsamen Badevergnügen im Neckar, an denen neben den Ärzten auch die Familie Moro teilnahm. Geachtet, ja geradezu verehrt wurde Moro von seinen Studenten. Die Vorlesungen wurden durch seinen lebendigen, ja impulsiven, fesselnden und klar gegliederten Vortragsstil immer zu einem Genuss. Man hörte gern bei Moro und konnte sich eines hohen wissenschaftlichen Niveaus sicher sein. "[774]

---

[773] Weirich A, Hoffmann GF (2005) "Ernst Moro (1874-1951)", S. 600-602.
[774] Eckart WU (2006) Ernst Moro und die „Goldenen Jahre" der Heidelberger Pädiatrie, 893-908 In: Eckart WU, Sellin V, Wolgast E (Hrsg.): Die Universität Heidelberg im Nationalsozialismus, Springer Verlag, Berlin Heidelberg, S. 895.

Durch die Machtübernahme der Nationalsozialisten im Jahr 1933 wurde die „Blütezeit der Heidelberger Pädiatrie des frühen 20. Jahrhunderts"[775] jäh beendet. Einer der begabtesten Schüler Moros, der Siebenbürger Paul György, ein getaufter Jude, emigrierte sofort 1933 aus Angst um sein Leben, zunächst nach England, später in die USA.[776]

Die neu eingetretene politische Situation belastete Moro zusehends. In diesen Jahren erkrankte er an Gastritis und Schlaflosigkeit und musste immer wieder das Sanatorium „Bühler Höhe" im Schwarzwald aufsuchen. Die nationalsozialistischen Rassengesetze bedrohten seine Familie unmittelbar, da seine Frau Grete jüdischer Abstammung war. Diese Tatsache dürfte wohl den Ausschlag gegeben haben, dass er im September 1936 um seine Emeritierung, die ihm auch prompt gewährt wurde, nachsuchte. Moro verließ unmittelbar nach dieser Entscheidung die Heidelberger Kinderklinik ohne jede Feierlichkeit – immerhin war er zu diesem Zeitpunkt dort bereits seit 25 Jahren Professor. Er hat die Klinik danach auch nie wieder betreten.[777]

Die Vorgänge an der Universität Heidelberg während des „Dritten Reiches" sah Moro später dennoch durchaus differenziert: Nach der Einnahme Heidelbergs internierten die Amerikaner automatisch alle Mitglieder der SS, auch den „Dozentenführer" Karl-Friedrich Schmidhuber. Dieser hatte kurz vor Kriegsende Moros Gattin Grete vor der Deportation gerettet. Moro setzte sich bei den amerikanischen Behörden für Schmidhuber ein, indem er schrieb:

"Certificate. With all my influence and the deepest conviction I am liable for Professor Dr. Schmidhuber. This man did not only help me in my difficult position, he always helped everybody, as often as he could do so......Prof. Dr. Moro."[778]

Nach seinem Weggang von der Universität 1936 eröffnete Moro eine private Kinderarztpraxis in Heidelberg-Handschuhsheim, nur unweit von seinem bisherigen universitären Wirkungsfeld entfernt. Im April 1945 wurde er von der US Militärregierung gefragt, ob er ein Amt in der Regierung oder in der Universität zu übernehmen wünsche. Moro lehnte jedoch mit dem Hinweis auf sein fortgeschrittenes Alter ab und führte seine Praxis noch bis 1948 weiter.[779]

---

[775] Eckart WU (2006) Ernst Moro und die „Goldenen Jahre" der Heidelberger Pädiatrie, S. 896.
[776] Weirich A, Hoffmann GF (2005) "Ernst Moro (1874-1951)", S. 602.
[777] Eckart WU (2006) Ernst Moro und die „Goldenen Jahre" der Heidelberger Pädiatrie, S. 898.
[778] Weirich A, Hoffmann GF (2005) "Ernst Moro (1874-1951)", S. 604.
[779] Weirich A, Hoffmann GF (2005) "Ernst Moro (1874-1951)", S. 604.

Neben den oben genannten Entdeckungen lieferte der Kinderarzt mit diäteti-schen Maßnahmen wie einem speziellen Brei, einer speziell zusammengesetzten Milch, der Apfeldiät und der Karottensuppe, die später alle seinen Namen trugen, Weg weisende Vorschläge zur Ernährung bei Durchfallerkrankungen bei Kindern. Er wies die Keimfreiheit des normalen Dünndarms nach, ebenso die Tatsache, dass im Blut von gestillten Kindern stärkere bakterizide Eigenschaften vorherrschen als im Blut von flaschenernährten Säuglingen. Er beschrieb als Erster den Begriff „Nabelkoliken" für mehr psychisch als somatisch begründete Bauchschmerzen bei älteren Kindern.[780]

Moro starb am 17. April 1951 in Heidelberg und wurde auf dem Friedhof in Heidelberg-Handschuhsheim beigesetzt. Eine Gedenktafel, die am 08. Dezember 2004 aus Anlass seines 130. Geburtstages am ehemaligen Haus Moros in der Mo-zartstraße 10 in Heidelberg-Handschuhsheim enthüllt wurde, erinnert an den gro-ßen Heidelberger Kinderarzt.

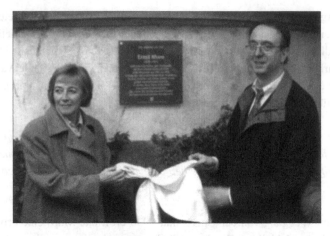

Abb. 3 08. Dezember 2004: Die Heidelberger Oberbürgermeisterin Beate Weber und Professor Dr. Georg F. Hoffmann, Geschäftsführender Direktor der Universitätskinderklinik Heidelberg, bei der Enthüllung der Gedenktafel für Ernst Moro[781]

---

[780] Zur Biographie von Ernst Moro: Ernst Moro Klinikticker [Online im Internet:] URL: http://www.klinikticker.de/index.php?id=291 [Stand: 07.01.2011, 12:58].
[781] Abb. 3 Gedenktafel für Ernst Moro in der Mozartstr. 10 in Heidelberg Handschuhsheim, Bild-quelle: Ernst Moro Klinikticker [Online im Internet:] URL: http://www.klinikticker.de/index .php?id=291 [Stand: 07.01.2011, 16:35].

3.7.2 Der Moro-Reflex (Erstbeschreibung, Physiologie, Anthropologie)

Die Erstbeschreibung des Moro-Reflexes erfolgte 1918 in der "Münchener Medizinischen Wochenschrift" im Rahmen des Artikels über "Das erste Trimenon"[782], das, wie erwähnt, nach Ansicht Moros als eigenständige Einheit angesehen werden sollte. In diesem „ersten Trimenon", d. h. in den ersten drei Monaten der Entwicklung des Säuglings gibt es einige Besonderheiten hinsichtlich Ernährung bzw. Nahrungszusammensetzung, Wachstum, Hauterscheinungen u. a.. Bezüglich des nach ihm benannten Reflexes machte Moro eine „kleine Beobachtung":

„Legt man einen jungen Säugling auf den Wickeltisch und schlägt man zu beiden Seiten mit den Händen auf das Kissen, so erfolgt ein eigenartiger Bewegungsreflex, der ungefähr folgendermaßen verläuft: Beide Arme fahren symmetrisch auseinander, um sich hierauf unter leicht tonischen Bewegungen im Bogen wieder annähernd zu schließen. Ein ähnliches motorisches Verhalten zeigen gleichzeitig beide Beine. Am schönsten ausgeprägt ist der Reflex in den ersten Lebenswochen. Nach einigen Monaten wird er undeutlicher und unsicherer, um endlich ganz zu erlöschen. Jenseits des 1. Vierteljahres ist er kaum mehr auslösbar; nur bei Frühgeburten kann er etwas länger bestehen bleiben."[783]

Moro stellte fest, dass man den Reflex auch während des Wickelns oder nach dem Erwachen auslösen kann, der Reflex jedoch immer in Zusammenhang mit dem Erschrecken des Säuglings steht. Moro stellte den Bewegungstypus als „eigenartig" heraus, da sein Zweck im Gegensatz zu allen Abwehrreflexen nicht auf den ersten Blick erkannt werden kann. Um die Bedeutung des Reflexes zu eruieren, bediente sich Moro der Lektüre von F. Dofleins Tierbiologie[784] von 1914.

Doflein teilt die Säuglinge des Tierreichs nach gewissen Besonderheiten ihrer Brutpflege in vier Gruppen ein:

1. die Beutelsäuglinge, die einen großen Teil ihrer Säuglingszeit im Beutel der Mutter verbringen (Bsp. Beuteltier),

---

[782] Moro E (1918) "Das erste Trimenon" Münchener Medizinische Wochenschrift 64: 1149-1150.
[783] Moro E (1918) "Das erste Trimenon", S. 1149-1150.
[784] Hesse R, Doflein F (Hrsg.) (1914): Tierbau und Tierleben in ihrem Zusammenhang betrachtet, Band 2 In: Das Tier als Glied des Naturganzen, Teubners Verlag, Leipzig.

2. die Lagersäuglinge, die ihre Säuglingszeit in einem von der Mutter vor der Geburt gebauten Nest verbringen und dort während mehrerer Wochen geborgen bleiben (Bsp. Katze, Kaninchen),

3. die Brustsäuglinge, die bezüglich Ernährung und Pflege ebenfalls längere Zeit von der Mutter abhängig sind (zu dieser Gruppe gehören Fledermaus und Affe, auch der Mensch), und

4. die Laufsäuglinge, die sofort nach der Geburt völlig entwickelt sind, laufen und neben der Brust schon am 1. Tag Vegetabilien zu sich nehmen (Bsp. Meerschweinchen, Huftiere).

Bei dieser Einteilung ist Gruppe 3 im Hinblick auf den menschlichen Säugling besonders interessant, und Moro nimmt folgende Stellung dazu:

> *„Die Brustsäuglinge, zu denen der Mensch gehört, vermitteln gewissermaßen zwischen den Lager- und Laufsäuglingen. Sie übertreffen zwar in der Entwicklung des Körpers und der Instinkte in mancher Beziehung die Lagersäuglinge, trotzdem sehen wir sie im hohen Grade von der Mutter abhängig."*[785]

Moro stellt dabei fest, dass für die Brustsäuglinge ein Lager nach der Geburt nicht vorgesehen ist, und dass die jeweiligen Arten bzw. auch der Mensch bald nach der Geburt ein bewegliches Leben aufnehmen. Da aber die Bewegungsfähigkeit der Jungen zunächst wenig ausgebildet ist, müssen sie von der Mutter getragen werden, weshalb die Brustsäuglinge besser und zutreffender als *„Tragsäuglinge"* zu bezeichnen wären. Moro zitiert hierbei wörtlich Doflein:

> *„Sie sind alle durch eigenartige Anklammerungsinstinkte ausgezeichnet. Die jungen Fledermäuse kommen schon mit einem ausgebildeten Milchgebiss zur Welt, dessen hackenförmige Schneidezähne ihnen dazu dienen, sich im Felle der Mutter zu verankern. Die Halbaffen und manche Affen verwenden dazu den Schwanz. Bei den Affen ist ein ausgesprochener Klammerreflex vorhanden, der die Jungen geradezu zwingt, sich sofort mit den Fingern an dem Fell der Mutter festzuhalten."*[786]

---

[785] Moro E (1918) "Das erste Trimenon", S. 1149-1150.
[786] Moro E (1918) "Das erste Trimenon", S, 1149-1150.

Die von Doflein beschriebene Art und Weise, wie sich der Affensäugling an der Mutter festhält, ersieht man aus der Abbildung, die ein Orang-Utanweibchen mit seinem Jungen darstellt (Abb. 4).

Moro vergleicht Dofleins Aussage mit dem Verhalten des menschlichen Säuglings und folgert Folgendes daraus:

„Wenn wir uns nun vor Augen halten, wie der Bewegungstypus beschaffen sein muss, der zu dieser Festhaltung führt und wenn wir uns weiterhin daran erinnern, dass das Tragen des jungen Säuglings in dieser oder ähnlicher Form beim Naturmenschen auch heute noch üblich ist, so ist wohl kaum daran zu zweifeln, dass wir im charakteristischen Bewegungsreflex junger Säuglinge Andeutungen eines natürlichen Umklammerungsreflexes zu erblicken haben und dass das beschriebene Phänomen als atavistische Erscheinung aufzufassen sein dürfte. "[787]

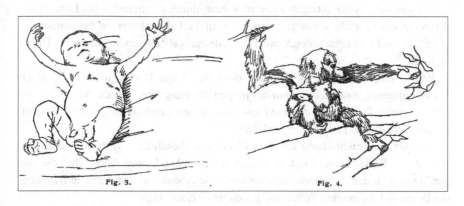

Fig. 3. Fig. 4.

Abb. 4 Analogie des Moro-Reflexes beim Menschen- und beim Orang-Utan-Säugling (nach Doflein, 1914)[788]

Dadurch, dass der Reflex nach ungefähr drei Monaten verschwindet, ist für Moro klar ersichtlich, dass der Säugling seine in dieser Zeit besonders stark ausgeprägte Abhängigkeit von der Mutter *„in sinnfälligster Weise"*[789] zum Ausdruck bringt.

---

[787] Moro E (1918) "Das erste Trimenon", S. 1149-1150.
[788] Abb. 4 Analogie des Moro-Reflexes beim Menschen- und beim Orang-Utan-Säugling: Bildquelle: Hesse R, Doflein F (Hrsg.) (1914) Tierbau und Tierleben in ihrem Zusammenhang betrachtet, Band 2 In: Das Tier als Glied des Naturganzen, Teubners Verlag, Leipzig.
[789] Moro E (1918) "Das erste Trimenon", S. 1149-1150.

Moro wies in seiner Erstbeschreibung auf den Zusammenhang der Reflexauslösung mit dem Erschrecken des Säuglings hin, wobei Peiper jedoch ausdrücklich zwischen Schreckreaktion (Zusammenfahren) einerseits und Moro-Reflex andererseits unterscheidet. Beim Zusammenfahren werden die Arme aus- oder emporgestreckt, die Finger werden gebeugt, Kopf und Rumpf werden vorwärts gebeugt. Beim Moro-Reflex dagegen strecken sich die Arme im rechten Winkel zum Körper seitwärts, die Finger strecken sich und häufig strecken sich auch Kopf und Rumpf. Sowohl Schreckreaktion als auch Moro-Reflex bewirken eine Beugung der Beine. Peiper weist darauf hin, dass der gleiche Stimulus oft Schreck- und Moro-Reaktion nacheinander bewirkt.[790] Wegen dieser von Peiper beobachteten häufig nacheinander ausgelösten Reflexantworten hatte Moro offensichtlich angenommen, dass zur Auslösung „seines" Reflexes das Erschrecken des Säuglings gehörte.

Schaltenbrand deutete den Moro-Reflex als einen Umklammerungsreflex, der verhindern soll, dass das Neugeborene bei plötzlichen Lageveränderungen von der Mutter herunterfällt. Entwicklungsgeschichtlich diente der Moro-Reflex dazu, zunächst von der Mutter getragen zu werden bzw. durch Nachgreifen bei Lageveränderungen oder Gefahr einen sicheren Halt im Fell der Mutter zu bekommen.[791] Schaltenbrand bezeichnete den Moro-Reflex deshalb als ein phylogenetisches Überbleibsel.[792]

Peiper hingegen geht davon aus, dass der Moro-Reflex nichts mit einer Umklammerung, einem Festhalten des jungen Säuglings am Leib der Mutter zu tun hat. *„Niemals könnte sich ein Kind mit Hilfe dieser rasch abklingenden* (gemeint ist der Moro-Reflex) *Bewegung festhalten."*[793]

Bei der Erstbeschreibung des Moro-Reflexes „beschrieb" Moro teilweise den Ablauf des Reflexes nicht mit Worten, sondern anhand einer Abbildung, die die gleichzeitig zu den Armbewegungen ablaufende Abduktion und partielle Beugung der Beine mit supinierten Füßen und gebeugten Zehen zeigte.[794]

Freudenberg, der ebenfalls in der Heidelberger Kinderklinik arbeitete, „holte" 1921 diese Beschreibung mit Worten „nach", geht dabei sehr ausführlich auf den Vorgang ein und erklärt ihn folgendermaßen:

---

[790] Peiper A (1949, 3.erw. Auflage 1964) Die Eigenart der kindlichen Hirntätigkeit, S. 25-26.
[791] Moro-Reflex, [Online im Internet:] URL: http://de.wikipedia.org/wiki/Moro-Reflex [Stand: 07.01.2011, 13:01].
[792] Schaltenbrand G (1925) "Normale Bewegungs- und Lagereaktionen bei Kindern" Deutsche Zeitschrift für Nervenheilkunde 87: 23-59, S. 30.
[793] Peiper A (1949, 3.erw.Auflage 1964) Die Eigenart der kindlichen Hirntätigkeit, S. 162.
[794] Parmelee AH (1964) "A critical evaluation of the Moro reflex" Pediatrics 33: 773-788, S. 774.

„Die Arme, in denen im frühen Säuglingsalter ein ausgesprochener Beugetonus vorherrscht, werden im Ellbogen mehr oder minder vollständig gestreckt und gleichzeitig gespreizt. Im gleichen Zuge dieser symmetrisch erfolgenden Bewegung nähern sich die Arme wieder in gestreckter Haltung im Bogen einander und der Mittellinie. Diese Adduktionsbewegung kann bei nicht sehr jungen Säuglingen auch unterbleiben, wiewohl der erste Teil des Reflexablaufes, Streckung und Spreizung, noch prompt erfolgt. Die Finger sind während der geschilderten Bewegung gespreizt und in einer Mittelstellung zwischen Streckung und Beugung. Auch in den Beinen erfolgt bei voll sich entwickelndem Reflex eine Streckung und vorübergehende Abduktion; die Füsse geraten in entschiedene Supinationsstellung, während die Zehen gebeugt werden, die grosse Zehe bisweilen gespreizt wird. Die Bewegung in den Armen ist leichter auszulösen als die in den Beinen. Bei dieser kann die Streckung unterbleiben, während die Füsse noch in Supinationsstellung geraten, ein abortiver Ablauf des Vorgangs."[795]

Freudenberg ergänzt in seiner Veröffentlichung noch weitere Aspekte des Umklammerungsreflexes und berichtet, dass er bei seinen Untersuchungen feststellte, dass die Umklammerungsbewegungen durch Reize „mannigfaltiger Art" ausgelöst werden. Wirksam sind beispielsweise jede schnelle Bewegung in irgendeine Richtung mit dem Gesamtkörper des Säuglings, Erschütterungen, ein leichter, klopfender Schlag auf die Bauchgegend des Säuglings, durch endogene Reize bewirkte Erschütterungen des Körpers (Singultus), thermische Reize, Kälte- oder Wärmeapplikation auf Brust oder Bauch und Anblasen des Gesichts des Kindes. Freudenberg stellte auch fest, dass der Reflex vorwiegend symmetrisch abläuft, aber bei asymmetrisch einwirkenden Reizen asymmetrisch abläuft, was dann bedeutet, dass z. B. die Bewegung in einem Arm „ausgiebiger" wird. Freudenberg verweist in seinen Beobachtungen auch darauf, dass bei zarten und dystrophischen Kindern oder bei günstigen Reizbedingungen, wie z. B. im Schlaf, der Umklammerungsreflex noch über das erste Vierteljahr hinaus sogar bis in das zweite Lebenshalbjahr ausgelöst werden kann, ohne pathologisch zu sein. Freudenberg berichtet ebenfalls, dass sich die Vermutung, dass die Erlernung der Kopfstatik den Reflex zum Verschwinden bringt, als Irrtum herausstellte. Weiter unterscheidet Freudenberg den

---

[795] Freudenberg E (1921) "Der Morosche Umklammerungsreflex und das Brudzinskische Nackenzeichen als Reflexe des Säuglingsalters" Münchener Medizinische Wochenschrift 51: 1646-1647, S. 1646.

Moro-Reflex vom Labyrinthreflex nach Magnus[796] und verweist auf Gemeinsamkeiten des Umklammerungsreflexes mit dem Brudzinskischen Nackenzeichen.[797]

Neben Freudenberg beschrieb auch Schaltenbrand seine Vorgehensweise bei den Untersuchungen zum Moro-Reflex und ergänzte somit ebenfalls Moros Beschreibung wie folgt:

> *„Die Reaktion besteht darin, dass die Arme aus ihrer gewöhnlichen Beugehaltung herausfahren, abduziert und gestreckt werden. Im Anschluß daran werden sie häufig in den Schultern nach der Mitte zu adduziert und dann wieder in Beugestellung an den Leib gelegt. Währenddessen vollführen auch die Beine eine ähnliche Bewegung. "*[798]

Schaltenbrand wandte bei seinen untersuchten Säuglingen Stimulationsmöglichkeiten wie

> *„Erschütterungen der Unterlage, Beklopfen des Bauches, plötzliches passives Strecken der Beine in den Hüftgelenken, Anblasen des Gesichtes sowie Bewegungen aller Art "*

an.[799] Schaltenbrand machte damit klar, dass noch weitere als die von Moro genannten Reizauslöser wirksam sein können.

Schaltenbrand und mit ihm auch eine Reihe weiterer Untersucher frühkindlicher Reflexe wie Freudenberg und Peiper wandten später bei ihren Untersuchungen sogar Variationen des Moro-Reflexes an. Ein Beispiel einer solchen Variation ist die Schaltenbrand-Variation, auf die im Folgenden näher eingegangen wird.

Schaltenbrand konnte zeigen, dass der Moro-Reflex durch Halsreflexe modifiziert wird. So gelang es ihm, den Moro-Reflex durch Drehen des Kopfes bei fixiertem Thorax auszulösen. Unmittelbar im Anschluss an die Drehung erfolgt eine starke Streckreaktion beider Arme. Dabei reagiert der sog. „Schädelarm", von dem das Gesicht weggedreht wird, stärker als der sog. „Kieferarm", zu dem das Gesicht hingedreht wird. Nach Abklingen der Bewegungsreaktion bleibt ein tonischer Halsreflex als Haltungsreflex übrig: Die Arme bleiben dabei meist in einer asymmetri-

---

[796] Anm.: R. Magnus (1873-1927), Professor für Neurologie an der Universität Utrecht, war für den Nobelpreis 1927 vorgesehen, verstarb jedoch kurz vorher.
[797] Freudenberg E (1921) Der Morosche Umklammerungsreflex und das Brudzinskische Nackenzeichen", S. 1646-1647.
[798] Schaltenbrand G (1925) "Normale Bewegungs- und Lagereaktionen bei Kindern", S. 28.
[799] Schaltenbrand G (1925) "Normale Bewegungs- und Lagereaktionen bei Kindern", S. 28.

schen Stellung: beide Arme sind im Ellenbogengelenk gebeugt, der Schädelarm ist im Schultergelenk gehoben und auswärtsrotiert, der Kieferarm ist etwas im Schultergelenk adduziert und einwärtsrotiert.[800] Schaltenbrand konnte die Gruppe der beschriebenen Reaktionen als Variation des Moro-Reflexes am deutlichsten bei einige Tage alten Säuglingen auslösen.[801]

Moro erkannte bereits die mögliche diagnostische Bedeutung des Umklammerungsreflexes und beschrieb zwei Jahre nach der Erstbeschreibung in einer weiteren Veröffentlichung die Persistenz des Reflexes bei Kindern mit verzögerter mentaler Entwicklung.[802] Diese Veröffentlichung ist das Protokoll eines Vortrags in der medizinischen Sektion des Naturhistorisch-medizinischen Vereins zu Heidelberg, den Moro am 2. Dezember 1919 hielt, und in dem er mitteilte, dass der Umklammerungsreflex bei normal entwickelten Säuglingen nach dem dritten Lebensmonat verschwindet, bei Kindern mit zerebrospinalen Entwicklungshemmungen jedoch länger erhalten bleibt. Moro stellte eine sechsmonatige Persistenz bei angeborenem Anophthalmus mit Andeutung von Mikrozephalie, eine siebenmonatige Persistenz bei „Mongolismus" mit vielfachen Missbildungen und bei Frühgeburt, eine einjährige Persistenz bei Diplopie und bei mikrozephaler Stirn und eine zweijährige Persistenz bei der Försterschen Form der Littleschen Krankheit fest. Bei dem Vortrag wurde ein Fall mit mikrozephaler Stirn vorgestellt und gezeigt, dass der Reflex selbst *„nicht mehr schön"* auslösbar war, dass aber eine *„ausgesprochene Neigung zu typischen Umklammerungsbewegungen nach verschiedenen Reizen"* bestand. Im Protokoll ist weiter zu lesen:

> *„Die Persistenz des Umklammerungsreflexes darf als Zeichen zerebraler Schädigungen angesehen und als frühzeitiger Hinweis auf mangelhafte intellektuelle Entwicklung vermerkt werden. Es wird die Vermutung ausgesprochen, dass die Ursache dieses Verhaltens in einer Hypogenesie der Grosshirnrinde resp. der Pyramidenseitenstrangbahnen zu suchen sei."*[803]

Auch Schaltenbrand nahm Stellung zur Persistenz des Moro-Reflexes und vermutete, dass die möglichen unterschiedlichen Stimuli auch Einfluss auf den Zeitrahmen

---

[800] Schaltenbrand G (1925) "Normale Bewegungs- und Lagereaktionen bei Kindern", S. 29.

[801] Schaltenbrand G (1925) "Normale Bewegungs- und Lagereaktionen bei Kindern", S. 30.

[802] Parmelee, AH (1964) "A critical evaluation of the Mororeflex", S. 774.

[803] Moro E (1920) "Zur Persistenz des Umklammerungsreflexes bei Kindern mit zerebralen Entwicklungshemmungen" Naturhistorisch-medizinischer Verein zu Heidelberg, Protokoll der Sitzung vom 2. Dezember 1919, Punkt II. Muenchener Medizinische Wochenschrift 12: 360.

des Moro-Reflexes haben. Mit steigendem Alter des Säuglings werden Reize wie Erschütterung und Anblasen als auslösende Ursache des Moroschen Reflexes unbedeutsam, aber die schon erwähnten passiven Bewegungen können den Reflex noch länger auslösen, bis der Reflex schließlich ganz verschwindet. Der Reflex beginnt im 4. bis 6. Lebensmonat zu verschwinden, als Überrest bleibt dann noch eine leichte Bewegung der Hände, die sich öffnen und supinieren und deren Finger noch gespreizt werden. Schaltenbrand stellt dem Verschwinden des Moro-Reflexes in dieser Altersgruppe die Streckreaktion der Extremitäten auf alle Bogengangsreize als noch deutlich auslösbar gegenüber. Bei einigen Säuglingen bis zum 12. Monat konnte Schaltenbrand noch schwache Anzeichen des Moroschen Reflexes beobachten, sieht aber bei dieser Altersgruppe noch keine pathologische Bedeutung.[804] Diese Sichtweise Schaltenbrands deckt sich nicht mit Moros Sichtweise, allerdings schließt sich Schaltenbrand der Meinung von Freudenberg an, dass manche Erscheinungen von Athetose-Kranken als persistierender Moro-Reflex anzusehen sind.[805]

Beim frühkindlichen Moro-Reflex oder beim persistierenden Moro-Reflex spielen wie bei allen Reflexen die neurologischen Vorgänge die entscheidende Rolle, weshalb noch auf McGraws Erläuterungen zu den neurologischen Vorgängen beim Zustandekommen des Moro-Reflexes in ihrem Artikel "The development of neuromotor activities" eingegangen wird. Für McGraw ist die Fähigkeit, unmittelbar auf einen Schreckreiz zu reagieren, eine phylogenetische Funktion, die weitgehend unter der Herrschaft primitiver Zentren steht. Beim Neugeborenen werden die meisten muskulären Systeme für die Moro-Reaktion in Aktion gebracht, alle motorischen Gruppen kaudal des Mittelhirns werden aktiviert, so dass jeder plötzlich auftretende Stimulus eine Diffusion dieses Impulses durch die gesamte Neuroachse in Gang setzt.

McGraw vermutet beim Rückgang der Reflexintensität mit zunehmendem Alter des Säuglings eine größere Organisation der Nervenbahnen, über die der Impuls verläuft, so dass es nicht mehr zu einer generellen Überflutung aller Motoreinheiten kommt. Wenn der Säugling diese reife Phase der Reflexreaktion erreicht – Mc Graw nennt diese Phase den „body jerk" – spielt der inhibitorische Einfluss der Großhirnrinde, wie bei anderen Reflexen auch, eine Rolle. Die Kernebene, die viele Motoreinheiten aktiviert, funktioniert aber weiter, auch wenn selbst eine „ausgereifte" Versuchsperson überrascht wird, aber der Kortex versucht dann, die Reaktion auf der Ebene des Kerns auf ein Minimum an muskulärer Energie zu beschrän-

---

[804] Schaltenbrand G (1925) "Normale Bewegungs- und Lagereaktionen bei Kindern", S. 51.
[805] Schaltenbrand G (1925) "Normale Bewegungs- und Lagereaktionen bei Kindern", S. 30.

ken. Wenn eine Krankheit das Funktionieren der Großhirnrinde beeinträchtigt, zeigt sich ein persistierender Reflex oder ein erneutes Reflexauftauchen.[806] Heute spricht man von einem persistierenden Moro-Reflex dann, wenn er nach dem 4. Lebensmonat eines Säuglings noch vorhanden ist. Die davon betroffenen Kinder sind sehr schreckhaft und werden dadurch nachts häufig aus dem Schlaf gerissen. Tatsächlich kann der Moro-Reflex manchmal selbst bei Erwachsenen noch nachgewiesen werden. Ein persistierender Moro-Reflex hat für das heranwachsende Kind häufig eine ganze Reihe unangenehmer Folgen, die im Wesentlichen durch die Begriffe ADS (Aufmerksamkeitsdefizitsyndrom), ADHS (Aufmerksamkeitsdefizit-/Hyperaktivitätssyndrom) und KIDD (Kopfgelenk induzierte Dysgnosie und Dyspraxie) geprägt sind. Es kommt zu Wahrnehmungsproblemen und in der Folge zu erhöhter Ängstlichkeit, zu Koordinationsstörungen, Gleichgewichtsproblemen, Lichtempfindlichkeit und schneller Ermüdung der Augen und zur Überempfindlichkeit auf Geräusche. Aber auch rezidivierende Infekte im Hals-Nasen-Ohren-Bereich lassen sich auf den persistierenden Moro-Reflex zurückführen. Die durch den persistierenden Moro-Reflex geprägten Erwachsenen haben auf Grund von Wahrnehmungsstörungen oft eine als generalisiert zu beschreibende Lebensangst entwickelt, die sich in vielerlei Symptomen wie z. B. Hypochondrie, einer Abneigung gegenüber Veränderungen und Schwierigkeiten beim Ertragen von Kritik äußert.[807] Der persistierende Moro-Reflex ist somit eine ernst zu nehmende Diagnose.

Der Moro-Reflex ist wohl der am meisten angewandte Reflex, um den neurologischen Status eines Neugeborenen feststellen zu können. Trotzdem gibt es, wie bereits erwähnt, keinen eindeutigen alleinigen Stimulus, um die Reflexantwort auszulösen, sondern der Reflex kann durch mehrere unterschiedliche Reize hervorgerufen werden. In der Klinik unterscheidet man bei der Auslösung des Reflexes die möglichen Reflexantworten: stark, schwach, vollständig, unvollständig oder ganz fehlend.[808] Bisher noch nicht genannte Stimuli können auch ein kurzes Zurückfallenlassen des Kopfes des Kindes oder ein lautes Geräusch sein.[809] Hierbei ist erwähnenswert, dass Moro das laute Geräusch in seiner Erstbeschreibung als auslösenden Reiz nicht erwähnte, aber trotzdem Moros Klopfen auf das Kissen mit den Fingern häufig als lautes Geräusch statt als Erschütterung missinterpretiert

---

[806] McGraw MB (1945, reprinted 1963-66) The Neuromuscular Maturation of the Human Infant, S. 26-27.
[807] Persistierender Moro-Reflex: [Online im Internet:] URL: http://kiss-therapie.de/kiss-kidd/persistierender-moro-reflex/ [Stand: 07.01.2011, 13:03].
[808] Parmelee, AH (1964) "A critical evaluation of the Moro reflex", S. 773.
[809] Parmelee, AH (1964) "A critical evaluation of the Moro reflex", S. 775.

wurde.[810] Auf jeden Fall sind Erschütterung und lautes Geräusch mögliche Stimuli für den Moro-Reflex.

Für Parmelee besteht noch eine Möglichkeit, den Reflex auszulösen, darin, die Schultern des Säuglings vom Tisch oder vom Bett wegzuziehen, wobei man die Hände des Säuglings festhält und anschließend die Schultern des Säuglings unvermittelt zurückfallen lässt.[811]

Wie gesehen ist bei einer Reihe der beschriebenen Stimuli, die den Moro-Reflex auslösen, eine plötzliche Bewegung des Kopfes beteiligt. Daher glauben einige Untersucher des Reflexes, dass das primäre Sinnesorgan, das den Reflex initiiert, der knöcherne Bogengang des Vestibularapparates ist, während andere glauben, dass propriozeptive Rezeptoren der Halsmuskulatur für die Reizauslösung verantwortlich sind.[812] Der Moro-Reflex zeichnet sich in jedem Fall durch ein komplexes Bewegungsmuster aus und vollzieht sich in zwei Phasen:

In der ersten Phase öffnet das Kind den Mund, es atmet tief ein und bewegt seine Hände und Arme von den Schultern aus mit gestreckten Ellbogen und mit gespreizten Fingern nach außen, in Phase zwei folgt das Ausatmen, der Mund schließt sich wieder, die Arme werden gebeugt und vor dem Körper zusammengeführt.[813] [814] Darüber hinaus wird während des Reflexablaufes durch das Freisetzen der Stresshormone Adrenalin und Kortisol das sympathische Nervensystem und damit die Kampf- oder Fluchtbereitschaft aktiviert. Damit verbunden ist eine Beschleunigung des Herzschlags, Anstieg des Blutdrucks und Rötung der Haut. Der Reflex stellt somit den frühesten Bewegungsausdruck von Angst ebenso wie die erste Reaktion eines Säuglings auf eine Gefahr dar.[815]

Der Moro-Reflex dient dem Neugeborenen somit gleichsam als „Alarmanlage", da es zu diesem Zeitpunkt weder die Quelle der „Bedrohung" in Form des Stimulus erkennen kann, noch angemessen auf die „Bedrohung" reagieren kann.

---

[810] Parmelee, AH (1964) "A critical evaluation of the Moro reflex", S. 774.
[811] Parmelee, AH (1964) "A critical evaluation of the Moro reflex", S. 773.
[812] Parmelee, AH (1964) "A critical evaluation of the Moro reflex", S. 773-774.
[813] Parmelee, AH (1964) "A critical evaluation of the Moro reflex", S. 774.
[814] Moro-Reflex: [Online im Internet:] URL: http://www.kliniken.de/lexikon/Medizin/Kinderheil-kunde/Neonatologie/Fr%C3%Bchkindlicher_Reflex.html#Moro-Reflex [Stand: 07.01.2011, 14:20].
[815] Der Moro-Reflex: Institut für Neuro-Physiologische Psychologie (INPP) – Deutschland Theoretischer Hintergrund; Kap. 2.1: [Online im Internet:] URL: http://www.inpp.de/theoretischer_hintergrund.php [Stand: 07.01.2011, 14:23].

3.8   Landau-Reflex (1923)

3.8.1   Biographie des Erstbeschreibers: A. Landau (1896- nach 1936)

Arnold Landau wurde am 2. September 1896 in Breslau geboren. Sein Medizin-studium absolvierte er in Breslau, München und Berlin. 1918 erhielt er seine Approbation und verfasste 1920 seine Dissertationsarbeit in Breslau.[816]

Eine zusammenhängende Beschreibung des Lebenswegs Landaus konnte in der Literatur nicht gefunden werden, lediglich anhand der Spuren, die seine Veröffentlichungen hinterlassen haben, ist bekannt, dass Landau Assistenzarzt am „Städtischen Waisenhaus und Kinderasyl" in Berlin war. Die erste Veröffentlichung aus dieser Einrichtung schrieb er 1923[817], die zweite schrieb er im gleichen Jahr als Co-Autor mit[818], einen weiteren Artikel veröffentlichte er im Jahr 1925.[819] Der erste von Landau verfasste Artikel trägt den Titel: "Über einen tonischen Lagereflex beim älteren Säugling". Da dieser Reflex an dieser Stelle erstmals beschrieben wurde, ging der tonische Lagereflex in die medizinische Literatur als „Landau-Reflex" ein.

Da Landau Jude war, ereilte ihn während der nationalsozialistischen Herrschaft ein ähnliches Schicksal wie den ebenfalls in dieser Dissertation erwähnten Julius Bauer („Bauer-Reaktion"). Er emigrierte am 1. August 1936 nach New York, wo sich dann seine Spur verliert. Im "American Medical Directory" ist Arnold Landau als Arzt nicht aufgeführt.[820]

3.8.2   Der Landau-Reflex (Erstbeschreibung, Physiologie, Anthropologie)

In der "Klinischen Wochenschrift" von 1923 veröffentlichte Landau, wie oben er-wähnt, einen Artikel mit dem Titel "Über einen tonischen Lagereflex beim älteren Säugling", in dem er den später nach ihm benannten Reflex zum ersten Mal be-

---

[816] Seidler E (2007) Jüdische Kinderärzte 1933-1945, entrechtet-geflohen-ermordet Im Auftrag der Deutschen Gesellschaft für Kinderheilkunde und Jugendmedizin, Karger, Basel Freiburg Paris New York Bangalore Bangkok Singapore Tokyo Sydney, S. 169.

[817] Landau A (1923) "Über einen tonischen Lagereflex beim älteren Säugling" Klinische Wochen-schrift 27: 1253-1255.

[818] Nassau E, Landau A (1923) "Über Veränderungen der Serumsalze (Kationen) bei Gewichts-schwankungen im Säuglingsalter" European Journal of Pediatrics 36: 234-241.

[819] Landau A (1925) "Über motorische Besonderheiten des zweiten Lebenshalbjahrs" Monatsschrift für Kinderheilkunde 29: 555-558.

[820] Seidler E (2007) Jüdische Kinderärzte 1933-1945, entrechtet-geflohen-ermordet, S. 169.

schrieb.[821] Den Reflex hatte Landau vor allem bei rachitischen Kindern untersucht. Zwei Jahre später, 1925, beschrieb Arnold Landau noch einmal, diesmal ausführlicher, den nach ihm benannten Landau-Reflex in der "Monatsschrift für Kinderheilkunde" unter dem Titel "Über motorische Besonderheiten des zweiten Lebenshalbjahrs".[822]

Da der Artikel mit der Erstbeschreibung sich hauptsächlich mit dem Reflex bei rachitischen Kindern befasst, wird im Folgenden der Artikel von 1925, der den Reflex bei gesunden Kindern beschreibt, zunächst beleuchtet.

Landau beginnt seinen Artikel mit der Feststellung, dass besonders das zweite Lebenshalbjahr eine große Menge motorischer Besonderheiten aufweist, da in diesem Zeitraum der Übergang von der horizontalen in die aufrechte Körperlage stattfindet. In dieser Zeit zeigt das Vestibularsystem eine gesteigerte Reaktionsfähigkeit. Der Bogengangsapparat ruft kinetische Reaktionen der Labyrinthe hervor, der Otolithenapparat, dessen Reaktionen gesteigert sind, informiert über die jeweilige Lage des Kopfes im Raum und übt tonische Reaktionen auf die Körpermuskulatur aus. Von den Otolithen gehen demnach die *„Stellreflexe auf dem Kopf"*[823] aus. Der von Landau beschriebene Reflex lautet folgendermaßen:

> *„Das in Schwebehaltung gebrachte Kind lässt seinen Kopf aus jeder Lage im Raume ‚in Normalstellung' gehen oder mindestens sich ihr möglichst nähern. In rechter Seitenlage wird der Kopf nach links, in linker nach rechts erhoben, in Bauchlage wird er nach hinten gebeugt. Durch entsprechende Reaktionen der gesamten Rumpfmuskulatur bildet dann das Kind in Schwebehaltung stets einen nach oben offenen Bogen."*[824]

Nach Landau handelt es sich bei dieser Rumpfmuskelreaktion um einen typischen Halsreflex bzw. eine Verknüpfung von Hals- und Labyrinthreflexen, die für die gesamte Körperstellung des Menschen von Bedeutung ist. Neben diesem Reflex mit tonischem Charakter beschreibt Landau weitere tonische Reflexe bei Kindern im zweiten Lebenshalbjahr. Als Beispiel nennt er u. a. tonische Reflexe, die sich spontan hervorrufen lassen.

---

[821] Landau A (1923) "Über einen tonischen Lagereflex beim älteren Säugling" Klinische Wochenschrift 27: 1253-1255.

[822] Landau A (1925) "Über motorische Besonderheiten des zweiten Lebenshalbjahrs" Monatsschrift für Kinderheilkunde 29: 555-558.

[823] Landau A (1925) "Über motorische Besonderheiten des zweiten Lebenshalbjahrs", S. 555.

[824] Landau A (1925) "Über motorische Besonderheiten des zweiten Lebenshalbjahrs", S. 556.

„Die Kinder liegen auf einer Seite, stützen ihren Körper auf den nach unten gelegenen Arm, der im Ellenbogen gebeugt wird, während der nach oben gelegene Arm steil in die Höhe gestreckt wird. Die Kopfhaltung ist verschieden."[825]

Dass dieser Reflex spontan ist, zeigt die Tatsache, dass bei Lagewechsel die Armreaktionen umgekehrt erfolgen („Otolithenreaktion"). Landau bemerkt, dass die beschriebenen Reflexe bei motorisch völlig normal entwickelten Kindern auftreten, die im Alter von 9 Monaten stehen und im Alter von einem Jahr laufen können.[826] Dabei zeigen sich diese Reflexgruppen – wie bereits erwähnt – gerade in der „Halbjahrswende", eine besondere Periode in der motorischen Entwicklung des Kindes. Landau weist darauf hin, dass histologisch in diesem Zeitraum eine Insuffizienz der Pyramidenbahn, in der sich diese tonischen Massenreflexe zeigen, vorliegt. Diese tonischen Reflexe tauchen um den 6. Monat auf, was zum Zweck hat, dass sie den Übergang zum aufrechten Gang unterstützen sollen. Landau fügt hinzu, dass bei seinen Beobachtungen diese Reaktionen bei 10% aller Kinder vom 4. bis 9. Monat zu finden waren, und dass diese Kinder in ihrer statischen Entwicklung genauso weit waren wie Kinder, die diese tonischen Reflexe nicht zeigten.[827]

Landau geht auch auf das Wiederauftreten des Reflexes beim Erwachsenen ein und erläutert, dass dem allmählichen Aufbau der Motorik des Kindes, für den die tonischen Reflexe charakteristisch sind, ein destruktiver Prozess beim Erwachsenen entspricht, z. B. bei Hemiplegikern, bei denen diese sonst bei Erwachsenen nicht auslösbaren Reflexe wieder auftreten.[828]

In seinem bereits erwähnten Artikel "Über einen tonischen Lagereflex beim älteren Säugling" von 1923 beobachtete Landau, dass bei Rachitis der für statische Leistungen erforderliche „Tonus" nicht aufgebracht werden kann. Bringt man ein rachitisches Kleinkind jedoch in Bauchlage, hebt es von selbst den Kopf und drückt das Kreuz durch. Hebt man es in dieser Lage, unterstützt an den obersten Thoraxpartien, von der Unterlage auf, behält es weiter diese opisthotonische Haltung in der Schwebe für eine kurze Zeit (ca. 1-2 Minuten). Wenn der Säugling in die Schwebehaltung gebracht wird, hebt er zuerst den Kopf an und spannt dann die gesamte Körpermuskulatur an. Anschließend lässt er Kopf und Becken ganz plötzlich schlaff herabsinken, was zu einer Entspannung der Rückenstrecker führt. *„Die Abhängigkeit der Rückenmuskelspannung von der Kopfhaltung ist sehr auffallend."*

---

[825] Landau A (1925) "Über motorische Besonderheiten des zweiten Lebenshalbjahrs", S. 556.
[826] Landau A (1925) "Über motorische Besonderheiten des zweiten Lebenshalbjahrs", S. 556-557.
[827] Landau A (1925) "Über motorische Besonderheiten des zweiten Lebenshalbjahrs", S. 557-558.
[828] Landau A (1925) "Über motorische Besonderheiten des zweiten Lebenshalbjahrs", S. 557.

Wenn sich das Kind in tonischer Schwebehaltung befindet und der erhobene Kopf passiv gebeugt wird, erfolgt die prompte Erschlaffung der Rückenstrecker. Das Becken sinkt, der Schwere folgend, abwärts, *„als wäre ein Aufhängeband, an dem es bisher befestigt war, plötzlich durchrissen.“* Auch in seitlicher Schwebehaltung zeigt der Säugling die Tendenz, den Kopf in Normalstellung zu bringen, indem er ihn der nach oben gelegenen Schulter zuwendet („Scheitel-oben“-Stellung nach Magnus). Anschließend wird auch das Becken erhoben.

> *„Die Wirbelsäule zeigt bei rechter Seitenlage eine rechts konvexe, bei linker Seitenlage eine links konvexe Skoliosehaltung. Der ganze Körper stellt, ebenso wie bei Schwebehaltung in Bauchlage, im Raume einen nach oben offenen Bogen dar.“*[829]

Das beschriebene Phänomen verschwindet in dem Maße, wie sich höhere statische Fähigkeiten entwickeln. Landau berichtet, dass jenseits des 5. Lebensquartals der Reflex sehr selten auszulösen war, dass er im 6. bis 8. Lebensmonat bei der Hälfte aller untersuchten Kinder hervorgerufen werden konnte, und dass er vor der 7. Lebenswoche praktisch nie festgestellt wurde.[830]

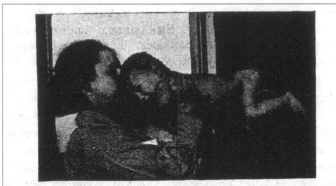

Abb. 1. Spannung der Körpermuskulatur bei erhobenem Kopf.

Abb. 1 Der Landau-Reflex (Originalaufnahme aus der Erstbeschreibung)[831]

---

[829] Landau A (1923) "Über einen tonischen Lagereflex beim älteren Säugling", S. 1254.
[830] Landau A (1923) "Über einen tonischen Lagereflex beim älteren Säugling", S. 1254.
[831] Abb. 1 Der Landau-Reflex (Originalaufnahme aus der Erstbeschreibung): Bildquelle: Landau A (1923) "Über einen tonischen Lagereflex beim älteren Säugling" Klinische Wochenschrift 27: 1253-1255, S. 1254.

Dieses von Landau beschriebene Reflexsyndrom steht in Zusammenhang mit den Stellreflexen, die von Magnus beschrieben wurden. Landau geht auf die Ergebnisse der Untersuchungen von Magnus ein und erklärt:

> *„Die Normalstellung des Kopfes, durch die beide Labyrinthe in die gleiche Horizontalebene gebracht werden und seine Längsachse einen ganz bestimmten Neigungswinkel erhält, ist ein Reflexvorgang. Er tritt besonders deutlich beim großhirnlosen Tier in Erscheinung; das Zentrum ist im Mittelhirn zu suchen, der rezeptive Apparat im Labyrinth (Otolithenstellung). An diese ‚Labyrinthstellreflexe auf den Kopf‘ schließen sich Halsstellreflexe an, die dem Rumpf und den Extremitäten eine dem Kopf entsprechende Haltung verleihen.“*[832]

Die Tonusfunktion, die dazu dient, diese Haltung zu bewahren, kommt durch eine Reihe von Reflexen zustande, die Magnus unter dem Namen Stehreflexe zusammenfasste. In diese Gruppe von Reflexen gehören Sherringtons Enthirnungsstarre (siehe Kap. 1.15), die tonischen Labyrinth- (Otolithen-) Reflexe (symmetrisch) und die tonischen Halsreflexe (asymmetrisch). Die Stellreflexe entstehen sekundär und regulieren die Stehreflexe.

> *„Steh- und Stellreflexe, Labyrinth- und Halsreflexe haben zwar alle ihre eigenen Zentren und Bahnen, doch greifen ihre Funktionen natürlich mannigfach ineinander.“*[833]

Landau kommt bei seinen Untersuchungen zu dem Schluss, dass die erste Phase des beschriebenen Reflexsyndroms, nämlich das spontane Erheben des Kopfes, als ein Labyrinthstellreflex aufzufassen ist. Für seine Auslösung ist allein die veränderte Lage im Raum verantwortlich. Auch mit verbundenen Augen erfolgt das Anheben des Kopfes in der gleichen Weise.

> *„Die Geschwindigkeit, mit der die Horizontalstellung des Körpers aus irgendeiner andern Lage im Raume erfolgt, spielt kaum eine Rolle, so dass wohl die Winkelbeschleunigung nicht in Betracht zu ziehen ist. Es handelt sich hier also um einen reinen Lagereflex.“*[834]

---

[832] Landau A (1923) "Über einen tonischen Lagereflex beim älteren Säugling", S. 1254.
[833] Landau A (1923) "Über einen tonischen Lagereflex beim älteren Säugling", S. 1254.
[834] Landau A (1923) "Über einen tonischen Lagereflex beim älteren Säugling", S. 1254.

In der zweiten Phase des Reflexes wird dann die Spannung von den Nackenhebern auf die Rückenstrecker übertragen, wobei diese Mitbewegung nur beim älteren Säugling vorhanden ist. Für ältere Säuglinge ist die weite Ausbreitung motorischer Erregung typisch. In diesem Zusammenhang erwähnt Landau M. Minkowski, der bereits bei Föten mit noch ganz undifferenziertem Nervensystem *„Reflexe von nahezu unbegrenzter Irradiation"* beobachten konnte, und bemerkt, dass, auch wenn beim älteren Säugling die Reifung des Nervensystems schon vorangeschritten ist, *„so sind die Bedingungen für ausgedehnte Mitbewegungen doch noch immer gegeben."*[835] Landau ordnet nach Magnus die zweite Phase des Reflexes, nämlich die Spannung der Rückenstrecker, als Halsstellreflex und tonischen Halsreflex ein. Er erklärt, dass für letzteren das asymmetrische Auftreten bei Seitenlage spricht: *„Inwieweit hier Labyrinthreflexe beteiligt sind, lässt sich rein klinisch nicht ohne weiteres entscheiden."*[836]

Da zum Auftreten der Labyrinth- und Halsreflexe die volle Funktionsfähigkeit aller ihrer Zentren und Bahnen Voraussetzung ist, was beim jüngeren Säugling noch nicht der Fall ist, ist klar, dass sich die beschriebenen Reaktionen in den ersten Lebensmonaten noch nicht auslösen lassen. Was den Zweck der tonischen Reflexe betrifft, so scheint die auffallende Reaktion der Rumpfmuskeln den Beginn statischer Betätigung des Säuglings anzuzeigen.

> *„Sie mag beim Erlernen des Sitzens, Stehens, Gehens zunächst eine wertvolle Stützschiene darstellen, die später zugunsten freierer Beweglichkeit fallen gelassen wird. Beobachtet man den Gang jener Kleinen, die ihre ersten selbständigen Schritte machen, so fällt die steife Haltung von Kopf und Rumpf auf, durch die selbst noch beim Hinfallen Kopf – Nacken – Rücken einen einzigen starren (sanft nach hinten konkaven) Bogen bilden. Wie alle tonischen Massenbewegungen ist also wohl auch die reflektorische Streckung der Wirbelsäule ein ,Baustein' der gesamten Kinetik, und zwar gerade für die menschliche Statik infolge der aufrechten Körperhaltung ein besonders wertvoller. So finden wir ihn in reichstem Ausmaße selbst da, wo wir ihn zunächst nicht vermuten, bei den ganz ,tonusarmen' Rachitikern. Wohl besitzen sie ihn, nur wissen sie nicht, ihn zweckmäßig in das Gefüge ihrer Bewegungen einzupassen."*[837]

---

[835] Landau A (1923) "Über einen tonischen Lagereflex beim älteren Säugling", S. 1254.
[836] Landau A (1923) "Über einen tonischen Lagereflex beim älteren Säugling", S. 1254.
[837] Landau A (1923) "Über einen tonischen Lagereflex beim älteren Säugling", S. 1254-1255.

Landau kommt zum Schluss seines Artikels zu folgenden zwei Ergebnissen:

> *„1. Eine besondere Verknüpfung von Labyrinth- und Halsreflexen tritt beim älteren Säugling sehr sinnfällig in Erscheinung und mag für die Entwicklung statischer Fähigkeiten von Bedeutung sein.*
> *2. Der klinische Eindruck von ‚Tonus der Muskulatur' lässt keinen Schluß zu auf ihre wahre tonische Leistungsfähigkeit.* "[838]

Landau hat in diesen beiden Artikeln die genaue Reflexauslösung ausführlich erklärt und sehr viele Hintergrundinformationen zum Reflexsyndrom gegeben.

Fast gleichzeitig mit dem Landau-Reflex wurde auch der Schaltenbrand-Reflex 1925 erstmalig beschrieben (vgl. Kap. 3.9). Bemerkenswerterweise untersuchte Schaltenbrand bei seinen Beobachtungen zu den frühkindlichen Reflexen u. a. auch den Landau-Reflex und ordnete den Landau-Reflex in die Gruppe der Haltungsreflexe ein. Er beschreibt in seinem Artikel "Normale Bewegungs- und Lagereaktionen bei Kindern"[839] seine genaue Vorgehensweise, um den Landau-Reflex auszulösen, die einige weitere Aspekte in Betracht zieht, folgendermaßen:

> *„Man hebt das Kind in Bauchlage vom Tisch und hält es nur durch eine Hand, die unter dem Thorax liegt. Das Kind hebt nun erst den Kopf, so dass das Gesicht möglichst vertikal steht, somit handelt es sich um den später noch zu erörternden ‚Labyrinthstellreflex auf den Kopf'. Im Anschluß an diese Hebung des Kopfes tritt nun eine tonische Streckung der Wirbelsäule und der Beine ein, die so weit gehen kann, dass der ganze Körper des Kindes einen nach oben offenen Bogen bildet. Drückt man nun mit der Hand den Kopf nach abwärts, so verschwindet der Strecktonus sofort und das Kind klappt wie ein Taschenmesser zusammen. Im allgemeinen genügt es nicht, den Kopf des Kindes passiv zu heben, um den Strecktonus auszulösen; es ist erforderlich, dass die dorsale Halsmuskulatur aktiv angespannt wird. Nur bei einem Kinde konnten wir mit Sicherheit beobachten, dass auch in Seitenlage Heben und Senken des Kopfes zu einer Streckung und Beugung des Rumpfes und der Beine führte. Dadurch ist das Vorhandensein tonischer Einflüsse von seiten der Halsmuskulatur bei Zustandekommen dieses Reflexes gesichert; wir halten es aber für wahrscheinlich, dass auch toni-*

---

[838] Landau A (1923) "Über einen tonischen Lagereflex beim älteren Säugling", S. 1255.
[839] Schaltenbrand G (1925) "Normale Bewegungs- und Lagereaktionen bei Kindern" Deutsche Zeitschrift für Nervenheilkunde 87: 23-60.

sche Labyrintheinflüsse eine Rolle spielen. Die Bedeutung des Reflexes scheint uns darin zu bestehen, dass das durch den Labyrinthstellreflex auf den Kopf veränderte Gleichgewicht des auf einer nur schmalen Unterstützungsfläche schwebenden Kindes wieder ausbalanciert wird, eine Maßnahme, die natürlich in dem Augenblick überflüssig wird, in dem der Kopf herabgedrückt wird. Wie Landau bereits berichtet hat, sieht man den Reflex meist nur kurze Zeit, weil die Kinder es bald lernen, ihn zu vermeiden, indem sie in der beschriebenen Situation den Kopf nicht mehr heben. In seiner klassischen Form sieht man den Reflex überhaupt nur bei etwa 10 Prozent der Kinder. Eine Andeutung fanden wir aber bei allen Kindern zwischen 1-2 Jahren, deren Labyrinthstellreflexe auf den Kopf kräftig in Erscheinung traten. Bei gesunden Kindern über 2 Jahren haben wir keine tonischen Hals- und Labyrinthreflexe beobachtet[840] (vgl. Abb. 2).

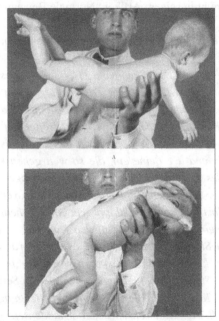

Abb. 2 Landau-Reflex (dargestellt von Schaltenbrand, 1925)[841]

---

[840] Schaltenbrand G (1925) "Normale Bewegungs- und Lagereaktionen bei Kindern", S. 37-39.

[841] Abb. 2 Landau-Reflex (dargestellt von Schaltenbrand): Bildquelle: Schaltenbrand G (1925) "Normale Bewegungs- und Lagereaktionen bei Kindern" Deutsche Zeitschrift für Nervenheilkunde 87: 23-60, S. 38.

Wie aus dem Bericht ersichtlich beschäftigte sich Schaltenbrand intensiv mit Untersuchungen zur Auslösung des Landau-Reflexes und ergänzte in dieser Veröffentlichung Landaus eigene Beobachtungen. Schaltenbrand geht vor allem auf den Zeitrahmen der Reflexauslösung ein und berichtet, dass bei seinen Untersuchungen in der Altersgruppe zwischen dem 4. und 6. Monat die Streckreaktion der Extremitäten auf alle Bogengangsreize noch deutlich auszulösen war. Da die bereits erwähnten Labyrinthstellreflexe eine immer größer werdende Rolle spielen, konnte bei der Hälfte der untersuchten Kinder bereits andeutungsweise der Landau-Reflex ausgelöst werden. In der Zeit vom 7. bis zum 12. Monat zeigte sich der Landau-Reflex häufiger, ebenso der Körperstellreflex auf den Körper, der darin besteht, dass sich die Kinder um die Körperachse auf den Bauch drehen. Im zweiten Lebensjahr verlieren dann aber die Bewegungsreaktionen auf die Extremitäten zunehmend an Bedeutung, während sich die Lagereaktionen immer mehr entwickeln und durchsetzen. Schaltenbrand weist dann noch darauf hin, dass die von ihm erstmalig beschriebene Sprungbereitschaft die einzige Reaktion ist, die von den übrigen Bogengangsreaktionen übrig geblieben ist.[842]

Im dritten Lebensjahr verschwinden die Bewegungsreaktionen auf die Extremitäten mit Ausnahme der Sprungbereitschaft ganz. Auch der Landausche Reflex, und damit der letzte tonische Halsreflex, ist verschwunden.[843]

Auch Galant nimmt Stellung zum Landau-Reflex, bezeichnet ihn als einen tonischen Rückenreflex der älteren Säuglinge, der bei schwebender Lage auf dem Bauche zustande kommt und in Lordosierung der Wirbelsäule beim Heben des Kopfes und des Beckens besteht, so dass die Wirbelsäule einen nach oben offenen Bogen bildet. Galant erklärt:

„Dieser Reflex ist dadurch bemerkenswert, dass er leicht zu hemmen ist und zum Auslöschen gebracht werden kann. Es genügt, den Kopf des Säuglings etwas herunterzudrücken: sofort erschlafft die Muskulatur des Beckens, und die Beine fallen ihrer Schwere nach unten."[844]

Galant bezeichnet den Landau-Reflex als *„lordotischen Reflex des Rückens beim Säugling."*[845]

Der Landau-Reflex ist aufgrund seines Charakters phylogenetisch mit der menschlichen Entwicklung zum aufrechten Gang erklärbar. Landau selbst spricht

---

[842] Schaltenbrand G (1925) "Normale Bewegungs- und Lagereaktionen bei Kindern", S. 51, 53.
[843] Schaltenbrand G (1925) "Normale Bewegungs- und Lagereaktionen bei Kindern", S. 53.
[844] Galant JS (1932) "Der Rückgratreflex und die Rückenreflexe", S. 265.
[845] Galant JS (1932) "Der Rückgratreflex und die Rückenreflexe", S. 266.

hier von der „Baustein"-Funktion[846] der reflektorischen Streckung der Wirbelsäule für die menschliche Statik.

Der Landau-Reflex ist solange präsent, bis die Kopfstellreflexe vollständig ausgereift sind.

---

[846] Landau A (1923) "Über einen tonischen Lagereflex beim älteren Säugling", S. 1254-1255.

3.9   Schaltenbrand-Reflex (1925)

3.9.1   Biographie des Erstbeschreibers: G. Schaltenbrand (1897-1979)

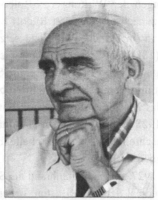

Abb. 1 Georg Schaltenbrand[847]

Georg Schaltenbrand wurde am 26. November 1897 in Oberhausen geboren. Seine Gymnasialzeit leistete er zum überwiegenden Teil in Düsseldorf ab, im letzten Gymnasialjahr besuchte er das Gymnasium in Kattowitz, wo er an Ostern 1916 das Abitur ablegte. Während der vorklinischen Semester studierte er an der Universität Breslau, während der klinischen Semester zunächst an der Universität Göttingen, dann an der Universität München. Am 28. Februar 1923 erhielt er in München seine Approbation als Arzt. Schon zu Beginn der 1920-er Jahre deutete die Wahl des Dissertationsthemas "Untersuchungen über Parkinsonismus und Hyoscinwirkung" das Interesse Schaltenbrands an der Neurologie an. Die Arbeiten zu dieser Dissertation führte er am Psychiatrischen Forschungsinstitut in München durch, das unter Leitung von Emil Kraepelin stand. Schaltenbrand bewarb sich bei Kraepelin um eine Anstellung. Dieser riet ihm jedoch, sich vor einer Spezialisierung auf die Psychiatrie in der Klinik von Max Nonne in Hamburg mit der Neurologie zu befassen. Kraepelins Rat kann man für die weitere Entwicklung Schaltenbrands als schicksalhaft bezeichnen: Schaltenbrand wurde ein heraus ragender Neurologe, ein begeisterter Forscher und ein kompetenter Lehrer.[848]

---

[847] Abb. 1 Georg Schaltenbrand, Bildquelle: Hopf HC (1980) "Georges Schaltenbrand (1897–1979)" Journal of Neurology 223/3: 153-158, S. 153.
[848] Hopf HC (1980) "Georges Schaltenbrand (1897–1979)" Journal of Neurology 223/3: 153-158, S. 154.

251

Schaltenbrand ergänzte und bereicherte seine klinisch-neurologische Ausbildung in Hamburg durch Reisen nach Holland und in die USA. Seine Arbeiten befassten sich mit normaler und pathologischer Anatomie, Pharmakologie, sowie mit der Physiologie des Nervensystems. 1923 begann er am Physiologischen Institut in Hamburg mit Untersuchungen der Wirkung von Bulbocapnin auf Katzen. Diese Untersuchungen führte er zunächst 1924 unter Rudolf Magnus am Pharmakologischen Institut der Universität in Utrecht durch und setzte sie von 1924 bis 1925 unter Bernardus Brouwer (1881-1949) in der Neurologischen Universitätsklinik in Amsterdam fort. Die Anregungen und Erkenntnisse, die Schaltenbrand insbesondere aus der Zusammenarbeit mit Magnus erhielt, führten bei ihm zu einer Reihe von Veröffentlichungen über das Muster motorischer Aktivitäten im Menschen. Diese Arbeiten wurden im Jahr 1928 zum Inhalt seiner Habilitationsschrift. Darunter befindet sich auch die Erstbeschreibung des nach Schaltenbrand benannten frühkindlichen Reflexes der Sprungbereitschaft.[849] [850]

In den Jahren 1926 bis 1927 ging Schaltenbrand als Stipendiat der Rockefeller-Stiftung an die Harvard Medical School in Boston, wo er insbesondere gemeinsam mit Percival Bailey (1892-1973) Forschungsarbeiten durchführte. Mit Bailey schloss er eine lebenslange Freundschaft und veröffentlichte mit ihm zusammen – 30 Jahre später – einen voluminösen, dreibändigen Atlas des menschlichen Gehirns.[851] Nach seiner Zeit in Boston wurde Schaltenbrand von der Rockefeller-Stiftung als Lehrbeauftragter für Neurologie an das Peking Union Medical College gerufen. Über seine wissenschaftlichen Erkenntnisse aus dem etwa zweijährigen Aufenthalt in China schrieb er in einem ausführlichen und aus medizinhistorischer Sicht beeindruckenden Bericht.[852] Im Jahr 1928 kehrte Schaltenbrand in die Klinik Nonnes nach Hamburg zurück, und als Nonne 1934 in den Ruhestand trat, wurde Schaltenbrand übergangsweise Direktor der Neurologischen Abteilung der Universitätsklinik Hamburg. 1935 ging Schaltenbrand dann nach Würzburg als Oberarzt und Abteilungsleiter der Neurologie der Medizinischen Universitätsklinik. 1938 wurde dort für ihn ein eigener Lehrstuhl geschaffen.[853]

Problematisch waren einige wissenschaftliche Aktivitäten Schaltenbrands im „Dritten Reich". Dabei handelte es sich um Versuche, die er 1940 zur Pathogenese

[849] Schaltenbrand G (1925) "Normale Bewegungs- und Lagereaktionen beim Kinde" Deutsche Zeitschrift für Nervenheilkunde 87: 23-59.

[850] Hopf HC (1980) "Georges Schaltenbrand (1897–1979)", S. 154.

[851] Schaltenbrand G, Bailey P (1959) Einführung in die stereotaktischen Operationen mit einem Atlas des menschlichen Gehirns, Thieme, Stuttgart.

[852] Schaltenbrand G (1931) "Psychiatrie in Peking" Zeitschrift für die gesamte Neurologie und Psychiatrie 137/1: 168-232.

[853] Hopf HC (1980) "Georges Schaltenbrand (1897–1979)", S. 155.

der Multiplen Sklerose an Patienten der Heil- und Pflegeanstalt Werneck bei Schweinfurt durchführte.[854] [855]

Nach dem Krieg konnte Schaltenbrand seine Karriere in Würzburg fortsetzen. Aufgrund seiner starken Persönlichkeit, seiner Intelligenz, seiner Führungseigenschaften und seiner wissenschaftlichen Leistungen leitete er im Jahr 1950 an der Universität Würzburg die Umwandlung der Abteilung Neurologie in eine Neurologische Universitätsklinik, was zu dieser Zeit noch eine Seltenheit war. „Gebäude 19" des Würzburger Luitpoldkrankenhauses blieb dann Schaltenbrands Arbeitsplatz, bis er 1966 „Professor Emeritus" wurde.[856]

Die umfassenden wissenschaftlichen Aktivitäten Schaltenbrands auf dem Gebiet der Neurologie – er schrieb mehr als 300 Veröffentlichungen – wurden von seinem Biographen Hopf zusammenfassend dargestellt.[857]

Die Gestaltung seines Lebenslaufes brachte es mit sich, dass er schon als junger Mensch „international vernetzt" arbeitete, was für sein Wirken zeitlebens von Vorteil war. Ein Hinweis auf die Bedeutung, die diese menschlichen Verbindungen für ihn persönlich und für seine wissenschaftliche Tätigkeit hatten, ergibt sich aus der ungewöhnlich großen Zahl von Nekrologen, die Schaltenbrand für berühmte und ihm vertraute verstorbene Neurologen-Kollegen schrieb, z. B. für Rudolf Magnus, Harvey Cushing, Heinrich Lottig, Benjamin Brouwer, Max Nonne, Robert Wartenberg und Percival Bailey. Einige Neurologen, die eng mit Schaltenbrand zusammenarbeiteten und sich auch mit seinem Lebenslauf kritisch auseinandersetzten, äußerten sich über die Persönlichkeit Schaltenbrands.

Der amerikanische Neurologe Robert B. Aird, der nach dem Zweiten Weltkrieg sowohl fachliche als auch private Kontakte mit Schaltenbrand pflegte, schrieb beispielsweise über ihn:

"He proved to be an excellent neurologist and an effective teacher. Contrary to the ostentative showmanship of some of the earlier German professors, Schaltenbrand's manner was simple and direct. One immediately sensed in Schaltenbrand that one was dealing with an excep-

[854] Peiffer J (1998) "Zur Neurologie im „Dritten Reich" und ihren Nachwirkungen" Nervenarzt 69/8: 728-733, S. 731.
[855] Shevell MI, Evans BK (1994) "The "Schaltenbrand experiment", Würzburg, 1940: scientific, historical, and ethical perspectives" Neurology 44/2: 350-356, S. 351-352.
[856] Hopf HC (1980) "Georges Schaltenbrand (1897–1979)", S. 155.
[857] Hopf HC (1980) "Georges Schaltenbrand (1897–1979)", S. 155-158.

tional person of great knowledge, wide experience and critical insight. "[858]

Aird bezog auch für Schaltenbrand bezüglich dessen Aktivitäten im „Dritten Reich" verteidigend Stellung: „ ... *The Nuremberg trials, however, were conducted fairly, and Schaltenbrand was completely exonarated.* "[859]

In einer Veröffentlichung mit dem Titel "Zur Neurologie im „Dritten Reich" und ihren Nachwirkungen" setzte sich J. Peiffer, einer der Assistenten Schaltenbrands in der Zeit nach dem Zweiten Weltkrieg, im Jahr 1998 kritisch mit der Rolle des Faches Neurologie im „Dritten Reich" und speziell der Schaltenbrands auseinander und schrieb:

> „*Ich habe persönlich allen Grund, mich seiner* (Schaltenbrands) *dankbar zu erinnern, – denn während meiner Jahre an der Würzburger Nervenklinik habe ich ihn als einen uns älteren Assistenten aufgeschlossen zugewandten, diskussionsbereiten, einfallsreichen und kunstsinnigen Menschen schätzen gelernt. Schaltenbrand war ein weltoffener Mensch mit vielen internationalen wissenschaftlichen Kontakten, zudem interessiert auch an den philosophischen Grundlagen unseres Denkens und Handelns.* "[860]

Gegen Ende dieses Artikels schreibt Peiffer über Schaltenbrand:

> „*Wenn ich mich v.a. mit Schaltenbrand befaßt habe, so weil dies einer Anregung unseres Vorstandes* (der Deutschen Gesellschaft für Neurologie) *entsprach, aber auch, weil er gerade wegen seiner sonst so noblen Gesinnung ein Beispiel für die verhängnisvolle Wirkung von Zeitströmungen ist, denen wir alle ausgesetzt sind und denen in Zeiten einer Diktatur sich entgegenzustemmen nicht jedermanns Sache ist. Schaltenbrand war nach dem Kriege immerhin einer der beiden Neurologen, die 1966 die Deklaration der Hochschullehrer gegen die Notstandsgesetze unterzeichnet hat.* "[861]

---

858 Aird RB (1994) Georges Schaltenbrand, 225-227 In: Aird RB (Hrsg.): Foundations of Modern Neurology. A Century of Progress, Raven Press, New York, S. 226.
859 Aird RB (1994) Georges Schaltenbrand, S. 225.
860 Peiffer J (1998) "Zur Neurologie im „Dritten Reich" und ihren Nachwirkungen", S. 731.
861 Peiffer J (1998) "Zur Neurologie im „Dritten Reich" und ihren Nachwirkungen", S. 733.

Schaltenbrand erfuhr im Laufe seines Lebens viele Ehrungen, u. a. erhielt er 1943 den Röntgenpreis der Universität Würzburg und 1954 die Wilhelm-Erb-Gedenkmünze der Deutschen Gesellschaft für Neurologie. Er war Ehrenmitglied von sieben wissenschaftlichen Gesellschaften in Europa und Übersee und Ehrenpräsident zweier solcher Gesellschaften.[862] Im Jahr 1967 wurde er Ehrenvorsitzender der Deutschen Gesellschaft für Neurologie.[863]

Schaltenbrand starb am 24. Oktober 1979 in Würzburg.

3.9.2 Der Schaltenbrand-Reflex (Erstbeschreibung, Physiologie, Anthropologie)

Georg Schaltenbrand schrieb 1925 in der "Deutschen Zeitschrift für Nervenheilkunde" aus der Universitäts-Nervenklinik des allgemeinen Krankenhauses Hamburg-Eppendorf einen Artikel zum Thema "Normale Bewegungs- und Lagereaktionen bei Kindern", wobei er u. a. auch den nach ihm benannten Schaltenbrand-Reflex beschreibt.[864] Hierbei ist anzumerken, dass Schaltenbrand nicht Untersuchungen an nervenkranken Kindern vornahm, sondern an gesunden Kindern, um letztendlich herauszufinden, wie die Reflexe bei gesunden Kindern ausgelöst werden, um diese Erkenntnisse dann auf die Neurologie zu übertragen. Der Leiter der Nervenklinik Prof. Nonne hatte diese Arbeit angeregt.[865]

Da Schaltenbrand in dieser Veröffentlichung eine Neudefinition des „Sammelbegriffs" Moro-Reflex gibt, bevor er seinen Sprungbereitschaftsreflex vorstellt, erscheint es sinnvoll, vor der Erstbeschreibung des Reflexes auf Schaltenbrands gesamtes Einteilungssystem der Bewegungs- und Lagereaktionen kurz einzugehen.

Schaltenbrand verweist zu Beginn seines Artikels auf Magnus[866] und de Kleyn[867], die an Tieren eine Reihe von Reflexen, bei denen die Lagen und Bewegungen des Körpers eine Rolle spielen, beobachten konnten, und die den gemeinsamen Zweck erfüllen, die Normalstellung der Tiere im Raum und zum Erdboden sicherzustellen.

---

[862] Hopf HC (1980) "Georges Schaltenbrand (1897–1979)", S. 158.

[863] Zur Biographie von Georg Schaltenbrand: [Online im Internet:] URL: http://de.wikipedia.org/wiki/Georg_Schaltenbrand [Stand: 07.01.2011, 14:25].

[864] Schaltenbrand G (1925) "Normale Bewegungs- und Lagereaktionen bei Kindern", S. 30-31.

[865] Schaltenbrand G (1925) "Normale Bewegungs- und Lagereaktionen bei Kindern", S. 24.

[866] Magnus R (1924) Körperstellung. Monographien aus dem Gesamtgebiete der Physiologie der Pflanzen und Tiere 6, Springer Verlag.

[867] Magnus R, de Kleyn A (1923) Experimentelle Physiologie des Vestibularapparates bei Säugetieren mit Ausschluß des Menschen, 465 In: Alexander-Marburg (Hrsg.): Handbuch der Neurologie des Ohres 1, Berlin Wien.

Aufgrund dieser Beobachtungen wurden von Schaltenbrand klinische Versuche unternommen, ähnliche Reaktionen auch beim Menschen zu entdecken.[868]

Zunächst stellte Schaltenbrand fest, dass diese Bewegungs- und Lagereflexe physiologisch und anatomisch zusammengehören, *„ihre Bahnen und Zentren drängen sich in den Bezirk zwischen oberem Halsmark und vorderer Vierhügelgegend zusammen."*[869] Bei der Einteilung dieser Reflexe bezieht sich Schaltenbrand auf Magnus und teilt die Reflexe ein in 1. Reflexe der Bewegung, die Reaktionen der Bogengänge darstellen und einen vorübergehenden Charakter besitzen, und in 2. Reflexe der Lage, die Dauerreflexe darstellen. Die Lagereflexe gehen zum Teil von den Otolithen, zum Teil von den Propriozeptoren der Muskeln und den Drucksinnesorganen der Körperoberfläche aus. Normalerweise erfolgt ein Zusammenwirken dieser beiden Reflextypen, indem der Bewegungsreflex mit seiner kurzen Latenzzeit den nach erfolgter Bewegung auftretenden Lagereflex einleitet.

Anschließend weist Schaltenbrand auf Magnus Unterteilung der Lagereflexe noch in Stellreflexe, Steh- oder Haltungsreflexe und kompensatorische Augenstellungen hin.[870] Die Stellreflexe sind dazu da, ein in eine abnorme Lage gebrachtes Tier wieder in die Normalstellung zurückzubringen. Die Steh- oder Haltungsreflexe, Lagereflexe primitiverer Natur, halten die einmal erreichte Normalstellung fest, können sie aber nicht aus einer anderen Lage heraus herbeiführen. Die kompensatorischen Augenstellungen stellen die dritte Gruppe der Lagereflexe dar.

Anhand dieser Einteilung nach Magnus wurden Schaltenbrands Untersuchungen in folgender Reihenfolge vorgenommen: 1. Bewegungsreflexe, 2. kompensatorische Augenstellungen, 3. Haltungsreflexe und 4. Stellreflexe. Schaltenbrand beobachtete bei diesen Untersuchungen sowohl Neugeborene aus der Entbindungsabteilung als auch rekonvaleszente Kinder.

Bevor Schaltenbrand zum Vorgehen bei den Untersuchungen eingeht, definiert er zunächst die erste Gruppe, die Bewegungsreaktionen, bei denen es sich um Labyrinthreaktionen handelt, die von den Bogengängen ausgelöst werden. Er weist darauf hin, dass diese Reaktionen eigentlich Reflexe auf Beschleunigungen sind, und zwar auf Winkelbeschleunigungen bei Drehbewegungen, oder auf geradlinige Beschleunigungen bei Progressivbewegungen.[871] Anschließend unterteilt Schaltenbrand dann analog zu den Lagereflexen auch die Bewegungsreaktionen, und zwar in 1. Dreh-, 2. Kipp- und 3. Progressivreaktionen.

---

[868] Schaltenbrand G (1925) "Normale Bewegungs- und Lagereaktionen bei Kindern", S. 23.
[869] Schaltenbrand G (1925) "Normale Bewegungs- und Lagereaktionen bei Kindern", S. 24.
[870] Schaltenbrand G (1925) "Normale Bewegungs- und Lagereaktionen bei Kindern", S. 24.
[871] Schaltenbrand G (1925) "Normale Bewegungs- und Lagereaktionen bei Kindern", S. 25.

Diese drei Bewegungsreaktionsgruppen wurden bis zu Schaltenbrands Neueinteilung unter dem Sammelbegriff Moro-Reflex geführt. Schaltenbrand nimmt nun die Dreh-, Kipp- und Progressivreaktionen aus dem Sammelbegriff heraus und bezeichnet sie ausdrücklich als Dreh-, Kipp- und Progressivreaktionen. Diese Reaktionen zeigen alle ein Strecken und Abduzieren der Extremitäten. Er belässt die Bezeichnung „Moroscher Reflex" nur für Reflexe, die bei Reizen wie Erschütterungen, Anblasen usw. ausgelöst werden und für die auf diese Reize hin erfolgende Reaktion.

Bei der Vorstellung seiner Untersuchungen der Progressivreaktionen bei Säuglingen stellt Schaltenbrand fest, dass

„die einzige, an die Progressivreaktionen auf die Extremitäten des Säuglings erinnernde Reaktion des Erwachsenen bzw. der durch uns untersuchten älteren Kinder, (ist) die von Tieren her wohlbekannte Sprungbereitschaft ist. "[872]

Er beschreibt anschließend den nach ihm benannten Sprungbereitschaftsreflex, der zu den Progressivreaktionen zählt.

Schaltenbrand erklärt in dieser Erstbeschreibung das Vorgehen zur Auslösung des Reflexes folgendermaßen:

„Hält man ein Kind um den Leib gefaßt frei in die Luft, und bewegt es schnell nach unten, so fahren die Arme in Streckstellung und die Finger spreizen sich. "[873]

Anschließend verweist er auf die unten dargestellte Abbildung (Abb. 2) und fährt fort: *„Bei der Prüfung darf sich das untersuchte Kind nicht mit den Händen am Untersucher festklammern, weil sonst der Reflex gehemmt werden kann.* "[874]

Diese bei Säuglingen schwach, bei älteren Kindern und bei Erwachsenen regelmäßig auslösbare Sprungbereitschaft gilt für Schaltenbrand als Überrest aus den Progressivreaktionen. Der Sprungbereitschaftsreflex ist bei Säuglingen im ersten Lebensjahr nachweisbar, nach dem ersten Lebensjahr ist er stärker ausgeprägt.[875]

Im zweiten Lebensjahr verlieren die Bewegungsreaktionen auf die Extremitäten zunehmend an Bedeutung, während sich die Lagereaktionen immer mehr entwi-

---

[872] Schaltenbrand G (1925) "Normale Bewegungs- und Lagereaktionen bei Kindern", S. 30.
[873] Schaltenbrand G (1925) "Normale Bewegungs- und Lagereaktionen bei Kindern", S. 30-31.
[874] Schaltenbrand G (1925) "Normale Bewegungs- und Lagereaktionen bei Kindern", S. 31.
[875] Schaltenbrand G (1925) "Normale Bewegungs- und Lagereaktionen bei Kindern", S. 32.

ckeln und durchsetzen. Die Sprungbereitschaft ist aber als Reaktion von den übrigen Bogengangsreaktionen übrig geblieben. Im dritten Lebensjahr verschwinden die Bewegungsreaktionen auf die Extremitäten ganz, mit Ausnahme der Sprungbereitschaft.[876]

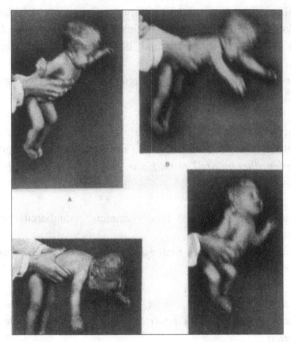

Abb. 2 Liftreaktion auf den Kopf und Sprungbereitschaft nach Schaltenbrand[877]

a) Im Beginn der Abwärtsbewegung wird der Kopf gehoben.
b) Anschließend werden die Arme nach unten-vorn gestreckt und die Finger gespreizt („Sprungbereitschaft").
c) Ende der Abwärtsbewegung and Beginn der Aufwärtsbewegung: Kopf wird gesenkt.
d) Ende der Aufwärtsbewegung, Kopf wird gehoben, Arme wieder angezogen.

---

[876] Schaltenbrand G (1925) "Normale Bewegungs- und Lagereaktionen bei Kindern", S. 51, 53.

[877] Abb. 2 Liftreaktion auf den Kopf und Sprungbereitschaft nach Schaltenbrand, Bildquelle: Schaltenbrand G (1925) "Normale Bewegungs- und Lagereaktionen beim Kinde" Deutsche Zeitschrift für Nervenheilkunde 87: 23-59, S. 31.

Am Ende seiner Darlegungen vergleicht Schaltenbrand die Ergebnisse seiner Untersuchungen an Kindern mit denen, die Magnus an Tieren gewonnen hat, und stellt eine große Übereinstimmung der Reflexe von Tier und Mensch fest. Eine Übereinstimmung von Mensch und Tier findet man z. B. bei den Liftreaktionen und der Sprungbereitschaft. *„Die Liftreaktionen und die Sprungbereitschaft haben beim Menschen dieselbe Form wie beim Tier."*[878] Eine weitere Übereinstimmung von Mensch und Tier zeigt sich bei den Labyrinthstellreflexen auf den Kopf, die in den ersten Monaten nach der Geburt auftreten. Anschließend nennt Schaltenbrand die Unterschiede, vor allem zwischen Neugeborenen und Tieren: die beim Neugeborenen im Gegensatz zum Tier nicht oder kaum vorhandenen Stellreflexe, mit Ausnahme des komplett ausgebildeten Halsstellreflexes, und die beim Neugeborenen viel stärker ausgebildeten Bewegungsreaktionen.

„Die charakteristische Streckreaktion der Glieder bei allen passiven Bewegungen des Säuglings scheint bei den Tieren zu fehlen oder ziemlich unauffällig zu sein. In der Tat benötigen die neugeborenen Tiere die Bewegungsreaktionen weniger als der Mensch, da sie ja selbst ihre Normalstellung herbeiführen können und nicht in demselben Maße der Gegenstand passiver Bewegungen sind wie der menschliche Säugling."[879]

Für Schaltenbrand war bei seinen Untersuchungen die systematische Neueinteilung der Reflexe zusammen mit der Neudefinition des Moro-Reflexes wichtig. In diesem Zusammenhang ist noch Parmelees Veröffentlichung über den Moro-Reflex zu nennen, in der er auch auf den Schaltenbrand-Reflex eingeht. Er beschreibt den Schaltenbrand-Reflex, den Schaltenbrand selbst als Moro-ähnliche Reaktion bezeichnete, kurz und prägnant. Er verweist darauf, dass bei diesem Reflex plötzliche Körperbewegungen jeglicher Art, die die Bogengangskanäle stimulieren, bei Säuglingen bis zu einem Alter von drei Monaten eine Reaktion hervorrufen, die dem Moro-Reflex ähnelt.[880]

Es ist nicht unbedingt erforderlich, den Säugling in die Luft zu halten, um den Schaltenbrand-Reflex auszulösen. Von Harnack beispielsweise prüft den Schaltenbrand-Reflex über einer Unterlage und beobachtet dabei die Armbewegung als eine Abstützreaktion der Arme beim Bewegen des Kindes in Richtung Unterlage. Er berichtet, dass der Säugling die Arme zunächst mit geschlossener Hand streckt,

---

[878] Schaltenbrand G (1925) "Normale Bewegungs- und Lagereaktionen bei Kindern", S. 56.
[879] Schaltenbrand G (1925) "Normale Bewegungs- und Lagereaktionen bei Kindern", S. 54.
[880] Parmelee AH (1964) "A critical evaluation of the Moro reflex", S. 775.

anschließend streckt er sie mit völlig geöffneter Hand. Von Harnack spricht von voll ausgereiftem Schaltenbrand-Reflex im 7. bis 8. Lebensmonat.[881]

Der Schaltenbrand-Reflex ist ein Beispiel für frühkindliche Reflexe, die lebenslang auslösbar sind und deren Persistieren nicht pathologisch ist.

[881] Harnack GA von (2000) In: Koletzko B (Hrsg.): Kinderheilkunde Springer, Berlin Heidelberg, S. 10.

3.10 Bauer-Reaktion (1926)

3.10.1 Biographie des Erstbeschreibers: J. Bauer (1879-1969)

Julius Isaac Bauer wurde am 29. November 1879 in Frankfurt am Main geboren. Er studierte in München, Berlin und Straßburg, wo er im Jahr 1903 seine Approbation erhielt und im gleichen Jahr seine Dissertation schrieb. Von 1903 bis 1906 ließ er sich am Kaiser- und Kaiserin-Friedrich-Krankenhaus in Berlin unter Leitung von Prof. Adolf Aaron Baginsky weiter ausbilden. In den Jahren 1906 und 1907 arbeitete er im Labor von Paul Ehrlich in Frankfurt und im Labor von Emil v. Behring in Marburg. Ab dem Jahr 1907 war Bauer zunächst Assistenzarzt, dann, von 1910 bis 1918, Oberarzt an der Kinderklinik in Düsseldorf unter dem Pädiater Prof. Artur Schloßmann. 1911 habilitierte sich Bauer in Düsseldorf zum außerordentlichen Professor in den Fächern Kinderheilkunde und Serologie.[882]

Von 1918 bis 1934 war Bauer Leitender Arzt am Hamburger Säuglingsheim, eine Klinik für Säuglinge und Kleinkinder. Seine wissenschaftlichen Schwerpunkte lagen in der Serologie, der Klinik der Infektionskrankheiten, der Gesundheitsfürsorge, der Kindertuberkulose und der Milchuntersuchung. In diese „Hamburger Zeit" fällt auch ein Artikel, der am 6. August 1926 in der "Klinischen Wochenschrift" mit dem Titel "Das Kriechphänomen des Neugeborenen" erschien. Es handelt sich hierbei um die Erstbeschreibung der Bauer-Reaktion. Bauer hatte den Inhalt dieser Veröffentlichung kurz vorher auf der Ersten Tagung der nordwestdeutschen Kinderärzte am 25. April 1926 in Hamburg vorgetragen.[883]

Da Julius Bauer Jude war, bekam er bald nach der „Machtergreifung" der Nationalsozialisten Schwierigkeiten mit dem Regime. Bereits im Jahr 1934 wurde Bauer als Leiter des Hamburger Säuglingsheims entlassen. Unter der Rubrik "Hochschulnachrichten" der "Klinischen Wochenschrift" vom 24. Februar 1934 steht folgende kurze Mitteilung: „Dr. Wilhelm Bayer, Assistenzarzt der Universitäts-Kinderklinik in Hamburg, hat die Stelle des Leitenden Arztes am Hamburger Säuglingsheim als Nachfolger von Professor Dr. Julius Bauer übernommen". Bis 1938 führte Bauer dann noch eine Privatpraxis in Hamburg.[884] Im Reichs-Medizinal-Kalender 1937 wurde er als Jude gekennzeichnet und unter „Bauer, Isaac, gen. Julius" geführt. Im November 1938 kam er vorübergehend in „Schutzhaft" in das Konzentrationslager Sachsenhausen. Im Januar 1939 emigrierte Bauer über die

---

[882] Seidler E (2007) Jüdische Kinderärzte 1933-1945, entrechtet – geflohen – ermordet, S. 285.

[883] Bauer J (1926) "Das Kriechphänomen des Neugeborenen" Klinische Wochenschrift 5: 1468-1469.

[884] Salle V, Bergmann JF (1934) "Hochschulnachrichten" Klinische Wochenschrift 13: 320.

Niederlande nach England, von wo aus er in die USA zu kommen hoffte. Bei Kriegseintritt Englands im Jahr 1940 wurde er jedoch in England interniert, und sein Gesuch an den finnischen Botschafter in London um eine Arbeitserlaubnis in Finnland wurde im April 1940 abschlägig beschieden. Auch ein weiterer Antrag aus der Internierung heraus an das „Executive Committee of the Association of University Teachers University of London" schien ebenfalls, zumindest kurzfristig, erfolglos gewesen zu sein, obwohl Bauer in diesem Antrag deutlich seine schwierige Lebenssituation zum Ausdruck brachte, indem er schrieb:

> *"I am a Jew and have been expelled from Nazi Germany after having been in a German Concentration Camp...As reference I propose the Notgemeinschaft der Deutschen Wissenschaftler im Ausland..., London.*"[885]

1942 wurde Bauer schließlich als „Kriegshilfsarzt" Assistent eines praktischen Arztes in Redhill. Erst 1948 wurde er offiziell als britischer Arzt registriert. 1944 bekam Bauer ein ernstes Augenleiden, das zu zunehmender Erblindung führte. 1953 kam er für kurze Zeit nach Hamburg, ging dann aber wieder zurück ins englische Blackburn, Lancs. Dort starb er am 4. Juli 1969.[886]

Bei den Recherchen zu dieser Arbeit stieß die Verfasserin auf einen zweiten Medizinprofessor „Dr. Julius Bauer", dessen Wirkungsschwerpunkt Wien war (1887-1979).[887] Neben dem gleichen Namen, dem gleichen Fach, nämlich Medizin, und dem gleichen akademischen Grad hatten die Beiden weitere Gemeinsamkeiten: sie lebten und wirkten etwa zur gleichen Zeit, sie waren beide jüdischer Abstammung und wurden deshalb von den Nationalsozialisten verfolgt. Sie emigrierten beide fast gleichzeitig aus Deutschland, der Hamburger Julius Bauer nach England, der Wiener Julius Bauer in die USA.

3.10.2 Die Bauer-Reaktion (Erstbeschreibung, Physiologie, Anthropologie)

In dem oben bereits erwähnten Vortrag von 1926 über das Kriechphänomen des Neugeborenen auf der Ersten Tagung der nordwestdeutschen Kinderärzte in Hamburg, der anschließend in der "Klinischen Wochenschrift" veröffentlicht wurde,

---

[885] Seidler E (2007) Jüdische Kinderärzte 1933-1945, entrechtet-geflohen-ermordet, S. 286.
[886] Seidler E (2007) Jüdische Kinderärzte 1933-1945, entrechtet-geflohen-ermordet, S. 285-286.
[887] Universität Wien (2009) Gedenkbuch für die Opfer des Nationalsozialismus an der Universität Wien 1938 [Online im Internet:] URL: http://ub.meduniwien.ac.at/edocmed/?f_ac= AC0662176 4&f_file=1 [Stand: 07.01.2011, 15:02].

beschrieb Bauer die später nach ihm benannte „Bauer-Reaktion" beim Neugeborenen wie folgt:

> *„Wenn man ein neugeborenes Kind auf einem Tisch in Bauchlage bringt, so strampelt es gelegentlich mit den Beinen, versucht sogar manchmal mit der Beugeseite der Zehen die Unterlage zu berühren, als wolle es sich abstoßen. Berührt man nun mit seinen Händen oder einem festen Gegenstande die Fußsohlen des Kindes, so beginnt es zu kriechen. Gewöhnlich stößt es sich zuerst mit einem oder beiden Füßen, nachdem es sie angezogen hat, von dem berührenden Gegenstande, wenn er nicht nachgibt, ab. Sofort nach dem Anziehen der Beine tritt aber auch die obere Extremität in Tätigkeit. Die Arme, die auf die Händchen aufgestützt werden, werden nacheinander gehoben und vorgesetzt, indem sie wechselseitig den Körper von der Unterlage abheben. Es entsteht somit ein Kriechen unter seitlichem Beugen der Wirbelsäule nach rechts und nach links, je nachdem welches Ärmchen vorgesetzt wird. Gewöhnlich erfolgt das Kriechen ruckweise, so daß man bedacht sein muß, daß das Kind nicht über die Tischkante plötzlich hinausfliegt. Das Kriechen erfolgt nur nach Berühren der Fußsohlen, und wenn man denselben mit dem berührenden Gegenstand folgt und Widerstand leistet (natürlich ohne zu schieben). Manchmal tritt die Reaktion nicht spontan ein, wenn das Kind müde ist, sondern man muß kurze Zeit die Berührung wirken lassen. Dann erfolgt die Bewegung auch nicht immer in der genannten Reihenfolge. So sieht man gelegentlich zuerst eine hebende Bewegung einer Schulter (wie bei einer Eidechse, die kriechen will) oder es geht ein wurmartiges seitliches Hin- und Herbewegen durch die Wirbelsäule. "*[888]

Bauer beobachtete bei seinen Untersuchungen weiter, dass das Kriechphänomen ab den ersten Lebenstagen bis zum Ende des 4. Lebensmonats vorkommt. Nach dem 4. Lebensmonat ist es auch durch entsprechende Übung nicht mehr hervorrufbar. Bauer konnte diese Reaktion ebenfalls bei Frühgeborenen hervorrufen, nicht aber bei schwerkrank debilen Säuglingen, was wiederum durch das noch unvollständig entwickelte Gehirn beim Neugeborenen zu erklären ist.

Bauer berichtet weiter, dass es keine Rolle spielt, ob der zur Stimulation benutzte Gegenstand glatt oder rau ist, oder ob er warm oder kalt ist, er muss lediglich

---

[888] Bauer J (1926) "Das Kriechphänomen des Neugeborenen", S. 1468-1469.

hart sein. Wenn man jedoch einen kalten Gegenstand benutzt, scheint das Anziehen der Beine schneller zu erfolgen. Wenn das Kind in Bauchlage oder in seitlicher Lage „unglücklich" auf einer Hand liegt, ist es nicht in der Lage sich abzustoßen. Hier muss man die Hand zuerst unter dem Körper hervorziehen. Das Kriechphänomen ist für Bauer eindeutig eine Reflexbewegung, da es eine Reaktion auf zentripetal entstandene Erregung ist. Bauer spricht von einer komplizierten Reaktion, die er als „Instinktbewegung" bezeichnet. Er erklärt:

> „Sobald der Berührungsreiz den Neugeborenen zum erstenmal trifft, ist das neuromotorische System ausgebildet vorhanden. Zweifelsohne handelt es sich um eine Triebhandlung. "[889]

Phylogenetisch liegt für Bauer zwar nahe, diese Kriechreaktion als Fortbewegung hin zur Mutterbrust, zur Stillung des Hungers zu sehen, diese Erklärung ist jedoch nicht „erweisbar". Bauer nennt als weitere phylogenetische Erklärungsmöglichkeit noch die Fluchtbewegung, wendet aber gleichzeitig ein, dass bei der Fluchtbewegung eigentlich noch andere Berührungen als an der Fußsohle die Fortbewegung anstoßen müssten.

Abschließend stellt Bauer in seiner Erstbeschreibung das Kriechphänomen neben die Saugbewegung als komplizierteste angeborene instinktive Handlungen, die in einem Lebensabschnitt vorkommen, in dem „nicht rationale, sondern nur instinktive und reflektorische Mechanismen die Psyche des Menschen beherrschen."[890]

Stirnimann untersuchte später sowohl die Kriech- als auch die Schreitbewegungen des Neugeborenen und bemerkt, dass die beiden frühkindlichen Reflexbewegungen sich nicht in „direkter Fortbildung" zu den späteren Kriech- und Schreitbewegungen entwickeln, sondern dass sie durch ein Zeitintervall, in dem der Säugling diese Bewegungen überhaupt nicht ausführt und auch nicht dazu zu bringen ist, sie auszuführen, voneinander getrennt sind. Stirnimann definiert die Kriechbewegungen der Neugeborenen als „diejenigen motorischen Reaktionen", die die Bauchlage beim Neugeborenen auslöst und eine Vorwärtsbewegung bewirkt.

Bei einer Reihe der von Stirnimann beobachteten Neugeborenen am ersten Lebenstag traten unterschiedliche Kriechbewegungen auf, andere wieder zeigten keinerlei Kriechbewegungen. Die Neugeborenen, die Kriechbewegungen zeigten, „zogen abwechselnd die Knie nach vorn und schoben durch eine Streckung im

---

[889] Bauer J (1926) "Das Kriechphänomen des Neugeborenen", S. 1469.
[890] Bauer J (1926) "Das Kriechphänomen des Neugeborenen", S. 1469.

Hüftgelenk den Körper auf der Unterlage vorwärts"[891], bei anderen mussten die Fußsohlen mit der Hand gestützt werden; ein weiterer Reiz war also hier zur Auslösung des Kriechphänomens nötig, wie dies Bauer bereits beschrieben hatte. Wieder eine andere Gruppe von Neugeborenen zeigte nur Teilaktionen des Kriechphänomens, vor allem ein Anspannen der Muskeln, die an der Kriechbewegung beteiligt sind, Quadrizeps, Glutäen oder Erector trunci. In den ersten 24 Stunden des Lebens hob kein von Stirnimann untersuchtes Neugeborenes den Kopf an.

Bei einer zweiten Untersuchung der gleichen Säuglinge 9 bis14 Tage später zeigten deutlich mehr Säuglinge Kriechbewegungen, von denen sogar einige die große Zehe zur Abstoßung benutzten oder den Kopf hoben. Es waren dieses Mal viel weniger Säuglinge, die keine Bewegungsreaktion zeigten. Stirnimann schließt daraus, dass sich die Fähigkeit des Kriechens während der Neugeborenenzeit steigert, was ontogenetisch nachvollziehbar ist. Stirnimann konnte zwar beobachten, dass manche Säuglinge den Kopf hoben, konnte jedoch bei seinen Untersuchungen nie ein Abheben des Vorderkörpers des Neugeborenen von der Unterlage beobachten.

> *„Die Neugeborenen schieben ihre Körper wie die Eidechsen über die Unterlage, sie bewegen sich nicht wie die anderen Vierfüßer, die den Körper beim Gang von der Unterlage abheben."*[892]

Die Säuglinge, die gerade ihren Hunger gestillt hatten, zeigten bei der Untersuchung keine große Bereitschaft zu kriechen, weshalb Stirnimann als deutlichsten hemmenden Einfluss die Sättigung ansieht. Er erwähnt auch noch, dass die Dyspnoe ebenfalls hemmend zu wirken scheint.[893]

Stirnimanns Veröffentlichung der Untersuchungsergebnisse beruht auf einer Reihe von Tests, deren Teilnehmer und deren Verlauf, wie bei wissenschaftlichen Veröffentlichungen üblich, genau mitgeteilt werden, weshalb sein ausgedrücktes „Bedauern", dass Bauer in seiner Beschreibung des Kriechphänomens nicht angab, bei wie vielen Neugeborenen welchen Alters Bauer den Reflex beobachten konnte, doch eher als handfeste Kritik zu interpretieren ist. Eine gewisse statistische Auswertung bei der Auslösung der Bauer-Reaktion erscheint Stirnimann für weitere Erkenntnisse notwendig, und gewissermaßen holte Stirnimann dies in seiner eigenen Veröffentlichung dann nach.

---

[891] Stirnimann F (1938) "Das Kriech- und Schreitphänomen des Neugeborenen" Schweizerische Medizinische Wochenschrift 19: 1374- 1376, S. 1374.
[892] Stirnimann F (1938) "Das Kriech- und Schreitphänomen des Neugeborenen", S. 1374.
[893] Stirnimann F (1938) "Das Kriech- und Schreitphänomen des Neugeborenen", S. 1376.

Bei seinen Untersuchungen beschränkte Stirnimann sich nicht auf das Kriechphänomen allein, sondern stellte gleichzeitig vergleichende Untersuchungen zum
Schreitphänomen an (vgl. Kap. 3.11). Er kommt dabei zu dem Schluss, dass es bei
beiden Phänomenen einen *„gewissen inneren Zusammenhang"* gibt.[894]
Bemerkenswerterweise spricht er von Zusammenhang, jedoch nicht von Übereinstimmung zwischen Kriechphänomen und Schreitreflex. Der Grund dafür liegt
in der Tatsache, dass unterschiedliche Reize den jeweiligen Reflex auslösen, und
dass die Reizlage des Vestibularapparates bei beiden Reflexen verschieden ist. Bei
der Stehlage ist in jedem Fall der Druck auf die Fußsohle da, bei der Bauchlage ist
dieser Druck nur ein zusätzlicher Reiz. Bei der Bauchlage spielt eine Tast- und
Druckempfindung der Haut, der Brust und des Bauchs mit. Stirnimanns Vermutung, dass ein Zusammenhang der beiden Phänomene des Kriechens und Schreitens
zur Art des Fußsohlenreflexes bestehen könnte, führte ihn zu Untersuchungen zum
Fußsohlenreflex, die aber eindeutig erwiesen, dass keinerlei Zusammenhang zwischen den beiden besteht. Stirnimann folgert daraus:

„Jedenfalls muß eine andere Reaktionsweise des Nervensystems bei den
Kindern, die kriechen und schreiten, als bei den übrigen bestehen."[895]

Die Fähigkeit des Kriechens verschwindet nach Stirnimanns Beobachtungen im 3.
Lebensmonat, Bauer nannte den 4. Monat.

Phylogenetisch sieht Stirnimann den Reflex etwas anders als Bauer, denn er
möchte das Kriechen des Neugeborenen nicht direkt mit der Nahrungssuche in
Verbindung bringen, sondern mit der „Motilität ungesättigter Kinder", die kein
direktes Ziel, Nahrung zu finden, haben, jedoch die Möglichkeit, eventuell Nahrung zu finden, suchen. Eine zweite Erklärung könnte noch der „Fluchttrieb" oder
der Trieb, sich Unangenehmem zu entziehen, sein. Unangenehm ist laut Stirnimann
für Neugeborene vor allem die Bauchlage, vor der sie durch Kriechen fliehen wollen, von der sie aber allerdings durch die Kriechbewegung, bei der die Bauchlage
Voraussetzung ist, natürlich nicht wegkommen. Die Kriechbewegung ist demnach
„mehr eine Ausdrucksbewegung als eine Abwehrbewegung".

Stirnimann lässt offen, ob man das Kriechphänomen diagnostisch auswerten
kann, wie Bauer das annimmt, sieht aber eine gewisse diagnostische Bedeutung,
wenn genügend Untersuchungen an einer größeren Zahl pathologischer Fälle vorliegen, was offensichtlich zur Zeit seiner Untersuchungen nicht der Fall war.[896]

---

[894] Stirnimann F (1938) "Das Kriech- und Schreitphänomen des Neugeborenen", S. 1374.
[895] Stirnimann F (1938) "Das Kriech- und Schreitphänomen des Neugeborenen", S. 1375.
[896] Stirnimann F (1938) "Das Kriech- und Schreitphänomen des Neugeborenen", S. 1376.

McGraw geht in ihrem Werk von einem anderen Ansatzpunkt aus. Sie teilte bei ihren Untersuchungen nämlich die Kriechbewegung in 9 Phasen ein, und zwar beginnend mit der Geburt bis zum unabhängigen Gehen. Sie geht also somit, vor allem bei Phase 1, auch auf die Bauer-Reaktion ein, ohne diese namentlich zu erwähnen. In ihrer Erstbeschreibung des Schwimmreflexes (vgl. Kap. 3.12) spricht sie allerdings von „reflex crawling."[897] Ihr zentrales Thema ist das neuromuskuläre Verhalten, und so stellt sie die wechselnden motorischen Anordnungen bei der Kriechbewegung in Zusammenhang mit dem cephalokaudalen Wachstum, denn keine andere neuromuskuläre Funktion des heranwachsenden Kindes zeigt größere Variationen in ihrem Muster.[898]

McGraw geht auf einen neuen Aspekt, die Rhythmik in den Kriechbewegungen beim Neugeborenen, ein.[899] Sie berichtet, dass die meiste Aktivität bei der Kriechbewegung in den Hüften und den unteren Extremitäten zu beobachten ist, weniger im Schultergürtel und in den oberen Extremitäten. Zunächst scheint diese Beobachtung im Widerspruch zum angenommenen cephalokaudalen Verlauf des Wachstums zu stehen, die Qualität und Aufteilung der Bewegungen, die ein Neugeborenes jedoch zeigt, lassen annehmen, dass die kortikale Entwicklung zur Zeit der Geburt und in den Wochen danach genügt, um ein gewisses Maß an inhibitorischem Einfluss auf die nuklearen Aktivitäten im Schulter- und Armbereich auszuüben, obwohl es nicht genügt, kortikale Bewegungen in diesen Regionen zu aktivieren. McGraw stellt fest, dass gleichzeitig die kortikale Entwicklung im Bereich Beckengürtel und untere Extremitäten unzureichend ist, um einen vergleichbaren inhibitorischen Einfluss auf die subkortikalen Bewegungen auszuüben. Deshalb ist, was Anzahl und Rhythmik der Bewegungen angeht, der untere Körperbereich des Neugeborenen aktiver als der obere Bereich.[900]

Zur Stammesgeschichte des Kriechphänomens äußerte sich Prechtl, der, wie zuvor Stirnimann, einen Zusammenhang zwischen den Kriech- und Schreitbewegungen und noch zusätzlich den inzwischen beschriebenen Schwimmbewegungen des Neugeborenen herstellt. Alle drei Reflexe verschwinden nach einigen Wochen wieder, und erst nach einer Pause von Monaten vermag das Kind dann zu kriechen, zu gehen, zu schwimmen.[901]

---

[897] McGraw MB (1939) "Swimming Behavior of the Human Infant" The journal of pediatrics 15: 485-490, S. 486.

[898] McGraw MB (1945, reprinted 1963-66) The Neuromuscular Maturation of the Human Infant, S. 50.

[899] McGraw MB (1945, reprinted 1963-66) The Neuromuscular Maturation of the Human Infant, S. 51.

[900] McGraw MB (1945, reprinted 1963-66) The Neuromuscular Maturation of the Human Infant, S. 52.

[901] Prechtl HFR (1953) "Stammesgeschichtliche Reste im Verhalten des Säuglings" Die Umschau, Umschau Verlag, Frankfurt: 656-658, S. 657.

Bei allen drei Bewegungen handelt es sich um in der Stammesgeschichte fixierte angeborene Bewegungen. Prechtl bleibt in seiner Interpretation sehr allgemein und spricht von jedem Mensch, der instinktive Bewegungen „als das Erbe seiner frühesten Ahnen" mitbringt. Dieses „Erbe" bleibt auf die erste Lebenszeit beschränkt, die Bewegungen verschwinden, wenn sie von den reifenden höheren Hirnteilen gehemmt werden. Prechtl weist dann darauf hin, dass diese Reflexbewegungen zwar verschwinden, jedoch nicht abgebaut werden. Unter krankhaften Bedingungen, Prechtl nennt den epileptischen Anfall, können sie wieder auftreten und sind dann pathologisch.[902]

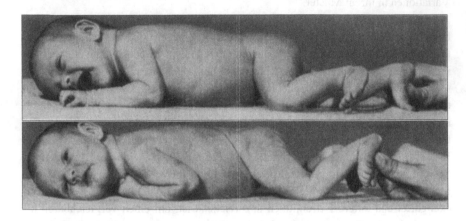

Abb. 1 Die Bauer-Reaktion: Kriechen nach Stimulation der Fußsohlen (nach Prechtl)[903]

Kriech-, Schreit-/(Steig-) und Schwimmbewegungen bilden somit bei den Reflexen eine eng miteinander verwandte Gruppe, nicht nur was die Bewegung angeht, sondern auch was die „Intention" des Reflexes betrifft: Fortbewegung bzw. Flucht.

[902] Prechtl HFR (1953) "Stammesgeschichtliche Reste im Verhalten des Säuglings", S. 658.
[903] Abb. 1 Die Bauer-Reaktion: Kriechen nach Stimulation der Fußsohlen, Bildquelle: Prechtl HFR, Beintema DJ (1976) Die neurologische Untersuchung des reifen Neugeborenen, Georg Thieme Verlag, Stuttgart, S. 73.

3.11 Schreit- und Steigreflex (1929)

3.11.1 Biographie des Erstbeschreibers: A. Peiper (1889-1968)

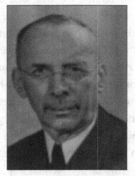

Abb. 1 Albrecht Peiper[904]

Albrecht Peiper wurde am 23. Oktober 1889 als Sohn des Kinderarztes und späteren ordentlichen Professors für Kinderheilkunde Erich Peiper in Greifswald geboren. Ab 1908 studierte Peiper Medizin in Greifswald, Freiburg und München und wurde 1914 zum Dr. med. an der medizinischen Fakultät der Universität Greifswald promoviert. Das Thema seiner Dissertation lautete: "Malignes embryonales Leberadenom im ersten Lebensjahre". Nach Teilnahme am Ersten Weltkrieg erhielt Albrecht Peiper seine kinderärztliche Ausbildung an der Universitäts-Kinderklinik der Charité in Berlin, habilitierte sich 1924 bei Adalbert Czerny und war anschließend an dieser Klinik als Oberarzt tätig. 1930 wurde Peiper zum außerplanmäßigen Professor ernannt, blieb als Oberarzt bis 1932 unter Czerny und anschließend bis 1934 unter Georg Bessau an der Charité tätig. Von 1934 bis 1943 war Peiper Chefarzt des Städtischen Kinderkrankenhauses in Wuppertal-Barmen. Während des Zweiten Weltkriegs arbeitete er zeitweise als Schiffsarzt. 1943 bekam er den Ruf als Ordinarius für Kinderheilkunde an die Universität Greifswald, wo er fünf Jahre nach dem Tod seines Vaters dessen Platz einnahm. Es war immer der Traum im Leben Albrecht Peipers gewesen, einmal Nachfolger seines Vaters als Chef der Kinderklinik in Greifswald zu werden.[905]

---

[904] Abb. 1 Albrecht Peiper: Bildquelle: Universitätsbibliothek Leipzig: Sondersammlungen [Online im Internet:] URL: http://www.uni-leipzig.de/unigeschichte/professorenkatalog/leipzig/Peiper_663 [Stand: 07.01.2011, 16:37].
[905] Dost H (1969) "In memoriam – Albrecht Peiper" Monatsschrift für Kinderheilkunde 117: 41-42, S. 41.

Nach Kriegsende 1945 arbeitete Peiper zunächst als wissenschaftlicher Assistent an der Universitätskinderklinik Greifswald und auch als praktizierender Kinderarzt in Greifswald. 1948 erfolgte dann der Ruf auf den Lehrstuhl für Pädiatrie an der Medizinischen Fakultät der Universität Leipzig, den er bis zu seiner Emeritierung 1958 innehatte. Er war Direktor der Universitätskinderklinik und arbeitete tatkräftig am Wiederaufbau der traditionsreichen und größten Kinderklinik Deutschlands mit. In der schwierigen Zeit nach dem Ende des zweiten Weltkriegs galt Peipers Hauptaugenmerk in Leipzig zunächst der Organisation einer funktionierenden kinderärztlichen Versorgung. Vor allem die Senkung der Kindersterblichkeit, die unter den Verhältnissen des zweiten Weltkrieges zu unerträglicher Höhe angestiegen war, gehörte zu seinen ersten und nachhaltigen Erfolgen. 1954 wurde in der Kinderklinik der Universität Leipzig auf sein Betreiben hin ein Frühgeborenenhaus eingerichtet.[906] Peiper erwarb sich also große Verdienste um die Senkung der Säuglingssterblichkeit sowie den Aufbau der Neonatologie in der ehemaligen „DDR" und gilt als einer der Pioniere der Neuropädiatrie.[907]

„Stünde ich noch einmal am Beginn meiner Laufbahn, so würde ich wieder Kinderarzt werden. Ich kann mir keinen Beruf denken, der meinen Neigungen besser entspräche."

Mit diesen knappen Worten umriss Albrecht Peiper sein Lebenswerk.[908]

Im Alter bereiste Peiper auf Einladung der indischen Regierung drei Monate lang den indischen Subkontinent, um in einer Expertise Vorschläge zur Senkung der Kindersterblichkeit in Indien unterbreiten zu können.[909]

Am 7. Oktober 1968 starb Albrecht Peiper in Leipzig.

Peipers wissenschaftliche Arbeiten beschäftigen sich vor allem mit drei Themenbereichen: der Entwicklung der kindlichen Hirntätigkeit, der Physiologie und Pathologie der Atmung beim normalen und vorzeitig geborenen Säugling und der Geschichte der Kinderheilkunde. Schon 1928 wurde seine erste monographische Synopsis mit dem Titel "Hirntätigkeit des Säuglings" veröffentlicht, die wenig später ins Russische übertragen wurde.[910]

---

[906] Zur Biographie von Albrecht Peiper 1: [Online im Internet:] URL: http://www.uniklinikum-leipzig.de/fakultaetklinikum/fak_dok_oeff_kalenderblatt2003.html [Stand: 07.01.2011, 15:01].

[907] Zur Biographie von Albrecht Peiper 2: [Online im Internet:] URL: http://de.wikipedia.org/wiki/Albrecht_Peiper [Stand: 07.01.2011, 15:03].

[908] Zur Biographie von Albrecht Peiper 1: [Online im Internet:] URL: http://www.uniklinikum-leipzig.de/fakultaetklinikum/fak_dok_oeff_kalenderblatt2003.html [Stand: 07.01.2011, 15:01].

[909] Dost H (1969) "In memoriam – Albrecht Peiper", S. 42.

[910] Dost H (1969) "In memoriam – Albrecht Peiper", S. 41.

1929 veröffentlichte Peiper zum ersten Mal seine Untersuchungen und Beobachtungen über "Die Schreitbewegungen der Neugeborenen"[911]. Stirnimann bezeichnete Peiper als den Erstbeschreiber des Schreitreflexes, spricht aber in Anlehnung an Bauer, der bereits 1926 das Kriechphänomen bei Neugeborenen entdeckt hat, von Schreitphänomen.[912]

1949 erschien dann Peipers berühmt gewordene Monographie "Die Eigenart der kindlichen Hirntätigkeit"[913], die 1963 auch in einer amerikanischen Lizenzausgabe herausgegeben wurde. Peiper interessierte sich ebenfalls sehr stark für die geschichtliche Forschung und gab 1951 die "Chronik der Kinderheilkunde"[914] heraus, in der er die von ihm entdeckten Quellen als solche sprechen lässt, so dass sich der Leser selbst ein Urteil über die Geschichte der Kinderheilkunde bilden kann.[915]

In Würdigung seiner Verdienste wurde Peiper zum Ehrendoktor der Medizinischen Fakultäten der Universitäten von Berlin (1959) und Leipzig (1963) ernannt. Er war Mitglied der Deutschen Akademie für Naturforscher Leopoldina, der Deutschen und der Sächsischen Akademie der Wissenschaften und der Bulgarischen Kinderärzte-Gesellschaft. Er war Präsident der Gesellschaft für Kinderheilkunde der „DDR". Peiper erhielt die Albrecht von Haller-Medaille der Medizinischen Fakultät Göttingen.[916]

3.11.2 Der Schreit- und Steigreflex (Erstbeschreibung, Physiologie, Anthropologie)

Im Kommentar zu einem von ihm im Jahr 1953 aufgenommenen wissenschaftlichen Film zur Entwicklung der frühkindlichen Motorik sagt Prechtl:

> „Peiper beobachtete als erster, dass man Schreitbewegungen bei Neugeborenen auslösen kann, wenn man sie auf eine feste Unterlage aufrecht stellt und dabei mit beiden Händen am Rumpf festhält."[917]

---

[911] Peiper A (1929) "Die Schreitbewegungen der Neugeborenen" Monatsschrift für Kinderheilkunde 45: 444-448.

[912] Stirnimann F (1938) "Das Kriech- und Schreitphänomen der Neugeborenen" Schweizerische Medizinische Wochenschrift 19: 1374-1376.

[913] Peiper A (1949) Die Eigenart der kindlichen Hirntätigkeit, Thieme, Leipzig.

[914] Peiper A (1951) Chronik der Kinderheilkunde, Thieme, Leipzig .

[915] Dost H (1969) "In memoriam – Albrecht Peiper", S. 41.

[916] Dost H (1969) "In memoriam – Albrecht Peiper", S. 41.

[917] Prechtl HFR (1953) Die Entwicklung der frühkindlichen Motorik II. Körperhaltung und Fortbewegung Kommentar zum wissenschaftlichen Film: 1-7, S. 5 Aus der Forschungsstelle für Verhaltensphysiologie des Max-Planck-Instituts für Meeresbiologie, Buldern/Westf. (Prof. Dr. K. Lo-

Prechtl bezieht sich dabei auf zwei Artikel Peipers aus dem Jahr 1929 "Die Schreitbewegungen der Neugeborenen"[918] und aus dem Jahr 1953 "Die Schreit- und Steigbewegungen der Neugeborenen".[919]

Peiper beschrieb 1929 in dem Artikel "Die Schreitbewegungen der Neugeborenen" in der "Monatsschrift für Kinderheilkunde" zum ersten Mal die Zusammenfassung der Ergebnisse seiner bisherigen Untersuchungen von Schreitbewegungen bei Säuglingen. Dabei stellte er zunächst fest, dass sich das beschriebene Phänomen normalerweise bei allen gesunden reifen Neugeborenen in den ersten Lebenswochen findet, es sich allerdings nicht zu jeder Zeit zeigen lässt. Peiper führt dies darauf zurück, dass die Erregbarkeit der Säuglinge erheblichen Schwankungen unterliegt; die Bewegungen sind bei hungrigen Kindern leichter auszulösen als bei satten. Einige Wochen lang beobachtete Neugeborene zeigten ein- oder zweimal eindeutige Schreitbewegungen, zu anderen Zeiten ließen sich jedoch bei ihnen keinerlei Schreitbewegungen hervorrufen. Nimmt man hingegen eine größere Anzahl von Neugeborenen, kann man immer mehrere Kinder finden, *„bei denen die Schreitbewegungen sich mit aller Deutlichkeit nachweisen lassen."*[920]

Peiper beschreibt im Folgenden den genauen Ablauf des Versuchs:

„Zum Versuch umfasst man den Rumpf des Kindes mit beiden Händen und stellt es wie beim gewöhnlichen Stehen auf den Tisch. Es empfiehlt sich, dabei den Körper des Kindes etwas nach vorn zu neigen, während eine Neigung schräg nach hinten den Versuch nicht zustande kommen läßt. Ist der Säugling einige Monate alt, so wird er in der Regel beide Beine an den Leib ziehen, sobald seine Füße die Tischplatte berühren. Anders der Neugeborene. Er streckt die Beine wie zum Stehen aus, und hält sie zunächst in dieser Lage. Dann beugt er das eine Bein in Hüfte und Knie, setzt es, wenn man der Bewegung mit dem Rumpf des Kindes folgt, an dem anderen Fuß vorbei nach vorn nieder und macht dann mit dem stehengebliebenen Bein die gleiche Bewegung. Während der Fuß nach vorn geführt wird, kann er den Boden vollkommen verlassen oder über die Oberfläche entlang geschleift werden. So entstehen regelmä-

---

renz) Institut für den wissenschaftlichen Film, Wissenschaftlicher Film C 652/1953 [Online im Internet:] URL: http://www.iwf.de/iwf/res/mkat/others/bp/02000006529910000000.pdf [Stand: 07.01.2011, 15:07].

[918] Peiper A (1929) "Die Schreitbewegungen der Neugeborenen" Monatsschrift für Kinderheilkunde 45: 444-448.

[919] Peiper A (1953) "Die Schreit- und Steigbewegungen der Neugeborenen" Archiv für Kinderheilkunde 147: 135-141.

[920] Peiper A (1929) "Die Schreitbewegungen der Neugeborenen", S. 444.

ßige, durchaus koordinierte Schreitbewegungen, bei denen also stets die Stellung des einen Beines von dem anderen beeinflusst wird. "[921]

Peiper betont, dass dabei das Kind in keiner Weise rein passiv vom Untersucher über die Tischplatte gezogen wird, sondern dass es selbständig mit richtigen Schritten geht. Allerdings ist die zurückgelegte Strecke nicht sehr groß – meistens erlahmen die Kinder bald. *„Die Länge eines Doppelschrittes beträgt etwa 20 cm.* "[922]

Zur Untersuchung der Schreitbewegung des Säuglings dient Peiper ein berußtes Glanzpapier, auf dem die Stellung der Füße auf dem Boden als Spurbild zu sehen ist.

„Die große Zehe wird leicht nach auswärts gedreht wie beim Gang des Erwachsenen. Häufig wird der Fuß voll aufgesetzt und dann in der gewöhnlichen Weise abgewickelt. "

Oft findet man eine charakteristische Abweichung, nämlich das Schreiten mit überkreuzten Beinen.

„Das Kind setzt den vorderen Fuß nicht nach vorn seitlich vom anderen, sondern vor ihn, ja noch weiter nach der anderen Seite, so dass sich der andere Fuß, wenn er nach vorn geführt werden soll, an der Ferse des jetzigen Standbeins verhakt. "[923]

Der Fuß wird manchmal dennoch weiter gezogen, wenn das Kind weitere Schreitbewegungen ausführen soll, muss das Hindernis beseitigt werden.

„Die Überkreuzung kommt durch eine stärkere Innervation der Adduktoren zustande und ist für den Neugeborenen beinahe physiologisch. Findet man doch auch sonst oft Neugeborene mit überkreuzten Beinen daliegen. "[924]

Peiper bemerkt dazu, dass der durch die Überkreuzung entstehende charakteristische Gang dem von Kindern mit Littlescher Krankheit ähnelt, allerdings fehlt beim

[921] Peiper A (1929) "Die Schreitbewegungen der Neugeborenen", S. 444-445.
[922] Peiper A (1929) "Die Schreitbewegungen der Neugeborenen", S. 445.
[923] Peiper A (1929) "Die Schreitbewegungen der Neugeborenen", S. 445-446.
[924] Peiper A (1929) "Die Schreitbewegungen der Neugeborenen", S. 446.

Neugeborenen der Zehenspitzengang, das Neugeborene tritt mit der ganzen Fuß-sohle auf.

Peiper weist darauf hin, dass im Gegensatz zum Gehen des Erwachsenen bei den Schreitbewegungen des Neugeborenen nur die Beine benutzt werden, während die anderen Körperteile unbewegt bleiben.

„Die Beine können die Last des Körpers nicht tragen; der Rumpf ist nicht imstande, sich selber aufrechtzuhalten. Ließe man los, so würde das Kind sofort in sich zusammensinken."[925]

Aus den Fußspuren des Kindes ist ersichtlich, dass das Standbein in Knie und Hüf-te leicht gebeugt wird, so wie es beim Gehen des Kindes am Ende des ersten Le-bensjahres erscheint. Erst im Laufe der Zeit streckt sich das Bein ganz. Die leichte Beugung des Standbeins beim Kleinkind wird damit erklärt, dass der Schwerpunkt des Körpers nach unten verlagert wird, und dadurch ein Umfallen verhindert wer-den soll.

Aus anthropologischer Sicht interessant ist für Peiper die Tatsache, dass sich das gleiche Phänomen bei Affen zeigt, die ihr Gleichgewicht stets gut zu halten wissen, und er hält es für wahrscheinlich, dass sich in dem charakteristischen Gangbild des Neugeborenen eine *„stammesgeschichtliche Erinnerung"* findet, *„wie sie mehr-fach im Laufe der kindlichen Entwicklung auftaucht."*[926] Aus den beschriebenen Schreitbewegungen entwickelt sich keinesfalls der aufrechte Gang des Erwachse-nen, denn diese Schreitbewegungen verschwinden später ganz. Ein Säugling im Alter von einigen Monaten, den man auf eine Unterlage hinstellen will, zieht die Beine an den Leib und will sie nicht ausstrecken, um zu „schreiten". In diesem Al-ter findet sich nur das Strampeln, das eine koordinierte Beugung beider Beine ist, aber eben keine Schreitbewegung mehr.

Peiper zieht zum Vergleich auch das Kriechphänomen, das J. Bauer zum ersten Mal beschrieb (vgl. Kap. 3.10), heran, das, wie das Schreitphänomen, nur in den ersten Lebensmonaten auszulösen ist. Schreit- und Kriechphänomen bilden laut Peiper nicht zufällig eine Reflexkette, sondern sie passen

„recht gut in das Bild hinein, das bisher von der Hirntätigkeit des Neu-geborenen entworfen wurde. Die Arbeitsfähigkeit des Zentralnerven-systems entwickelt sich entwicklungs- und stammesgeschichtlich in der

---

[925] Peiper A (1929) "Die Schreitbewegungen der Neugeborenen", S. 446.
[926] Peiper A (1929) "Die Schreitbewegungen der Neugeborenen", S. 446.

gleichen Weise vom Hirnstamm aus, wobei die niederen Zentren mit fortschreitendem Wachstum einen Teil ihrer Aufgaben an die höheren Zentren abgeben. Der Neugeborene, dessen Großhirn noch nicht arbeitsfähig ist, steht auf der gleichen Stufe wie Tiere, deren Großhirn durch einen Schnitt außer Tätigkeit gesetzt wurde. So kommt es, dass in beiden Fällen Reflexe nachzuweisen sind, die sonst vom Großhirn gehemmt werden. "[927]

Peiper verweist hierbei auf Goltz, Sherrington, Magnus u. a., die nachwiesen, dass enthirnte Tiere noch so lange laufen können, bis sie erschöpft zusammenbrechen. Selbst nach Durchtrennung des Lendenmarkes sind solche Laufbewegungen noch vorhanden, was für Peiper darauf hindeutet, dass es sich bei den Schreitbewegungen um sehr tief stehende Reflexe handeln muss. Peiper erklärt dazu:

„Bei den Rückenmarkstieren kamen ebenso wie beim menschlichen Neugeborenen nur Schreitbewegungen zustande; ein richtiger Gang war unmöglich, da die Beine die Last des Körpers nicht tragen konnten. "[928]

Peiper nennt auch Böhme[929], der nachwies, dass das Rückenmark des erwachsenen Menschen, wenn es vom Gehirn abgetrennt ist, noch zu den gleichen Leistungen befähigt ist. Bei einem Kranken, bei dem das Rückenmark völlig durchtrennt war, konnte Böhme durch dauernde elektrische Reizung der Haut ganz regelmäßige Schreitbewegungen hervorrufen.[930] *„Beim gesunden Erwachsenen ist von diesen Fähigkeiten nichts nachzuweisen, da sie durch die Großhirntätigkeit überdeckt werden."* Peiper erläutert, dass man allerdings nicht sagen kann,

„welche Teile des Großhirns oder Rückenmarks die Schreitbewegungen zustande kommen lassen, da man mit der Übertragung der Tierversuche auf den Menschen vorsichtig sein muß."

Daher lokalisiert Peiper die Schreitbewegungen nicht näher und nimmt nur an,

---

[927] Peiper A (1929) "Die Schreitbewegungen der Neugeborenen", S. 447.
[928] Peiper A (1929) "Die Schreitbewegungen der Neugeborenen", S. 447.
[929] Böhme A (1917) "Untersuchungen über die koordinierten Reflexe des menschlichen Lendenmarks, besonders die rhythmischen Reflexe" Deutsche Zeitschrift für Nervenheilkunde 56: 217-255.
[930] Peiper A (1929) "Die Schreitbewegungen der Neugeborenen", S. 447.

„dass die Unfertigkeit des Großhirns die Bewegungen zustande kom-
men lässt. Im Laufe der Entwicklung verdecken allmählich die willkür-
lichen Bewegungen diese Reflexe, die sich wohl noch beim Strampeln
geltend machen. Sie können aber noch von Nutzen sein, wenn das fort-
schreitende Wachstum zu willkürlichen Gangbewegungen geführt
hat. [931]

1953, fast ein Vierteljahrhundert nach seiner Erstbeschreibung, ging Peiper, wie
bereits erwähnt, in einem Artikel im "Archiv für Kinderheilkunde" mit dem Titel
"Die Schreit- und Steigbewegungen der Neugeborenen" erneut auf die Schreitbewegungen des Neugeborenen ein, beschrieb ihren genauen Ablauf und erweiterte
seine Beobachtungen u. a. durch die Beschreibung des Steigreflexes. Am Anfang
des Artikels stellt er allgemeine Beobachtungen zu den Reflexen an, berichtet, dass
ein Kind, schon ehe es allein laufen kann, bestimmte Bewegungsrhythmen zeigt,
die den Formen der Fortbewegung des älteren Kindes und des Erwachsenen ähnlich sehen, aber nicht in zeitlichem Zusammenhang mit ihnen gebracht werden
können. Zu dieser Art von Bewegungen zählt Peiper die bereits beim Neugeborenen auslösbaren Schreitbewegungen und das Kriechphänomen (vgl. Kap. 3.10),
dagegen sind die zwischenzeitlich erstmals beschriebenen Schwimmbewegungen,
wie sie McGraw beobachtete und Mayerhofer bestätigte (vgl. Kap. 3.12), erst zwischen dem 50. und 150. Lebenstag nachzuweisen. Diese drei Bewegungsabläufe
sind nicht spontan auslösbar, sondern treten nur unter bestimmten Umständen auf.
Sie wandeln sich nicht – wie man annehmen könnte – später in das selbständige
Schreiten, Kriechen oder Schwimmen um, sondern verschwinden im Lauf der
Entwicklung ganz, so dass man sagen kann, dass sich das selbständige Schreiten,
Kriechen und Schwimmen nicht auf deren Grundlage herausbildet. [932]

In stammesgeschichtlicher Hinsicht erwähnt Peiper den zwischenzeitlich 1938
erschienenen Artikel über das Kriech- und Schreitphänomen von Stirnimann, auf
den weiter unten besonders eingegangen wird. [933]

Außerdem verweist Peiper auf einen von Langworthy [934] im Jahr 1933 beschriebenen Sachverhalt, der die anthropologische Bedeutung der Schreit- und auch der
Kriechbewegungen deutlich macht. Peiper berichtet, dass Langworthy neugeborene
Junge eines Oppossums auf ein Stück Gaze legte, die Jungen dann mit ihren Vor-
derklauen die Fäden der Gaze ergriffen und sich durch abwechselnde Schläge der

---

[931] Peiper A (1929) "Die Schreitbewegungen der Neugeborenen", S. 448.
[932] Peiper A (1953) "Die Schreit- und Steigbewegungen der Neugeborenen", S. 135.
[933] Peiper A (1953) "Die Schreit- und Steigbewegungen der Neugeborenen", S. 136-137.
[934] Anm.: Langworthy: Wissenschaftler am Johns Hopkins Hospital in Baltimore arbeitend.

Vorderbeine vorwärts ruderten, ohne dabei die Hinterbeine zu bewegen. Die jungen Oppossums können so nach der Geburt durch das Haarkleid der Mutter hindurch den Beutel der Mutter erreichen. Der Unterschied zu den Schreit- und Kriechbewegungen des jungen menschlichen Säuglings besteht laut Peiper darin, dass beim Neugeborenen nicht wie beim jungen Oppossum die Hinterbeine unbewegt bleiben. Auch Schaafs[935] Beobachtungen der Bewegungen junger Kängurus, die er als raupen- oder robbenähnlich beschreibt, sind in diesem Zusammenhang für Peiper erwähnenswert.

Neu in dieser Veröffentlichung sind neben den Erläuterungen zu den Schreitbewegungen Peipers Beobachtungen von Steigbewegungen beim Neugeborenen, neu auch die Erwähnung der Reizauslösung durch Berührung der Fußsohle. Peiper berichtet, dass das Neugeborene sogar vermag, etwa 8 cm hohe Stufen einer kleinen Treppe zu ersteigen.

„Läßt man das Kind mit leicht vorwärts geneigtem Oberkörper wie gewöhnlich auf einer Ebene entlangschreiten und nach einigen Schritten die Treppe ersteigen, so macht ihm das keine Schwierigkeiten. Es setzt zuerst das eine Bein auf die höhere Stufe, streckt es dann durch eine Stützreaktion, die auf die Berührung der Fußsohlen mit der Stufe ausgelöst wird, hebt den ganzen Körper hinauf, wenn man nur mit dem unterstützten Körper der Bewegung folgt, und führt dann den anderen Fuß an dem Standbein vorbei, ohne diese Stufe zu berühren, auf die nächst höhere Stufe, von der aus sich das Spiel wiederholt. So kann der Neugeborene in flüssiger, streng rhythmischer Bewegung mehrere Stufen hintereinander wie der Erwachsene ersteigen. Allerdings wird der rhythmische Ablauf doch leicht gestört, indem etwa das aufwärts geführte Bein nicht an dem Standbein vorbei schreitet, sondern auf der gleichen Stufe stehen bleibt, worauf sich dann das Standbein wieder hebt."

Umgekehrt hat man Schwierigkeiten, das Neugeborene eine Treppe hinabsteigen zu lassen.

„Man muß dazu jedes Mal das Standbein, das sich auf die Berührung der Stufe mit der Fußsohle zu strecken sucht, entgegen dieser reflekto-

---

[935] Schaaf F (1934) Eine neue Beobachtung des Kängurugeburtsaktes, 223 In: Dathe H (Hrsg.): Der zoologische Garten N.F. 7, Elsevier, Jena.

rischen Stützreaktion in Knie und Hüfte beugen, indem man den um-
fassten Körper des Kindes abwärts drückt. "[936]

Im Gegensatz zum flüssigen Ablauf des Aufwärtssteigens ist das Hinabschreiten unharmonisch und wenig rhythmisch. Dem Neugeborenen fehlt die selbständige aufrechte Körperhaltung, die dem aufrechten Gang vorausgeht. Hierbei spielt der Labyrinthstellreflex auf den Kopf eine entscheidende Rolle. Allerdings erscheint es Peiper andererseits unwahrscheinlich, dass der Labyrinthstellreflex auf den Kopf, der bereits bei Neugeborenen in seinen Anfängen nachzuweisen ist, an den Schreitbewegungen des Neugeborenen beteiligt ist. Zum Beweis führt er die Tatsache an, dass es gelingt, Kinder in waagerechter Körperhaltung an einer senkrechten Wand und in senkrechter Körperhaltung, Kopf unten, an der Unterseite einer waagerechten Ebene schreiten und steigen zu lassen.[937]

„Prüft man einen Säugling in waagerechter Körperlage, Gesicht auf-
wärts, Hinterkopf leicht unterstützt, während seine Fußsohlen die senk-
rechte Wand berühren, so kann er an dieser Wand mit deutlichen
Schritten aufwärts schreiten. Wird er um 180 Grad gedreht und dabei
vorsichtig das abwärts gerichtete Gesicht unterstützt, so schreitet er
abwärts. Dreht man ihn nur um 90 Grad in Seitenlage und unterstützt
seine untere Gesichtshälfte, so schreitet er auch in dieser Lage an der
Wand entlang. Wie bei den Schreitbewegungen in aufrechter Körper-
haltung bewirkt die Berührung der Fußsohlen mit der senkrechten
Wand Stützreaktionen der Beine; diese gehen den Schreitbewegungen
voraus. Bringt man eine kleine Treppe an der senkrechten Wand in der
Weise an, dass die Trittflächen der Stufen senkrecht von oben nach un-
ten verlaufen, so kann das Kind in waagerechter Lage, Seite abwärts,
die Treppe ersteigen, wenn man seinen Bewegungen mit dem Körper
folgt. In senkrechter Körperhaltung, Kopf unten, ist der junge Säugling
imstande, an der Unterseite einer waagerechten Fläche zu schreiten.
Er kann in dieser Lage sogar eine an der Decke angebrachte, abwärts
gerichtete Treppe ersteigen. "[938]

Peiper gibt für dieses Verhalten eine Erklärung und bemerkt, dass anders als beim Erwachsenen, für den diese Stellung unnatürlich ist, es der Säugling von den letz-

---

[936] Peiper A (1953) "Die Schreit- und Steigbewegungen der Neugeborenen", S. 137.
[937] Peiper A (1953) "Die Schreit- und Steigbewegungen der Neugeborenen", S. 138.
[938] Peiper A (1953) "Die Schreit- und Steigbewegungen der Neugeborenen", S. 138-139.

ten Schwangerschaftsmonaten gewohnt ist, bei aufrechter Stellung seiner Mutter auf dem Kopf zu stehen. Peiper stellt hierbei aber fest, dass sich die Schreit- und Steigbewegungen in Kopf abwärts gerichteter Lage meist nicht mehr so rhythmisch wie in aufgerichteter Lage zeigen.[939]

Peiper nimmt in dieser Veröffentlichung auch Stellung zu Stirnimanns Annahme[940], dass der Vestibularapparat an den beschriebenen Bewegungen beteiligt ist und die Schwerkraft eine bedeutende Rolle dabei spielt, da dem die Tatsache widerspricht, dass das Kind in den verschiedensten Stellungen seiner Körperachse zur Schwerkraft schreitet und steigt. Bei seiner Erstbeschreibung der Schreitbewegungen 1929 hatte Peiper bereits darauf hingewiesen, dass es sich bei diesen Bewegungen um sehr tief stehende Reflexe handelt, die später durch die fortschreitende Hirnreifung des Säuglings gehemmt werden, so wie dies bei anderen Reflexen des Neugeborenen, die mit zunehmender Reifung des Großhirns wieder verschwinden, beobachtet werden kann. Wie bereits erwähnt,

„ist dagegen ein Zusammenhang reflektorischer Schreit- und Steigbewegungen mit dem späteren selbständigen Schreiten und Steigen nicht beweisbar, da sich diese Bewegungen erst mehrere Monate nach dem Verschwinden der nur reflektorisch auslösbaren Bewegungsrhythmen einstellen.“[941]

Peiper zitiert hier auch McGraw[942] (vgl. Kap. 3.12), die diese Phase einer Hemmung durch die Hirnrinde als Hemmungsphase, in der „die Füße sich verhalten, als ob sie auf dem Fußboden geklebt wären", bezeichnet. Auch durch besondere Übung während der Entwicklung der Säuglinge kann das Verschwinden der Schreitbewegungen nicht verhindert werden. Bei Untersuchungen war zu beobachten, dass die Kinder sich in der Hemmungsphase nicht mehr aufrecht halten konnten, die Stützreaktionen verschwanden, indem sich die Beine beugten, die Füße nicht mehr versetzt wurden, sondern über den Boden schleiften, und dass keine Schreitbewegung mehr sichtbar war.[943] Zusammenfassend beendet Peiper seinen Artikel wie folgt:

---

[939] Peiper A (1953) "Die Schreit- und Steigbewegungen der Neugeborenen", S. 139-140.
[940] Stirnimann F (1938) "Das Kriech- und Schreitphänomen der Neugeborenen", S. 1374-1376.
[941] Peiper A (1953) "Die Schreit- und Steigbewegungen der Neugeborenen", S. 140.
[942] McGraw MB (1939) "Swimming Behavior of the Human Infant" The journal of pediatrics 15: 485-490.
[943] Peiper A (1953) "Die Schreit- und Steigbewegungen der Neugeborenen", S. 141.

„Bei jungen Säuglingen lassen sich reflektorisch Schreit- und Steigbe-
wegungen auslösen, und zwar in aufrechter, in waagerechter und in
senkrechter, Kopf abwärts gerichteter Körperlage. Wahrscheinlich
handelt es sich um tiefstehende Bewegungsrhythmen, an deren Zustan-
dekommen der Vestibular-Apparat unbeteiligt ist."

Peiper bemerkt noch, dass die Schreit- und Steigbewegungen nicht bei allen Neugeborenen auslösbar sind, jedoch bei den meisten von ihnen.[944]

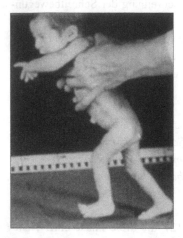 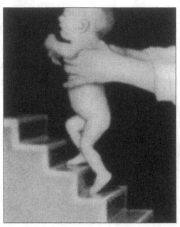

Schreitbewegung in aufrechter Haltung   Steigbewegung in aufrechter Haltung

Abb. 2 Die Schreit- und Steigbewegungen der Neugeborenen
(Filmausschnitte nach Peiper)[945]

Mehr als 10 Jahre nach dieser Veröffentlichung geht Peiper 1966 wieder auf die
Schreit- und Steigbewegungen in seinem Artikel "Die Entwicklung des aufrechten
Gangs" ein und bezeichnet darin die koordinierten, reflektorischen, von der Schwer-
kraft unabhängigen Schreit- und Steigbewegungen zusammen mit den Kriech- und
Schwimmbewegungen als rhythmische Vorstufen der Fortbewegung.[946]

---

[944] Peiper A (1953) "Die Schreit- und Steigbewegungen der Neugeborenen", S. 141.
[945] Abb. 2 Die Schreit- und Steigbewegungen der Neugeborenen: Bildquelle: Peiper A (1949, 3.
erw. Auflage 1964) Die Eigenart der kindlichen Hirntätigkeit, Leipzig, S. 223, 224.
[946] Peiper A (1966) "Die Entwicklung des aufrechten Ganges" Wiener Medizinische Wochenschrift
116: 50-751, S. 750.

Im Anschluss werden noch Stirnimanns Untersuchungen zum Schreitreflex beleuchtet, auf die Peiper in seinem Artikel von 1953 verweist[947] (siehe oben). Stirnimann bezeichnet in seiner Veröffentlichung die von Peiper erstmals beschriebenen Schreitbewegungen analog zum Kriechphänomen von Bauer als Schreitphänomen, das bei senkrechter Haltung des Säuglings auf einer Unterlage wie das Kriechphänomen eine Vorwärtsbewegung bewirkt. Stirnimann prüfte das Schreitphänomen bei einer Reihe von Säuglingen, stellte dabei die Säuglinge aufrecht auf ein hartes Kissen und stützte Kopf und Rumpf mit seinen Händen. Peipers Beobachtung, dass eine leichte Neigung des Körpers des Neugeborenen nach vorn die Schreitbewegung begünstigt, konnte Stirnimann nicht feststellen.[948] Aber Stirnimann konnte wie auch Peiper beobachten, dass die Sättigung des Säuglings den deutlichsten hemmenden Einfluss beim Schreitphänomen (Stirnimann fügt noch das Kriechphänomen hinzu) ausübt.[949]

Nach der Darstellung der Vorgehensweise beleuchtet Stirnimann die Reize, die während der Schreitbewegung auf das Neugeborene einwirken.[950] Die Tastempfindung wirkt auf die Fußsohle und führt neben anderen Reizen zum Anstemmen. Dazu kommt noch eine Druckempfindung, die häufig zu einer klonischen Plantarflexion der Zehen führt. Der nun folgenden These Stirnimanns wurde 1953 von Peiper deutlich widersprochen (siehe oben). Stirnimann erklärt nämlich, dass durch die ungewohnte Stellung des Kopfes des Säuglings zusätzlich auch der Vestibularapparat gereizt wird, wobei bisher nicht empfundene Muskel- und Gelenkempfindungen hervorgerufen werden können. Er nimmt weiter an, dass die Schwerkraft bei der Stehlage auch eine wichtige Rolle spielt.[951]

Eine Reihe von Neugeborenen machte bei Stirnimanns Untersuchungen „richtige Schritte", indem die meisten Neugeborenen die Füße bis zur Horizontalen hoben, wobei die Beugung im Hüftgelenk über einen rechten Winkel betragen kann. Stirnimann rät, dass, wenn das Kind den Fuß abstellt, man es am Körper etwas nach vorn schieben sollte, um einen weiteren Schritt hervorzurufen. Auch ohne dieses Vorschieben zieht das Kind das Standbein nach vorne, wodurch es zum Spielbein wird und bleibt normalerweise durch den erhöhten Tonus der Adduktoren in Höhe des jetzigen Standbeins hängen. Stirnimann berichtet von Neugeborenen, die das Spielbein überkreuzt vor das Standbein setzen, und von anderen, die mit einem weit ausholenden Schritt das Spielbein um das Standbein herum führen. Bei dem

---

[947] Stirnimann F (1938) "Das Kriech- und Schreitphänomen der Neugeborenen", S. 1374-1376.
[948] Stirnimann F (1938) "Das Kriech- und Schreitphänomen der Neugeborenen", S. 1374.
[949] Stirnimann F (1938) "Das Kriech- und Schreitphänomen der Neugeborenen", S. 1376.
[950] Stirnimann F (1938) "Das Kriech- und Schreitphänomen der Neugeborenen", S. 1374.
[951] Stirnimann F (1938) "Das Kriech- und Schreitphänomen der Neugeborenen", S. 1375.

Schreitversuch ermüden die Kinder rasch, und daher lässt sich ein zweiter Versuch im Anschluß an den ersten kaum durchführen.

Das Schreitphänomen entwickelt sich laut Stirnimann in der Neugeborenenzeit und ist im Alter von 9 bis 14 Tagen häufiger und deutlicher auslösbar[952], verschwindet dann im 4. bis 5. Lebensmonat. Erst mit 9 bis 10 Monaten beginnt der Säugling wieder zu schreiten, wenn man ihn in aufrechter Stellung auf dem Boden hält.[953] Dieses Schreiten müsste analog zum Kriechen und Schwimmen im Alter von 9 oder 10 Monaten ein willentliches Schreiten und kein Reflexschreiten mehr sein.

Stirnimanns Thesen die Anthropologie und Diagnostik betreffend sind bei der Bauer-Reaktion beschrieben (vgl. Kap. 3.10), da hier Kriech- und Schreitphänomen gleichermaßen betroffen sind.[954]

Prechtl berichtet in seinem bereits oben erwähnten Kommentar zum Film über frühkindliche Reflexe, dass es sich beim Schreitreflex offensichtlich um einen spinalen Mechanismus handeln muss, da bei Erwachsenen mit kompletter Querschnittsläsion des oberen Teils des Rückenmarks gleiche Bewegungsweisen wie beim frühkindlichen Schreitreflex zu beobachten sind.[955] Man kann dabei auch vom pathologischen Schreitreflex sprechen. Weiterhin bestätigt Prechtl Peipers Beobachtung, dass der Schreitreflex durch Reizung auf die Fußsohle ausgelöst wird. Prechtl geht dann noch weiter, wie zum Teil auch Stirnimann, und nimmt an, dass erst eine Dorsalflexion der großen Zehe verbunden mit einer Spreizung der restlichen Zehen ausgelöst wird[956], dann durch den Druck auf den Fuß der Greifreflex folgt, als Versuch, sich in der Unterlage festzuklammern. Prechtls Ansatz ist meist anthropologisch, und auch bei der beschriebenen These stellt Prechtl die Schreitbewegungen des Säuglings dem gleichen Bewegungsablauf beim Schimpansenjungen gegenüber.[957]

---

[952] Stirnimann F (1938) "Das Kriech- und Schreitphänomen der Neugeborenen", S. 1376.
[953] Stirnimann F (1938) "Das Kriech- und Schreitphänomen der Neugeborenen", S. 1375.
[954] Stirnimann F (1938) "Das Kriech- und Schreitphänomen der Neugeborenen", S. 1376.
[955] Prechtl HFR (1953) Die Entwicklung der frühkindlichen Motorik II. Körperhaltung und Fortbewegung Kommentar zum wissenschaftlichen Film: 1-7, S. 6 Aus der Forschungsstelle für Verhaltensphysiologie des Max-Planck-Instituts für Meeresbiologie, Buldern/Westf. (Prof. Dr. K. Lorenz) Institut für den wissenschaftlichen Film, Wissenschaftlicher Film C 652/1953 [Online im Internet:] URL: http://www.iwf.de/iwf/res/mkat/others/bp/02000006529910000000.pdf [Stand: 07.01.2011, 15:07].
[956] Anm.: vgl. auch Auffächerung der Zehen (signe de l'éventail) beim Babinski-Reflex (Kap. 3.4)
[957] Prechtl HFR (1953) Die Entwicklung der frühkindlichen Motorik II. Körperhaltung und Fortbewegung Kommentar zum wissenschaftlichen Film: 1-7, S. 5-6.

3.12 Schwimmreflex (1939)

3.12.1 Biographie der Erstbeschreiberin: M. McGraw (1899-1988)

Myrtle McGraw wurde am 1. August 1899 in Birmingham, Alabama, USA geboren. Im Alter von 12 Jahren verließ sie die „Public School" mit dem Ziel, Stenotypistin zu werden. Sie besuchte eine kleine Schule in Boaz, Alabama, heute „Snead Junior College" genannt. Anschließend nahm sie ein Studium an der Ohio Wesleyan University auf, das sie 1923 als „Bachelor of Arts" abschloss. Während ihrer Ausbildung hatte sie aufgrund ihrer Literaturarbeiten die Idee, dem berühmten amerikanischen Philosophen und Pädagogen John Dewey zu schreiben, der zu dieser Zeit Professor an der Columbia University New York war. Wenige Jahre später war sie selbst Studentin an dieser Universität und tippte für Dewey Manuskripte. Sie begann, das Verhalten von Kindern zu untersuchen. In dieser Zeit machte sie Bekanntschaft mit dem ebenfalls berühmten Psychologen John Watson (1878-1958). Im Jahr 1927 erhielt sie ein Stipendium der Laura Spelman Rockefeller Stiftung für Untersuchungen der Entwicklung des Kindes. Von 1928 bis 1929 war sie Forschungsassistentin am Institute for Child Development, 1929 arbeitete sie als „Psychology Intern" am Institute for Child Guidance. McGraw erhielt 1925 ihren „Master's Degree", 1931 ihren Doktortitel, beide verliehen vom Columbia University Teachers College. Von 1930 bis 1942 hatte McGraw die Stelle eines „Associate Director" des Normal Child Development Center am Columbia Presbyterian Medical Center, New York, inne.[958]

1935 veröffentlichte McGraw ihr erstes Buch "Growth: A Study of Johnny and Jimmy"[959]. Johnny und Jimmy Woods waren Zwillinge, die im Rahmen dieser Studie von Geburt an (1932) psychologisch unterschiedlich betreut wurden. Während Johnny als Säugling von Anfang an zu Aktivitäten entsprechend seiner Möglichkeiten stimuliert wurde, wurde Jimmy in seinem Kinderbettchen mit wenigem Spielzeug „in Ruhe gelassen", ausgenommen die Unterbrechungen für die routinemäßige Pflege. McGraw's Ziel war es zu erkennen, ob die sequentiellen Phasen und Veränderungen, die ein heranwachsendes Kleinkind bei der Erreichung einer gegebenen Leistung durchläuft, beinflusst bzw. verändert werden können oder nicht. Die Ergebnisse dieses klassischen Experiments wurden von verschiedenen Zeitungen fortlaufend beschrieben, darunter "New York Times", "Newsweek", "Parents Magazine" und "Literary Digest". So wurden von 1933 bis 1942 Johnny

---

[958] Lipsitt LP (1990) "Myrtle B. McGraw (1899-1988)" American Psychologist 45: 977, S. 977.
[959] McGraw MB (1935) Growth: A Study of Johnny and Jimmy, Arno Press, New York.

und Jimmy in den USA kleine mediale Berühmtheiten und das McGraw-Experiment so etwas wie ein mediales Ereignis. Als die Studie 1942 beendet wurde mit dem Ergebnis, dass die Fähigkeiten von Johnny und Jimmy zu diesem Zeitpunkt nicht mehr so unterschiedlich waren wie zu Beginn der Studie, ließ das Interesse der Medien nach, und die Wissenschaft musste einsehen, dass durch die intensive Begleitung des Experiments durch die Medien das Ansehen des Faches Psychologie in der Öffentlichkeit Amerikas eher Schaden genommen hatte.[960] In einem Artikel McGraws, der 1942 im "New York Times Magazine" veröffentlicht wurde, klang diese Stimmung durch, als sie schrieb:

> *"All sorts of interpretations of this study, made by all sorts of people, except the investigator, have conveyed the general impression of a 'stunt' intended in some way to make a child 'bright'. This was not a study in intelligence; it was none of the things popularly supposed."*[961]

1937 unterbrach McGraw ihre akademische Karriere als Kinderpsychologin, nachdem sie den Ingenieur Rudolph Mallina geheiratet hatte und Mutter wurde. Die Mutterschaft konnte sie jedoch nicht von der weiteren Beschäftigung mit ihrem Fach aufhalten. Sie arbeitete als „occasional teacher" an der New York University und an der Adelphi University, New York. In dieser Zeit veröffentlichte sie ihr wichtiges Werk "The Neuromuscular Maturation of the Human Infant"[962]. In diesem Buch beschrieb sie die drei Phasen der frühen Kindesentwicklung in Bezug auf die psychomotorischen Fähigkeiten der Kleinkinder. Alle Experimente wurden in Filmen dokumentiert, am ausführlichsten die Untersuchungen an Kleinkindern im Wasser. McGraw nannte die zeitlich aufeinander folgenden drei Phasen dieser Psychomotorik: „swimming reflexively", „struggle" und „volontary or deliberate".[963] Aus diesen Untersuchungen stammt auch der Artikel McGraw's aus dem Jahr 1939 mit dem Titel "Swimming Behavior of the Human Infant"[964]. Obwohl einige andere Autoren vor ihr punktuell über das Verhalten von Neugeborenen im

---

[960] Dennis PM (1989) "Johnny's a Gentleman, but Jimmie's a Mug: Press Coverage during the 1930s of Myrtle McGraw's Study of Johnny and Jimmy Woods" Journal of the History of the Behavioral Science 25: 356-370, S. 357.

[961] McGraw MB (1942) "Johnny and Jimmy" New York Times Magazine 7: 22, S. 22.

[962] McGraw MB (1945, reprinted 1963-66) The Neuromuscular Maturation of the Human Infant, Hafner Publishing Company, New York London.

[963] Lipsitt LP (1990) "Myrtle B. McGraw (1899-1988)", S. 977.

[964] McGraw MB (1939) "Swimming Behavior of the Human Infant" The journal of pediatrics 15: 485-490.

Wasser berichtet hatten, geht aus Veröffentlichungen von Mayerhofer[965] und Prechtl[966] hervor, dass McGraw als Erste systematische und umfangreiche Untersuchungen zum Schwimmreflex von Kleinkindern durchführte. Ebenfalls in den Lebensabschnitt ihrer Mutterschaft fiel die Mitarbeit McGraws an der ersten Ausgabe von Leonard Carmichaels (1898-1973) grundlegendem Werk "Manual of Child Psychology"[967] von 1946. Sie schrieb hierin ein wichtiges Kapitel über Kindesverhalten und Kindesentwicklung. Darüber hinaus hielt McGraw in dieser Lebensphase weiterhin Kontakt mit Johnny und Jimmy, den berühmten Zwillingen, deren Kindesentwicklung sie in ihrem bereits erwähnten ersten eigenen Buch beschrieben hatte.

1953 kehrte McGraw zurück in die Lehrtätigkeit, und zwar als Professorin für Psychologie am Briarcliff College. McGraw bestand auf wissenschaftlicher Integrität und auf dem Primat der Evidenz und war auch davon überzeugt, frei die eigene Meinung äußern und gegenüber gegenteiligen Meinungen Standfestigkeit zeigen zu müssen. Die Sicherstellung von Wegen, Wahrheiten und freier Meinungsäußerung sowie das Recht, sich selbst korrigieren zu dürfen, gehörten zu McGraws grundlegenden Lebenseinstellungen. Ein gutes Beispiel hierfür liefert McGraws Veröffentlichung "Need for Denial" aus dem Jahr 1964.[968] Hier sah sie sich gezwungen, rassistische Aussagen, die aus ihrer 33 Jahre zurückliegenden Doktorarbeit vermeintlich abgeleitet werden konnten, zu interpretieren, richtig zu stellen und sich gegen die Unterstellung der Rassendiskriminierung entschieden zu wehren. 1972 verließ McGraw das Briarcliff College und ging, 73-jährig, in den Ruhestand.

Myrtle McGraw starb am 6. September 1988 im Alter von 89 Jahren in Hastings-on-Hudson, New York. Anlässlich einer Gedenkfeier am 29. Oktober 1988 in der Columbia University, die McGraw 1931 die Doktorwürde verliehen hatte und die den Mittelpunkt vieler ihrer wissenschaftlichen Arbeiten darstellte, sagte ihre Tochter Mitzi: *„Meine Mutter wurde im 19. Jahrhundert geboren, lebte im 20. Jahrhundert und dachte im 21. Jahrhundert."*[969]

---

[965] Mayerhofer A (1953) "Schwimmbewegungen bei Säuglingen" Archiv für Kinderheilkunde 146: 137-142, S. 138.

[966] Prechtl HFR (1953) Die Entwicklung der frühkindlichen Motorik II Körperhaltung und Fortbewegung Kommentar zum wissenschaftlichen Film: 1-7, S. 4 Aus der Forschungsstelle für Verhaltensphysiologie des Max-Planck-Instituts für Meeresbiologie, Buldern/Westf. (Prof. Dr. K. Lorenz) Institut für den wissenschaftlichen Film, Wissenschaftlicher Film C 652/1953 [Online im Internet:] URL: http://www.iwf.de/iwf/res/mkat/others/bp/02000006529910000000.pdf [Stand: 07.01.2011, 15:07].

[967] Carmichael L (1946) Manual of Child Psychology, New York.

[968] McGraw MB (1964) "Need for Denial" American Psychologist 19: 56.

[969] Lipsitt LP (1990) "Myrtle B. McGraw (1899-1988)", S. 977.

3.12.2 Der Schwimmreflex (Erstbeschreibung, Physiologie, Anthropologie)

Bereits vor Myrtle McGraws Erstbeschreibung des Schwimmreflexes bei Neugeborenen berichteten Mumford[970] und Watson[971] von Schwimmbewegungen bei Säuglingen. Mumford untersuchte schon 1897 schwimmähnliche Bewegungen bei Säuglingen, indem er die Säuglinge mit unterstütztem Kopf in Bauchlage über Wasser hielt, aber nicht ins Wasser eintauchte. Mumford stellte fest, dass dabei Arme und Beine rhythmisch so gebeugt und gestreckt werden, als ob der Säugling im Wasser schwimme. Das Kind streckt die Finger, dreht dann das Handgelenk, die Ulnarseite zeigt nach oben, obwohl das Ellbogengelenk gestreckt wird. Dabei bewegt sich die Hand nach außen und rückwärts, einem Ruderschlag vergleichbar.[972] Es handelte sich dabei um „Trockenbewegungen", weshalb Mumford nicht wirklich als Erstbeschreiber gelten kann. 1919 nahm Watson erste Untersuchungen von Schwimmbewegungen bei Neugeborenen vor, die jedoch zu keinem Ergebnis führten. Es war dann 1939 McGraw, die als Erste systematisch und detailliert den Schwimmreflex des Säuglings beschrieb und auch Watsons Untersuchungen von Schwimmbewegungen beleuchtete.[973]

In ihrem Artikel "Swimming Behaviour of the Human Infant" ist McGraw auch die Erste, die bemerkt, dass das Schwimmverhalten des menschlichen Kindes auffallendes Zeugnis der Phylogenese des Menschen ist.[974]

Da McGraw dem Bericht über ihre eigene Vorgehensweise bei der Auslösung des Schwimmreflexes Watsons Untersuchungsbericht voranstellt, um sozusagen eine vorhandene Untersuchung als Grundlage für ihr weiteres Vorgehen vorzustellen, wird im Folgenden ebenso verfahren. McGraws Erstbeschreibung in Form einer Studie wird im Anschluss daran erörtert.

Einleitend berichtet McGraw, dass es zum Thema Schwimmbewegungen des Säuglings nur Literatur gibt, die sich auf Feststellungen über zufällige Bewegungen des neugeborenen Kindes, die eine schwimmähnliche Eigenschaft aufweisen, beschränkt. McGraw weist darauf hin, dass die einzigen experimentellen Beweise, die zum Schwimmreflex in der Literatur genannt werden, von Watson und in dieser Veröffentlichung von ihr selbst stammen. Watsons Beobachtungen beziehen sich auf das Verhalten von drei Neugeborenen, die unmittelbar nach der Geburt, sobald

---

[970] Mumford AA (1897) "Survival Movements of Human Infancy" Brain 20: 290-307.
[971] Watson J (1919) Psychology from the standpoint of a Behaviorist, J. B. Lippincott, Philadelphia, S. 243.
[972] Mumford AA (1897) "Survival Movements of Human Infancy", S. 298.
[973] Mayerhofer A (1953) "Schwimmbewegungen bei Säuglingen", S. 137-138.
[974] McGraw MB (1939) "Swimming Behavior of the Human Infant", S. 485.

die Atmung eingesetzt hatte, untersucht wurden. Seine Methode bestand darin, den Rücken des Neugeborenen mit seinen Händen zu unterstützen und es allmählich in einer Rückenlage ins Wasser hinunter zu lassen, das bei Körpertemperatur gehalten wurde, so dass der Körper eingetaucht war, aber das Gesicht über der Wasseroberfläche gehalten wurde, wodurch verhindert wurde, dass Wasser in den Respirationstrakt gelangen konnte. McGraw zitiert Watsons Bericht wörtlich:

"Violent expression of fear – a cry, checking of breathing, followed by deeper inspiration and rapid, entirely uncoordinated, slashing of hands and feet were all that could be observed."[975]

Aufgrund dieser Beobachtungen sah Watson als Ergebnis keinerlei Beweis für Schwimmbewegungen im Verhaltensrepertoire des Neugeborenen. Dieser Aussage Watsons nachzugehen war offensichtlich die Intention McGraws.

Der vorliegende Bericht McGraws über das Schwimmverhalten von Säuglingen beinhaltet eine intensive Studie der Daten, die die Grundlage der beschreibenden Analyse bilden. So wurden beschreibende Bemerkungen und Filmaufnahmen von 42 verschiedenen Kindern, im Alter von 11 Tagen bis zu 2 ½ Jahren, angefertigt. Die Tatsache, dass dieselben Kinder zu verschiedenen Zeitintervallen über eine bestimmte Zeit getestet wurden, zeigt, überzeugender als reine Durchschnittsbeobachtungen es tun würden, von welcher Bedeutung die Veränderungen im Verhaltensmuster des Säuglings für seine Entwicklung sind.

McGraw analysiert genau ihre Vorgehensweise bei den Untersuchungen. So wurde der Säugling bei jeder Untersuchung in drei verschiedene Positionen gebracht:

a) Die Hände des Untersuchers wurden unter sein Kinn und auf den Kopf gelegt, und er wurde im Wasser so unterstützt, dass sich sein Körper und seine Extremitäten frei bewegen konnten, während seine Nase und sein Mund über der Wasseroberfläche geschützt wurden;[976]

b) er wurde in Bauchlage ohne irgendeine Unterstützung eingetaucht; und

c) er wurde in Rückenlage ohne Unterstützung eingetaucht.

---

[975] McGraw MB (1939) "Swimming Behavior of the Human Infant", S. 485.
[976] McGraw MB (1939) "Swimming Behavior of the Human Infant", S. 485.

Die Bewegungen in jeder Position wurden genau beobachtet und aufgeschrieben, unter besonderer Berücksichtigung ihrer Organisation, Rhythmik und Dauer. McGraw berichtet dabei von folgenden Beobachtungen:

Die Bewegungen des nur einige Wochen alten Säuglings sind auffallend, wenn er in einer Bauchlage ins Wasser gebracht wird. Der Säugling bleibt die ganze Zeit über in der Bauchlage. Dabei zeigen sich bestimmte rhythmische, mit Flexor-Extensor-Bewegungen verbundene Bewegungen in den oberen und unteren Extremitäten, zusammen mit einer lateralen Flexion des Stammes, die der Bewegungsphase der unteren Extremität entspricht. Diese Bewegungen sind normalerweise kräftig genug, den Säugling eine kurze Strecke durch das Wasser voranzutreiben. Der Charakter der Bewegungen ist grundlegend derselbe, unabhängig davon, ob der Körper des Säuglings nur unter dem Kinn unterstützt ganz eingetaucht wird oder in einer Bauchlage eingetaucht wird. Eine klare Organisation und Rhythmik der Bewegungen kommen jedoch eher zum Vorschein, wenn das Kind in Bauchlage eingetaucht wird.

Die Schwimmbewegungen des neugeborenen Kindes sind dem Kriechphänomen und dem Schreitreflex ähnlich, sind aber in höherem Maß synchron und rhythmischer. McGraw erklärt dies damit, dass Kriech- und Schreitphänomen eine Behinderung durch Reibung beinhalten. Sie berichtet weiter von einem Kind, das rhythmische Schwimmbewegungen im Wasser zeigte, jedoch keine so rhythmischen oder organisierten Bewegungen mehr wie im Wasser zeigte, wenn es in einer Bauchlage in der Schwebe gehalten wurde, und es keine Reibung mit einer harten Unterlage gab.

Ein weiteres hervorzuhebendes Merkmal des kindlichen Verhaltens während der Neugeborenenperiode ist die Atmungskontrolle. Ganz offensichtlich verhindert ein Reflex das Atmen des Neugeborenen, während es eingetaucht wird, da es weder hustet noch die für ältere ins Wasser getauchte Säuglinge üblichen Störungen zeigt. Es scheint hierbei tatsächlich einen Summationseffekt der beiden Reflexmechanismen beim Neugeborenen zu geben, da die neuromuskuläre Aktivität besser integriert ist, wenn die Atmung gehemmt wird, wie es sich in der eingetauchten Situation zeigt.

McGraw folgert aus all diesen Beobachtungen, dass der Begriff „reflexswimming movements" für dieses frühkindliche Verhalten angebracht ist.

McGraw fährt mit ihrem Bericht fort und berichtet über ihre Vergleichsstudien an jungen Säugetieren, bei denen sie herausfand, dass diese rhythmischen Bewegungen des menschlichen Kindes denen junger Vierfüßler im Wasser ähneln. Sie beobachtete junge Opossums, neugeborene Ratten, Katzen, Hasen, Meerschweinchen, zwei neugeborene, einen 15 Tage alten Rhesusaffen, einen einjährigen Rhesusaffen und einen zwei Monate alten Schimpansen. Alle Tiere behielten die Bauchlage bei und bemühten sich, in rhythmischen Bewegungen von oberen und unteren Extremitäten vorwärts zu kommen, mit Ausnahme des zwei Monate alten Schimpansen, der unbeweglich war und zu Boden sank, und des 15 Tage alten Affen, der eine vertikale Position im Wasser beibehielt und dessen Bewegungen weniger organisiert und rhythmisch waren als die der jüngeren Affen. Aufgrund dieser Beobachtungen vermutet McGraw, dass sich der primitive Reflex bei diesem Affen bereits nach der zweiten Lebenswoche abzuschwächen begann.

Als die Säuglinge ungefähr 4 Monate alt waren, untersuchte McGraw ihr Schwimmverhalten erneut und beobachtete, dass die Rhythmik und das Muster des früheren Verhaltens zunehmend ungeordnet wurden. Die Säuglinge waren oft ziemlich inaktiv, wenn sie unter dem Kinn unterstützt wurden, und wenn sie in Bauchlage eingetaucht wurden, drehten sie sich gewöhnlich in Rückenlage, und die Bewegungen der Extremitäten hatten einen „kämpferischen" Charakter. Sie griffen nach der Hand des Untersuchers, versuchten, das Wasser vom Gesicht zu wischen, oder sie sanken tiefer ins Wasser ohne Demonstration von motorischer Aktivität.[977]

Sowohl die kämpferische Aktivität als auch die vergleichsweise Trägheit stellen die weniger organisierte Phase der Entwicklung in diesem Verhaltenstyp dar. Diese Phase setzt sich als die charakteristische Verhaltensweise fort bis zu ungefähr dem Zeitpunkt, in dem der Säugling zu unabhängiger aufrechter Bewegung fähig ist. In dieser zweiten Entwicklungsphase ist auch noch bemerkenswert, dass McGraw beobachtete, dass der ins Wasser eingetauchte Säugling größere erkennbare Schwierigkeiten mit Atmung oder kontrollierter Atmung hatte. Oft war die Aufnahme von Flüssigkeit beträchtlich, das Kind hustete oder zeigte andere Atemstörungen, wenn es aus dem Wasser gezogen wurde.

Der dritte beobachtete Alterszeitraum war, als die Kinder gehfähig wurden. Inzwischen zeigt das untersuchte Kind wieder die Tendenz, in Bauchlage zu bleiben, sich in Flexor-Extensor-Bewegungen der Extremitäten zu begeben, besonders der unteren Extremitäten, und seinen Körper durch das Wasser vorwärts zu bewegen. Die Qualität dieser Bewegungen ist aber deutlich unterschiedlich zu den rhythmischen Bewegungen des Neugeborenen; die Schwimmbewegungen sind nun bewusster und offensichtlich dem Willen unterworfen. Das Kind kämpft nicht mehr nur, sondern macht zweckmäßige Bewegungen, um den Rand des Beckens zu erreichen. Die Bewegungen sind dabei ziemlich gut organisiert, und sie sind weniger automatisch als die Reflexbewegungen des Neugeborenen.

---

[977] McGraw MB (1939) "Swimming Behavior of the Human Infant", S. 486.

McGraw berichtet noch, dass zu keiner Zeit der Untersuchung irgendein Säugling die Fähigkeit zeigte, allein seinen Kopf über der Wasseroberfläche zum Zweck des Atmens zu halten.

Sie geht weiter auf die Beobachtungen zur Rückenlage ohne Unterstützung ein: bei fast allen Säuglingen aller Altersstufen, mit wenigen Ausnahmen, die in Rückenlage ins Wasser eingetaucht wurden, waren ungeordnete oder kämpferische Bewegungen zu beobachten. Alle Altersgruppen, selbst Einjährige, die um sich schlugen, drehten sich nicht von der Rücken- in die Bauchlage. Somit war aufgrund der ausgeführten Bewegungen in Rückenlage keine heraus ragende Veränderung in der Entwicklung des Säuglings zu erkennen. McGraw vermutet hier, dass diese Beobachtungen der Säuglingsbewegungen in Rückenlage erklären, warum Watson nur unkoordiniertes Schlagen der Hände und Füße im Verhalten des Säuglings im Wasser vorfand, da er offensichtlich nur die Rückenlage der Säuglinge im Wasser beobachtet hatte.[978]

McGraw visualisierte ihre Untersuchungen in drei Bildsequenzen. Diese entstanden auf der Grundlage von Einzelbildern aus einem 16-mm-Film, auf dem die fortlaufenden Schwimmbewegungen von Neugeborenen bzw. Kleinkindern verschiedener Entwicklungsstufen aufgezeichnet worden waren (vgl. Abb. 1).

---

[978] McGraw MB (1939) "Swimming Behavior of the Human Infant", S. 487.

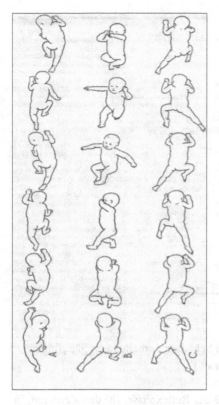

Abb. 1 Linienzeichnungen mit der Darstellung der drei Entwicklungsphasen des Schwimmverhaltens beim Säugling (nach McGraw)[979]

A. Reflektorische Schwimmbewegungen
B. Unkoordiniertes Verhalten
C. Spontane oder bewusste Schwimmbewegungen

McGraw analysiert als nächstes die Zielvorgabe ihrer Studie. Das Ziel war, die allgemeine Tendenz der Entwicklung des Verhaltens der 42 Säuglinge im Wasser zu zeigen. Dafür wurden die Daten dieser 42 Kinder auf einer Plus-Minus-Basis in chronologischen Zeiträumen von 20 Tagen angeordnet, die Ergebnisse wurden in drei Kurven angezeigt (vgl. Abb. 2).

---

[979] Abb. 1 Die drei Entwicklungsphasen des Schwimmverhaltens beim Säugling, Bildquelle: Mc-Graw MB (1939) "Swimming Behavior of the Human Infant" The journal of pediatrics 15: 485-490, S. 488

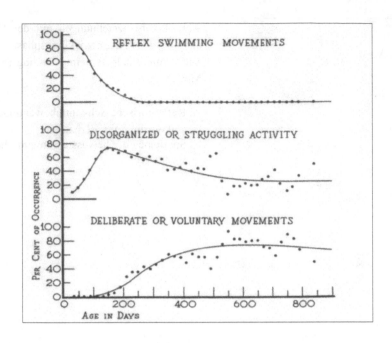

Abb. 2 Das Auftreten von drei Phasen im Schwimmverhalten von Säuglingen (nach McGraw)[980]

Die einzelnen Kurven zeigen (a) den Abfall der Reflexphase, (b) den Zeitraum, in dem unkoordiniertes Verhalten sein Maximum hat, und (c) den Zeitraum, in dem sich bewusste oder spontane Schwimmbewegungen stabilisieren.

Anschließend analysiert McGraw das Ergebnis der Untersuchungen: Der Abfall der Reflexphase in dieser Aktivität Schwimmen entspricht genau der abnehmenden Periode anderer atavistischer Reflexe, wie des Moro-Reflexes, des Handgreifreflexes, des Kriechphänomens und der Schreitbewegungen beim Säugling.[981] Die Studie deckt eine Analyse der neuromuskulären Bewegungen von Kindern ab, die ins Wasser eingetaucht werden. Das neugeborene Kind zeigt eine rhythmische, koordinierte Reflexbewegung, die die Bewegungen anderer neugeborener Säugetiere im Wasser nachahmt; dies erbringt für McGraw den funktionellen Beweis der Phylogenese des Menschen. Die Reifung des Zentralnervensystems spiegelt sich sowohl

---

[980] Abb. 2 Das Auftreten von drei Phasen im Schwimmverhalten von Säuglingen, Bildquelle: McGraw MB (1939) "Swimming Behavior of the Human Infant" The journal of pediatrics 15: 485-490, S. 489.

[981] McGraw MB (1939) "Swimming Behavior of the Human Infant", S. 489.

in den aufeinander folgenden Veränderungen im Verhalten im Wasser als auch bei anderen Arten neuromuskulärer Aktivität, die dem menschlichen Kind eigen sind, wider. Es ist interessant, dass Veränderungen in der Entwicklung auch des Schwimmverhaltens in chronologischer Reihenfolge den hauptsächlichen Phasen anderer Verhaltensmuster entsprechen, die ebenso phylogenetischen Ursprungs zu sein scheinen.[982]

McGraw geht in ihrer Monographie "The Neuromuscular Maturation of the Human Infant" von 1945 noch einmal ausführlich auf den Schwimmreflex ein. Sie nennt dabei die Zahl von 445 Beobachtungen an den 42 Säuglingen. Die drei beobachteten Zeiträume nennt sie jetzt, ähnlich wie in ihrer vorangegangenen Veröffentlichung

a) Reflex-Schwimmen
b) unorganisierte Aktivität
c) überlegte oder willkürliche Bewegungen.[983]

Sie beschreibt noch einmal detailliert die Schwimmbewegungen in den drei Phasen, wobei sie einige ergänzende Erklärungen gibt, auf die im Folgenden eingegangen werden soll.

Bei Phase (a) Reflex-Schwimmen
erwähnt McGraw, dass die Bewegungen die gesamte Muskulatur des Säuglings beanspruchen, und dass sie gewöhnlich besser organisiert als die Kriech- und Schreitbewegungen des Neugeborenen sind. Sie erklärt, dass, da die Großhirnrinde zu diesem Zeitpunkt nicht wesentlich funktioniert, es vernünftig ist anzunehmen, dass diese Bewegungen unter der Kontrolle subkortikaler Kerne stehen.

Bei Phase (b) unorganisierte Aktivität
ergänzt sie, dass hier der Säugling anscheinend die Umwelt bewusst wahrnimmt, was sich daran zeigt, dass er seine Hände über die Wasseroberfläche auf sein Gesicht bringt. Diese Veränderung im Verhalten im Wasser scheint die Entwicklung eines neuralen Mechanismus widerzuspiegeln, der dazu dient, die Organisation der Reflexaktivität zu unterbrechen. Während dieser Periode funktionieren weder die Großhirnrinde noch subkortikale Kerne zum optimalen Nutzen für den Säugling.

---

[982] McGraw MB (1939) "Swimming Behavior of the Human Infant", S. 490.
[983] McGraw MB (1945, reprinted 1963-66) The Neuromuscular Maturation of the Human Infant, S. 32-33.

McGraw bezeichnet diesen Zeitraum als Periode des Übergangs von einer Reflex-aktivität hin zu einem mehr willkürlichen Typ von Aktivität.[984]

Bei Phase (c) überlegte oder willkürliche Bewegungen
zeigen die Qualität der Bewegungen und das Bewusstsein des Kindes für seine Umwelt an, dass die Großhirnrinde an dieser Aktivität beteiligt ist. Nicht viel spä-ter erlangt das Kind die Fähigkeit, seinen Kopf über die Wasseroberfläche zu heben, um zu atmen. Für McGraw gibt es Gründe anzunehmen, dass, auch wenn die Schwimmerfahrung in dieser Zeit zunimmt, diese für das laufende Kind charak-teristischen überlegten Bewegungen wieder verschwinden, in gleichem Maße wie der Horizont für Sinneserfahrungen und Urteilsbildung zunimmt.[985]

Mc Graw erklärt weiter ihre damalige Vorgehensweise bei der Erstellung der Kur-ven und interpretiert die größere Bandbreite von Reaktionen in späteren Altersperi-oden mit dem zunehmenden „ins Spielkommen" der Hirnrinde.[986]

McGraw kommt auch darauf zurück, dass das Schwimmen wahrscheinlich die älteste phylogenetische Funktion darstellt und oft einen größeren Grad an neuro-muskulärer Organisation als beim Kriechphänomen und Schreitreflex zeigt. Diese Beobachtung führt McGraw zu der Interpretation, dass das Neugeborene immer mehr von subkortikalen Zentren abhängt, um die ihm verfügbaren motorischen Bewegungen zu integrieren, weil die Hirnrinde noch nicht genügend entwickelt ist, um die Kontrolle über solche Aktivitäten zu übernehmen.[987]

McGraw setzte sich intensiv mit frühkindlichem Bewegungsreflexverhalten, be-sonders mit dem Schwimmreflex, auseinander, wobei sie sehr am ontogenetischen und phylogenetischen Aspekt interessiert war.

Mayerhofer nahm ihr Forschungs-Thema Schwimmreflex auf und versuchte, eigene Akzente ergänzend einzubringen.

In seiner Veröffentlichung "Schwimmbewegungen bei Säuglingen" von 1953 bestätigt Mayerhofer McGraws Beobachtungen, dass es möglich ist, einen nur we-nige Tage alten Säugling oder einen bereits älteren Säugling eine kurze Strecke im Wasser zurücklegen zu lassen. Er unterstreicht jedoch, dass diese Schwimmbewe-gungen bei Säuglingen sehr schnell nachlassen, da die Säuglinge rasch ermüden. In seinen Beobachtungen charakterisiert Mayerhofer die von McGraw beschriebenen

---

[984] McGraw MB (1945, reprinted 1963-66) The Neuromuscular Maturation of the Human Infant, S. 33, 35.
[985] McGraw MB (1945, reprinted 1963-66) The Neuromuscular Maturation of the Human Infant, S. 35.
[986] McGraw MB (1945, reprinted 1963-66) The Neuromuscular Maturation of the Human Infant, S. 36.
[987] McGraw MB (1945, reprinted 1963-66) The Neuromuscular Maturation of the Human Infant, S. 20.

Schwimmbewegungen als „schlängelnde Bewegungen" und macht darauf aufmerksam, dass in der Abbildung der McGraw-Studie eine häufige Seitwärtsbewegung des Kopfes des Säuglings nach der Seite des gebeugten Beins zu beobachten ist. Mayerhofer ergänzt McGraws Untersuchungen, indem er berichtet, dass bei hungrigen und besonders bei erregten Säuglingen die Schwimmbewegungen stark ausgeprägt sind. Im Gegensatz zu McGraw sieht Mayerhofer individuelle Unterschiede im Zeitpunkt des ersten Auftretens und des Verschwindens der koordinierten Schwimmbewegungen, für ihn ist der Zeitpunkt nicht genau festlegbar.[988]

Mayerhofer stellt noch einmal ganz klar heraus, dass die Schwimmbewegungen beim Säugling koordinierte Bewegungen sind, die unabhängig von der späteren selbständigen Fortbewegung auftreten, da sie vor dem Zeitpunkt der selbständigen Fortbewegung bereits wieder verschwunden sind. Die frühkindlichen Schwimmbewegungen unterscheiden sich auch deutlich von den später erlernten gleichseitigen Schwimmbewegungen. Daraus schließt Mayerhofer, wie schon McGraw, dass es sich bei den frühkindlichen Schwimmbewegungen um eine „stammesgeschichtliche Erinnerung" handelt.[989]

Mayerhofer untersuchte ebenfalls Säuglinge, die in Bauchlage waagrecht ins Wasser gebracht wurden und beschreibt noch ausführlicher als McGraw die Schwimmbewegungen des Säuglings. Er berichtet, dass bei den einsetzenden koordinierten und rhythmischen Bewegungen im Wasser ein Bein im Knie- und Hüftgelenk gebeugt wird, das andere gleichzeitig in Richtung Körperachse gestreckt wird, und dann umgekehrt. Die Arme werden gleichzeitig in entgegen gesetztem Sinn zu den Beinbewegungen bewegt, eine Art von Bewegung, die man nach Peiper „gekreuzte Koordination" nennen kann.[990]

Die gekreuzte Koordination ist laut Peiper die Bewegungsfolge linker Arm/ rechtes Bein und umgekehrt. Diese Koordination ist eine entwicklungs- und stammesgeschichtlich uralte Bewegungskoordination, die bereits von Aristoteles Tieren zugeschrieben wurde. Beim Pferd beispielsweise erscheint sie im Trab (nicht im Schritt!). Peiper bestätigt, dass Mayerhofer bei seinen Untersuchungen zum Schwimmreflex Schwimmbewegungen im Sinne der gekreuzten Koordination nachweisen konnte.[991]

Vermutlich aufgrund der medizinischen Erkenntnisse über das Schwimmverhalten von Säuglingen wird in Schwimmschulen mittlerweile „Babyschwimm-Unter-

---

[988] Mayerhofer A (1953) "Schwimmbewegungen bei Säuglingen", S. 140.
[989] Mayerhofer A (1953) "Schwimmbewegungen bei Säuglingen", S. 137, 141-142.
[990] Mayerhofer A (1953) "Schwimmbewegungen bei Säuglingen", S. 139.
[991] Peiper A (1949, 3. erw. Auflage 1964) Die Eigenart der kindlichen Hirntätigkeit, S. 229-230, 237, 253.

richt" angeboten. Zum Zeitpunkt des Vorhandenseins des Schwimmreflexes kann Schwimmen aber aus ontogenetischer Sicht sicher nicht „erlernt" werden. Sinnvoll erscheint hier das Schwimmenlernen frühestens zu Beginn des zweiten Lebensjahres (vgl. Abb. 2).

Von bei Hirnschädigungen Erwachsener wieder auftauchendem pathologischem Schwimmreflex wird in der Literatur nicht berichtet, was nachvollziehbar ist, da der Erwachsene normalerweise schwimmen kann, was von Schwimmreflexbewegungen nicht deutlich unterscheidbar sein dürfte.

3.13 Babkin-Reflex (1953)

3.13.1 Biographie des Erstbeschreibers: B. Babkin (1877-1950)

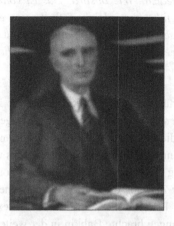

Abb. 1 Portrait von Professor Boris Petrowitsch Babkin[992]

Boris Petrowitsch Babkin wurde am 5. Januar 1877 in Kursk (Russland) als Sohn eines Armee-Offiziers geboren. Nach seiner Gymnasialzeit trat er 1898 in die Medizinische Militärakademie in St. Petersburg ein und legte dort 1901 das Examen ab. Während dieser Zeit arbeitete er bereits im Laboratorium Bechterews und schrieb dort seine erste Veröffentlichung über "The Influence of Artificial Sutures of the Skull on Its Growth and Development in Young Animals" (1901). Wegen seines ausgeprägten Interesses an historischen Zusammenhängen und seines weniger ausgeprägten Interesses an der klinischen Medizin machte er seine Dissertationsarbeit bei Professor Skorichenko am Institut für Geschichte der Medizin, die er 1904 abschloss. Zeitlich parallel zur Doktorarbeit arbeitete Babkin in der Frauenklinik bei Professor Wolkow, der ihm riet, mit Professor Iwan Petrowitsch Pawlow, dem damals bereits hochberühmten Inhaber des Lehrstuhls für Physiologie am Institut für Experimentelle Medizin in St. Petersburg, Kontakt aufzunehmen. Babkin folgte seinem Rat und sprach Pawlow persönlich an. Als ihm Babkin von seinem

---

[992] Abb. 1 Portrait von Professor Boris Petrowitsch Babkin, Gemälde aus dem Department of Physiology, McGill University, Montreal, Quebec, zum Andenken an Dr. Babkin als Wissenschaftler und Lehrstuhlinhaber zwischen 1940 und 1942. Bildquelle: [Online im Internet:] URL: http://ukpmc.ac.uk/articlerender.cgi?tool=pubmed&pubmedid=17001399 [Stand: 07.01.2011, 16:40].

Interesse am Fach Medizingeschichte berichtete, reagierte Pawlow mit folgenden Worten:

„Geschichte der Medizin! Wie absurd! Das ist völliger Unsinn – jede Medizingeschichte führt zur gleichen Sache: in einem Jahrhundert brachte kaltes Wasser die Heilung, im anderen heißes. Wie konnte eine solch verrückte Idee in Ihren Kopf kommen. Wollen Sie ein Bücherwurm werden...?"[993]

Trotz dieser herben Begrüßung wurde Babkin im Januar 1902 von Pawlow aufgenommen und entwickelte sich zu einem seiner heraus ragenden Schüler und Mitarbeiter. Obwohl bei ihm die Faszination für Geschichte und Musik ein Leben lang anhielt, entwickelte sich nun das Hauptinteresse Babkins unter seinem Tutor Pawlow eindeutig in Richtung der naturwissenschaftlichen Forschung. Babkin war Assistent Pawlows zu einer Zeit, als dieser den Fokus seiner Arbeiten von der Verdauung alleine auf das Problem der „bedingten Reflexe" erweiterte. Auf der Grundlage dieser Erfahrungen brachte Babkin in der weiteren Folge seines wissenschaftlichen Lebens die Auswirkungen des Nervensystems auf gastro-intestinale Funktionen in Verbindung. Viele seiner ersten Veröffentlichungen waren in russischer Sprache abgefasst, so dass im Westen nur wenige diese Veröffentlichungen lesen konnten. Später erfolgten dann erste größere Veröffentlichungen in deutscher Sprache. In zwei Veröffentlichungen in "Pflügers Archive" im Jahr 1913[994][995] legte Babkin dar, dass die Entleerungen der Speicheldrüse nicht von sympathischen, sondern von parasympathischen Nerven stimuliert werden. Der im Jahr 1914 im Springer Verlag erschienene Artikel "Die äußere Sekretion der Verdauungsdrüsen"[996] verschaffte ihm das Interesse eines erweiterten wissenschaftlichen Publikums.

Babkin machte zunächst einen steilen Aufstieg in Russland. Er war zwischen 1915 und 1922 Professor der Physiologie an der Universität von Odessa in der Ukraine. Wegen seiner liberalen Grundeinstellung war er bestürzt über die Brutalitäten der bolschewistischen Revolution, wurde deshalb 1922 als „unloyal" bei den Behörden denunziert, in Odessa ins Gefängnis geworfen und nach zehn Tagen aus

---

[993] Babkin BP (1949) Pavlov. A Biography. The University of Chicago Press, Chicago London, S. 79.
[994] Babkin BP (1913) "Sekretorische und vasomotorische Erscheinungen in den Speicheldrüsen" Pflügers Arch Gesamte Physiol Menschen Tiere 149: 497–520.
[995] Babkin BP (1913) "Die Arbeit der Speicheldrüsen beim Hunde nach Entfernung des Ganglion cervicale superius sympathic" Pflügers Arch Gesamte Physiol Menschen Tiere 149: 521–531.
[996] Babkin BP (1914) Die äußere Sekretion der Verdauungsdrüsen, Springer, Berlin.

Russland ausgewiesen. In diesem kritischen Augenblick seines Lebens kamen ihm die wissenschaftlichen Ergebnisse, die er einige Jahre zuvor in deutscher Sprache veröffentlicht hatte, zu Hilfe. Diese Veröffentlichungen hatten ihm eine derartige internationale Reputation verschafft, dass Babkin und seine Familie von Prof. E. H. Starling nach England eingeladen wurden. Babkin konnte dort in Starlings Abteilung am University College in London in weltbekannter Umgebung arbeiten und blühte richtig auf. Gemeinsam mit Starling beschrieb er in dieser Zeit eine neue Methode zur Erforschung der Pankreasdurchblutung.[997]

In Russland wurde man sich schnell bewusst, welchen Verlust die Ausweisung Babkins bedeutete, und Babkin erhielt mehrere Einladungen zur Rückkehr. Eine davon kam von Pawlow selbst, der zu dieser Zeit in den Ruhestand ging und Babkin seinen eigenen Lehrstuhl an der Medizinischen Militärakademie anbot. Babkin lehnte aber ab und folgte einer Einladung der Washington University in St. Louis, Missouri, USA. Auch Kanada hatte bereits Babkins Bedeutung erkannt und bot ihm in dem Moment, als er amerikanischen Boden betrat, den Lehrstuhl für Physiologie an der Dalhousie Universität in Halifax an, den er 1924 mit Enthusiasmus übernahm. In seiner ersten Veröffentlichung aus Halifax[998] fasste er die Arbeiten vieler Forscher über die gastro-intestinalen Bewegungen zusammen, und mit den darin enthaltenen 63 Literaturangaben – unter ihnen befanden sich viele seiner eigenen Arbeiten – bereicherte er die einschlägige englische Fachliteratur um das bereits vorhandene russische Fachwissen der vergangenen Jahre. Dabei stellte sich heraus, dass Babkin alle Prinzipien der gastro-intestinalen Bewegungen, die heute bekannt sind, bereits damals kannte. Darüber hinaus stellte er durch seine Arbeiten eine ständige Verbindung her zwischen Englisch und Russisch sprechenden Forschern.

Nach vierjährigem Aufenthalt in Halifax ging Babkin als Forschungsprofessor an die McGill Universität in Montreal, Quebec. Dort blieb er bis ans Ende seiner beruflichen Tätigkeit. Von 1940 bis zu seiner Pensionierung im Jahr 1942 war er Inhaber des Lehrstuhls für Physiologie. Auf Einladung des weltberühmten Neurochirurgen Wilder Penfield blieb Babkin bis zu seinem Tod „Research Fellow" im Montreal Neurological Institute (MNI).

Neben seinen bereits erwähnten Arbeiten zu den gatro-intestinalen Bewegungen zählt die Erforschung der Schnittstelle zwischen vielfältigen unterschiedlichen Zellen, Nerven und Hormonen auf die Sekretionsfunktion zu Babkins größten Leis-

---

[997] Babkin BP, Starling EH (1926) "A method for the study of the perfused pancreas" J Physiol. 61: 245–247.
[998] Babkin BP (1925) "The influence of natural chemical stimuli on the movements of the alimentary canal" Can Med Assoc J. 15: 719–724.

tungen. Außerdem spielte Babkin bei der Wiederentdeckung des Gastrin eine wichtige Rolle.

Babkin starb am 2. Mai 1950 im Schlaf während einer Eisenbahnfahrt von Philadelphia nach Montreal. Er befand sich auf der Rückreise von der Jahrestagung der American Gastroenterology Society in Atlantic City, New Jersey, USA.

Für sein Werk erhielt Babkin zahlreiche Ehrungen, u. a. im Jahr 1949 die Friedenwald-Medaille der American Gastroenterology Society. Im Frühling 1950 wurde er zum „Fellow of the Royal Society of London" gewählt und sollte in England feierlich in diese Gesellschaft eingeführt werden. Unglücklicherweise nahm ihm sein Tod im gleichen Jahr die Möglichkeit, diese große Ehrung in Empfang zu nehmen.[999]

3.13.2 Der Babkin-Reflex (Erstbeschreibung, Physiologie, Anthropologie)

In der Literatur wird die Erstbeschreibung des Babkin-Reflexes, der auch Palmar-Mandibular-Reflex oder Hand-Mund-Reflex genannt wird, auf das Jahr 1953 datiert. Sie erschien somit drei Jahre nach dem Tod Babkins in der Zeitschrift "Fiziologii Zhurnal" in der damaligen UdSSR unter dem (hier ins Englische übersetzten) Titel: "The establishment of reflex activity in early postnatal life".[1000] [1001] [1002]

Babkin beschrieb den Reflex wie folgt:

> "It is elicited by pressure on the infant's hand and consists of opening of the mouth. In many newborns when pressure is exerted on the hand there is, in addition to opening of the mouth, flexion of the forearm, flexion of the head, and closing of the eyes. Sometimes the flexion of the head is so acute that it is raised six to ten centimeters from the table."[1003]

---

[999] Beck IT, "The life, achievements and legacy of a great Canadian investigator: Professor Boris Petrovich Babkin (1877–1950)" [Online im Internet:] URL: http://www.pubmedcentral.nih.gov/articlerender.fcgi?artid=2659943 [Stand: 07.01.2011, 15:09].

[1000] Babkin PS (1953) "The establishment of reflex activity in early postnatal life" Central nervous system and behavior (Trans. from Fiziologii Zhurnal [USSR]), Russian Scientific Translation Program: 922-927.

[1001] Parmelee AH (1963) "The Hand-Mouth-Reflex of Babkin in Premature Infant" Pediatrics 31: 734-740, S. 734.

[1002] Sheppard J., Mysak E (1984) "Ontogeny of Infantile Oral Reflexes and Emerging Chewing" Child Development 55: 831-843.

[1003] Parmelee AH (1963) "The Hand-Mouth-Reflex of Babkin in Premature Infant", S. 734.

Zum Reflex selbst macht er folgende Anmerkung:

"This is a rudimentary reflex, and it points to the functional unity in phylogenesis of the hands and the oromaxillary apparatus. Our observations have shown that it can be elicited from the time of birth (the reflex is pronounced in the premature infants) and is suppressed by the third or more frequently the fourth month of life."[1004] [1005]

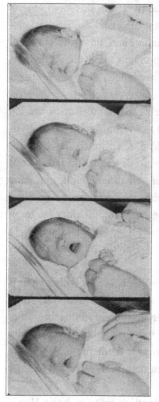

In seiner Veröffentlichung aus dem Jahr 1963 mit dem Titel "The Hand-Mouth-Reflex of Babkin in Premature Infant" stellte A. Parmelee den Ablauf des Babkin-Reflexes am Beispiel eines drei Tage alten Neugeborenen photographisch dar (Abb. 2). Er demonstriert den Ablauf in vier Schritten: Das oberste Bild zeigt das Kind in Ruhelage, den Kopf seitlich gelegt, und den Untersucher, der seine Hände zur Auslösung des Druckreizes bereithält. Das zweite Bild von oben zeigt unmittelbar nach Ausübung des Reizes die beginnende Drehbewegung des Kopfes zur Mittellinie hin, die Vorwärtsbeugung und das Öffnen des Mundes mit angehobener Zunge. Das dritte Bild zeigt die komplette Reflexantwort mit dem Kopf in der Nähe der Mittellinie, dem weit geöffneten Mund und der nach unten bewegten Zunge. Das unterste Bild zeigt das in den Ruhezustand zurückgekehrte Kind. Das Zeitintervall vom ersten bis zum vierten Bild betrug 2,2 Sekunden.[1006]

Abb. 2 Ablauf des Babkinschen Hand-Mund-Reflexes bei einem drei Tage alten Neugeborenen (nach Parmelee)[1007]

[1004] Parmelee AH (1963) "The Hand-Mouth-Reflex of Babkin in Premature Infant", S. 734.

[1005] Babkin PS (1953) "The establishment of reflex activity in early postnatal life" Central nervous system and behavior (Trans. from Fiziologii Zhurnal [USSR]), Russian Scientific Translation Program: 922-927.

[1006] Parmelee AH (1963) "The Hand-Mouth-Reflex of Babkin in Premature Infant", S. 735.

[1007] Abb. 2 Ablauf des Babkinschen Hand-Mund-Reflexes bei einem drei Tage alten Neugeborenen, Bildquelle: Parmelee AH (1963) "The Hand-Mouth-Reflex of Babkin in Premature Infant" Pediatrics 31: 734-740, S. 735.

Eine spätere, genauere Messung der Ablaufdauer eines einzelnen Babkin-Reflexes durch Sheppard und Mysak im Jahr 1984 mit Hilfe von Video-Technik führte zum gleichen Ergebnis wie bei Parmelee.[1008]

Lippmann[1009] beschrieb als best geeigneten Reiz für die Auslösung des Babkin-Reflexes einen starken Druck mit dem Daumen auf die Handflächen des Kindes. Er stellte fest, dass der Reflex bei Druckausübung auf nur eine Hand nur schwer auszulösen ist, obwohl Babkin berichtet hatte, dass er mit dieser Art des Reizes erfolgreich war. Lippmann stellte auch fest, dass die Reflexantwort bis zu einem gewissen Grad abhängig ist von der Stärke des Drucks, der auf die Hand des Kindes ausgeübt wird. In diesem Zusammenhang schlägt Lippmann eine „unvermutete" und starke Druckausübung vor. Weiterhin beobachtete Lippmann, dass die Reflexantwort bei sich schnell wiederholender Reizung verschwindet, aber nach kurzer Ruhephase wieder zurückkehrt.

Lippmann stellte auch statistische Untersuchungen zum Babkin-Reflex an. Zu diesem Zweck führte er Untersuchungen an über 300 normal ausgetragenen Neugeborenen durch und stellte bei den meisten (ca. 90%) das Auftreten des Babkin-Reflexes fest. Ungefähr die Hälfte von ihnen bewegten auf den Reiz hin ihren Kopf und öffneten ihren Mund, die meisten anderen öffneten nur ihren Mund, und ganz wenige bewegten nur ihren Kopf. Darüber hinaus beobachtete Lippmann die Neugeborenen, die den Babkin-Reflex am deutlichsten zeigten, während einer längeren Dauer und fand heraus, dass die Reflexantwort nach dem 4. Lebensmonat nicht mehr auftrat. Hiermit bestätigte er die Erkenntnis, die Babkin in seiner Erstbeschreibung des Reflexes dargelegt hatte.

Lippmann machte außerdem eine Studie an ca. 70 Frühgeborenen, wobei er feststellte, dass bei diesen Säuglingen der Babkin-Reflex leicht auszulösen war. Auch in diesem Punkt wurde die Aussage Babkins in seiner Erstbeschreibung bestätigt. Die leichte Auslösbarkeit des Hand-Mund-Reflexes bei Frühgeborenen war der Grund dafür, dass Babkin diesen Reflex als sehr rudimentär betrachtete. Lippmann beobachtete weiter, dass man bei hungrigen Säuglingen den Babkin-Reflex leichter auslösen konnte.[1010]

Babkins und Lippmanns Beobachtungen machen deutlich, dass es beim Hand-Mund-Reflex für die Ausprägung der Reflexantwort auf das aktive Vorgehen bei der Reflexauslösung ankommt. Dies veranlasste Parmelee, der Frage nachzugehen, inwieweit der Babkin-Reflex vom jeweiligen „Zustand" des untersuchten Kindes

---

[1008] Sheppard J, Mysak E (1984) "Ontogeny of Infantile Oral Reflexes and Emerging Chewing", S. 839.

[1009] Lippman K (1958) "Über den Babkinschen Reflex" Arch. Kinderheilk. 157: 234-238.

[1010] Parmelee AH (1963) "The Hand-Mouth-Reflex of Babkin in Premature Infant", S. 734-735.

abhängt. In seiner oben erwähnten Veröffentlichung definierte er in diesem Zusammenhang den Begriff „Zustand" mit der Tiefe des Schlafes oder dem Grad der Erregung des Kindes zum Zeitpunkt der Untersuchung.[1011] Parmelee sammelte die Daten zu dieser Veröffentlichung im Rahmen eines Commonwealth Stipendiums (1959-1960). Er studierte zu dieser Zeit am „Centre de Recherches Biologiques néonatales de l'Association Claude Bernard" im „Hôpital Baudelocque" in Paris bei Alexandre Minkowski (1915-2004), einem der berühmtesten Neonatologen des 20. Jahrhunderts.[1012] Da Parmelee seine Untersuchungen überwiegend an Frühgeburten durchführte, sind sie auch von besonderem ontologischen Interesse. Parmelee untersuchte in seiner Studie ungefähr 60 Neugeborene, die fast alle Frühgeborene mit einem Geburtsgewicht von unter 2500 Gramm waren. Lediglich zwei Säuglinge zeigten den Babkin-Reflex überhaupt nicht, bei der großen Mehrheit (mehr als 85%) konnte der Reflex ausgelöst werden. Die Reflexereignisse der ca. 180 ausgeführten Tests waren Beugung des Kopfs, Drehung des Kopfs und Öffnung des Munds.

Was das generelle Auftreten des Babkin-Reflexes betrifft, so liegen die statistischen Werte von Lippmann und Parmelee in der gleichen Größenordnung. Daraus könnte man schließen, dass die Möglichkeit, den Babkin-Reflex auszulösen, bei Frühgeburten in gleicher Weise gegeben ist wie bei normal ausgetragenen Kindern.

Parmelee meinte, in seinen Untersuchungen eine Tendenz dafür zu erkennen, dass der Babkin-Reflex bei kleineren Frühgeborenen leichter auszulösen ist, dass jedoch die Reflexantwort bei größeren Frühgeborenen intensiver ausfällt. Er führte dies darauf zurück, dass die Testergebnisse, insbesondere bei größeren Frühgeborenen, abhängig vom jeweiligen Zustand des Kindes zum Testzeitpunkt sind. Diesen Zustand teilte er ein in die Kategorien „schlafend", „schläfrig" und „wach" und ermittelte die spezifischen Reflexantworten in Abhängigkeit von diesen Zuständen. Er kam zu dem Schluss, dass wahrscheinlich bei kleineren Frühgeborenen der Übergangsbereich vom Schlaf zur Wachsamkeit schmäler ist als bei größeren Frühgeborenen. Somit könnte man erwarten, dass die kleineren Neugeborenen, unabhängig von ihrem jeweiligen Zustand, zumindest eine kleine Reflexantwort geben, während die größeren Neugeborenen erst ab einem leicht aufgeweckten Zustand reagieren.[1013]

Wie Babkin kam Parmelee am Ende seiner Arbeit zu dem Schluss, dass der Hand-Mund-Reflex *"seems to be very primitive in nature"*[1014]. Er leitete dies dar-

---

[1011] Parmelee AH (1963) "The Hand-Mouth-Reflex of Babkin in Premature Infant", S. 735.
[1012] Relier JP (2004) "Alexandre Minkowski 1915-2004 – Obituary" Biology of the Neonate 86: 183.
[1013] Parmelee AH (1963) "The Hand-Mouth-Reflex of Babkin in Premature Infant", S. 736.
[1014] Parmelee AH (1963) "The Hand-Mouth-Reflex of Babkin in Premature Infant", S. 740.

aus ab, dass er den Reflex bei einem Frühgeborenen, das in der 26. Schwangerschaftswoche mit einem Geburtsgewicht von 580 Gramm zur Welt kam, nachweisen konnte, und darüber hinaus bei allen seinen untersuchten Frühgeborenen, außer bei zwei. Von Bedeutung ist auch sein Hinweis, dass es keinen Zusammenhang gibt zwischen dem Auftreten bzw. dem Nicht-Auftreten des Babkin-Reflexes und leichteren neurologischen Erkrankungen in der Neugeborenenphase. Bei schwerkranken oder im Koma liegenden Säuglingen fehlte jedoch die Reflexantwort oder fiel nur schwach aus.

Nach Parmelee ist der Babkin-Reflex einer von mehreren primitiven Reflexen, die die Hand und den Mund in einer sensorisch-motorischen Beziehung miteinander verbinden.[1015]

Parmelee vermutete, dass der Babkin-Reflex Teil eines sensomotorischen Lernmechanismus ist, der vom Kind zum Verstehen der umgebenden Welt benutzt wird.[1016] Er stützt sich hierbei auf die Erstbeschreibung durch Babkin ab, in der es heißt:

> *"It is interesting to note that the period of suppression of this reflex (the neonatal hand-mouth reflex) coincides with the period of appearance of another hand-mouth reflex, which is elicited by slow flexion of the arm at the elbow joint and movement of the infant's head toward its mouth, and is expressed by the slow opening of the mouth. This reflex, as distinct from our reflex, is a conditional reflex and begins to develop in the third month of life."*[1017]

Somit würde sich im Zusammenhang mit der Hand-Mund-Interaktion ein Kontinuum von automatischen Reaktionen beim Neugeborenen hin zu bedingten und erlernten Reaktionen ergeben.[1018]

[1015] Parmelee AH (1963) "The Hand-Mouth-Reflex of Babkin in Premature Infant", S. 740.
[1016] Parmelee AH (1963) "The Hand-Mouth-Reflex of Babkin in Premature Infant", S. 739.
[1017] Parmelee AH (1963) "The Hand-Mouth-Reflex of Babkin in Premature Infant", S. 739.
[1018] Parmelee AH (1963) "The Hand-Mouth-Reflex of Babkin in Premature Infant", S. 739.

4 Diskussion

4.1 Zur historischen Entwicklung der Erkenntnisse über Reflexe

Die Entwicklung der Erkenntnisse über Reflexe begann mit der Erforschung des Nervensystems und seiner Funktionen im 5. Jahrhundert v. Chr., mit Alkmaion von Kroton, der die Nerven in motorische und sensible Nerven einteilte. Über eine Reihe von Theorien, u. a. über Aristoteles und Galen, begann erst im 17. Jahrhundert mit Descartes Theorie der unwillkürlichen Bewegung der Begriff Reflex Eingang in die Forschung zu finden. Die kartesianische Theorie führte alle Vorgänge des menschlichen Körpers hauptsächlich auf physikalisch-mechanistische Prinzipien zurück, wodurch ein physikalisch-mechanistisches Lebensprinzip entstand. Willis nahm anschließend den enzephalischen Ursprung ausnahmslos aller Bewegungen an, Hales sog. „fundamentales Experiment" offenbarte spinale Reflexe. Haller trennte die Muskelkraft von der Nervenkraft, unterschied zwischen „Sensibilität" und „Irritabilität" und gilt als Begründer der experimentellen Neurophysiologie. Für Whytt wirkte die Seele, als empfindendes Prinzip, bei der Hervorbringung von unwillkürlichen, also automatischen, Bewegungen immer mit, und Unzer trennte die Nervensensibilität von der Empfindung als einem Seelenvermögen, womit jedem Teil eines Nervs ein unbewusstes Reaktionsvermögen zukommt. Prochaska gelang die systematischste Ausarbeitung des Reflexbegriffs im 18. Jahrhundert, denn die sensorischen Eindrücke werden laut Prochaska vom Sensorium commune auf die motorischen Nervenwege „reflektiert". Bell und Magendie machten durch die Unterscheidung in motorische und sensorische Nerven und durch die gleichzeitige Erkenntnis der Bedeutung der vorderen und hinteren Wurzeln des Rückenmarks für die Nervenphysiologieforschung und speziell für die Reflexforschung eine Weg weisende Entdeckung. Halls Untersuchungen über die Reflexbewegungen wurden für die Forschung von fundamentaler Bedeutung, sein Reflexbegriff wies in die Richtung einer segmentären und ausdrücklich mechanistischen Auffassung der Funktionen des Nervensystems. Johannes Müller bestätigte Halls Theorie, dass „das Rückenmark ein Reflektor" sei, und seine Reflexlehre mit den Phänomenen Empfinden und Bewegen und den spezifischen Energien vor allem der Sinnesnerven sah die Zuständigkeit der Zentralorgane für das psychische Prinzip und das Lebensprinzip des Menschen. Pflügers Rückenmarksseele und seine Reflexgesetze behinderten anschließend die Weiterentwicklung der Nervenphysiologie für eine geraume Zeit.

Erst Helmholtz neue Denk- und Vorgehensweise bei seiner Entdeckung der Nervenleitungsgeschwindigkeit brachte die Forschung wieder voran, und eine bis zu diesem Zeitpunkt hauptsächlich naturphilosophisch geprägte Physiologie wurde von einer experimentell-naturwissenschaftlich bestimmten Physiologie abgelöst. Von da an machte die Entwicklung große Fortschritte. Die Wissenschaft lieferte fortan - im Vergleich zur bisherigen Jahrhunderte bzw. Jahrtausende alten Entwicklung – eine Fülle neuer Erkenntnisse in relativ kurzen Zeitabständen, dank einer Reihe genialer Forscher, denen immer modernere technische Möglichkeiten zur Verfügung standen.

Im Jahr 1875 entdeckten Erb und Westphal den Kniesehnenreflex, wobei Erb als Erster die Bedeutung der Reflexe für die Diagnose neurologischer Krankheiten erkannte. Etwa zur gleichen Zeit rückten auch frühkindliche Reflexuntersuchungen in das Interesse der Forschung, die Kinderneurologie wurde dadurch auch zu einem Thema der Medizinwissenschaft. Babinski beschrieb den Fußsohlenreflex, mit dessen Hilfe Hinweise auf organische Erkrankungen des Zentralnervensystems gewonnen werden können. Nicht nur die Kinderneurologie, auch die Psychiatrie rückte in den Mittelpunkt des medizinwissenschaftlichen Interesses u. a. durch Forschungen Pawlows am Nervensystem. Sherringtons, Hoffmanns und Eccles umfangreiche Forschungsarbeiten zur Neurophysiologie leisteten einen weiteren Weg weisenden Beitrag zur Fülle von detailliertem Wissen von heute. Dank der großen Fortschritte in der Neurowissenschaft hat sich auch das Verständnis bezüglich der Reflexe deutlich erweitert.

Wenn man die gesamte Entwicklung der allgemeinen Reflexlehre überdenkt, kann man zu folgendem Schluss kommen: Es gibt, historisch gesehen, zwei große „Brückenbauer" der Reflexlehre: der eine ist Descartes, der andere Sherrington. Mit seiner physikalisch-mechanistischen Betrachtungsweise schlug Descartes die Brücke von der Antike zum europäischen Kulturkreis der beginnenden Neuzeit. Er schuf damit, letztendlich für die gesamte Welt, das Fundament für eine stete, in der Regel rational hergeleitete Weiterentwicklung der Reflexlehre. Sherrington baute die Brücke vom Ende des 19. Jahrhunderts in die Gegenwart. Mit der Fülle seiner Erkenntnisse zur „integrative action of the nervous system" sowie mit der Systematik und Exaktheit seiner Erklärungen hat er den Weg „gebahnt" für die Erfolge der ihm nachfolgenden Neurologen-Generationen, bis heute.

4.2 Zur Geschichte der Kinderneurologie

Es war ein Zeitgenosse des „Brückenbauers" Descartes, nämlich Thomas Willis, der auf dem Gebiet der Kinderneurologie die Brücke baute von der Antike in die Neuzeit. Seine akribische Vorgehensweise bei der Beschreibung neurologischer Krankheiten bei Kindern und der Vergleich mit post-mortem-Befunden muten modern an. Umso erstaunlicher ist es, dass nach Willis fast 200 Jahre lang die Fortschritte im Bereich der Kinderneurologie eher punktuell waren. Es waren wohl die wichtigen, im 19. Jahrhundert entstandenen Wissenschaftszentren in den Bereichen Physiologie und Neurologie, von denen fortan die Kinderneurologie profitierte. Die Entdeckung der frühkindlichen Reflexe in der Zeit von Mitte des 19. bis Mitte des 20. Jahrhunderts beweist dies überzeugend. Das Interessante an den frühkindlichen Reflexen ist, dass ihre Entdeckung und Erklärung von den Erkenntnissen der allgemeinen Neurophysiologie zunächst gefördert wurden, dass aber die Erkenntnisse aus der Erforschung der frühkindlichen Reflexe wiederum auf die allgemeine Neurophysiologie „reflektierten". So leisten beispielsweise persistierende oder später wieder auftretende frühkindliche Reflexe wertvolle Hilfe bei der Absicherung von Diagnosen neurologischer Erkrankungen im Erwachsenenalter. Was die gesamte Kinderneurologie betrifft, kann festgestellt werden, dass insbesondere unter Einsatz moderner technischer Methoden große Fortschritte gemacht wurden, dass aber wegen der Vielfalt und Komplexität neurologischer Erkrankungen bei Kindern auch diese Wissenschaft noch einen langen und arbeitsreichen, aber sicherlich interessanten Weg vor sich hat.

4.3 Zur historischen Entwicklung der Erkenntnisse über frühkindliche Reflexe

In Kapitel 3 sind die frühkindlichen Reflexe, geordnet nach dem Zeitpunkt ihrer Erstbeschreibung, chronologisch aufeinander folgend beschrieben. Es gibt einige frühkindliche Reflexe, deren geläufige Namen einen „Kombinationsreflex" bezeichnen. Es sind dies der Saug-Schluckreflex, der Schreit- und Steigreflex und der Hand- und Fußgreifreflex. Bei diesen „Kombinationsreflexen" sind nur beim Saug-Schluckreflex der Saugreflex und der Schluckreflex direkt miteinander verkoppelt, wobei die Stimuli für Saug- bzw. Schluckreflex unterschiedlich sind. Schreiten und Steigen, Handgreifen und Fußgreifen laufen unabhängig voneinander ab, wobei bei Beiden die Stimuli mehr oder weniger gleich sind. So liegt beispielsweise beim Schreit- und Steigreflex der Unterschied der Stimuli lediglich darin, dass das Schreiten auf einer waagrechten Unterlage und das Steigen auf einer Treppe erfolgen. Beim Hand- und Fußgreifreflex besteht de facto überhaupt kein Unterschied in der Stimulation: der Stimulus, ein Bleistift oder ein Finger, wird entweder in die Hand oder in den Fuß gelegt.

Außer bei den drei oben genannten Reflexen, die schon von ihrer Namensgebung her als „Kombinationsreflexe" zu erkennen sind, konnten in der vorliegenden Arbeit eine Reihe weiterer Gemeinsamkeiten bei den frühkindlichen Reflexen identifiziert werden.

a) Schaltenbrand-Reflex/Moro-Reflex:

Ganz deutlich wird ein enger Bezug zwischen Schaltenbrand-Reflex und Moro-Reflex in der Erstbeschreibung der Sprungbereitschaft von Schaltenbrand selbst herausgestellt (vgl. Kap. 3.9). Schaltenbrand bringt aus seiner Sicht Ordnung in die Reflexe und teilt den „Sammelbegriff" Moro-Reflex in Dreh-, Kipp- und Progressivreaktionen ein. Einerseits ist der Schaltenbrand-Reflex ganz im Unterschied zum Moro-Reflex ein frühkindlicher Reflex, der nie verschwindet und erst gut auslösbar ist, wenn der Moro-Reflex schon verschwunden ist, andererseits ist der Schaltenbrand-Reflex eine Progressivreaktion, die vor Schaltenbrands Neueinteilung zum Sammelbegriff Moro-Reflex gehörte. Schaltenbrand selbst schreibt von schwach auslösbarer Sprungbereitschaft bei Neugeborenen und von Moro-ähnlicher Reaktion bei der Sprungbereitschaft. Für Schaltenbrand ist der Moro-Reflex kein reiner Umklammerungsreflex, da das Umklammern eine nicht immer auftretende Begleiterscheinung ist.[1019] (Heute wird der Moro-Reflex aus diesem Grund in zwei Phasen eingeteilt: in die Abstreckphase und die Umklammerungsphase.) Dies bedeutet, dass bei Säuglingen bis zu einem Alter von ca. 3 oder 4 Monaten auf den Stimulus für Sprungbereitschaft hin eine Reaktion von plötzlichen Körperbewegungen hervorgerufen wird, die der Moro-Reflex-Reaktion ähneln: die Arme des in der Schwebe gehaltenen Neugeborenen fahren in Streckstellung. Der Stimulus für den Moro-Reflex löst zwar die Abstreckphase des Moro-Reflexes aus, aber der Stimulus für den Schaltenbrand-Reflex löst einen im Neugeborenenalter dem Moro-Reflex stark ähnelnden Reflex, den Schaltenbrand-Reflex, aus. Diese Moro-ähnliche Reaktion ist bei Neugeborenen allerdings nur sehr schwach auslösbar. Die eigentliche, stark auslösbare Sprungbereitschaft ist erst ab dem 6. bis 7. Lebensmonat möglich – hier ist dann wegen der starken Ausprägung des Schaltenbrand-Reflexes einerseits und wegen des Alters des Säuglings andererseits keine Ähnlichkeit mehr mit dem Moro-Reflex zu erwarten. Auch ein persistierender Moro-Reflex trennt klar von der Sprungbereitschaft ab, da zum einen der Säugling mit persistierendem Moro-Reflex aufgrund der Persistenz krank ist und zum anderen der gesunde Säugling ab dem zweiten Lebensjahr ausgeprägt und eindeutig die Sprungbereitschaft und keine Moro-ähnliche Reaktion mehr zeigt.

b) Moro-Reflex/Handgreifreflex:

Der Moro-Reflex wird von Berger und Michaelis[1020] in Zusammenhang mit dem Handgreifreflex untersucht. Der Moro-Reflex besteht aus der Abstreckphase (Arme sind nach außen oben gestreckt, die Finger spreizen sich und der Mund öffnet sich) und der Beuge- bzw. Umklammerungsphase (Arme werden gebeugt und nach vorne zusammengeführt, gleichzeitig schließt sich der Mund). Oft, vor allem ab dem zweiten Lebensmonat, ist nur die Abstreckphase auslösbar.

Berger und Michaelis teilen aufgrund der zwei Phasen des Moro-Reflexes in ihrer Vorsorgeuntersuchungsanleitung den Moro-Reflex in zwei Untersuchungsphasen ein. Sie kombinieren nun den Moro-Reflex mit dem Handgreifreflex, indem der Untersucher nach Stimulation des Moro-Reflexes das Fingerspreizen der geöffneten Hand des Säuglings „ausnützt" und dem auf dem Rücken liegenden Kind einen Zeigefinger in die Handinnenflächen legt. Als Antwort ist eine kräftige Handgreif-

---

[1019] Schaltenbrand G (1925) "Normale Bewegungs- und Lagereaktionen bei Kindern" Deutsche Zeitschrift für Nervenheilkunde 87: 23-59, S. 30.
[1020] Berger R, Michaelis R (2009) "Neurologische Basisuntersuchung für das Alter von 0–2 Jahren" Monatsschrift Kinderheilkunde 157: 1103-1112.

reaktion zu erwarten. Anschließend wird in der zweiten Phase der Säugling an den Armen vorsichtig mit dem Rücken und dem Kopf von der Unterlage ca. 1 cm hoch gehoben, was eine aktive Beugung der Ellbogengelenke auslöst. Mit dem plötzlichen Herausziehen der Zeigefinger aus den Handflächen wird eine prompte Moro-Reaktion ausgelöst.

Bei dieser Untersuchung handelt es sich klar um eine Kombination Handgreifreflex – Moro-Reflex. Zwischen diesen beiden Reflexen besteht insofern eine Verwandtschaft, als ein Bestandteil des Moro-Reflexes der Handgreifreflex sein kann, wenn ein Gegenstand oder Finger in die Handinnenfläche gelegt wird. Ohne diesen Handgreifreflex-Stimulus werden allerdings die Hände beim Moro-Reflex nicht zum Greifen geschlossen.

c) Babinski-Reflex/Fußgreifreflex:

Eine sehr enge Beziehung besteht zwischen dem Babinski-Reflex und dem Fußgreifreflex. Bei Stimulation der Fußsohle der Länge nach erfolgt eine Streckung der Zehen, besonders der großen Zehe (Babinski-Reflex), bei Stimulation der Fußsohle mit einem Gegenstand der Quere nach wird eine Beugung der Zehen (Fußgreifreflex) hervorgerufen. Der Unterschied zwischen den beiden Reflexen ist nur durch den phylogenetischen Hintergrund zu erklären: Beim Fußgreifreflex ist klar, warum das Greifen auf einen Reiz quer zur Fußsohle erfolgt, denn das Greifen erfolgte stammesgeschichtlich, indem die Zehen den Gegenstand umklammerten, was aufgrund der Anordnung der Zehen am Fuß nur waagrecht möglich war. Beim Babinski-Reflex ist die stammesgeschichtliche Erklärung vielschichtiger. Einerseits ist eine mögliche Erklärung ein Vorgang der Abwehr, als die die Dorsalextension angesehen wird, andererseits ein phylogenetisch altes Greifen nach Reizung der Fußsohle, aber unterschiedlich zum Greifen beim Fußgreifreflex. Zu diesem vom Fußgreifreflex unterschiedlichen Greifen bemerkt Goldstein, dass nach Stimulation der Fußsohle als Antwort eine Zehenbewegung mit Oppositionsstellung der großen Zehe beim menschlichen Säugling nicht mehr möglich ist, aber die Extension des Hallux, des M. extensor hallucis, durchaus vorstellbar ist und somit ein Greifen, das sich vom Fußgreifreflex-Greifen unterscheidet.[1021]

[1021] Goldstein M (1920) "Die Gelenkreflexe und ihre klinische Bedeutung" Zeitschrift für die gesamte Neurologie und Psychiatrie 61/1: 1-118, S. 108.

Stimulus und Reflexantwort des Fußgreifreflexes und des Babinski-Reflexes sind genau entgegen gesetzt, phylogenetisch aber möglicherweise genau gleich erklärbar, was mit der Entwicklung zum aufrechten Gang des Menschen zusammenhängen muss, denn die Zehen haben beim Menschen ihre ursprüngliche Funktion verloren.

d) Babinski-Reflex/Fußgreifreflex/Schreitreflex:

Da ein Zusammenhang zwischen Babinski-Reflex und Fußgreifreflex besteht, dürfte die zusätzliche Korrelation dieser beiden Reflexe zu den reflektorischen Schreitbewegungen von Interesse sein. Beim Schreitphänomen spielen labyrinthäre Reize keine Rolle, da die Schreitbewegungen auch an einer senkrechten Wand oder einer horizontalen Wand mit Kopf nach unten ausgeführt werden können. Die Schreitbewegungen werden durch einen taktilen Fußsohlenreiz in Gang gesetzt. Die Berührung löst also zunächst einen Babinski-Reflex aus mit einem Fächerphänomen an den Zehen, dann verursacht der Druckreiz durch die Körpergewichtsverlagerung auf die Beine einen Fußgreifreflex aller Zehen.[1022] Das Schreitphänomen ist folglich der Ablauf von drei unterschiedlichen Reflexvorgängen und müsste korrekterweise eigentlich Babinski-Fußgreif-Schreitreflex heißen. Es handelt sich hierbei um eine ganze, aufeinander aufbauende und ineinander greifende Reflexkette.

e) Saugreflex/Handgreifreflex:

Auf die Verstärkung des Handgreifreflexes durch den Ablauf von gleichzeitigen Saugbewegungen wurde bereits im Kapitel Hand- und Fußgreifreflex (Kap. 3.3) hingewiesen.

f) Handgreifreflex/Saugreflex/Babkin-Reflex:

Der in e) erwähnte Zusammenhang zwischen Handgreifreflex und Saugreflex wirft die Frage auf, ob es auch eine Verbindung dieser beiden Reflexe zum Babkin-Reflex gibt. Zunächst gibt es einen Zusammenhang zwischen der Stimulierung des

---

[1022] Prechtl HFR (1956) "Die Entwicklung und Eigenart frühkindlicher Bewegungsweisen" Klinische Wochenschrift 34/11-12: 281-284, S. 282-283.

Saugreflexes und des Babkin-Reflexes, da der Stimulus bei beiden Reflexen als Reaktion sowohl eine Zuwendung in Richtung Stimulus oder aber auch eine Abwendung in entgegen gesetzte Richtung vom Stimulus bewirkt. Die Art der Reaktion auf einen Reiz korreliert demnach bei Saugreflex und Babkin-Reflex. Der Babkin-Reflex zeigt außerdem deutlich einen sensomotorischen Zusammenhang zwischen Hand und Mund, der in gleicher Weise zwischen Handgreifen und Saugen besteht. Phylogenetisch müsste dieser Zusammenhang eigentlich auch zwischen Fußgreifen und Saugen bestehen, worüber in der Literatur nicht berichtet wird, ebensowenig wird über Fuß-Mund-Reflex mit Stimulation des Fußes berichtet. Der sensomotorische Zusammenhang besteht eindeutig nur zwischen Hand und Mund.

g) Babkin-Reflex/Moro-Reflex:

Der in f) genannte sensomotorische Zusammenhang zwischen Hand und Mund wird auch beim Vergleich Moro-Reflex und Babkin-Reflex offenkundig. In der Abstreckphase des Moro-Reflexes werden die Arme des Säuglings nach außen oben gestreckt, die Finger spreizen sich und der Mund öffnet sich. Die Stimuli zur Auslösung des Moro-Reflexes und des Babkin-Reflexes sind unterschiedlich, die Antwort der Mundöffnung ist in der Abstreckphase des Moro-Reflexes identisch mit der des Babkin-Reflexes.

h) Suchreflex/Saug-Schluckreflex:

Kussmaul ist der Erstbeschreiber von zwei Reflexen, dem Saugreflex und dem Suchreflex. Es ist schon von der Bezeichnung der Reflexe her nahe liegend, dass diese beiden Reflexe in engem Zusammenhang stehen. Die phylogenetische Erklärung für den Suchreflex ist für den Säugling immer noch gültig: Das Neugeborene sucht Nahrung, um zu überleben. Wenn es die Nahrungsstelle gefunden hat, oder glaubt, sie gefunden zu haben, beginnt es, auf taktilen Stimulus hin Saugbewegungen auszuführen. Wenn dann die Nahrung tatsächlich eingesaugt wird, wird sie geschluckt, ohne dass der Säugling aufhört zu atmen (vgl. Kap. 3.2). Es handelt sich bei dem Nahrungsaufnahmevorgang somit eigentlich um eine vierfache Bewegungsreaktion, die nacheinander abläuft, eine Vierer-Reflexkette, nämlich Suchen, Saugen, Atmen, Schlucken.

i) Bauer-Reaktion/Schwimmreflex:

Die Verwandtschaft von Kriech- und Schwimmphänomen ist deutlich an der Bewegungsausführung erkennbar, wobei die „Unterlage" beim Schwimmen weniger Widerstand bietet, und somit der Schwimmreflex stärker ausgeprägt ist als die Bauer-Reaktion.

Hierbei ist noch erwähnenswert, dass die Schreit- und Steigbewegungen im Prinzip die gleichen Vorwärtsbewegungen wie die Kriech- und Schwimmbewegungen sind, unterschiedlich sind sie nur deshalb, weil sie in aufrechter Haltung ausgeführt werden (vgl. Kap. 3.10, 3.11, 3.12).

Aus diesen Beobachtungen ergibt sich als Schlussfolgerung, dass vor allem die Primitivreflexe teilweise korrelieren bzw. Reflexketten bilden. Diese Korrelation ist auch für die Anwendung für diagnostische Zwecke von Bedeutung. (vgl. Kap. 4.4).

Zusammenfassend kann man sagen, dass sich durch die Entdeckung der großen Anzahl frühkindlicher Reflexe ein diagnostisches Instrumentenfeld für die Kinderheilkunde eröffnet hat, das für das im 20. Jahrhundert entstandene Fach der Kinderneurologie von größter Bedeutung wurde. Weiterhin bringen die vielfachen und verzweigten stammesgeschichtlichen Zusammenhänge im Bereich der frühkindlichen Reflexe neue Aspekte in die Sichtweise der Geschichte der Medizin.

4.4 Zur Bedeutung frühkindlicher Reflexe für die Vorsorgeuntersuchungen

Heute ist bekannt, dass die frühkindlichen Reflexe sich schon früh, bis zum Ende der 14. Schwangerschaftswoche, im Uterus entwickeln. Hierzu leistete vor allem M. Minkowski[1023] einen wichtigen Beitrag. Diese Bewegungen des Fötus laufen unabhängig von einer Kontrolle durch die Hirnrinde ab. Nach der Geburt sind diese reflektorischen Bewegungen für das Neugeborene typische Verhaltensreaktionen, denn erst, wenn das Gehirn sich weiterentwickelt hat, werden willkürliche Bewegungen möglich. An diesem Punkt setzen die Untersuchungen zur Feststellung des Entwicklungsstandes eines Neugeborenen bzw. eines Säuglings an. Seit Jahrzehnten werden Säuglinge anhand von vorgegebenen Untersuchungsbögen zu festgelegten Entwicklungszeitpunkten pädiatrisch untersucht. Bei diesen sog. Vorsorge- oder auch Früherkennungsuntersuchungen spielt das Vorhandensein bzw. das Fehlen von frühkindlichen Reflexen eine bedeutende Rolle.

Die Vorsorgeuntersuchungen beginnen normalerweise unmittelbar nach der Geburt, eine erste Basisuntersuchung schließt sich in der 1. bis 2. Lebenswoche an, eine weitere zwischen der 4. bis 6. Lebenswoche. Die dritte Basisuntersuchung erfolgt im 3. bis 4. Lebensmonat, eine weitere im 6. bis 7. Lebensmonat, und die letzte Basisuntersuchung im ersten Lebensjahr erfolgt zwischen dem 10. bis 12. Monat. Neurologische und motorische Entwicklungsstörungen zeigen sich dabei schon im oder nach dem ersten Lebensquartal.

Die frühkindlichen Reflexe besitzen deshalb diagnostische Relevanz, da sie die sensomotorische Entwicklung des Säuglings begleiten. Die gleich nach der Geburt (am ersten oder zweiten Lebenstag) auftretenden reflektorischen Bewegungen sind die sog. Primitivreflexe, wie alle in Kapitel 3 besprochenen frühkindlichen Reflexe, mit Ausnahme des Landau-Reflexes und des Schaltenbrand-Reflexes, der allerdings bei Neugeborenen in schwacher Form nachweisbar sein kann. Die Primitivreflexe nehmen an Reaktionsleistung in den ersten Lebenswochen zu und verschwinden im Normalfall ab dem 3. bis 4. bis manchmal 5. bis 6. Lebensmonat, gleichzeitig mit der vollständigen Myelinisation des Gehirns. Landau-Reflex und Schaltenbrand-Reflex treten erst nach Abbau der Primitivreflexe auf, also ab etwa dem 6. Lebensmonat, und ihr Vorhandensein ist eine Voraussetzung für Stütz- und Gleichgewichtsreaktionen. Selbstverständlich gibt es innerhalb des angegebenen Altersbereichs individuelle Variationen bei der Reflexauslösung, aber das Zeitraster für bestimmte Verhaltensmuster des Säuglings erlaubt dennoch, zu vorab fest-

---

[1023] Minkowski M (1922) "Über frühzeitige Bewegungen, Reflexe und muskuläre Reaktionen beim menschlichen Fötus und ihre Beziehungen zum fötalen Nerven- und Muskelsystem" Schweizerische Medizinische Wochenschrift 29: 721-724, 751-755.

gelegten Terminen Vorsorgeuntersuchungen bei Säuglingen durchzuführen. Diese neurologischen Untersuchungen im ersten Lebensjahr und auch in den späteren Jahren basierten bislang auf zwei theoretischen Konzepten über die Entwicklung des zentralen Nervensystems und über die altersgebundenen neuronalen Fähigkeiten des Nervensystems:

- dem Konzept der französischen Schule von André-Thomas[1024], die die Beurteilung des aktiven und passiven Muskeltonus als wichtigstes neurologisches Kriterium für diese Altersgruppe betrachtet, und dem
- Konzept der Vertreter einer reflexorientierten Neurologie, die neurologische Beurteilung bestimmter altersadäquater Reflexe als entscheidend ansehen.

Beide Ansätze folgen konsequent den neurologischen Phänomenen, eng gebunden an das Säuglingsalter.

1977 veröffentlichte dann Prechtl[1025] eine neurologische Untersuchungsanleitung für Neugeborene, die neurobiologische Konzepte berücksichtigt. Prechtls neuer Ansatz besteht in einer Definition der Verhaltenszustände des Neugeborenen, die die Rahmenbedingungen der Untersuchung festlegen.

Im Prinzip folgen Berger und Michaelis Prechtls Strategie der neurologischen Untersuchung Neugeborener. In ihrer Veröffentlichung von 2009[1026] ist die Erkenntnis, dass das frühkindliche Nervensystem von Anfang an über hervorragende Fähigkeiten verfügt, bestimmtes neurologisches Verhalten zu generieren, zu äquilibrieren und bei Bedarf zu neuen, adaptierten Verhaltensentitäten zu integrieren, Grundlage einer neuen Vorgehensweise bei der neurologischen Basisuntersuchung. Diese Untersuchung ist nach „Items", von denen eines „Frühe motorische Reaktionen" heißt, strukturiert. Mit diesen Items lassen sich die weiter schreitende Reifung zentraler Strukturen, Lernprozesse des motorischen Verhaltens und adaptive Leistungen beurteilen. Alle diese Fähigkeiten setzen den Aufbau funktionsfähiger neuronaler Netzwerke voraus. Eine Grundvoraussetzung für eine valide neurologische Untersuchung nach Items sind auch optimale Verhaltenszustände. Falls diese nicht möglich sind (z. B. schreiender, nicht zu beruhigender Säugling) muss die Untersuchung zu einem anderen Zeitpunkt vorgenommen werden.

[1024] André-Thomas A, Saint-Anne Dargassies S (1952) Études neurologiques sur le nouveau-né et le jeune nourrisson, Masson, Paris.

[1025] Prechtl HFR, Beintema DJ (1976) Die neurologische Untersuchung des reifen Neugeborenen, Georg Thieme Verlag, Stuttgart.

[1026] Berger R, Michaelis R (2009) "Neurologische Basisuntersuchung für das Alter von 0–2 Jahren", S. 1103-1112.

Innerhalb der Untersuchung nach Items spielen die frühkindlichen Reflexe eine wichtige Rolle, bei auffälligen Befunden ist eine neuropädiatrische Abklärung notwendig.[1027]

Im Folgenden wird auf diese Reflexuntersuchungen im Hinblick auf die in Kapitel 3 beschriebenen frühkindlichen Reflexe näher eingegangen. Einige Informationen hierzu sind Prechtls bereits erwähnter Untersuchungsanleitung[1028] entnommen. Die Primitivreflexe bzw. primären Reaktionen sind, wie bereits erwähnt, von Geburt an da, da sie schon im Fötus nachweisbar sind. Sie können in fünf phylogenetische Kategorien eingeteilt werden: Sie dienen der Nahrungsaufnahme, dem Festhalten, der Abwehr, der Flucht und dem Schutz.

a) Nahrungsaufnahme:

Die Reflexe, die der Nahrungsaufnahme dienen, sind der Suchreflex, der bis zum 2. bis 4. Monat auslösbar ist, und der Saug-Schluckreflex, der bis zum 3. bis 4. Monat nachweisbar ist. Vor allem das Fehlen des Saug-Schluckreflexes macht neurologische Störungen sehr früh manifest, könnte auch auf Hypotonie hindeuten. Beim Suchreflex treten asymmetrische Reaktionen bei Schädigung des N. trigeminus und N. facialis auf. Bei gesunden Säuglingen ist das Auftreten des Suchreflexes vom Grad der Wachheit und der Sättigung stark abhängig. Ein Persistieren beider Reflexe deutet auf infantile Zerebralparese hin.

b) Festhalten:

Die dem Festhalten bzw. der Sicherung von Körperkontakt dienenden Reflexe sind der Hand- und Fußgreifreflex und der Moro-Reflex, die bis zum 4. bis 6. Monat nachweisbar sind. (Der Moro-Reflex kann auch den Fluchtreflexen zugeordnet werden). Das Fehlen des Hand- bzw. Fußgreifreflexes oder das nur sehr schwache Auftreten deuten auf eine muskuläre Hypotonie hin, ein zu starkes Handgreifen auf eine muskuläre Hypertonie oder spastische Parese. Ein einseitiges Fehlen des Handgreifens wird bei Plexusparese, bei Klavikulafrakturen und bei Halbseitensyndrom beobachtet. Das Fehlen des Fußgreifreflexes lässt Rückenmarksläsionen

---

[1027] Berger R, Michaelis R (2009) "Neurologische Basisuntersuchung für das Alter von 0–2 Jahren", S. 1103-1112.

[1028] Prechtl HFR, Beintema DJ (1976) Die neurologische Untersuchung des reifen Neugeborenen, S. 53-76.

vermuten. Eine Asymmetrie des Fußgreifreflexes deutet auf ein Halbseitensyndrom oder ein Ischiadicusrecksyndrom hin. Der Hand- und Fußgreifreflex persistiert bei infantiler Zerebralparese. Bei Asymmetrien der Moro-Reaktion könnten Plexus-schädigung, Klavikulafraktur oder ein zentrales Hemisyndrom zugrunde liegen. Bei Hypotonien sind die Abduktion und Extension sehr stark, die Adduktion und Beugung dagegen gering. Bei Hypertonien verhält sich die Reaktion umgekehrt. Ist die Moro-Antwort sehr schwach bzw. fehlt sie ganz, handelt es sich um ein Zeichen neurologischer Dysfunktion. Der persistierende Moro-Reflex wird heute mit ADS, ADHS und KIDD in Verbindung gebracht, außerdem könnte er auf eine infantile Zerebralparese hindeuten.

c) Abwehr:

Die Reflexe, die phylogenetisch der Abwehr dienten, sind der Galant-Reflex und der Babinski-Reflex, die bis zum 5. bis 6. Lebensmonat auslösbar sind. Galant meinte sogar, der Galant-Reflex könne noch bis zum 3. bis 4. Lebensjahr ausgelöst werden, was aber vom Gesichtspunkt der Ontogenese nicht nachvollziehbar ist und in der Literatur an anderer Stelle auch nicht zu finden ist. (Der Babinski-Reflex könnte phylogenetisch auch Gruppe b) zugeordnet werden).

Beim Bestreichen der ganzen Wirbelsäule, um den Galant-Reflex auszulösen, lässt sich feststellen, ob in einem Segment eine Rückenmarksläsion vorliegt. Im Fall einer Querschnittsläsion oder einer Missbildung hört die Reaktion an entsprechender Stelle auf. Das Fehlen des Babinski-Reflexes zeigt sich bei Rückenmarks-läsionen und schwer apathischen Kindern. Das Fehlen des Galant-Reflexes und des Babinski-Reflexes deutet auch auf Muskelhypotonie hin, ein Persistieren der beiden Reflexe auf infantile Zerebralparese.

d) Flucht:

Die stammesgeschichtlich der Fortbewegung bzw. Flucht dienenden Reflexe sind die Bauer-Reaktion, der Schwimmreflex und der Schreit-Steigreflex, die bis zum 4. bis 5. Monat nachweisbar sind. Das Fehlen der Bauer-Reaktion und des Schreit-Steigreflexes deutet auf Apathie oder Hypotonie hin, ein Persistieren auf infantile Zerebralparese. Zum Fehlen bzw. Persistieren des Schwimmreflexes wird in der Literatur nichts berichtet.

e) Schutz:

Die phylogenetisch dem Schutz dienenden Reflexe sind der Glabella-Reflex und der Babkin-Reflex, die bis zum 2. Lebensmonat nachweisbar sind. Das Fehlen des Glabella-Reflexes, bzw. nur das Schließen eines Auges deutet auf Facialis-Parese hin, bei apathischen Kindern ist der Glabella-Reflex nicht hervorrufbar. Das Fehlen des Babkin-Reflexes gibt keinen Hinweis auf neurologische Erkrankung, ein persistierender Babkin-Reflex deutet auf infantile Zerebralparese hin.

Nach Verschwinden der vorgenannten Primitivreflexe treten im zweiten Lebenshalbjahr frühkindliche Reflexe auf, die ebenfalls phylogenetischen Urprungs sind, der Landau-Reflex und der Schaltenbrand-Reflex, die beide zu Stütz- und Gleichgewichtsreaktionen zu zählen sind.

Der Landau-Reflex verschwindet zu Beginn des zweiten Lebensjahres. Das Fehlen des Landau-Reflexes deutet auf muskuläre Hypotonie hin, bei sehr starker Reflexantwort ist muskuläre Hypertonie zu vermuten. Beim Fehlen des Landau-Reflexes wird möglicherweise eine Haltungsasymmetrie im Rumpf des Säuglings erkennbar. Der Schaltenbrand-Reflex ist ein spezieller frühkindlicher Reflex, der als Moro-ähnlicher Reflex beim Neugeborenen schwach ausgeprägt hervorgerufen werden kann, aber stark ausgeprägt im 7. bis 8. Lebensmonat auftritt und im Unterschied zu allen anderen in Kapitel 3 beschriebenen Reflexen nicht pathologisch wird, da er lebenslang auslösbar bleibt. Bei Fehlen des Schaltenbrand-Reflexes kommt es zu Gleichgewichtsstörungen und orthopädischen Problemen.

Durch den Vergleich der individuellen Testergebnisse mit alterstypischen Ergebnissen bei den entwicklungsneurologischen Vorsorgeuntersuchungen sind die Abgrenzung von Normvarianten und pathologische Abweichungen klar ersichtlich.[1029] Die Reflexe geben somit auch bei den heutigen Vorsorgeuntersuchungen wesentliche Erkenntnisse über den jeweiligen Entwicklungsstand eines Säuglings. Fehlende, persistierende und wieder auftauchende frühkindliche Reflexe sind pathologisch. Bei angeborenen oder erworbenen Schädigungen der Pyramidenbahn (u. a. degenerative Erkrankungen des Zentralnervensystems, Schädel-Hirn-Traumata, Koma, spastische Zerebralparesen) werden die frühkindlichen Reflexe wieder nachweisbar. Somit sind die Reflexe ein wichtiges Diagnoseinstrument, für die Therapie sind sie leider nicht verwendbar. Bei den Vorsorgeuntersuchungen ist es allerdings nicht nötig, alle Reflexe zu untersuchen, da das Fehlen oder die schwache bzw. starke Auslösbarkeit der Reflexe oft auf die gleiche Diagnose, meist in-

---

[1029] Rosenecker J, Priessmann H (2008) Die Untersuchung des Kindes, Kap.3 In: Rosenecker J, Schmidt H Pädiatrische Anamnese, Untersuchung, Diagnose 11, Springer, Heidelberg: S. 156-184.

fantile Zerebralparese, hindeuten. Deshalb konzentriert man sich auf die besonders für Differentialdiagnosen bedeutsamen frühkindlichen Reflexe, z. B. Moro-Reflex, Babinski-Reflex, Handgreifreflex und Landau-Reflex.

4.5 Abschließende Gesamtbetrachtung zur vorliegenden Dissertation

Wenn man die in dieser Arbeit aufgeführten Daten und Fakten einmal vorübergehend „ruhen" lässt und den Blick von einem übergeordneten Gesichtspunkt auf die
Arbeit lenkt, kann man nur tief beeindruckt sein von der Leistung der Frauen und
Männer, die im Verlauf der Geschichte der Medizin, von der Antike bis heute, zur
Erforschung des Nervensystems und der darin integrierten Reflexe beigetragen
haben. Viele dieser Persönlichkeiten sind berühmt geworden, und das Andenken an
sie wird fortbestehen. Andere hat die Geschichte vergessen. Allen bleibt jedoch,
dass sie sich verdient gemacht haben um die Gesundheit der Menschen, speziell
auch der Kinder.

5 Zusammenfassung

Im Kap. 1 dieser Arbeit wird zu Beginn die historische Entwicklung der Erkenntnisse über Reflexe im Allgemeinen beschrieben. Ausgehend von Erkenntnissen in der Antike (Alkmaion von Kroton, Aristoteles, Galen) wird besonders auf Descartes eingegangen, der im Rahmen seiner physikalisch-mechanistischen Betrachtung des Menschen erstmals den Begriff „Reflex" verwendete. In historischer Folge werden dann Persönlichkeiten genannt, die besondere Beiträge zur Reflexlehre in der Zeit nach Descartes bis heute geleistet haben: Willis, Hales, von Haller, Whytt, Unzer, Prochaska, Bell, Magendie, Hall, Müller, Pflüger, von Helmholtz, Erb, Pawlow, Sherrington, Hoffmann und Wissenschaftler aus der Zeit von ca. 1950 bis heute. Die Beiträge werden, den jeweiligen Persönlichkeiten zugeordnet, beschrieben.

Als Übergang von der Behandlung der historischen Entwicklung der Erkenntnisse der Reflexe im Allgemeinen (Kap. 1) und derjenigen der frühkindlichen Reflexe (Kap. 3) wird in Kap. 2 eine kurze Darstellung der Geschichte der Kinderneurologie gegeben. Dabei wird zunächst auf die besondere Rolle von Thomas Willis hingewiesen, der bereits Mitte des 17. Jahrhunderts eine Reihe von Untersuchungen im Bereich neurologischer Krankheiten von Kindern durchführte und dokumentierte. Es wird dann dargelegt, dass die Entwicklung der Kinderneurologie, insbesondere auch die Entdeckung der frühkindlichen Reflexe, begünstigt wurde durch die Fortschritte der Forschung an den großen, im 19. Jahrhundert entstandenen neurologischen Schulen Europas. Die Epoche der Entdeckung der frühkindlichen Reflexe dauerte etwa 100 Jahre, von Mitte des 19. bis Mitte des 20. Jahrhunderts. Die Kinderneurologie ist seit Beginn des 20. Jahrhunderts ein separater Wissenschaftszweig der Medizin mit noch vielen und großen Herausforderungen in der Zukunft.

In der Einleitung zum Kap. 3 werden zunächst die neuro-physiologischen Aspekte der ontogenetischen Entwicklung frühkindlicher Reflexe beschrieben, beginnend mit ihrem ersten Auftreten im Fötus bis hin zu ihrem Verschwinden bei Tätigkeitsaufnahme der Großhirnrinde im zweiten Lebensquartal nach der Geburt. Anschließend werden im Kap. 3, chronologisch nach ihrer Erstbeschreibung geordnet, 13 frühkindliche Reflexe behandelt. Dabei wird jeweils die Biographie des Erstbeschreibers dargestellt und anschließend der Reflex sowie seine physiologischen und anthropologischen Aspekte beschrieben. Im Einzelnen handelt es sich um folgende Reflexe: Suchreflex, Saug-Schluckreflex, Hand- und Fußgreifreflex, Babinski-Reflex, Glabellareflex, Galant-Reflex, Moro-Reflex, Landau-Reflex, Schaltenbrand-Reflex, Bauer-Reaktion, Schreit- und Steigreflex, Schwimmreflex und Babkin-Reflex.

Die Diskussion im Kap. 4 wird eingeleitet mit einer Erklärung, welche Bedeutung Descartes und Sherrington im Bereich der allgemeinen Reflexe als „Epochen überspannende Brückenbauer" der Reflexlehre hatten. Was die Geschichte der Kinderneurologie betrifft, wird deutlich gemacht, dass diese Wissenschaft zunächst von den Fortschritten der allgemeinen Neurologie im 19. Jahrhundert befördert wurde, dass sie darauf hin jedoch ihrerseits, insbesondere mit den Erkenntnissen aus den frühkindlichen Reflexen, wertvolle Beiträge für die allgemeine Neurologie leisten konnte. Was die frühkindlichen Reflexe selbst angeht, wird aufgezeigt, dass diese nicht nur einzeln, sondern auch in Kombination miteinander auftreten können. Außerdem wird herausgearbeitet, welche Ähnlichkeiten zwischen den einzelnen frühkindlichen Reflexen bestehen. Schließlich wird die Bedeutung der frühkindlichen Reflexe bei den Vorsorgeuntersuchungen beschrieben.

6 Anhang

6.1 Literaturverzeichnis

Adie WJ, Critchley M (1927)
"Forced Grasping and Groping"
Brain 50: 142-170

Aird RB (1994)
Foundations of Modern Neurology – A Century of Progess
Raven Press, New York

Aird RB (1994)
Georges Schaltenbrand, 225-227
In: Aird RB (Hrsg.): Foundations of Modern Neurology. A Century of Progress
Raven Press, New York

Alajouanine T (1959)
Joseph Babinski, 161-171
In Kolle K (Hrsg.): Große Nervenärzte 2,
Georg Thieme Verlag, Stuttgart

Anonymous (1928)
"Dr. Louis Robinson – Obituary"
The British Medical Journal Feb.11: 240

Ashwal S (1990)
The Founders of Child Neurology
Norman Publishing, San Francisco

Ashwal S, Rust R (2003)
"Child neurology in the 20th century"
Pediatric Research 53/2: 345-361

Babkin BP (1974)
Pavlov: A Biography
The University of Chicago Press, Chicago London

Babinski J (1896)
"Sur le réflexe cutane plantaire dans certaines affections du système nerveux central"
Comptes Rendus des Sciences et Mémoires de la Société de Biologie 3: 207–208

Babinski J (1934)
Œuvre Scientifique. Recueil des principaux travaux
Masson, Paris

Babkin PS (1953)
"The establishment of reflex activity in early postnatal life"
Central nervous system and behavior (Trans. from Fiziologii Zhurnal [USSR]),
Russian Scientific Translation Program: 922-927

Bauer J (1926)
"Das Kriechphänomen des Neugeborenen"
Klinische Wochenschrift 5: 1468-1469

Bechterew W (1902)
"Ueber den Augenreflex oder das Augenphänomen"
Neurologisches Centralblatt 21: 107-111

Berger R, Michaelis R (2009)
"Neurologische Basisuntersuchung für das Alter von 0–2 Jahren"
Monatsschrift Kinderheilkunde 157: 1103-1112

Blasius W (1964)
Die Bestimmung der Leitungsgeschwindigkeit im Nerven durch Hermann v. Helmholtz am Beginn der naturwissenschaftlichen Ära der Neurophysiologie, 71-84
In: Rothschuh KE (Hrsg.): Von Boerhaave bis Berger. Die Entwicklung der kontinentalen Physiologie im 18. und 19. Jahrhundert mit besonderer Berücksichtigung der Neurophysiologie; Vorträge des internationalen Symposions zu Münster/Westf., 18.-20. September 1962
In: Medizin in Geschichte und Kultur 5
Gustav Fischer Verlag, Stuttgart

Blasius W (1965)
"Zur Geschichte der Reflexlehre unter besonderer Würdigung des Beitrages von Paul Hoffmann"
Deutsche Zeitschrift für Nervenheilkunde 186: 475-495

Blom JD (2009)
A Dictionary of Hallucinations, Chapter A
New York Heidelberg London

Boldyreff WN (1937)
"Ivan Petrowitsch Pawlow"
Monatsschrift für Kinderheilkunde 39/1: 1-9

Brain WR, Curran RD (1932)
"The Grasp-reflex of the Foot"
Brain 55: 347-356

Brock LG, Coombs JS, Eccles JC (1951)
"Action potentials of motoneurones with intracellular electrode"
Proc. Univ. Otago Med. Sch. 29: 14-15

Brockhaus FA (Hrsg.) (1954) (1955) (1956) (1957)
Der Grosse Brockhaus 5 (1954) 7 8 (1955) 9 (1956) 12 (1957)
Wiesbaden

Burke RE (2007)
"Sir Charles Sherrington's The integrative action of the nervous system: a centenary appreciation"
Brain 130: 887-894

Burke RE, Levine DN, Tsairis P, Zajac FE (1973)
"Physiological types and histochemical profiles in motor units of the cat gastrocnemius"
J Physiol. 234/3: 723-48

Canguilhem G (1964)
Le Concept de Réflexe au XIXe Siècle, 157-167
In: Rothschuh KE (Hrsg.): Von Boerhaave bis Berger. Die Entwicklung der kontinentalen Physiologie im 18. und 19. Jahrhundert mit besonderer Berücksichtigung der Neurophysiologie; Vorträge des internationalen Symposions zu Münster/Westf., 18.-20. September 1962
In: Medizin in Geschichte und Kultur 5
Gustav Fischer Verlag, Stuttgart

Canguilhem G (2008)
Die Herausbildung des Reflexbegriffs im 17. und 18. Jahrhundert
Wilhelm Fink Verlag, München

Chvostek F (1879)
"Weitere Beiträge zur Tetanie"
Wiener Medizinische Presse 20/38: 1201-1204, 20/39: 1233-1236, 20/40: 1268-1270, 20/41: 1301-1303

Delcomyn F (1980)
"Neural Basis of Rhythmic Behavior in Animals"
Science 210: 492-498

Dennis PM (1989)
"Johnny's a Gentleman, but Jimmie's a Mug: Press Coverage during the 1930s of Myrtle McGraw's Study of Johnny and Jimmy Woods"
Journal of the History of the Behavioral Science 25: 356-370

Dost H (1969)
"In memoriam – Albrecht Peiper"
Monatsschrift für Kinderheilkunde 117: 41-42

Eccles JC (1957)
"Some aspects of Sherrington's contribution to neurophysiology"
Notes Rec R Soc Lond 12: 216–25

Eccles JC (1977)
"My scientific odyssey"
Annu Rev Physiol. 39: 1-18

Eccles JC (1957)
The Physiology of Nerve Cells
The Johns Hopkins Press, Baltimore, MD

Eckart WU (2006)
Ernst Moro und die „Goldenen Jahre" der Heidelberger Pädiatrie, 893-908
In: Eckart WU, Sellin V, Wolgast E (Hrsg.): Die Universität Heidelberg im Nationalsozialismus
Springer Verlag, Berlin Heidelberg

Eckart WU (2009)
Geschichte der Medizin
Springer Verlag, Heidelberg

Escherich T (1905)
Tétanie, 395-432
In: Grancher J (Hrsg.): Traité des maladies de l'enfance 4
Paris

Eulenburg, A (1899)
Real-Encyclopédie der gesamten Heilkunde Reflexe 20
Verlag Urban und Schwarzenberg, Berlin Wien

Fine EJ, Sentz L, Soria E (1992)
"The history of the blink reflex"
Neurology 42/2: 450-454

Fleiner W (1922)
"Zu Adolf Kussmauls 100. Geburtstage"
Münchner Medizinische Wochenschrift 69: 276-278, 313-315, 356-358

Förster H, Glees P (Hrsg.) (1952)
Fulton JF. Physiologie des Nervensystems
Enke, Stuttgart

Freudenberg E (1921)
"Der Morosche Umklammerungsreflex und das Brudzinskische Nackenzeichen als Reflexe des Säuglingsalters"
Münchener Medizinische Wochenschrift 51: 1646-1647

Fulton JF (1960)
"Ramon y Cayal, Sherrington and the Neurone Doctrine"
Archiv für Kreislaufforschung 33

Fulton JF (1970)
Charles Scott Sherrington, 245-253
In: Kolle K (Hrsg.): Große Nervenärzte 1
Georg Thieme Verlag, Stuttgart

Galant JS (1917)
Der Rückgratreflex (Ein neuer Reflex im Säuglingsalter)
Basler Druck- & Verlagsanstalt, Basel

Galant JS (1925)
"Erklärung"
European Archives of Psychiatry and Clinical Neuroscience 74/1: 842

Galant JS (1925)
"Reflex, Automatismus, Instinkt"
Journal of Neurology 87/4-6: 245-262

Galant JS (1927)
"Kleine Mitteilung"
Journal of Neurology 97/4-6: 316

Galant JS (1931)
"Der Fußsohlengreifreflex des Säuglings – ein rudimentärer Affenreflex beim Menschen"
Journal of Neurology 120/1-2: 101-103

Galant JS (1932)
"Der Rückgratreflex und die Rückenreflexe"
Journal of Neurology 124/4-6: 258-267

Goldstein M (1920)
"Die Gelenkreflexe und ihre klinische Bedeutung"
Zeitschrift für die gesamte Neurologie und Psychiatrie 61/1: 1-118

Haller JS (1990)
Albrecht Peiper, 807-812
In: Ashwal S (Hrsg.): The Founders of Child Neurology
Norman Publishing, San Francisco

Halverson HM (1932)
"A Further Study of Grasping"
Journal of General Psychology 7: 34-64

Halverson HM (1946)
"A study of feeding mechanisms in premature infants"
Pedagogical Seminary and Journal of Genetic Psychology 68: 205-216

Harnack GA von (2000)
In: Koletzko B (Hrsg.): Kinderheilkunde
Springer, Berlin Heidelberg

Hiller (1933)
"Joseph Babinski +"
Münchener Medizinische Wochenschrift 80/1: 65-66

Hoffmann P (1920)
"Über die Beziehungen der Hautreflexe zu den Sehnenreflexen. Eigenreflexe und
Fremdreflexe der Muskeln"
Zeitschrift für Biologie 72: 101-105

Hoffmann P (1934)
"Die physiologischen Eigenschaften der Eigenreflexe"
Asher Spiro, Ergebnisse der Physiologie und exper. Pharmakologie 36: 15-108

Hoffmann P (1952)
"Erinnerung an C. S. Sherrington"
Deutsche Zeitschrift für Nervenheilkunde 168: I-IV

Hofmann E, Peiper A (1935)
"Röntgenkymographie des Saugvorgangs"
Klinische Wochenschrift 48: 1723-1724

Hopf HC (1980)
"Georges Schaltenbrand (1897–1979)"
Journal of Neurology 223/3: 153-158

Hultborn H (2001)
"State-dependent modulation of sensory feedback"
Journal of Physiology 533/1, 12190: 5–13

Ingram TTS (1962)
"Clinical Significance of the Infantile Feeding Reflexes"
Developmental Medicine and Child Neurology 4: 159-169

Janischewsky A (1928)
"Das Greifen als Symptom von Gehirnläsionen"
Deutsche Zeitschrift für Nervenheilkunde 102: 177-195

Klimenko VM, Golikov UP (2003)
"The Pavlov Department of Physiology: A Scientific History"
The Spanish Journal of Psychology 6/2: 112-120

Klinke R (1994)
Erregungsübertragung in Zellverbänden, 53-71
In: Klinke R, Silbernagl S (Hrsg.): Lehrbuch der Physiologie
Georg Thieme Verlag, Stuttgart New York

Kruta VG (1964)
Prochaska's and J.E. Purkyné's Contributions to Neurophysiology, 134-156
In: Rothschuh KE (Hrsg.): Von Boerhaave bis Berger. Die Entwicklung der kontinentalen Physiologie im 18. und 19. Jahrhundert mit besonderer Berücksichtigung der Neurophysiologie; Vorträge des internationalen Symposions zu Münster/Westf., 18.-20. September 1962
In: Medizin in Geschichte und Kultur 5
Gustav Fischer Verlag, Stuttgart

Kugelberg E (1952)
"Facial Reflexes"
Brain 75/3: 385-396

Kussmaul A (1859, 2. Aufl. 1884)
Untersuchungen über das Seelenleben des neugeborenen Menschen
Verlag der A. Moser'schen Buchhandlung, Tübingen

Lagarde A, Michard L (1967)
XVIIe Siècle, Les grands auteurs français du programme III
Les Editions Bordas, Paris

Landau A (1923)
"Über einen tonischen Lagereflex beim älteren Säugling"
Klinische Wochenschrift 27: 1253-1255

Landau A (1925)
"Über motorische Besonderheiten des zweiten Lebenshalbjahrs"
Monatsschrift für Kinderheilkunde 29: 555-558

Laporte Y, Lloyd DPC (1952)
"Nature and significance of the reflex connections established by large afferent
fibres of muscular origin"
Am. J. Physiol. 169: 609-621

Lawrynowizc KB (1996)
Hermann von Helmholtz in Königsberg, 25-38
In: Eckart WU, Volkert K (Hrsg.): Hermann von Helmholtz.
Vorträge eines Heidelberger Symposiums anlässlich des 100. Todestages
Centaurus Verlagsgesellschaft, Pfaffenweiler

Leksell L (1945)
"The action potential and excitatory effects on small ventral root fibres to skeletal
muscle" Acta Physiol. Scand. 10 suppl.

Liddell EGT (1960)
The Discovery of Reflexes
Clarendon Press, Oxford

Lipsitt LP (1990)
"Myrtle B. McGraw (1899-1988)"
American Psychologist 45: 977

Lloyd DPC (1946)
"Facilitation and inhibition of spinal interneurons"
J. Neurophysiol. 9: 421-438

Loos S (1891)
"Ueber das Vorkommen und die Bedeutung des Facialphänomen's bei Kindern"
Wiener klinische Wochenschrift: 49

Marsden CD, Merton PA, Morton HB (1976)
"Stretch reflex and servo action in a variety of human muscles"
J Physiol. 259/2: 531-560

Marsden CD, Merton PA, Morton HB (1977)
"The sensory mechanism of servo action in human muscle"
J Physiol. 265/2: 521-535

Marx E (1938)
Die Entwicklung der Reflexlehre seit Albrecht von Haller bis in die zweite Hälfte
des 19. Jahrhunderts
Heidelberg

Massey EW, Sanders L (1989)
"Babinski's sign in medieval, Renaissance, and baroque art"
Arch Neurol. 46/1: 85-88

Matthews PBC (1991)
"The human stretch reflex and the motor cortex"
Trends in Neurosciences 14/3: 87-91

Mayerhofer A (1953)
"Schwimmbewegungen bei Säuglingen"
Archiv für Kinderheilkunde 146: 137-142

McCarthy DJ (1901)
"Der Supraorbitalreflex. Ein neuer Reflex im Gebiet des 5. und 7. Nervenpaares"
Neurologisches Centralblatt 20: 800-801

McGraw MB (1939)
"Swimming Behavior of the Human Infant"
The journal of pediatrics 15: 485-490

McGraw MB (1942)
"Johnny and Jimmy"
New York Times Magazine 7: 22

McGraw MB (1945, reprinted 1963-66)
The Neuromuscular Maturation of the Human Infant
Hafner Publishing Company, New York London

Merton PA (1953)
Speculations on the servo control of movement, 247-260
In: CIBA Foundation Symposium: The Spinal Cord
Little Brown, Boston, MA

Minkowski M (1922)
"Über frühzeitige Bewegungen, Reflexe und muskuläre Reaktionen beim menschlichen Fötus und ihre Beziehungen zum fötalen Nerven- und Muskelsystem"
Schweizerische Medizinische Wochenschrift 52: 721-724, 751-755

Minkowski M (1970)
Iwan Petrowitsch Pawlow, 200-215
In: Kolle K (Hrsg.): Große Nervenärzte 1
Georg Thieme Verlag, Stuttgart

Moro E (1906)
"Über Gesichtsreflexe bei Säuglingen"
Wiener klinische Wochenschrift 19: 637-639

Moro E (1918)
"Das erste Trimenon"
Münchener Medizinische Wochenschrift 64: 1149-1150

Moro E (1920)
"Zur Persistenz des Umklammerungsreflexes bei Kindern mit zerebralen
Entwicklungshemmungen" Naturhistorisch-medizinischer Verein zu Heidelberg,
Protokoll der Sitzung vom 2. Dezember 1919, Punkt 2
Muenchener Medizinische Wochenschrift 12: 360

Mumford AA (1897)
"Survival Movements of Human Infancy"
Brain 20: 290-307

Nonne M (1970)
Erb, 68-80
In: Kolle K (Hrsg.):Große Nervenärzte 1
Georg Thieme Verlag, Stuttgart

Overend W (1896)
"Preliminary Note on a New Cranial Reflex"
The Lancet 147/3784: 619

Parmelee AH (1963)
"The Hand-Mouth-Reflex of Babkin in Premature Infant"
Pediatrics 31: 734-740

Parmelee AH (1964)
"A critical evaluation of the Moro reflex"
Pediatrics 33: 773-788

Pavlov IP (1928)
Conditioned Reflexes. An Investigation of the Physiological Activity of the Cere-
bral Cortex (translated and edited by G. v. Anrep).
Oxford University Press

Pearce JMS (2008)
"Observations on the Blink Reflex"
European Neurology 59: 221-223

Peiffer J (1998)
"Zur Neurologie im „Dritten Reich" und ihren Nachwirkungen"
Nervenarzt 69/8: 728-733

Peiper A (1929)
"Die Schreitbewegungen der Neugeborenen"
Monatsschrift für Kinderheilkunde 45: 444-448

Peiper A (1932)
"Das Erwachen der Hirntätigkeit in der Säuglingszeit"
Zeitschrift für die gesamte Neurologie und Psychiatrie 139/1: 781-789

Peiper A (1938)
"Das Zusammenspiel des Saugzentrums mit dem Atemzentrum beim menschlichen Säugling"
Pflügers Archiv European Journal of Physiology 240/3: 312-324

Peiper A (1939)
"Die Führung des Saugzentrums durch das Schluckzentrum"
Pflügers Archiv European Journal of Physiology 242/6: 751-755

Peiper A (1949, 3. erw. Auflage 1964)
Die Eigenart der kindlichen Hirntätigkeit
Leipzig

Peiper A (1953)
"Die Kletterbewegungen beim Säugling"
Monatsschrift für Kinderheilkunde 101: 519-521

Peiper A (1953)
"Die Schreit- und Steigbewegungen der Neugeborenen"
Archiv für Kinderheilkunde 147: 135-141

Peiper A (1954)
"Die ältesten Werke der Kinderheilkunde"
Kinderärztliche Praxis: soziale Pädiatrie und Jugendmedizin 22/6: 269-277

Peiper A (1966)
"Die Entwicklung des aufrechten Ganges"
Wiener Medizinische Wochenschrift 116: 750-751

Pines L (1928)
"Wladimir Bechterew – Nekrolog"
European Archives of Psychiatry and Clinical Neuroscience 83/1: 677-686

Poeck K (1968)
"Die Bedeutung der Reizqualität für die Greifreflexe beim menschlichen Neugeborenen und Säugling"
Deutsche Zeitschrift für Nervenheilkunde 192: 317-327

Prechtl H, Schleidt WM (1950)
"Auslösende und steuernde Mechanismen des Saugaktes" I. Mitteilung
Zeitschrift für vergleichende Physiologie 32: 257-262

Prechtl HFR (1952)
"Über die Adaption des Angeborenen Auslösemechanismus"
Die Naturwissenschaften 39/6: 140-141

Prechtl HFR (1952)
"Angeborene Bewegungsweisen junger Katzen"
Experientia 8: 220-222

Prechtl HFR (1953)
"Über die Koppelung von Saugen und Greifreflex beim Säugling"
Naturwissenschaften 40/12: 347-348

Prechtl HFR (1953)
"Stammesgeschichtliche Reste im Verhalten des Säuglings"
Die Umschau, Umschau Verlag, Frankfurt: 656-658

Prechtl HFR (1956) "Die Entwicklung und Eigenart frühkindlicher Bewegungsweisen"
Klinische Wochenschrift 34/11-12: 281-284

Prechtl HFR, Beintema DJ (1976)
Die neurologische Untersuchung des reifen Neugeborenen
Georg Thieme Verlag, Stuttgart

Preyer W (1882)
Die Seele des Kindes. Beobachtungen über die geistige Entwickelung des Menschen in den ersten Lebensjahren
Th. Grieben's Verlag, Leipzig

Pschyrembel (1994)
Klinisches Wörterbuch 257
Walter de Gruyter Verlag, Berlin New York

Robinson L (1891)
"Infantile Atavism"
British Medical Journal: 1226-1227

Rosenecker J, Priessmann H (2008)
Die Untersuchung des Kindes, Kap.3
In: Rosenecker J, Schmidt H (Hrsg.): Pädiatrische Anamnese, Untersuchung, Diagnose 11
Springer, Heidelberg

Rossor MN (2001)
"Snouting, pouting and rooting"
Practical Neurology 1: 119-121

Rothschuh KE (1969)
Physiologie im Werden
In: Medizin in Geschichte und Kultur 9
Gustav Fischer Verlag, Stuttgart

Rudolph G (1964)
Hallers Lehre von der Irritabilität und Sensibilität, 14-34
In: Rothschuh KE (Hrsg.): Von Boerhaave bis Berger. Die Entwicklung der kontinentalen Physiologie im 18. und 19. Jahrhundert mit besonderer Berücksichtigung der Neurophysiologie; Vorträge des internationalen Symposions zu Münster/ Westf., 18.-20. September 1962
In: Medizin in Geschichte und Kultur 5
Gustav Fischer Verlag, Stuttgart

Rudomin P, Schmidt RF (1999)
"Presynaptic inhibition in the vertebrate spinal cord revisited"
Exp Brain Res. 129/1: 1-37

Salle V, Bergmann JF (1934)
"Hochschulnachrichten"
Klinische Wochenschrift 13: 320

Schaltenbrand G (1925)
"Normale Bewegungs- und Lagereaktionen bei Kindern"
Deutsche Zeitschrift für Nervenheilkunde 87: 23-59

Schiebler H, Schmidt W (Hrsg.) (1991)
Anatomie
Springer, Berlin Heidelberg New York London Paris Tokyo Hong Kong Barcelona Budapest

Schott J, Rossor M (2003)
"The grasp and other primitive reflexes"
J Neurol Neurosurg Psychiatry 74/5: 558–560

Schuster P, Pineas H (1923)
"Weitere Beobachtungen über Zwangsgreifen und Nachgreifen und deren Beziehungen zu ähnlichen Bewegungsstörungen."
Deutsche Zeitschrift für Nervenheilkunde 91: 16-56

Seidler E (2007)
Jüdische Kinderärzte 1933 – 1945, entrechtet – geflohen – ermordet
Im Auftr. der Deutschen Gesellschaft für Kindheilkunde und Jugendmedizin
Karger, Basel Freiburg Paris New York Bangalore Bangkok Singapore Tokyo
Sydney

Seyffarth H, Denny-Brown D (1948)
"The Grasp Reflex and the Instinctive Grasp Reaction"
Brain 71/2: 109-183

Sheppard J, Mysak E (1984)
"Ontogeny of Infantile Oral Reflexes and Emerging Chewing"
Child Development 55: 831-843

Sherrington CS (1893)
"Further Experimental Note on the Correlation of Action of Antagonistic Muscles"
British Medical Journal 1: 1218

Sherrington CS (1898)
"Decerebrate Rigidity, and Reflex Coordination of Movements"
J Physiol. 22/4: 319-32

Sherrington CS (1906)
The Integrative Action of the Nervous System
Archibald Constable & Co. Ltd., London

Sherrington CS (1906)
"Observations on the Scratch-Reflex in the Spinal Dog"
J Physiol. 13/34(1-2): 1-50

Sherrington CS (1907)
"On the proprio-ceptive system, especially in its reflex aspect"
Brain 29/4: 467-482

Shevell MI, Evans BK (1994)
"The "Schaltenbrand experiment", Würzburg, 1940: scientific, historical, and ethical perspectives"
Neurology 44/2: 350-356

Steudel J (1964)
Johannes Müller und die Neurophysiologie, 62-70
In: Rothschuh KE (Hrsg.): Von Boerhaave bis Berger. Die Entwicklung der kontinentalen Physiologie im 18. und 19. Jahrhundert mit besonderer Berücksichtigung der Neurophysiologie; Vorträge des internationalen Symposions zu Münster/ Westf., 18.-20. September 1962
In: Medizin in Geschichte und Kultur 5
Gustav Fischer Verlag, Stuttgart

Stirnimann F (1938)
"Das Kriech- und Schreitphänomen des Neugeborenen"
Schweizerische Medizinische Wochenschrift 19: 1374-1376

ten Bruggencate G (1994)
Sensomotorik: Funktionen des Rückenmarks und absteigender Bahnen, 643-661
In: Klinke R, Silbernagl S (Hrsg.): Lehrbuch der Physiologie
Georg Thieme Verlag, Stuttgart New York

Thiemich M (1900)
"Über Tetanie und tetanoide Zustände im ersten Kindesalter"
Jahrbuch der Kinderheilkunde 51: 222-234

Thomson J (1903)
"On the lip reflex (mouth phenomenon) of new-born children"
Review of Neurology and Psychiatry Otto Schulze & Company, Edinburgh: 145-148

Toulouse E, Vurpas C (1903)
Le Réflexe Buccal, 952-953
In: Comptes rendus des séances de la Société de Biologie et de ses filiales
Masson, Paris

Weirich A, Hoffmann GF (2005)
"Ernst Moro (1874-1951) – A great pediatric career started at the rise of university-based pediatric research but was curtailed in the shadows of Nazi laws"
European Journal of Pediatrics 164/10: 599-606

Williams AN, Sunderland R (2001)
"Thomas Willis: the first paediatric neurologist?"
Arch Dis Child 85: 506–509

Williams AN (2002)
"Of stupidity or folly: Thomas Willis's perspective on mental retardation"
Arch Dis Child 87: 555–558

Williams AN (2003)
"Thomas Willis's practice of paediatric neurology and disability"
J Hist Neuroscience 12: 350-367

Williams AN (2007)
"Thomas Willis' paediatric general practice"
British Journal of General Practice: 70-73

Williams AN (2010)
A history of child neurology and neurodisability, 317-334
In: Finger S, Boller F, Tyler KL (Hrsg.): Handbook of Clinical Neurology 95
Elsevier B.V.

Wyss OAM (1962)
"In memoriam Paul Hoffmann"
Cellular and Molecular Life Sciences 18: 478-480

6.2   Internetquellen   [Zeitpunkt des letzten Zugriffs:]

1

1.3

Zur Biographie von Stephen Hales:
[Online im Internet:] URL:
http://de.wikipedia.org/wiki/Stephen_Hales
[Stand: 07.01.2011, 11:31]

1.5

Zur Biographie von Robert Whytt 1:
[Online im Internet:] URL:
http://en.wikipedia.org/wiki/Robert_Whytt
[Stand: 07.01.2011, 11:35]

Zur Biographie von Robert Whytt 2:
[Online im Internet:] URL:
http://www.baillement.com/lettres/whytt_bio.html
[Stand: 07.01.2011, 11:38]

Textquelle:
Whytt R (1767)
Observations on the Nature, Causes, and Cure of Those Disorders Which Have
Been Commonly Called Nervous, Hypochrondiac, or Hysteric
J. Balfour, Edinburgh
[Online im Internet:] URL:
http://www.baillement.com/lettres/whytt_bio.html
[Stand: 07.01.2011, 11:42]

1.6

Zur Biographie von Johann August Unzer:
[Online im Internet:] URL:
http://www.sanp.ch/pdf/2010/2010-03/2010-03-005.PDF
[Stand: 07.01.2011, 11:46]

Textquelle:
Murken AH: In P.A.I.N. Feuilleton, Initiative against Pain
[Online im Internet:] URL:
http://www.painonline.ch/pi/de_CH/html/pi_04_08_feuilleton_6.jhtml?ElementId=
2500003
[Stand: 07.01. 2011, 11:50]

1.7

Zur Biographie von Georg Prochaska:
Wyklicky H (2001)
Prochaska, Georg
In: Neue Deutsche Biographie 20: 736 f.
[Online im Internet:] URL:
http://www.deutsche-biographie.de/artikelNDB_pnd104211520.html
[Stand: 07.01. 2011, 11:53]

1.8

Zur Biographie von Charles Bell:
[Online im Internet:] URL:
http://psychology.jrank.org/pages/799/Sir-Charles-Bell.html
[Stand: 07.01.2011, 11:57]

1.9

Zur Biographie von Marshall Hall 1:
[Online im Internet:] URL:
http://en.wikipedia.org/wiki/Marshall_Hall_(physiologist)
[Stand: 07.01.2011, 12:01]

Zur Biographie von Marshall Hall 2:
[Online im Internet:] URL:
http://www.nndb.com/people/940/000101637
[Stand 07.01.2011, 12:04]

1.11

Textquelle:
Gerabek WE (2001)
Pflüger, Eduard Friedrich Wilhelm
In: Neue Deutsche Biographie 20
[Online im Internet:] URL:
http://www.deutsche-biographie.de/artikelNDB_pnd116168080.html
[Stand: 07.01.2011, 12:08]

1.13

Zur Biographie von Wilhelm Erb:
[Online im Internet:] URL:
http://de.wikipedia.org/wiki/Wilhelm_Erb
[Stand: 07.01.2011, 12:11]

1.15

Zur Biographie von Charles Scott Sherrington 1:
Charles Scott Sherrington-Biograpy, Wikipedia
[Online im Internet:] URL:
http://en.wikipedia.org/wiki/Charles_Scott_Sherrington
[Stand: 07.01.2011, 12:15]

Zur Biographie von Charles Scott Sherrington 2:
Charles Scott Sherrington Wikipedia
[Online im Internet:] URL:
http://de.wikipedia.org/wiki/Charles_Scott_Sherrington
[Stand: 07.01.2011, 12:17]

1.17

Textquellen:
Clarac F (2005)
The History of Reflexes Part 2: From Sherrington to 2004
In: IBRO History of Neuroscience
[Online im Internet:] URL:
http://www.ibro.info/Pub/Pub_Main_Display.asp?LC_Docs_ID=3156
[Stand: 07.01.2011, 12:21]

Patton Harry D (1994)
"David P. C. Lloyd"
Biographical Memoir National Academy of Sciences New York: 195-209
[Online im Internet:] URL:
http://www.nap.edu/html/biomems/dlloyd.pdf
[Stand: 07.01.2011, 12:24]

3

3 Einleitung

Textquellen:
[Online im Internet:] URL:
http://www.physiopaed.de/EntwicklungMotorischeKoordination.htm
[Stand: 07.01.2011, 12:27]

Jaspert A, van Velzen A (1997)
"Grundlagen der kindlichen Entwicklung – Frühkindliche Reflexe"
herausgegeben von: „Kinder im Lot" e.V. Bundesarbeitsgemeinschaft Neurophy-
siologie & Pädagogik Beim Rauhen Hause 42, 22111 Hamburg, assoziiert mit „The
Institute for Neuro-Physiological Psychology" (INPP) 4, Stanley Place Chester
CH1 2LU England)
[Online im Internet:] URL:
http://www.prekop-institut.com/publikationen.html
[Stand: 07.01.2011, 12:31]

3.1

Zur Biographie von Adolf Kussmaul 1:
[Online im Internet:] URL:
http://www.whonamedit.com/doctor.cfm/618.html
[Stand: 07.01.2011, 12:27]

Zur Biographie von Adolf Kussmaul 2:
[Online im Internet:] URL:
http://de.wikipedia.org/wiki/Adolf_Kussmaul
[Stand: 07.01.2011, 12:35]

3.3

Textquellen:
Kreppner K (2010) Wilhelm T. Preyer
[Online im Internet:] URL:
http://www.the-crankshaft.info/2010/09/wilhelm-t-preyer-1841-1897-child.html
[Stand: 07.011.2011, 12:39]

Louis Robinson
[Online im Internet:] URL:
http://en.wikipedia.org/wiki/Louis_Robinson
[Stand: 07.01.2011, 12:41]

3.4

Textquellen:
Clarac F, Massion J, Smith AM (2008) "Joseph Babinski (1857-1932)" IBRO History of Neuroscience
[Online im Internet:] URL:
http://www.ibro.info/Pub/Pub_Main_Display.asp?LC_Docs_ID=2990
[Stand: 07.01.2011, 12:43]

Ziffling P Joseph Jules François Félix Babinski
[Online im Internet:] URL:
http://www.whonamedit.com/doctor.cfm/370.html
[Stand: 07.01.2011, 12:46]

3.5

Zur Biographie von W. Bechterew 1:
Vladimir Mikhailovich Bekhterev
[Online im Internet:] URL:
http://www.whonamedit.com
[Stand: 07.01.2011, 12:49]

Zur Biographie von W. Bechterew 2:
Vladimir Bekhterev
[Online im Internet:] URL:
http://www.en.wikipedia.org/wiki/Vladimir_Bekhterev
[Stand: 07.01.2011, 12:52]

Textquelle:
Frühkindlicher Reflex/Glabellareflex
[Online im Internet:] URL:
http://de.wikipedia.org/wiki/Fr%C3%BChkindlicher_Reflex
[Stand: 07.01.2011, 12:54]

3.6

Zur Biographie von J.S. Galant:
Matrikeledition der Universität Zürich 1833-1924 Version vom 7. November 2007,
Matrikel Nummer 23161
[Online im Internet:] URL:
http://www.matrikel.uzh.ch/pages/554.htm#23161
[Stand: 07.01.2011, 12:56]

3.7

Zur Biographie von Ernst Moro:
Ernst Moro Klinikticker
[Online im Internet:] URL:
http://www.klinikticker.de/index.php?id=291
[Stand: 07.01.2011, 12:58]

Textquellen:
Moro-Reflex
[Online im Internet:] URL:
http://de.wikipedia.org/wiki/Moro-Reflex
[Stand: 07.01.2011, 13:01]

Persistierender Moro-Reflex
[Online im Internet:] URL:
http://kiss-therapie.de/kiss-kidd/persistierender-moro-reflex/
[Stand: 07.01.2011, 13:03]

Moro-Reflex
[Online im Internet:] URL:
http://www.kliniken.de/lexikon/Medizin/Kinderheilkunde/Neonatologie/Fr%C3%B
Chkindlicher_Reflex.html#Moro-Reflex
[Stand: 07.01.2011, 14:20]

Der Moro-Reflex
Institut für Neuro-Physiologische Psychologie (INPP) – Deutschland Theoretischer
Hintergrund; Kap. 2.1
[Online im Internet:] URL:
http://www.inpp.de/theoretischer_hintergrund.php
[Stand: 07.01.2011, 14:23]

3.9

Zur Biographie von Georg Schaltenbrand:
[Online im Internet:] URL:
http://de.wikipedia.org/wiki/Georg_Schaltenbrand
[Stand: 07.01.2011, 14:25]

3.10

Zur Biographie von Julius Bauer, Wien:
Universität Wien (2009) Gedenkbuch für die Opfer des Nationalsozialismus an der
Universität Wien 1938
[Online im Internet:] URL:
http://ub.meduniwien.ac.at/edocmed/?f_ac=AC06621764&f_file=1
[Stand: 07.01.2011, 15:02]

3.11

Zur Biographie von Albrecht Peiper 1:
[Online im Internet:] URL:
http://www.uniklinikum-
leipzig.de/fakultaetklinikum/fak_dok_oeff_kalenderblatt2003.html
[Stand: 07.01.2011, 15:01]

Zur Biographie von Albrecht Peiper 2:
[Online im Internet:] URL:
http://de.wikipedia.org/wiki/Albrecht_Peiper
[Stand: 07.01.2011, 15:03]

Textquelle: (auch zu **3.12**)
Prechtl HFR (1953)
Die Entwicklung der frühkindlichen Motorik II. Körperhaltung und Fortbewegung
Kommentar zum wissenschaftlichen Film: 1-7
Aus der Forschungsstelle für Verhaltensphysiologie des Max-Planck-Instituts für
Meeresbiologie, Buldern/Westf. (Prof. Dr. K. Lorenz) Institut für den wissenschaft-
lichen Film, Wissenschaftlicher Film C 652/1953
[Online im Internet:] URL:
http://www.iwf.de/iwf/res/mkat/others/bp/02000006529910000000.pdf
[Stand: 07.01.2011, 15:07]

3. 13

Zur Biographie von Boris Petrovich Babkin:
Beck IT "The life, achievements and legacy of a great Canadian investigator: Professor Boris Petrovich Babkin (1877–1950)"
[Online im Internet:] URL:
http://www.pubmedcentral.nih.gov/articlerender.fcgi?artid=2659943
[Stand: 07.01.2011, 15:09]

6.3 Bildquellen

1

1.1

Abb. 1
René Descartes, Gemälde von Frans Hals,
Bildquelle:
[Online im Internet:] URL:
http://de.academic.ru/pictures/dewiki/102/frans_hals_-
_portret_van_rene_descartes.jpg
[Stand: 07.01.2011, 15:15]

Abb. 2
Originalabbildung Nr. 7 aus Descartes "Traité de l'homme",
Bildquelle:
Canguilhem G (2008) Die Herausbildung des Reflexbegriffs im 17. und 18. Jahrhundert, S. 53

Abb. 3
Originalabbildung Nr. 37 aus Descartes "Traité de l'homme",
Bildquelle:
Canguilhem G (2008) Die Herausbildung des Reflexbegriffs im 17. und 18. Jahrhundert, S. 54

1.12

Abb. 1
Hermann von Helmholtz
Bildquelle:
[Online im Internet:] URL:
http://appserv5.ph-heidelberg.de/onlinelex/index.php?id=962
[Stand: 07.01.2011, 15:17]

Abb. 2

Helmholtz „Myographion"

Bildquelle:

Blasius W(1964) Die Bestimmung der Leitungsgeschwindigkeit im Nerven durch Hermann v. Helmholtz am Beginn der naturwissenschaftlichen Ära der Neurophysiologie, 71-84. In: Rothschuh KE (Hrsg.): Von Boerhaave bis Berger. Die Entwicklung der kontinentalen Physiologie im 18. und 19. Jahrhundert mit besonderer Berücksichtigung der Neurophysiologie; Vorträge des internationalen Symposions zu Münster/Westf., 18.-20. September 1962 In: Medizin in Geschichte und Kultur 5, Gustav Fischer Verlag, Stuttgart, S. 78

1.15

Abb. 1

Charles Scott Sherrington

Bildquelle:

[Online im Internet:] URL:

http://upload.wikimedia.org/wikipedia/commons/7/79/Charles_Scott_Sherrington1. jpg

[Stand 07.01.2011, 15:19]

Abb. 2

Beispiel eines Ergebnisses zur Enthirnungsstarre beim Tierversuch durch Sherrington

Bildquelle:

Sherrington CS (1898) "Decerebrate Rigidity, and Reflex Coordination of Movements" J Physiol., S. 322

2

Abb. 1

Thomas Willis

Bildquelle:

Williams AN, Sunderland R (2001) "Thomas Willis: the first paediatric neurologist?" Arch Dis Child 85: 506–509, S. 506

Abb. 2
Titelblatt des Kapitels über "Krämpfe in der Kindheit" aus Willis "Pathologia Cerebri" (1667)
Bildquelle:
Williams AN (2010) A history of child neurology and neurodisability, 317-334 In: Finger S, Boller F, Tyler KL (Hrsg.): Handbook of Clinical Neurology 95, Elsevier B.V., S. 319

3

3.1

Abb. 1
Adolf Kussmaul
Bildquelle:
[Online im Internet:] URL:
http://appserv5.ph-heidelberg.de/onlinelex/index.php?id=1004
[Stand: 07.01.2011, 15:20]

Abb. 2
Die Prüfung des oralen Suchreflexes nach Prechtl und Beintema
Bildquelle:
Prechtl HFR, Beintema DJ (1976) Die neurologische Untersuchung des reifen Neugeborenen, Georg Thieme Verlag, Stuttgart, S. 63

3.2

Abb. 1
Der Lippenreflex
Bildquelle:
Thomson J (1903) "On the lip reflex (mouth phenomenon) of new-born children" Review of Neurology and Psychiatry Otto Schulze & Company, Edinburgh: 145-148, Plate 1

Abb. 2
Prüfung des Saugreflexes nach Prechtl und Beintema
Bildquelle:
Prechtl HFR, Beintema DJ (1976) Die neurologische Untersuchung des reifen
Neugeborenen, Thieme, Stuttgart, S. 64

3.3

Abb. 1
Wilhelm Thierry Preyer
Bildquelle:
[Online im Internet:] URL:
http://www.the-crankshaft.info/2010/09/wilhelm-t-preyer-1841-1897-child.html
[Stand: 07.01.2011, 15:23]

Abb. 2
Louis Robinson
Bildquelle:
[Online im Internet:] URL:
http://en.wikipedia.org/wiki/Louis_Robinson
[Stand: 07.01.2011, 15:25]

Abb. 3
Louis Robinson: Zwei einen Ast umgreifende Säuglinge
Bildquelle:
Robinson L (1891) "Infantile Atavism" British Medical Journal: 1226-1227,
S. 1227

Abb. 4
Zur Phylogenese des Hand- und Fußgreifreflexes
Bildquelle:
Peiper A (1949, 3. erw. Auflage 1964) Die Eigenart der kindlichen Hirntätigkeit,
Leipzig, S. 169

Abb. 5

Prüfen des Handgreifreflexes

Bildquelle:

Rosenecker J, Priessmann H (2008) Die Untersuchung des Kindes In: Rosenecker J, Schmidt H (Hrsg.): Pädiatrische Anamnese, Untersuchung, Diagnose 11, Springer, Heidelberg, S. 170

Abb. 6

Prüfen des Fußgreifreflexes: Bei Berühren des kindlichen Fußballens wird eine Plantarflexion der Zehen ausgelöst

Bildquelle:

Landesärztekammer Hessen, Hessisches Ärzteblatt 12/2004, S. 694

3.4

Abb. 1

Joseph Babinski

Bildquelle:

[Online im Internet:] URL:

http://appserv5.ph-heidelberg.de/onlinelex/index.php?id=516

[Stand: 07.01.2011, 15:22]

Abb. 2

Charcot mit seinen Schülern bei einer seiner berühmten Dienstagsvorlesungen

Bildquelle:

AlajouanineT (1959) Joseph Babinski In Kolle: Große Nervenärzte 2, Georg Thieme Verlag, Stuttgart, S. 161

Abb. 3

Babinski-Reflex bei spastischer Lähmung

Bildquelle:

Babinski J (1903) "De l'Abduction des Orteils" In: Babinski (1934) Œuvre Scientifique. Recueil des principaux travaux, Chap. III, Masson, Paris, S. 37

Abb. 4

Der Babinski-Reflex beim Säugling

Bildquelle:

[Online im Internet:] URL:

http://upload.wikimedia.org/wikipedia/commons/b/bc/Babinski-newborn.jpg

[Stand: 07.01.2011, 15:53]

Abb. 5

Babinski-Phänomen in Raphaels Gemälde "Madonna mit dem Kind"

Bildquelle:

[Online im Internet:] URL:

http://www.artcopy.de/Renaissance/-Raffael-Madonna-mit-Kind::1293.html

[Stand: 07.01.2011, 15:56]

3.5

Abb. 1

Die um die Erstbeschreibung des Glabellareflexes konkurrierenden Wissenschaftler

Walker Overend, Wladimir Bechterew, Daniel Joseph McCarthy

Bildquelle:

Fine EJ, Sentz L, Soria E (1992) "The history of the blink reflex" Neurology, 42/2:

450-454, S. 451, 452

Abb. 2

E. Kugelbergs oszillographische Aufnahmen von den elektrischen Abläufen beim

Glabellareflex

Bildquelle:

Kugelberg E (1952) "Facial Reflexes" Brain 75/3: 385-396, S. 387

Abb. 3

Die Untersuchung des Glabellareflexes beim Säugling nach Prechtl

Bildquelle:

Prechtl HFR, Beintema DJ (1976) Die neurologische Untersuchung des reifen

Neugeborenen, Georg Thieme Verlag, Stuttgart, S. 26

3.6

Abb. 1
Auslösung des Galant-Reflexes nach A. Peiper
Bildquelle:
Peiper A (1949, 3. erw. Auflage 1964)
Die Eigenart der kindlichen Hirntätigkeit, Leipzig, S. 172

3.7

Abb. 1
Ernst Moro
Bildquelle:
[Online im Internet:] URL:
http://www.klinikum.uni-heidelberg.de/Ernst-Moro.115556.0.html
[Stand: 07.01.2011, 16:31]

Abb. 2
Letzte Vorlesung Escherichs in Graz am 22. Februar 1902
Bildquelle:
Weirich A, Hoffmann GF(2005) "Ernst Moro (1874-1951) – A great pediatric
career started at the rise of university-based pediatric research but was curtailed in
the shadows of Nazi laws" European Journal of Pediatrics 164/10: 599-606, S. 601

Abb. 3
Gedenktafel für Ernst Moro in der Mozartstr. 10 in Heidelberg Handschuhsheim
Bildquelle:
Ernst Moro Klinikticker
[Online im Internet:] URL:
http://www.klinikticker.de/index.php?id=291
[Stand: 07.01.2011, 16:35]

Abb. 4
Analogie des Moro-Reflexes beim Menschen- und beim Orang-Utan-Säugling
Bildquelle:
Hesse R, Doflein F (1914) Tierbau und Tierleben in ihrem Zusammenhang be-
trachtet, Band 2
In: Das Tier als Glied des Naturganzen, Teubners Verlag, Leipzig

3.8

Abb. 1
Der Landau-Reflex (Originalaufnahme aus der Erstbeschreibung)
Bildquelle:
Landau A (1923) "Über einen tonischen Lagereflex beim älteren Säugling"
Klinische Wochenschrift 27: 1253-1255, S. 1254

Abb. 2
Landau-Reflex (dargestellt von Schaltenbrand)
Bildquelle:
Schaltenbrand G (1925) "Normale Bewegungs- und Lagereaktionen bei Kindern"
Deutsche Zeitschrift für Nervenheilkunde 87: 23-60, S. 38

3.9

Abb. 1
Georg Schaltenbrand
Bildquelle:
Hopf HC (1980) "Georges Schaltenbrand (1897–1979)" Journal of Neurology
223/3: 153-158

Abb. 2
Liftreaktion auf den Kopf und Sprungbereitschaft nach Schaltenbrand
Bildquelle:
Schaltenbrand G (1925) "Normale Bewegungs- und Lagereaktionen beim Kinde"
Deutsche Zeitschrift für Nervenheilkunde 87: 23-59, S. 31

3.10

Abb.1
Die Bauer-Reaktion: Kriechen nach Stimulation der Fußsohlen
Bildquelle:
Prechtl HFR, Beintema DJ (1976) Die neurologische Untersuchung des reifen
Neugeborenen, Georg Thieme Verlag, Stuttgart, S. 73

3.11

Abb. 1
Albrecht Peiper
Bildquelle:
Universitätsbibliothek Leipzig: Sondersammlungen
[Online im Internet:] URL:
http://www.uni-leipzig.de/unigeschichte/professorenkatalog/leipzig/Peiper_663
[Stand: 07.01.2011, 16:37]

Abb. 2
Die Schreit- und Steigbewegungen der Neugeborenen
Bildquelle:
Peiper A (1949, 3. erw. Auflage 1964) Die Eigenart der kindlichen Hirntätigkeit,
Leipzig, S. 223, 224

3.12

Abb. 1
Die drei Entwicklungsphasen des Schwimmverhaltens beim Säugling
Bildquelle:
McGraw MB (1939) "Swimming Behavior of the Human Infant" The journal of
pediatrics 15: 485-490, S. 488

Abb. 2
Das Auftreten von drei Phasen im Schwimmverhalten von Säuglingen
Bildquelle:
McGraw MB (1939) "Swimming Behavior of the Human Infant" The journal of
pediatrics 15: 485-490, S. 489

3.13

Abb. 1
Portrait von Professor Boris Petrowitsch Babkin, Gemälde aus dem Department of
Physiology, McGill University, Montreal, Quebec, zum Andenken an Dr. Babkin
als Wissenschaftler und Lehrstuhlinhaber zwischen 1940 und 1942
Bildquelle:
[Online im Internet:] URL:
http://ukpmc.ac.uk/articlerender.cgi?tool=pubmed&pubmedid=17001399
[Stand: 07.01.2011, 16:40]

Abb. 2
Ablauf des Babkinschen Hand-Mund-Reflexes bei einem drei Tage alten Neugebo-
renen
Bildquelle:
Parmelee AH (1963) "The Hand-Mouth-Reflex of Babkin in Premature Infant"
Pediatrics 31: 734-740, S. 735

6.4   Danksagung

Bei meinem Doktorvater, Herrn Prof. Dr. Wolfgang Uwe Eckart, möchte ich mich sehr herzlich bedanken. Er gab die Anregung zum Thema dieser Arbeit und hat mich während deren Anfertigung stets mit seinem guten Rat begleitet. Des Weiteren bedanke ich mich bei seinen Sekretärinnen, Frau Wagner und Frau Bahrjanyj, sowie bei den Bibliotheksangestellten des Instituts für Geschichte und Ethik der Medizin und der Bibliothek der Universität Heidelberg.

Mein herzlicher Dank gilt auch meinen lieben Eltern Karl-Heinz und Gabriele Kotter, die mich allzeit gefördert und meine Ausbildung ermöglicht haben.

Heidelberg, den 13.01.2011

Centaurus Buchtipp

Wolfgang U. Eckart, Elsbeth Kneuper (Hg.)
Zur sozialen Konzeption des Kindes

Forschungen und Perspektiven
verschiedener Wissenschaften

Neuere Medizin- und Wissenschaftsgeschichte
Bd. 17, 2006, 156 S., br.,
ISBN 978-3-8255-0650-9
€ 19,90

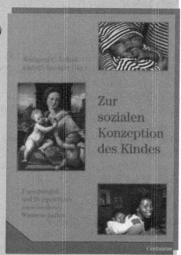

Bedeutend für die Einordnung der Konzeption des Kindes ist der Umstand, dass diese historisch geworden und sozial verankert ist. Der Band vereinigt Beiträge einer Heidelberger Ringvorlesung zur historischen und sozialen Konzeption des Kindes. Anhand der hier präsentierten unterschiedlichen wissenschaftlichen Perspektiven (Anthropologie, Medizin, Geschichts- und Literaturwissenschaft) zeigt sich die ganze Komplexität der historischen und sozial-anthropologischen Dimension des Themas. Die Autoren beschäftigen sich mit der Medikalisierung der Kindheit und belegen, dass sich die Auseinandersetzung mit der Kindheit nicht nur im ärztlich-pädagogischen Raum, sondern auch in der Literatur niederschlägt.

Weitere Beiträge zielen auf Interdependenzen von der Konzeption von Kindheit und Intervention und stellen die Umsetzung medizinischer bzw. psychologischer Begriffe in der Therapie vor. Schließlich suchen die Autoren den Anschluss an die öffentliche Diskussion aus sozialer Perspektive: sie thematisieren die Veränderung unserer Vorstellung von Kindheit durch die Verfahren der neuen reproduktiven Technologien, untersuchen die Folgen der HIV/AIDS-Epidemie für die AIDS-Waisen in Afrika und machen darauf aufmerksam, dass neben Themen wie Medizin und Krankheit die sozialen Prozesse nicht vernachlässigt werden dürfen, die das Werden des Kindes und dessen Folgen für die Mutter bedingen.

Mit Beiträgen von Evelyn Bukowski, Christine von Busch-Hartwig, Wolfgang Eckart, Hermes Andreas Kick, Elsbeth Kneuper, Ludwig Janus, Iris Ritzmann und Angelika Wolf.

Neuere Medizin- und Wissenschaftsgeschichte

Martin Roebel
Humanistische Medizin und Kryptocalvinismus
Neuere Medizin- und Wissenschaftsgeschichte, Bd. 31, 2012, ca. 300 S.,
ISBN 978-3-86226-138-3, € **27,80**

Michael Ulrich Brysch
August Hauptmann (1607-1674)
Zu Leben, Werk und Wirkung eines Dresdner Arztalchemikers
Neuere Medizin- und Wissenschaftsgeschichte, Bd. 30, 2012, 550 S.,
ISBN 978-3-86226-108-6, € **27,80**

Daniel Körner
Die Wunderheiler der Weimarer Republik
Protagonisten, Heilmethoden und Stellung innerhalb des Gesundheitsbetriebes
Neuere Medizin- und Wissenschaftsgeschichte, Bd. 29, 2012, 176 S.,
ISBN 978-3-86226-097-3, € **23,80**

Kathrin Sander
Organismus als Zellenstaat
Rudolf Virchows Körper-Staat-Metapher zwischen Medizin und Politik
Neuere Medizin- und Wissenschaftsgeschichte, Bd. 28, 2012, 166 S.,
ISBN 978-3-86226-098-0, € **23,80**

Sophie Roggendorf
Indirekte Sterbehilfe
Medizinische, rechtliche und ethische Perspektiven
Neuere Medizin- und Wissenschaftsgeschichte, Bd. 27, 2011, 202 S.,
ISBN 978-3-86226-095-9, € **21,80**

Hans-Georg Hofer, Cay-Rüdiger Prüll, Wolfgang U. Eckart (Hg.)
War, Trauma and Medicine in Germany and Central Europe (1914-1939)
Neuere Medizin- und Wissenschaftsgeschichte, Bd. 26, 2011, 180 S.,
ISBN 978-3-86226-076-8, € **24,80**

Claudia Bignion
Der Papst und der menschliche Körper
Vatikanische Verlautbarungen des 19. und 20. Jahrhunderts
Neuere Medizin- und Wissenschaftsgeschichte, Bd. 24, 2011, 306 S.,
ISBN 978-3-86226-064-5, € **24,80**

Natalie Bachour
Oswaldus Crollius und Daniel Sennert im frühneuzeitlichen Istanbul
Studien zur Rezeption des Paracelsismus im Werk des osmanischen Arztes Ṣālih b.
Naṣrullāh Ibn Sallūm al-Halabī
Neuere Medizin- und Wissenschaftsgeschichte, Bd. 23, 2011, 320 S.,
ISBN 978-3-86226-052-2, € **27,80**

Informationen und weitere Titel unter **www.centaurus-verlag.de**

Printed in the United States
By Bookmasters